关节假体周围感染

Periprosthetic Joint Infections

主编 〔德〕Daniel Kendoff

〔英〕Rhidian Morgan-Jones

〔英〕Fares S. Haddad

主译 刘培来 李德强 卢群山

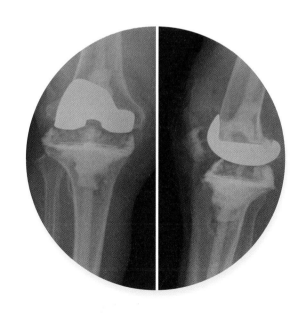

山东科学技术出版社

·济南·

图书在版编目（CIP）数据

关节假体周围感染 /（德）丹尼尔·肯多夫
（Daniel Kendoff）等著；刘培来，李德强，卢群山
主译 . —济南：山东科学技术出版社，2021.4
　　ISBN 978-7-5723-0216-9

　　Ⅰ . ①关… Ⅱ . ①丹… ②刘… ③李… ④卢…
Ⅲ . ①人工关节 – 感染 – 防治 Ⅳ . ① R318.17

中国版本图书馆 CIP 数据核字 (2020) 第 015201 号

Translation from the English language edition:
Periprosthetic Joint Infections. Changing Paradigms
edited by Daniel Kendoff, Rhidian Morgan-Jones and Fares S. Haddad
Copyright © Springer International Publishing Switzerland 2016
This Springer imprint is published by Springer Nature
The registered company is Springer International Publishing AG
All Rights Reserved
Simplified Chinese language edition © 2021 by Shandong Science and
Technology Press Co., Ltd.
版权登记号：图字 15-2017-209

关节假体周围感染
GUANJIE JIATI ZHOUWEI GANRAN

责任编辑：李志坚
装帧设计：孙　佳

主管单位：山东出版传媒股份有限公司
出 版 者：山东科学技术出版社
　　　　　　地址：济南市市中区英雄山路 189 号
　　　　　　邮编：250002　电话：（0531）82098088
　　　　　　网址：www.lkj.com.cn
　　　　　　电子邮件：sdkj@sdcbcm.com
发 行 者：山东科学技术出版社
　　　　　　地址：济南市市中区英雄山路 189 号
　　　　　　邮编：250002　电话：（0531）82098071
印 刷 者：济南新先锋彩印有限公司
　　　　　　地址：济南市工业北路 188-6 号
　　　　　　邮编：250101　电话：（0531）88615699

规格：16 开（210mm×285mm）
印张：21.25　字数：430 千
版次：2021 年 4 月第 1 版　　2021 年 4 月第 1 次印刷
定价：198.00 元

主　编

Daniel Kendoff, MD, PhD Orthopaedics and Trauma Department, Helios Klinikum Berlin Buch, Berlin, Germany

Fares S. Haddad, BSc, MD(res), MCh, FRCS (Orth) Department of Trauma and Orthopaedics, University College London Hospitals NHS Trust, London, UK

Rhidian Morgan-Jones, MBBCh, MMedSci, FRCS(Ed/Tr&Orth) Department of Trauma and Orthopaedics, University Hospital of Wales, Cardiff, Wales, UK

编　者

Matthew P. Abdel, MD Department of Orthopedic Surgery, Mayo Clinic, Rochester, MN, USA

V. Antoci Jr., MD, PhD Hip and Knee Reconstruction Surgeon, University Orthopedics, Providence, RI Alpert Medical School of Brown University, Providence, RI, USA

Hany Bedair, MD Department of Orthopaedic Surgery, Massachusetts General Hospital, Harvard Medical School, Boston, MA, USA

Elie Berbari, MD, FIDSA Division of Infectious Diseases, Mayo Clinic, Rochester, MN, USA

Antonia F. Chen, MD, MBA Department of Orthopaedic Surgery, The Rothman Institute of Orthopaedics, Thomas Jefferson University Hospital, Philadelphia, PA, USA

Michael B. Cross, MD Department of Adult Reconstruction Joint Replacement, Hospital for Special Surgery, New York, NY, USA

Carl Deirmengian, BA, MD Department of Orthopaedic Surgery, Rothman Institute/Jefferson, Lankenau, Newton Square, PA, USA

Craig J. Della Valle, MD Department of Orthopaedic Surgery, Rush University Medical Center, Chicago, IL, USA

Lorenzo Drago, PhD Department of Biomedical Sciences for Health, IRCCS Galeazzi Hospital, University of Milan, Milan, Italy

Clive P. Duncan, MB, MSc, FRCSC Department of Orthopaedics, University of British Columbia, Vancouver General and University Hospitals, Vancouver, BC, Canada

Moataz El-Husseiny, MBBCh, MRCS, Dip SportM, MD (Res) Department of Orthopaedics and Trauma, Great Ormond Street Hospital, London, UK

Donald Garbuz, MD, MHSc, FRCS(C) Department of Orthopaedics, The University of British Columbia, Vancouver, BC, Canada

Eduardo García-Cimbrelo, MD, PhD Department of Orthopaedic Surgery, Hospital La Paz–Idi Paz, Madrid, Spain

Eduardo García-Rey, MD, PhD, EBOT Department of Orthopaedic Surgery, Hospital La Paz–Idi Paz, Madrid, Spain

Kevin L. Garvin, MD Department of Orthopaedic Surgery and Rehabilitation, University of Nebraska Medical Center, Omaha, NE, USA

Thorsten Gehrke, MD Department of Orthopaedic Surgery, Helios ENDO-Klinik, Hamburg, Germany

David A. George, MBChB, BMedSc, MRCS (Eng) Department of Trauma and Orthopaedics, University College Hospital, London, London, UK

Eliza Gil, MA, MBBS, MSc, MRCP Department of Microbiology and Infectious Diseases, University College Hospital, London, UK

Enrique Gómez-Barrena, MD, PhD Department of Orthopaedic Surgery, Hospital La Paz-IdiPaz, Madrid, Spain

Christina J. Gutowski, MD, MPH Department of Orthopaedic Surgery, Thomas Jefferson University Hospital, Philadelphia, PA, USA

Carl Haasper, MD, PhD, MSc Department of Orthopaedic Surgery, Helios ENDO-Klinik, Hamburg, Germany

Peter Haiden, MD Department of Traumatology, Landesklinikum Korneuburg, Korneuburg, Austria

Tim Harrison, FRCS (Tr & Orth), MBBS, BSc, Cavendish Hip Fellow Department of Trauma and Orthopaedics, Royal Derby Hospital, Derby Teaching Hospitals NHS Foundation Trust, Derby, UK

Curtis W. Hartman, MD Department of Orthopaedic Surgery and Rehabilitation, University of Nebraska Medical Center, Omaha, NE, USA

Simon S. Jameson, MBBS, MD, FRCS (Tr&Orth) Department of Trauma and Orthopaedics, James Cook University Hospital, Middleborough, UK

Lee Jeys, MBCHB, MSc (Ortho Eng), FRCS Department of Orthopaedic Oncology, Royal Orthopaedic Hospital, Birmingham, UK

Greg Kazarian, BA Rothman Institute/Jefferson, Media, PA, USA

Michael M. Kheir, BS Department of Orthopaedic Surgery, The Rothman Institute of Orthopaedics, Thomas Jefferson University Hospital, Philadelphia, PA, USA

Klaus Kirketerp-Møller, MD Department for Dermatology, Bispebjerg University Hospital, Copenhagen Wound Healing Center, Copenhagen, Denmark

Sujith Konan, MBBS, MD, MRCS, FRCS (Tr&Orth) Department of Trauma and Orthopaedics, University College London Hospitals NHS Trust, London, UK

Beau S. Konigsberg, MD Department of Orthopaedic Surgery and Rehabilitation, University of Nebraska Medical Center, Omaha, NE, USA

Konstantinos N. Malizos, MD, PhD Department of Orthopaedic Surgery and Musculoskeletal Trauma, Biopolis,University

General Hospital of Larissa, Larissa, Greece

Bassam Masri, MD, FRCS(C) Department of Orthopaedics, The University of British Columbia, Vancouver, BC, Canada

Geert Meermans, MD Department of Orthopaedics, Bravis Hospital, Bergen op Zoom, The Netherlands

Stephen Morris-Jones, MA, MBBS, MSc, MRCP, FRCPath Department of Clinical Microbiology and Infectious Diseases, University College London Hospital, London, UK

O. Brant Nikolaus, MD Department of Orthopedic Surgery, Mayo Clinic, Rochester, MN, USA

Michael C. Parry, BSC, MBCHB, PGCME, MD, FRCS Department of Oncology and Complex Arthroplasty, Royal Orthopaedic Hospital, Birmingham, UK

Javad Parvizi, MD, FRCS Department of Orthopaedic Surgery, The Rothman Institute at Thomas Jefferson University Hospital, Philadelphia, PA, USA

Vaibhav Punjabi, MBBS, MS, FRACS, FA(Ortho)A Department of Orthopaedics, Princess Grace Hospital, London, UK

Mike Reed, MD, FRCS (T&O) Department of Trauma and Orthopaedics, Northumbria Healthcare, Ashington, Northumberland, UK

Carlo Luca Romanó, MD Department of Reconstructive Surgery of Bone and Joint Infections, Galeazzi Orthopedic Institute IRCCS, Milan, Italy

Delia Romanò, MD Department of Reconstructive Surgery of Bone and Joint Infections, Galeazzi Orthopedic Institute IRCCS, Milan, Italy

N. Amir Sandiford, MSc, FRCS (Trauma/Orth) Department of Orthopaedics, The University of British Columbia, Vancouver, BC, Canada

Sara Scarponi, MD Department of Reconstructive Surgery of Bone and Joint Infections, Galeazzi Orthopedic Institute IRCCS, Milan, Italy

Ian Stockley, MB, ChB, MD, FRCS Orthopaedic Department, Northern General Hospital, Sheffield, UK

Mohamed Sukeik, MD, MRCSEd, PGA Department of Trauma and Orthopaedics, The Royal London Hospital, London, UK

Timothy L. Tan, MD Department of Orthopaedic Surgery, The Rothman Institute of Orthopaedics, Thomas Jefferson University Hospital, Philadelphia, PA, USA

Aaron Tande, MD Division of Infectious Diseases, Mayo Clinic, Rochester, MN, USA

Myra Trivellas, BS Department of Biomechanics, Hospital for Special Surgery, New York, NY, USA

Leo A. Whiteside, MD Department of Surgery, Missourì Bone and Joint Center, Missouri Bone and Joint Research Foundation; Des Peres Hospital, St. Louis, MO, USA

Christopher Peter Wilding, MBBS, BSc (Hons) Department of Orthopaedics, Royal Orthopaedic Hospital, Birmingham, UK

Heinz Winkler, MD *Osteitis Zentrum,* Privatklinik Döbling, Wien, Austria

Akos Zahar, MD Department of Orthopedic Surgery, Helios ENDOKlinik, Hamburg, Germany

主译　刘培来　李德强　卢群山

译者（按姓氏笔画排序）

马　良　马小远　王　呈

李学州　吴云鹏　张　帅

张元凯　郭永园

谨以本书献给我亲爱的妻子 Stefanie 和我可爱的孩子 Lillie、Viola 和 Hugo，是你们的爱和支持让我完成了这本书。

Daniel Kendoff

谨以本书献给 Myfanwy、Joan 和 Bronwen，你们一直是我的骄傲。

Rhidian Morgan-Jones

谨以本书纪念 Sami Fares Haddad 和 Nina Tamari Haddad，是你们的教导、激励、支持和爱让我获得成功。同时，还要感谢 Jane、Isabella、Oliver、Florence、Imogen、Alice 和 Marina，是你们使我的生活每时每刻都充满光彩。

Fares S. Haddad

序

近年来，尽管我们在关节置换术方面取得了明显的进步，对关节假体生物力学的理解有了革命性提高，对患者、手术室及手术优化的认识更清晰，但是关节假体周围感染（PJI）并没有减少，其处理水平并没有得到明显提高。在知识爆炸、不断创新的时代，我们对假体周围感染的认识的深入还未转变为感染发生率的降低、治愈率提高。因此，关节假体周围感染已经成为骨科学界最需要深入了解的领域。

近来，关于关节假体周围感染的会议发言和发表的文章数量显著增加，不仅表明骨科医生对此感兴趣，也显示人们针对这一难题开展了真正的多学科协作。这种关注体现在世界范围内的关于特定感染的课程和会议数量增加，骨科感染协会数量增加，关节假体供应商的商业兴趣增加。目前，多数研究策略和进展集中于感染的预防、诊断方法的改进、宿主的分层和优化、生物膜的清除、假体的调整包括涂层，以及治疗方法的优化。

在许多国家，关节假体周围感染已经成为患者、医院以及整个医疗保健系统巨大的经济负担。我们需要掌握关于感染发生率等重要信息。目前，注册数据和来自多个研究机构的数据在有效性和通用性上受到了限制——为了让所有人都能用同样的语言进行描述，在定义上达成一致，并比较处理的策略，需要全世界的努力。只有这样，我们才能正确解释关于地区、医院和外科医生层面的数据。骨科医生参与这一与医生、患者以及医疗机构密切配合的"战斗"是至关重要的，能够帮助我们更清晰地理解已发表文献支持的最新指南。

这本综合性图书提供了骨科、感染科专家关于关节假体周围感染的综述，概述了目前的观点和临床实践中潜在的差异，不局限于手术治疗，也尝试囊括整个治疗过程和治疗成功所必需的多学科治疗团队协作。过去，关节假体周围感染的治疗多遵循本医疗机构的"历史传统"或者基于特定"权威"治疗模式。许多重要且亟待解决的问题，如"静脉应用抗生素的持续时间和时机选择""二次置入（假体）手术的时间选择"，都是缺乏证据、需要继续讨论的话题。我们希望通过本书，根据目前可获得的最好的证据和临床实践经验，能够为甚至患有最复杂感染的患者提供成功的治疗选择。这本书可以被视为接下来进行循证研究必需的关键基石之一。

最后，我们不能忘记正在遭受关节假体周围感染困扰的患者以及即使成功治疗后功能性预后仍然较差的现状。尽管公开发表的感染控制"成功"率可高达 90%，但与其他干预措施相比，这并没有满足患者和外科医生的期望。在关节假体周围感染领域，"即使成功也是失败！"通过阅读这本书，在这个时代我们联合起来努力才会有希望改变现状。

Berlin, Germany	Daniel Kendoff
Cardiff, UK	Rhidian Morgan-Jones
London, UK	Fares S. Haddad

目　录

第一部分

假体周围感染发生率和其对社会经济影响

1　骨与关节感染（BJIs）的发生率和对社会经济影响：欧洲观点

著者：Konstantinos N. Malizos, Klaus Kirketerp-Møller
翻译：马　良　刘培来

摘要：流行病学研究表明，全球人口老龄化、不断增加的城市化与机械化，使与创伤、年龄相关的肌肉骨骼疾病，如脆性骨折、关节炎等发生率增加。在过去的 20 年中，关节置换和翻修的数量显著增加，使用金属内固定物进行固定的骨折手术数量也显著增加，这些数值预计在今后 20 年中仍会继续增长。由于对更多的具有高危因素的患者采用手术进行治疗，如高龄、伴糖尿病等其他疾病和免疫缺陷的患者等，因此关节置换术后深部组织感染的发生率迅速增高，创伤术后感染的数量也快速增加。这种情况会明显加重败血症和其他并发症的严重程度，导致患者功能缺陷、残疾甚至长期功能障碍，造成不可避免的社会和经济负担。肌肉骨骼感染增加会导致总体医疗费用的增加，在许多国家，这一费用的增速已经超过 GDP 增速。这类疾病也会危及患者生命。学术界需要提高政策制定者、基金组织的意识并在与它们合作中发挥更积极的作用，收集大数据，制订行动计划，将骨与关节感染的危害放在卫生保健优先事项议程的优先位置。

关键词：骨与关节感染，骨髓炎，关节假体感染，骨与关节感染的社会经济负担，化脓性关节炎，坏死性感染，抗生素耐药。

引　言

创伤和骨关节疾病影响全球数百万人的健康和生活质量，个人、社会和医疗保健体系为此付出了巨大的代价。人口老龄化造成的社会

K.N. Malizos, MD, PhD (✉)

Department of Orthopaedic Surgery and
Musculoskeletal Trauma, Biopolis, University
General Hospital of Larissa, Larissa 41110, Greece
e-mail: malizos @ med.uth.gr; kmalizos @ otenet. gr

K. Kirketerp-Møller, MD
Department for Dermatology, Bispebjerg University
Hospital, Copenhagen Wound Healing Center,
Copenhagen, Denmark
e-mail: kkm @ dadlnet. dk

© Springer International Publishing Switzerland 2016
D. Kendoff et al. (eds.), *Periprosthetic Joint Infections: Changing Paradigms*,
DOI 10.1007/978-3-319-30091-7_1

和人口的压力，快速城市化对创伤以及环境因素的影响，都推动了我们对新的高级医疗服务的需求，对医疗保健体系造成了前所未有的挑战，花费也明显增加。医疗保健中的科学技术进步是造成医疗费用增长的主要推手。在过去的半个世纪中，市场经济下的医疗保健费用增加中多达50%源于医疗技术进步。重大的医学创新使对过去不能治疗的疾病的治疗成为可能，也增加了医疗费用的支出。所有这些具有重大社会经济影响的因素都是不可控的[1, 2]。

在过去的40多年中，许多工业化国家的医疗保健支出增速比GDP高1%~2%[3]。创伤、脆性骨折和关节炎也被称为"现代文明"病，是最常见的肌肉骨骼疾病[4]。目前，骨科手术大量使用各种内置物来治疗创伤、退变性骨骼疾病以及畸形矫正[5]。局部血供的改变和局部组织防御机制的损害，加速了内置物表面病原体的黏附。逃过免疫机制的微生物在假体表面种植，通过形成生物膜很快导致明显的临床感染。细胞的胞外多糖形成包裹细菌的基质，因此能够保护细菌免受宿主细胞的吞噬、抗体的攻击和抗生素的杀菌作用。活化多形核细胞（PMNs）和肥大细胞能够促进蛋白酶的释放，从而导致邻近骨的直接溶解；同时，PMNs释放的细胞因子能够诱导破骨细胞形成，进一步侵蚀邻近骨骼，进而导致假体松动[6, 7]。

对生物膜感染的治疗要求非常高，外科干预会对患者产生直接、严重的个人负担，包括疼痛、痛苦，以及因多次手术、较长的住院时间、昂贵的医药和外科治疗以及康复治疗所致的经济负担；同时，也会使医疗保健系统产生高昂的间接花费。骨折、关节炎、脊柱疾病和畸形治疗对内置物的巨大需求，对个人和社会经济负担也产生了巨大影响。

尽管人们已认识到骨与关节感染的特点和其所造成的负担，但仍未给予充分重视。然而，在处理任何类型问题的过程中，第一步就是要辨别问题所在[8, 9]。随着许多工业化国家的经济长期萧条，医疗保健预算面临缩减，随后会对治疗阶段的花费进行严格调节干预。最近，医生和公众对肌肉骨骼感染花费的认识已经有所提高，但政策制定者和研究基金会对此的认识并没有提高。这要依赖于真正的"科学家"、骨科医生、感染学家和微生物学家的联合努力，尽管目前还没有形成合力。

目前的医疗保健政策和骨与关节感染

2000~2009年，经济合作与发展组织（OECD）中的很多国家的总医疗花费支出正以每年4%的速度快速增长，而同期GDP增速仅为1.6%，一度导致严重经济萧条时期国家财政赤字快速增长[10]。这就迫使纳税人和政府部门严格审查医疗支出，专门评估支出所获得的医疗结果的"真正价值"。每次要缩减医疗支出都需要关注价值，而不是总量。然而，医疗保健系统获益大多是主观的，在这个碎片化系统中，真实花费很大程度上被"隐藏"了起来。经济学家和政治家们正努力通过对医疗结果进行价值导向的比较来重新定义医疗保健。价值导向评估能够进一步影响临床决策、医疗支出和公共政策的制定，也促使我们对患者的花费和医疗结果进行全面、客观的评估。对于每例患者在整个治疗过程中的医疗支出与健康获益情况，必须逐一进行评估；或者通过基于疾病特异性的患者医疗结果的自我评价方法（PROMS）和健康相关的生活质量的评价方法，进行自我评估。通过这个方法不仅能揭示医疗保健的真正价值，还能揭示不良医疗事件和不需要的医疗结果[11, 12]。

财政挑战和医疗花费评估

骨科手术虽然提供的是"真正的医疗保健"，但不像其他专业那样，骨科在使用普遍接受的定义、患者临床结果的评估、治疗适应证的把握和医疗质量通用的评估标准上是滞后的。理解骨科治疗措施的真正价值，获得医疗花费情况是一项迫切的任务，但在碎片化的医疗保健运行系统中，收集和认同患者反馈的临床结果数据是非常困难的，而且这些方面的努力也很少。计算"价值"的另一个挑战是医疗支出结构的广泛差异性以及缺乏可靠的医疗支出信息。对包括消费者在内的任何人来说，获得骨科医疗保健服务的准确价格信息比较困难，因此限制了我们评估和报道金融措施的能力[9~12]。

骨科疾病相关的服务提供者通常不会披露与之有关的费用，费用清单通常被认为是私密的。造成这一结果的主要因素包括医疗厂家的规定，医院预算实践的透明度，不同医院花费的巨大差异，保险公司的实际支付，以及欧盟国家医疗保健体系中支付政策存在的差异[8]。不仅要与骨科医生合作，还要与其他医生以及不同级别的行政官员合作，这是使广泛的结果评估和透明的花费统计成为可能的关键。

骨科的日常工作是在床位有限、加快治疗的压力下，救治大量的患者。在人口老龄化的时代，我们正将应用内固定物和有创性治疗的适应证扩大到有免疫抑制的患者，并处在一个在医院之间互相传播的"病原体的环境"中，以及人类、家禽和水产养殖中抗生素滥用导致的耐药菌传播。因此，我们看到感染数量的增加反映在发病率和死亡率的增加上。在欧盟，每年发生约200万例的医院获得性感染（HAI）事件，其治疗花费比社区获得性感染的治疗花费要多15%。这些感染者中，估计有17.5万人因为这些感染并发症而死亡[10]。在英国，每年

有约3.7万人死于败血症[13]。在这些医院获得性感染患者中，最易受伤害的是新生儿、有内置假体和骨关节内固定物的患者。

许多研究报道，约1/3的医院获得性感染是手术部位感染（SSIs），这一比例高得让人无法接受[13]。国际上，因为诊断方法可能不是标准化的，所以监测手术部位感染的发生率很困难。世界卫生组织（WHO）的一项调查表明，医院感染的发生率为3%~21%，手术切口感染人数占总感染人数的5%~34%[14]。2002年，医院感染国家监视组织（NINSS）覆盖1997年10月至2001年9月区间的一项调查表明，英国的手术切口相关的医院获得性感染高达约10%，每年花费的国家医疗服务资金约10亿英镑[14]。手术切口感染发生率的统计数据可能低估了真正的感染发生率，因为多数切口感染在患者出院后发生，这些感染通常在社区治疗而没有通知医院[14]。手术部位感染不仅与感染发病率增加有关，而且与随后的死亡率相关，77%的外科死亡患者与手术部位感染相关[14]。Kirkland等计算了手术部位感染患者与无感染手术患者死亡率的相对危险度（RR值）为2.2。手术部位感染也与患者术后医疗花费的明显增加相关，甚至在患者、手术以及医疗机构层面调整后仍是相关的。如果感染发生率最高的医院，如10%（最差的情况），能够将手术部位感染率降至原有水平的50%，那么美国的老兵管理医院每年可以节省约670万美元的医疗费用[15~17]。

骨与关节感染的负担

超过1/3的手术部位感染是骨与关节感染[18]。骨与关节感染的患者数量不断增加，全世界每年有大量患者因此致残，对患者的个人生活、家庭和医疗保健系统产生巨大的影响，因为这些患者需要进行更多的手术、更长的住

院时间，会产生不良的预后、慢性残疾甚至死亡。由于缺乏良好的流行病学数据，骨与关节感染的真实发病率仍然未知，其在全球范围内造成的负担在很大程度上被忽视了。

一项对 12 506 例细菌培养阳性的住院感染患者的研究发现，23% 的患者为骨髓炎或者化脓性关节炎，26% 的患者为手术部位感染，7% 的患者为关节假体感染，27% 的患者为医疗保健相关感染，80% 的感染患者会表现更高的死亡率、更长的住院时间以及更高的直接医疗费用支出[18]。多发伤后生存率的提高与创伤后骨髓炎的发生率增加有关[19, 20]。欧盟国家每年新发骨折患者约 700 万名，多数为劳动年龄的年轻人。骨髓炎作为一种创伤后的并发症，可能会导致不可逆转的损害，甚至残疾。最易发生感染的人群是创伤后伴有其他情况的患者，如年老或合并乙、丙型肝炎者，承受了额外的身体负担，直接费用支出也增加了；再加上劳动力的丧失，需要支付的间接医疗费用更高。然而，关于骨髓炎对社会经济的影响的准确数据非常少，由于骨髓炎的类型、严重程度、治疗方法的选择以及康复治疗的需要存在很大差异，因此我们很难建立一个可以接受的模型。髋关节骨折术后感染需要进行翻修，治疗费用约为初次手术所需费用的 2 倍，为保守观察治疗所需费用的 4 倍，约是住院治疗所需费用的 5 倍。另外，为了减少在体弱患者中因为系统性败血症发生危及生命的并发症甚至为死亡的可能，可能需要进行关节离断术，目的是降低显著增加的负担[21, 22]。

老年糖尿病患者寿命的增加会使其更容易导致神经病变、血管功能不全以及相关的局部骨和软组织并发症。在过去的 10 余年中，骨髓炎的诊治有了很大的进步，但是，糖尿病相关的感染和骨与关节感染仍然会导致严重的并发症，需要复杂的多学科治疗。约 60% 的糖尿病

相关的感染患者需要截肢处理，多影响足趾、跗骨和跖骨；相比而言，只有约 6% 的血源性感染患者需要截肢，约 24% 的持续性感染患者需要截肢。在过去的 40 余年中，儿童的骨髓炎发病率相对稳定，但老年人的发病率增加了约 3 倍，主要是由于糖尿病相关的骨髓炎患者数量急剧增长。同时，受骨髓炎影响的患者的总体死亡风险至少增加了 2.5 倍。根据法国卫生部进行的一项纳入 18 岁及以上经微生物检查明确的化脓性脊椎骨髓炎患者的最新随机对照临床试验研究，Louis Bernard 等认为从 1 年内治愈的患者比例来看，抗生素治疗 6 周的效果不比 12 周的效果差，意味着患有该疾病的患者标准抗生素治疗周期应该减至 6 周，能够减少医疗费用支出，减轻患者的痛苦[23~25]。

糖尿病足是最常被忽视的并发症之一，需要多次外科治疗，伤口愈合时间长，截肢也是常用治疗方法，但会导致永久性残疾。这些问题经常会发生在依从性差的残疾患者身上，他们经常会面临经济困难和失业等问题。这些人经常会接受糟糕的、非专业的治疗，治疗效果也令人失望，但仍需付出高昂的医疗费用。随着糖尿病患者的增加，这一问题变得更加严重，但是糖尿病足不是多数公共医疗服务机构确定的优先治疗病种，或者因为他们正面临紧缩政策和医疗保健预算支出减少[25~28]。

大家熟知脊柱手术的手术部位感染并发症能够导致预后不良、融合部位骨不连和神经损伤，与 BMI 指数 >35、高血压直接相关。与颈椎手术相比，胸椎手术和腰骶椎手术的发生率更高；在针对伴随疾病、年龄和其他已知的因素进行调整、标准化后，与脊柱手术部位感染最相关的因素是外科侵袭指数（SII）>21（P=0.01）。SII 是一个有效的指标，能够解释脊柱手术部位感染率与减压的椎体数量、脊柱融合的范围、内置物使用和所采用的手术入路相关[29]。

在过去 10 余年中，小儿骨科领域的化脓性关节炎治疗有减少医疗保健支出的趋势。在一项为期 12 年（1988~2000）的大型队列研究中，患者住院天数明显减少，从 1988 年的 10 天减至 2000 年的 5 天，但总的医疗费用支出并没有改变[30]。

坏死性软组织感染（NF）罕见，致死率很高，为 7%~43%；如果感染影响躯干，死亡率会更高。治疗需要多学科合作，包括外科医生、感染科医生、ICU 医生和高压氧科技术人员。这种具有潜在致死风险的严重感染会产生很高的直接住院费用，存活的患者出院后的花费更高，因为他们需要长期康复但仍可能造成长期甚至残疾。发生 NF 时患者年龄 ≥ 44 岁是预测住院时间延长、TC 增高和高住院死亡风险的高危因素[31]。在该疾病早期尽早做出诊断，可能会显著减轻该病所造成的经济负担。我们可以通过流行病学危险因素、相关的伴随疾病、体征和症状，以及实验室标志物来实现 NF 的早期诊断[32]。NF 早期积极的药物和外科治疗，能够减少患者住院天数和控制感染[32]，从而能够减少医疗费用支出。投资部分医疗服务机构和医疗服务提供者，研究和制定针对出现皮肤和软组织症状的患者进行早期评估和治疗的指南或临床治疗路径，可能有助于这一目标的实现。

对使用定制假体的肿瘤患者的大样本长期随访研究结果表明，感染率高达约 10%。骨与软组织大面积缺损的患者通常需要接受定制假体治疗，手术时间很长，而且定制肿瘤假体已经广泛应用于因疾病本身或者治疗导致免疫缺陷的患者。营养不良、经常输注红细胞和血小板、术后化疗所致中性粒细胞缺乏、中心静脉置管所致的菌血症，是导致定制肿瘤假体术后感染率高的主要因素。但是，缺乏准确数据仍困扰着这一领域。肿瘤假体感染是保肢的禁忌，但仍未成为感染控制研究的焦点[33, 34]。

年龄、创伤以及风湿性和其他免疫系统疾病相关的各种类型的关节炎，是世界范围内最大的医疗保健问题之一。关节炎的治疗费用高昂，关节退变会导致残疾，以致患者提早退休。关节炎需要长期治疗，可能会失业和需要陪护，对社会经济产生的巨大影响被忽视了。重要关节的退变不仅会明显降低疾病相关的生活质量，还会对患者和社区造成巨大的医疗费用负担。接受全髋关节置换术需要长时间的等待，女性、有伴发疾病和年龄小于 65 岁的花费会更高。可获得的基本医疗花费数据是进行进一步医疗经济分析的基础，还能为医疗保健决策者提供指导[35]。

每年需要使用昂贵的假体和重建手术进行畸形矫正、关节置换和翻修的患者数量稳步增长。来自瑞典、挪威和新英格兰的关节注册报告的大型队列数据表明，关节置换的需求在过去 30 年中明显增加，而且人均医疗保健费用支出也快速增长。根据 2010 年瑞典膝关节置换的注册报告（SKAR）数据，在 1990 年，1.6% 的瑞典老年女性和 0.9% 的老年男性至少进行过一次膝关节成形术；20 年后（2009），这一数量增长了 5 倍（分别为 7.3% 和 5%）。同时，髋关节置换的数量也增加了，这很快会反映在关节翻修需求以及假体周围骨折和感染的风险增加上[34, 35, 37]。2011 年，据估计全球约有 200 万关节置换术患者，术后第一年关节假体的感染率约为 1.65%，术后 3 年增加至约 2.35%，术后 5 年约为 2.96%，术后 7 年约为 3.35%，这一问题成为除死亡外最严重的不良反应。免疫抑制患者，如接受关节置换的类风湿性关节炎患者，关节假体感染的发生率超过 5%，需要进行全关节翻修手术的比例高达约 7%。通过比较累计翻修率（CRR）并仅用翻修作为感染的终点事件，SKAR 发现全膝关节置换术的次数增多了；与 1996~2005 年 CRR 相比，2006~2012 年全膝关节置换术（针对骨性关节炎和类风湿性关节炎）感染的 CRR 也增加了（图 1.1）。

Knee Register 评估感染导致翻修的风险时，统计了受影响的膝关节感染导致的首翻修率（图 1.2）。人们注意到，一段时间内，不管是骨性关节炎还是类风湿性关节炎的风险都降低了，但 2006~2012 年间感染后翻修的风险较 20 年前增加了。UKA 患者发生感染的风险较 TKA 患者明显降低，OA 患者发生感染的风险较 RA 患者低[35~37]。

瑞典髋关节置换注册系统 2013 年报告称，假体周围感染是全髋关节置换术后翻修的第二常见原因。2013 年关节置换术感染的相对比例增加，如初次翻修的比例从 13.9% 升高到 14.6%，多次翻修的比例从 23.9% 升高到 25.6%[37~39]。对于接受人工股骨头置换术的髋部骨折患者，感染也是进行翻修的第二常见原因。尽管与大量的关节置换术相比，关节假体感染所占比例很低，但是由于较长的住院时间和体弱患者遭受的痛苦，医疗保健负担和财政支出显著增加，在所有后果中，这意味着患者的健康寿命明显缩短；为了治疗大量受影响的患者，医疗保健支出也会明显增加。SKAR 20 年的随访数据表明，膝关节假体感染的发生率越高，其生存率也更高（图 1.3）[37]。类似结果也出现在挪威髋关节注册系统 2010 年的报告中，因感染而进行翻修的数量从 1997 年的约 6% 增至 2009 年的近 20%[38, 39]。由于发生感染的内固定物的绝对数量增加，这一趋势表明关节周围感染的比例预计会从 2005 年的 1.4% 分别增至 2030 年的 6.5%（THA）和 6.8%（TKA），因此需要从有限的医疗保健预算中支出一大笔基金直接用于这些患者的治疗，但因为每例患者的花费大增而使受益人数更少。由于感染而进行多次翻修手术的比例也增加了，经过指数调整，初次翻修后第一年很可能再次翻修。如果因假体松动、

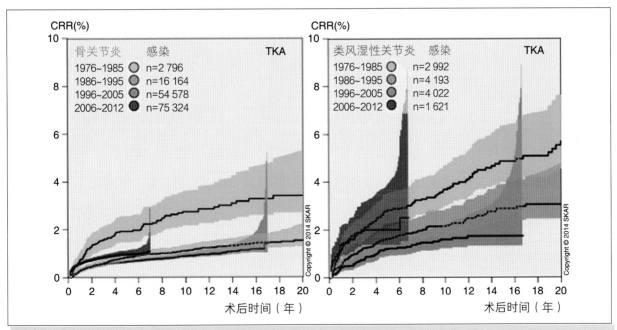

图 1.1　膝关节骨关节炎患者行 TKA 术后，随访时间越长，术后感染发生率越高；类风湿性关节炎患者行 TKA 术后，感染率甚至更高（2014 年 SKAR 报告，经瑞典膝关节置换注册机构授权发表）

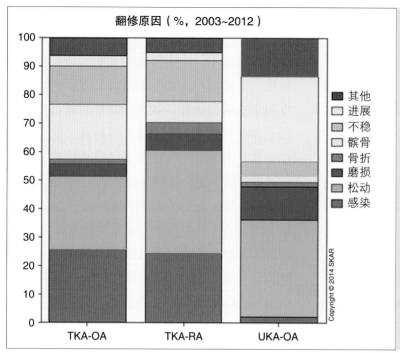

图 1.2 在 OA 患者进行 TKA 术后的翻修原因中，感染约占 25%；在 RA 患者进行 TKA 术后翻修的原因中，感染约占 23%。在 OA 患者进行 UKA 术后翻修的原因中，感染只占约 2.5%（2014年 SKAR 报告，经瑞典膝关节置换注册机构授权发表）

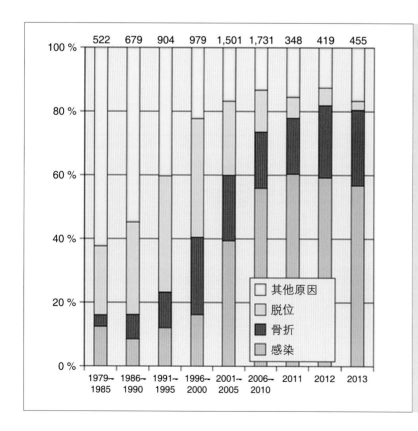

图 1.3 在 THA 术后初次翻修原因中，感染所占的比例逐渐增加，由约 13.9% 上升到约 14.6%。在多次翻修的原因中，感染的比例由约 23.9% 上升到约 25.6%（2013 年 SHAR 报告）

感染或脱位进行初次翻修，那么多数患者下一次翻修的原因也会是相同的[39]。MRSA 和其他耐药菌引起的骨科感染，会导致需要进行多次手术，并发症增加，住院时间延长，死亡率增加约 2.5 倍，90 天内患者死亡的可能性增加约 7 倍，需要进行机械通气的可能性增加，再次入院的可能性增加约 30 倍，总治疗费用也明显增加。关节假体感染很难根治，导致关节活动功能受限，产生全身性影响，主要影响致死率；与无菌性关节翻修术相比，关节假体感染能够使术后 90 天（分别是 3.7% 和 0.8%）、1 年（分别是 10.6% 和 2.0%）、2 年（分别是 13.6% 和 3.9%）和 5 年（分别是 25.9% 和 12.9%）的死亡风险明显增加（P<0.001）。关节假体周围感染导致死亡的独立高危因素，包括年龄大、Charlson 并发症指数高、中风病史、多种微生物感染、心脏病，以及关节置换患者中普遍存在的其他因素[40]。抗生素耐药性菌血症引起的关节假体感染会导致关节假体的去除和残疾。由抗生素敏感性细菌引起的感染，81% 的预后是令人满意的；而在由抗生素耐药菌引起的关节假体感染中，仅约 48% 可能会治愈[37]。关节假体感染使三级医疗中心和患者的经济负担明显增加。为了评估初次全膝关节置换术后关节假体感染的影响，我们在 4 年间（2009~2011）将 21 例感染性全膝关节置换患者以及相匹配的 21 例非复杂性初次全膝关节置换患者分别入组，比较两组 2 期翻修的住院时间、再次入院情况和相关的医疗花费。与对照组相比，全膝关节置换术后关节假体感染患者的住院时间更长（分别是 5.3 天和 3.0 天），再次入院（分别是 3.6 和 0.1）和临床访视（分别是 6.5 和 1.3）更多。与对照组比较，感染组的患者每年平均医疗花费也明显增加［分别为 116 383 美元（44 416~269 914 美元）和 28 249 美元（20 454~47 957 美元）][41]。全髋和全膝关节置换术后手术部位感染与再入院的患者数量增加相关。发生感染后的第一年，仍有 1.2% 的患者由于新的手术部位感染再次入院，平均住院 8.6 天，平均住院费用约 26 812 美元。手术部位感染后，12.5% 的患者由于手术部位感染相关问题再入院，41% 的患者由于"全病因"（也包含其他原因）再次入院，平均住院天数为 6.2 天，平均住院费用为 31 046 美元。根据疾病控制和预防中心（CDCP）的数据，手术部位感染相关的再入院是有预防潜力的，可使医疗体系每年节省数百万美元。

所面临的障碍

感染的早期诊断能够使感染患者获得较好的临床治疗效果。但由于感染的临床特征比较隐匿，易与其他疾病混淆，再加上医疗机构缺乏具有特异性和敏感性的检测方法，因此，诊断延迟很常见，特别是在慢性感染患者。更多研究聚焦于改善疾病的诊断，既能加速疾病的治疗进程，又能将无效药物的浪费降至最低。目前除了对各种证据的宣传，临床实践中做好对肌肉骨骼疾病预防、诊断和治疗，还急需对有关人员进行教育，并引起大家对这些问题的关注。不幸的是，仅在有发达医疗保障体系的国家才有治疗内固定物相关的、严重的骨与关节感染患者的专业医疗中心，大部分患者只能在床位少、医生水平有限、缺乏团队协作、手术室和实验室人员配备不足的医疗机构接受治疗。医疗保障体系不完善的国家缺乏有组织的训练项目和机会，导致训练有素的骨科人员不足，以及治疗骨骼肌肉持续感染的支持性实验室的缺乏。从医学院校到各种级"肌肉骨骼"和"骨与关节"学会和协会的所有层面的教育，都需要努力对不同地域、背景的医疗工作者进行训练，建立合作网络和循证医学规范。现代骨科发展需要巨额花费，即使有着最高理论和实践水平的医生，在面对经济限制、财政紧缩和资源有限等很多国家都同样存在的问题时，也必须坚持持续创新与提高。许多三级转诊中心正面临各种财政问题，导致了自我保护性政策的产生，如限制医疗机构收治感染患者。

为了克服这些障碍，我们需要建立一个组织机构，对以取得更好的临床结果为最终目标的医院给予财政支持，并且找到减少再入院、再手术，降低并发症发生率和死亡率的方法。有影响力的国际组织，如欧盟、世界卫生组织、美国国家卫生部、维康基金会组织、比尔·盖茨与梅琳达·盖茨基金会等，好像并不能完全认识到会带来严重经济负担、致残性很大的骨与关节感染疾病的持续威胁，以及新型有效抗生素的缺乏。我们迫切需要引起政策制定者的广泛关注，以采取措施应对这些经济负担。

欧洲观点

欧洲不是一个国家，而是包括了 50 个独立的国家和 6 个被"部分认同"的国家。欧洲总人口约 7.42 亿。关于关节假体周围感染的社会经济负担的欧洲观点还没有形成。整个欧洲，从北到南、从西到东，经济、人口状况和文化信念存在显著差异。目前的欧盟是一个包含 28 个欧洲国家的国际性组织，有着共同的经济、社会和安保政策，约 5.07 亿人口有着一个共同的宪章，即《欧盟基本权利宪章》（以下简称《宪章》）。欧盟的医疗保障体系是由国家层面不同的运行体系组成的。除了这一点，欧盟《宪章》规定："所有联盟的政策和活动的制定和执行，均应确保高水平的人类医疗保障"[42]。所有欧盟成员国均有由政府发起和调节的普遍性医疗保障体系或政府提供的普遍性医疗保障体系。部分国家的普遍性医疗保障体系完全由税收支付，其他国家的医疗保障体系则是混合支付的：

基本需求通过税收支付，其他的服务项目则由非税收覆盖。医疗保健的私人基金代表个人的贡献部分，可以满足医疗保障体系外非税收支付部分的需要，或者可以反映完全私人（非资助的）的医疗保障体制，通过现金或其他形式的个人、雇主缴纳的保险来支付。欧盟成员国和地区间社会经济状况、工作条件、行为习惯、文化因素以及公共医疗保健政策的差异，导致了欧盟内部医疗结果的差异。

肌肉骨骼疾病主要与人口老龄化有关。欧盟目前以快速人口老龄化为特征。寿命延长是人口老龄化主要驱动因素之一，在经济衰退时期，对养老金和医疗保健体系可持续性的担忧正在加重。我们应该认识到，人类寿命的延长是生物医学科学和技术进步的重要结果，这进一步通过国家医疗保障体系广泛地造福于欧洲人民。但是，目前的经济危机引发了很多个人和家庭关于社会福利体系的可持续性的担忧。因此，必须改变政策，摆脱经济危机对人类健康的深远影响。经济危机对人们特别是老年人的预期寿命和健康状况有不良影响。专家们认为，人口老龄化现在是，未来仍会是欧盟的主要人口挑战。在欧盟 28 个成员国中，年龄超过 65 岁的人口平均占比预计将从 2008 年的约 17.1% 增加至 2060 年的约 30%，2060 年的欧盟老年人口将达到约 1.515 亿。

有益于患者的关节置换术的需求不断增长，虽然是医疗保健体系的负担，却是私立医疗机构赚钱的机会。由于整个欧洲不同的医疗保健体系，我们很难了解公立或私立医疗机构实施的关节置换术的分布。世界上研究骨与关节感染历史最长的学会——欧洲骨与关节感染学会（EBJIS）近期通过国家代表委员会进行了关于骨科医疗保健服务的调查，每位代表只呈现自己国家的结果，参与调查的人员来自法国、英国、德国、希腊、捷克、瑞士（非欧盟）、西班牙、丹麦、瑞典、比利时、荷兰和阿塞拜疆（非欧洲），粗略估计可代表约 4.01 亿人。

初次关节置换术在私立医疗机构和公立医疗机构实施情况的比较

在北欧国家，绝大多数初次关节假体置换术在公立医院实施；但是在德国等国家，约 20% 在公立医院实施；而在法国或比利时，有超过 50% 此类手术在私立医疗机构实施。关节置换术后因假体松动或骨折而行翻修手术，对医院和人力资源、技能、硬件和康复能力的要求是非常高的，特别是因感染导致的关节翻修术。调查结果表明，翻修手术和所有因感染所致的翻修术均优先在公立医院实施。原因很简单，私立医疗机构既没有相关的设备，同时又可以避免承担感染性关节手术所带来的不可预期的后果，包括较长的住院天数、昂贵的抗生素及随后各种负担的增加。关于感染性关节翻修术的真实、直接医疗费用支出报道非常少，表明国家之间、国家内不同地区之间的服务收费、编码和报销政策存在显著差异。公共医疗财政和保险公司在治疗增加的费用的报销方面存在很大差别。

财政刺激

财政刺激是医疗卫生权力机构用来进行政策改革的非常有力的工具。一些国家实行统一费率制度，可以避免患者在封闭时间窗内再入院时院方收取任何多出手术目录中的医疗费用。在一些地区，这种情况延续到转院到另一家医院也可以要求住院部门开具发票（英国）。这个封闭的时间窗从 18 天（Helvetique 联盟）到 44 天（意大利）不等。调查揭示，英国、捷克、

荷兰、意大利和法国实施统一费率政策，明显是为了给患者提供免费复查的激励，最终目标是预防并发症。这一制度主要用于减少早期和短期不良反应，如手术部位感染和假体脱位，但对晚期感染、假体松动和内置物失效等长期并发症的影响很小。没有研究证明这种类型的医疗保健管理模式能够真正节省医疗费用。统一费率政策也有缺点：未能鼓励使用能够降低长期并发症发生率的内固定物，如镀膜内固定物；坚持在特定的时间窗内不让患者再次入院的情况也有可能发生。

目前的感染性关节翻修术治疗方案中，二期更换假体的治疗方法是主流。第一期治疗包括取出假体、手术清创、局部应用抗生素，二期再次置入假体，第一期到第二期的间隔时间为 2~6 周，有时会更长。有些国家的二期治疗主要安排在封闭期内，这样可以防止外科医生从第二次手术中获得补偿。但是统一费率制度会增加在不适宜的时间进行二次置入术的风险，患者是否能从中获益存在很大疑问。这种类型的财政刺激似乎是引起改变的一种方式，但是需要倡导临床医师和科学学会进一步优化刺激机制，并评估其真正益处。

2007~2008 年全球金融危机

经济学家认为，2007~2008 年的全球金融危机是自 1929 年经济大萧条以来最严重的经济危机。令人惊讶的是，多数参与 EBJIS 调查的人表示金融危机对医疗保健体系的影响很小或者没有影响。相反，在经济危机的影响下，希腊和西班牙的相关预算被大幅削减，财政紧缩导致"救助"项目的实施受限于医务人员、医院资源和服务设施的不足，对公共医疗保健质量指数产生了直接的负面影响。调查同样也揭示，在社区，人们正在努力减少医疗支出，提高医

疗有效性。从这一方面来说，医疗保健体系并不是未被波及。

与耐药菌的长期斗争

在 20 世纪，抗生素的应用对医学和社会发展产生了深远的影响，即使在目前也是世界上多数医疗保健体系不可或缺的一部分。现代医学的进步，包括骨科内固定物的使用，如果没有有效药物预防和治疗细菌感染，是不可能实现的。抗生素耐药是一个快速发展的复杂问题，会对全世界的每个人造成不良后果。但是，不管是在一个国家还是国际上，开展合作行动受到很大限制。为了控制感染正在进行的临床实践努力仍然不足，没有单一的解决方法获得成功。尽管世界范围内已经实施了各种措施，但是从 2000 到 2010 年，抗生素的用量增加了 36%。抗生素多用于畜牧业，以促进家畜生长并预防疾病；此外，也应用在农业、水产养殖业和园艺。医生不必要的处方、大量不确定的自限性细菌或病毒性感染疾病的诊断或治疗，也是耐药菌不断出现的主要因素。欧洲抗生素应用监测网络（ESAC-Net）2010 年报告显示，抗生素的使用从 11.1（爱沙尼亚）日剂量 /（1 000 人·天）到 39.4（希腊）日剂量 /（1 000 人·天）不等[43]。在低收入国家，因无法获得清洁的水源和废物的安全处理，抗生素使用更加频繁。在尼日利亚，88% 的链球菌都是甲氧西林耐药菌。在印度和巴基斯坦，95% 的成年人均携带耐 β - 内酰胺酶的细菌。

Anderson 等报道，在美国和欧洲的医疗机构和社区中，获得性 MRSA 感染已经超过 AIDS，MRSA 成为致死率最高的病原体，每年引起约 10 万人死亡[42]。由于治疗费用的增加、疾病持续时间较长、死亡率增高以及无法依赖于有效抗生素来预防感染，耐药菌感染造成了沉重负担[43, 44]。

由经济学家 Jim O'Neill 主导研究的《从关于抗生素耐药的综述寻求解决国家健康和财富危机的方法》，估计未来 35 年内会有约 3 亿人死于药物耐药，这一报道也为 KPMG 和 RAND Europe 主导的 2 篇研究以及英国政府 2013 年发布的五年计划中关于抗生素耐药的第 1 年进展和实施报告所证实。如果真的发生这种事情，那将会对世界经济产生巨大影响，将使全球 GDP 减少 2%~3.5%，远多于 2050 年应有的 GDP 减少水平。除了抗生素耐药，这一篇综述性报道也揭示了抗疟疾药物、抗 HIV 药物和抗结核药物的耐药性。但是，专家承认这一数据是不可靠的，声称"这是在没有更好的数据或预测工具的情况下的一种代用品；毫无疑问，未来科研人员和临床医生将会通过努力得到更详细和有说服力的数据"。研究的作者也承认，他们的"团队由于缺乏持续监测全球细菌感染人数的原始资料而在数据收集时面对很多问题"[44-46]。英国最新的研究报告指出，到 2050 年将累计约有 3 亿早产儿死于抗生素耐药，全球经济损失可达 1 000 亿美元（640 亿欧元）。美国感染性疾病学会已经高度关注这一严峻的形势很多年了[45-47]。

现代医学成就包括骨科手术中内置物的应用，现在看起来是理所当然的，但如果没有有效的感染预防和治疗措施，则是不可能的。随着政策制定者对耐药菌感染的重视程度不断加深，要求采取确实行动的呼声也越来越高。

像其他有价值的东西一样，拥有它的第一步就是保护，通过疫苗接种、感染预防和诊断、公众教育、鼓励临床医生减少抗生素的处方、限制新型长效抗生素的使用、禁止在家畜饲养中使用抗生素等使用规范的实施来减少抗生素的使用，从而实现对抗生素的更好管理。这需要政府部门、监督管理机构和医学协会上下一致采取行动，建立保护性的激励机制[46]。

提高现有药物的效能和开发新药来更新药物的效力这一创新性概念应该是第二步。科学家在寻找使现有药物发挥最大功效的解决方法中要发挥最大作用，如分析所有新药的结构组成，或结合反转现有药物的耐药性从而延长药物的使用年限，这一概念已经在 HIV 的治疗中取得成功。新型抗生素的研发是必要的，但不是充分的解决方法，因为新型抗生素的研发成本高、时间长。

第三步措施就是增加上市的抗生素数量。从 1983 至 1992 年，经 FDA 批准上市的新型抗生素有 30 种；而从 2003 年至 2012 年，仅有 7 种抗生素经批准上市。为了克服这一难题，改变对企业的激励措施是有效的方法。WHO 正在努力起草应对抗生素耐药的方案，将开发新药的商业模式由市场驱动型转变为公众需求型[47]。抗生素耐药应该成为全球政治会议的议程，而不仅仅是感染性疾病会议的议程。

骨与关节感染对全球健康事业的影响

骨与关节感染（BJIs）涉及很多方面，尽管已经成为一个全球性的挑战，但是在世界不同的地方表现不同。发达国家正努力采取有效的措施预防感染的发生，在患者可承受的范围内为内固定物感染和其他肌肉骨骼感染提供高质量的治疗；欠发达国家正努力从头开始理解和发展可持续的医疗服务。欠发达国家最迫切的问题之一是创伤和感染并发症的处理，这需要亚专业外科医生的关注并提供医疗服务。追求全球医疗公平和获得基本医疗服务的目标是优先的，但如果没有安全有效的外科医疗服务则是不可能实现的。为各地区和国家没有医疗支付能力或负担较重的患者提供骨科志愿医疗服务，不仅是道德责任也是职业责任。在低收入和中

等收入国家实施外科手术是有挑战的。与疫苗或抗反转录病毒治疗相比，外科手术需要更多的基础设施，如清洁的手术室，麻醉、监测仪器的电力供应和辅助的实验室检查服务，也需要比传统公共医疗服务更多的专业人士。成本效益比不应该成为欠发达国家外科发展的障碍。当我们面对这些挑战时，外科治疗也能提供与成本效益比相似的医疗益处[48-51]。教育对将来会成为下一代研究者、公共卫生职业工作者、公众和政策制定者的医学生来说是非常关键的。第一步是对立法者和政策制定者进行培训，为他们提供良好的证据和说明。但是，对此的抵触常成为遵循证据制定政策的障碍[52]。

目前的欧洲正面临前所未有的压力，大量移民涌入南部国家寻找更好的生存条件，从而将医疗保健公平的问题带到了这些国家，进而会增加医疗保障体系和有限财政预算的压力。我们应该制定一些关键的规则来努力减少不平等。首先，我们应该发现隐藏的不平等。根据患者的种族、民族和社会经济状态报道分层的临床表现数据，减少甚至消除在医疗预后方面种族和民族的不平等，比简单地为患者提供标准的医疗保健服务更困难。作为临床医生，与行政人员和政策制定者合作，改善为包括任何种族或民族背景的不同患者提供医疗服务的方式，是我们的职责。科学家的工作不仅仅是发表学术论文。在资源和时间有限的世界上，当我们决心有所作为时，我们职业生涯就能够达到一个高度，这样我们才会做得更好[53-55]。

展望未来

从与细菌进行长期斗争所产生的巨大影响来看，我们绝对有必要在医疗保障、基础科学家和临床研究者的医学创新体系和学会体系之间培育出新的"社会契约"，这是可持续医疗保

障体系发展的关键，能够最大限度利用现代医学的力量来减轻感染的社会经济学负担。未来可能会形成"4P"医学模式：预测性（Predictive），先发性（Preemptive），个体化（Personaliszed）和共享性（Participatory）。这一方式具有将医疗保健从"以疾病为向导的治疗"转向真正的"健康维护服务的潜力"[54]。为了对骨与关节感染进行更有效、更高效的治疗，我们建议以下6个需要优先解决的问题应该引起我们的关注：①由于多数诊断方法特异性和敏感性的不足，再加上多数骨与关节感染的临床表现比较隐蔽，会导致漏诊或诊断延迟，进而影响临床治疗的效果，所以我们需要优先发展快速、简单、便宜和稳定的诊断方法；②在骨与关节感染的外科治疗快速干预和有效的靶向抗生素的价值这一问题上，学术界和专科学会应该采取系统的方式对医学界进行教育和训练；③关注发展抗生物膜内固定物的转化工作，这需要外科医生，来自生物学、化学和物理学的基础科学家，以及基金机构专家组的合作；④更好地理解感染的"宿主风险"，会使我们采取更有针对性的预防措施和更合适的临床实践；⑤实施减少失业和贫穷的政策，因为失业和贫穷是以感染发生率高、增加发病率和死亡率为特点的不健康的主要原因；⑥国家和国际层面研究积累的精确数据强调了肌肉骨骼疾病的社会经济影响，从而获得无争议的和有说服力的证据，提高对科学的兴趣，吸引坚定的资金和增加全球投资来减轻负担。

如果所有的政治家、基金机构和科学界能够通过监测和研究、公众和患者教育、感染预防和控制措施的实施，倡导公共医疗机构包括私立和公立基金会和学术界的参与，将骨与关节感染在全球卫生议程提到优先的位置，制订联合行动计划，我们就可能会在应对骨与关节感染的灾难中取得进步。我们患者的安全和我们的职业荣誉感即源于此！

致 谢

作者感谢下列人士提供关于 EBJIS 手术的数据：

Dr. med Volker Alt, Germany, Dr. Martin Clauss, Switzerland, Prof/Dr. Chingiz Alizada, Azerbaijan

Prof/Dr. Lorenzo Drago, Italy, Dr. Dirk Jan Moojen, The Netherlands, Dr. Guillem Bori, France

Prof. MUDr. David Jahoda CSc, Czech Republic, professor Jos Stuyck, Belgium, Anna Stefansdottir, Sweden, Mr. Martin McNally, United Kingdom, Mr. Rhidian Morgan-Jones, United Kingdom.

参考文献

1. Smith S, Newhouse JP, Freeland MS. Income, insurance, and technology: why does health spending outpace economic growth? Health Aff (Millwood). 2009;28(5): 1276-84. doi:10.1377/hlthaff.28.5.1276.

2. Beyer F, Costa-Font J, Felder S. Ageing, health, and health care. Oxf Rev Econ Policy. 2010;26:674-90. In: The Lancet, August 2013, editorial.

3. Jenkner E, Leive A. Technical notes and manuals: health care spending issues in advanced economies. Washington, DC: International Monetary Fund; 2010.

4. Stengel R. The high cost of care. Time. 2013;181:3.

5. Eldenburg L, Krishnan R. Management accounting and control in health care: an economics perspective. In: Handbooks of management accounting research, vol. 2. Philadelphia: Elsevier; 2006. p. 859-83.

6. Kurtz SM, Lau E, Watson H, Schmier JK, Parvizi J. Economic burden of periprosthetic joint infection in the United States. J Arthroplasty. 2012;27:61-5.

7. OECD Health Statistics 2014 ［Internet］. Available from: http ://oecd. org/els/health-systems/health-data.htm.

8. Bozic KJ, Kurtz SM, Lau E, Ong K, Vail TP, Berry DJ. The epidemiology of revision total hip arthroplasty in the United States. J Bone Joint Surg Am. 2009;91:128-33.

9. Rosenthal JA, Lu X, Cram P. Availability of consumer prices

from US hospitals for a common surgical procedure. JAMA Intern Med. 2013;173:427-32.

10. Bozic KJ, Kurtz SM, Lau E, Ong K, Chiu V, Vail TP, Rubash HE, et al. The epidemiology of revision total knee arthroplasty in the United States. Clin Orthop Relat Res. 2010;468:45-51.

11. Ruiz Jr D, Koenig L, Dall TM, Gallo P, Narzikul A, Parvizi J, et al. The direct and indirect costs to society of treatment for end-stage knee osteoarthritis. J Bone Joint Surg Am. 2013;95(16):1473-80. doi:10.2106/ JBJS.L.01488.

12. Mather 3rd RC, Koenig L, Kocher MS, Dall TM, Gallo P, Scott DJ, Bach Jr BR, Spindler KP, MOON Knee Group. Societal and economic impact of anterior cruciate ligament tears. J Bone Joint Surg Am. 2013;95(19):1751-9. doi: 10.2106/JBJS.L.01705.

13. Alexander JW, Van Sweringen H, Vanoss K, Hooker EA, Edwards MJ. Surveillance of bacterial colonization in operating rooms. Surg Infect (Larchmt). 2013;14(4):345-51. doi: 10.1089/sur.2012.134.

14. Pearson A. Reports on surgical site infections and hospital acquired bacteraemias from the English Nosocomial Infection National Surveillance Scheme. Euro Surveill. 2002;6(16):pii=2121. Available online: http://www. eurosurveillance.org/View Article. aspx?ArticleId=2121.

15. Kirkland KB, Briggs JP, Trivette SL, Wilkinson WE, Sexton DJ. The impact of surgical-site infections in the 1990s: attributable mortality, excess length of hospitalization, and extra costs. Infect Control Hosp Epidemiol. 1999;20(11):725-30.

16. Mangram AJ, Horan TC, Pearson ML, Silver LC, Jarvis WR. Guideline for prevention of surgical site infection, 1999. Hospital Infection Control Practices Advisory Committee. Infect Control Hosp Epidemiol. 1999;20(4):250-78; quiz 279-80.

17. Schweizer ML, Cullen JJ, Perencevich EN, Vaughan Sarrazin MS. Costs associated with surgical site infections in veterans affairs hospitals. JAMA Surg. 2014.doi: 10.1001/ jamasurg.2013.4663.

18. Lipsky BA, Weigelt JA, Gupta V, Killian A, Peng MM. Skin, soft tissue, bone, and joint infections in hospitalized patients: epidemiology and microbiological, clinical, and economic outcomes. Infect Control Hosp Epidemiol. 2007;28(11): 1290-8.

19. Cierny G 3rd. Infected tibial nonunions (1981-1995). The evolution of change. Clin Orthop Relat Res. March 1999;(360):97-105.

20. Mayon-White RT, Ducel G, Kereselidze T, Tikomirov E. An international survey of the prevalence of hospital-acquired infection. J Hosp Infect. 1988;11 Suppl A:43-8.

21. Mader JT, Crops MW, Calhoun JH. Adult posttraumatic osteomyelitis of the tibia. Clin Orthop Relat Res. 1999;360:14-21.

22. Edwards C, Counsell A, Boulton C, Moran CG. Early infection after hip fracture surgery: risk factors, costs and outcome. J Bone Joint Surg Br. 2008;90(6):770-7. doi: 10.1302/0301-620X.90B6.20194.

23. Bernard L, Dinh A, Ghout I, Simo D, Zeller V, Issartel B, et al. Antibiotic treatment for 6 weeks versus 12 weeks in patients with pyogenic vertebral osteomyelitis: an open-label, non-inferiority, randomised, controlled trial. Lancet. 2015;385(9971):875-82. 7.

24. Lipsky BA, Berendt AR, Cornia PB, Pile JC, Peters EJG, Armstrong DG, et al. Infectious diseases society of america clinical practice guideline for the diagnosis & treatment of diabetic foot infections. Clin Infect Dis. 2012;54(12):1679-84.

25. Age-adjusted hospital discharge rates for nontraumatic lower extremity amputation (LEA) per 1,000 diabetic population, by level of amputation, United States, 1993-2009. Centers for Disease Control and Prevention (CDC), 2010［Internet］ (updated: October 2, 2014). Available from: http://www. cdc.gov/diabetes/statistics/lealevel/fig8.htm.

26. Jeffcoate WJ, Lipsky BA, Berendt AR, Cavanagh PR, Bus SA, Peters EJ, et al. Unresolved issues in the management of ulcers of the foot in diabetes. Diabet Med. 2008;25(12):1380-9. doi:10.1111/j.1464-5491.2008.02573.

27. Apelqvist J, Eneroth M. Costs of deep foot infections in patients with diabetes mellitus. Pharmacoeconomics. 2000;18(3):225-38.

28. Cizik AM, Lee MJ, Martin BI, Bransford RJ, Bellabarba C, Chapman JR, et al. Using the spine surgical invasiveness index to identify risk of surgical site infection: a multivariate analysis. J Bone Joint Surg Am. 2012;94(4):335-42. doi:10.2106/JBJS.J.01084.

29. Freedman J, Guller U, Benjamin DK, Higgins LD, Pan D, Cook C, et al. National trends in health care utilization and racial and socioeconomic disparities in pediatric pyogenic arthritis. J Pediatr Orthop. 2006;26(6):709-15.

30. Mulla ZD, Gibbs SG, Aronoff DM. Correlates of length of stay, cost of care, and mortality among patients hospitalized for necrotizing fasciitis. Epidemiol Infect. 2007;135(5):868-76. Epub 2006 Nov 3.

31. Young MH, Engleberg NC, Mulla ZD, Aronoff DM. Therapies for necrotising fasciitis. Expert Opin Biol Ther. 2006;6:155-65.

32. Sudarsky LA, Laschinger JC, Coppa GF, Spencer FC. Improved results from a standardized approach in treating patients with necrotizing fasciitis. Ann Surg. 1987;206:661-5.

33. Racano A, Pazionis T, Farrokhyar F, Deheshi B, Ghert M. High infection rate outcomes in long-bone tumor surgery with endoprosthetic reconstruction in adults: a systematic review. Clin Orthop Relat Res. 2013;471(6):2017-27. doi:10.1007/s11999-013-2842-9.

34. Rolfson O, Ström O, Kärrholm J, Malchau H, Garellick G. Costs related to hip disease in patients eligible for total hip arthroplasty. J Arthroplasty. 2012;27 (7): 1261-5.

35. No authors listed. The Swedish knee arthroplasty register: annual report 2014. http://www.myknee.se/en/.Date last accessed Mar 2015.

36. Healey JHCORR, Insights TM. High infection rate outcomes in long-bone tumor surgery with endoprosthetic reconstruction in adults: a systematic review. Clin Orthop Relat Res. 2013;471(6):2028-9. doi: 10.1007/s 11999-013-2893-y.

37. Bozic KJ, Lau E, Kurtz S, Ong K, Rubash H, Vail TP, et al. Patient-related risk factors for periprosthetic joint infection and postoperative mortality following total hip arthroplasty in Medicare patients. J Bone Joint Surg Am. 2012;94(9):794-800. doi:10.2106/ JBJS.K.00072.

38. Kilgus DJ, Howe DJ, Strang A. Results of periprosthetic hip and knee infections caused by resistant bacteria. Clin Orthop Relat Res. 2002;404:116-24.

39. Kurtz SM, Ong KL, Schmier J, Mowat F, Saleh K, Dybvik E, et al. Future clinical and economic total hip and knee arthroplasty. J Bone Joint Surg Am. 2007;89 Suppl 3:144-51.

40. Robertsson O, Ranstam J, Sundberg M, W-Dahl A, Lidgren L. The Swedish knee arthroplasty register a review. Bone Joint Res. 2014;3(7):217-22.

41. Zmistowski B, Karam JA, Durinka JB, Casper DS, Parvizi J. Periprosthetic joint infection increases the risk of one-year mortality. J Bone Joint Surg Am. 2013;95(24):2177-84. doi: 10.2106/JBJS.L.00789.

42. eur-lex.europa.eu. ［webpage on the internet］. Article 35: health care. official journal of the European union. ［updated 26.10.2012; cited April 2015］. Available from: http:// eur-lex.europa.eu/legal-content/EN/TXT/?uri=CELEX: 12012P/TXT.

43. Anderson DJ, Kaye KS, Chen LF, Schmader KE, Choi Y, Sloane R, et al. Clinical and financial outcomes de to methicillin resistant Staphylococcus aureus surgical site infection: a multi-center matched outcomes study. PLoS One. 2009;4(12), e8305.doi: 10.1371/journal.pone.0008305.

44. O'Neill J， Review on antimicrobial resistance. Antimicrobial resistance: tackling a crisis for the health and wealth of nations ［Internet］. December 11,2014. Available from: http://amr-review, org/.

45. ECDC. Summary of the latest data on antibiotic consumption in the EU. Nov 2012 ［Internet］. Available from: http:// ecdc.europa.eu/en/eaad/Documents/ ESAC-Net-summary-antibiotic-consumption.pdf. Accessed 31 Oct 2013.

46. Smith R, Coast J. The true cost of antimicrobial resistance. BMJ. 2013;346:f1493. doi:10.1136/bmj.f1493.

47. UK government report: UK 5 year antimicrobial resistance (AMR) strategy 2013-2018, Annual progress report and implementation plan, 2014 ［Internet］.

48. Kapadia BH, McElroy MJ, Issa K, Johnson AJ, Bozic KJ, Mont MA. The economic impact of periprosthetic infections following total knee arthroplasty at a specialised tertiary-care center. J Arthroplasty. 2014; 29(5):929-32. doi: 10.1016/j.arth.2013.09.017.

49. Lee N. The lancet technology: august, 2014. Surgical training through the looking glass. Lancet. 2014;384(9943):573.

50. Marseille E, Morshed S. Essential surgery is cost effective in resource-poor countries. Lancet Global Health. 2014;2(6):e302-3.

51. Chao TE, Sharma K, Mandigo M, Hagander L, Resch SC, Weiser TG, Meara JG. Cost-effectiveness of surgery and its policy implications for global health: a systematic review and analysis. Lancet Glob Health. 2014;2(6):e334-45. doi: 10.1016/S2214-109X(14)70213-X.

52. Marshall HC. How to achieve health equity. N Engl J Med. 2014;371:2331-2. doi: 10.1056/NEJMe 1412264.

53. Chin MH. Improving care and outcomes of the uninsured with chronic disease... Now. Ann Intern Med.2008; 149(3):206-8.

54. Orton L, Lloyd-Williams F, Taylor-Robinson D, O'Flaherty M, Capewell S. The use of research evidence in public health decision making processes: systematic review. PLoS One. 2011;6(7):e21704. doi:10.1371/journal.pone.0021704. S2214-109X(14) 70213-X.

55. Tooke J. Seizing the potential of scientific advance. Lancet. 2015;385(Suppl):S1-2.

2 关节假体周围感染的发生率和对社会经济影响：美国观点

著者：Christina J. Gutowski, Antonia F. Chen, Javad Parvizi

翻译：马　良　刘培来

摘要：关节置换术后的假体周围感染可导致住院时间延长，较高的并发症发生率，劳动能力的丧失和明显的经济负担。（美国）国内关节假体周围感染（PJI）的发病率正在以惊人的速度增长。深部感染是髋膝关节置换术后翻修最常见的适应证，因感染而翻修的花费要比因无菌性松动和机械性松动进行翻修的花费多2倍以上。耐药微生物感染非常普遍，这种感染的治疗结果更差、花费更高。政府通过医疗经费支付费用，是治疗关节周围假体周围感染的主要支付者，即将实施的报销政策建议会影响医生和医院的收益。本章将讨论在这个国家中不断增高的关节假体周围感染率对临床和经济的影响，并思考这种趋势对美国医疗保健系统的长期影响。

关键词：关节假体周围感染，花费，补偿，性价比。

引 言

关节假体周围感染（PJI）是关节置换（TJA）的灾难性并发症[1]，可以导致关节功能不良，并增加并发症发生率和死亡率[2]。关节假体周围感染的处理是非常困难的，经常导致住院时间延长、长期静脉应用抗生素以及多种外科手段的介入[3]。从治疗机构和国家层面来说，长疗程的治疗都是一个较重的经济负担。关节假体感染的发生在过去的十几年内持续增多，不只是在绝对数量上的增加，而且在初次全膝或全髋关节置换后的比例也增高[3, 4]。致病菌的耐药性在过去几年里的改变，导致耐药菌引起的手术部位和关节假体周围感染（PJI）增加[5, 6]。关节假体周围感染治疗后复发不常见，但是如采用相对保守的治疗方式来治疗特定细菌导致的关节假体周围感染，其治愈率可低至

C.J. Gutowski, MD, MPH (✉)

Department of Orthopaedic Surgery, Thomas
Jefferson University Hospital, Philadelphia, PA, USA

A.F. Chen, MD, MBA
Department of Orthopaedic Surgery, The Rothman
Institute of Orthopaedics, Thomas Jefferson
University Hospital, Philadelphia, PA, USA

J. Parvizi, MD, FRCS
Department of Orthopaedic Surgery, The Rothman
Institute at Thomas Jefferson University Hospital,
925 Chestnut St., Philadelphia, PA 19107, USA
e-mail: parvj @ aol.com

© Springer International Publishing Switzerland 2016
D. Kendoff et al. (eds.), *Periprosthetic Joint Infections: Changing Paradigms,*
DOI 10.1007/978–3–319–30091–7_2

16%~37%[7, 8]。假体周围感染的治疗关节花费明显增高[3]。随着关节置换术后假体周围感染再入院处罚措施的实施,治疗机构的补偿逐渐缩水[9, 10]。展望美国假体周围感染的未来,医生、经济学家、政策制定者等对此种趋势表示担忧。本章是研究了假体周围感染的发病率、治疗现状、微生物的影响,同时调查了这种趋势对目前和未来美国医疗系统的社会经济学方面的影响。

感染的发生率

(美国)国内肌肉骨骼系统感染的发生率

广义上的肌肉骨骼系统感染,包括关节假体周围感染、骨髓炎、软组织感染及化脓性关节炎等,其发生率随着人口老龄化和合并糖尿病、肥胖患者数量的增加而明显增高[11, 12]。由于全关节置换数量的增加,导致关节假体周围感染患者每年都在增多。对关节假体周围感染认识的提高和更佳诊断策略的发展,阐释了使关节假体周围感染发病率增加的其他因素。来自(美国)全国住院患者的样本数据表明,自 2001 年至 2011 年,感染患者每年都在增多,如髋关节从 4 545 例增加到 8 858 例,膝关节自 7 113 例增加到 17 773 例[13]。关节假体周围感染是全膝关节置换术后翻修最常见的原因,是全髋关节置换术后翻修的第三大原因[14, 15]。

导致感染的病原微生物

近年来,由耐甲氧西林致病菌引起的术后手术部位感染和深部假体周围感染的患者越来越多[5, 16]。这种微生物耐药性的改变是临床治疗的难点,因为由耐药菌引起的感染可以使治疗失败率增加、住院时间延长,治疗结果较差[8, 16]。对于此类患者来说,二期翻修是较好的选择,也就是说一期取出假体,置入静态或动态释放抗生素的骨水泥占位器,静脉应用抗生素,二期再置入假体。关节假体周围感染,尤其是由耐药菌引起的假体周围感染,可导致患者生活质量下降、社会经济贡献和收入的减少[17]。在美国,由于细菌毒力的改变导致了住院天数和花费的奇妙的变化:近 20 年来,假体周围感染治疗的住院时间逐渐缩短,但是平均每位患者的总花费在持续升高[4]。这反映了更多的有创和花费更高的治疗方式被医生应用于治疗假体周围感染,如二期翻修的广泛应用,这种治疗花费较高,治疗期间需要长时间静脉应用抗菌药物,而且还会采用其他有创的治疗措施。这种临床治疗趋势对财政的影响将在下一部分进行详细讨论。

感染对经济的影响

假体周围感染翻修手术的花费

多年以来,假体周围感染对患者、治疗费用支付者、医疗机构以及整个医疗保健系统都是主要经济负担。有报道称[16],全髋关节感染翻修的直接花费为 68 000~107 000 美元,甚至更多,主要取决于细菌的种类和治疗方式的选择,约为因无菌性松动或机械性松动进行翻修者的 2.3 倍,是初次髋关节置换者的 4.8 倍[18]。膝关节情况类似[19]。2005 年,Bozic 和 Ries 等报道[18]确定了能够导致髋关节假体周围感染翻修和髋关节无菌性松动翻修的花费差异的若干关键因素,详见表 2.1。

细菌耐药与花费的关系

髋关节翻修术的花费取决于几个因素。Parvizi 等提示由耐甲氧西林致病菌引起的假体周围感染的治疗平均花费为 107 264 美元,然而

表 2.1 感染导致 THA 翻修与无菌性松动引起的 THA 翻修和初次全髋关节置换术的临床特点比较

手术时间较长
术中出血较多
术后并发症发生率更高
住院次数更多
住院时间延长
手术次数更多
住院费用更高
门诊随访次数多
术后 12 个月的门诊花费更高

引自 Gutowski 和 Bozic[25]

由敏感致病菌引起的假体周围感染的治疗的平均花费为 60 852 美元[16]。对这两类致病菌采取相同的手术治疗措施时（包括清创冲洗、一期翻修、二期翻修），由耐药菌引起的假体周围感染的花费也较高（表 2.2）。例如，在行清创冲洗术（I&D）的患者中，耐甲氧西林致病菌引起的感染的治疗花费约是普通致病菌所致感染的 1.7 倍。这在一定程度上解释了为何耐药菌感染患者的住院时间是敏感菌感染者的近 2 倍。

临床决策的经济学考量

治疗决策在假体周围感染中起到了至关重要的作用，花费应权衡利弊，力求可以获得相应的回报。例如，接受静脉抗生素治疗数周后，分期再置入假体，施行关节的切除、松解与成形手术，是最有效也是花费很大的一种治疗方案。同时，决策的制定还应考虑关节畸形、功能缺失、误工时间以及康复时间。然而，这种治疗方式比清创冲洗具有更高的长期收益[20]。静脉应用抗生素数周后，施行保留关节的清创冲洗术，对于患者的生存和生活质量来说，虽然花费很少，而且患者的社会生产力没有受到很大影响，缺点是感染复发率高[21]。如果清创术尝试失败了，患者要求行关节翻修手术，这种治疗的代价将远超过二期翻修手术。Fisman 等利用成本—效益分析建模技术对这两种治疗方式进行了评估，发现对于高昂的花费影响最大的是感染复发率[22]。感染复发风险高的患者，如由高毒力微生物引起假体周围感染的患者，从临床和成本效益等来考虑，行二期翻修术是最合适的。然而，对具有高致残和致死风险的年老虚弱患者，应该采取相对保守的、保留关节的清创冲洗手术，以期获得最大的成本—效益比。

表 2.2 敏感菌和耐药菌导致的 PJI 不同治疗方案的花费

治疗过程	平均费用（耐甲氧西林细菌；美元）	平均费用（耐甲氧西林敏感细菌；美元）	P	耐药：敏感值
清创与冲洗	32 720	18 734.20	0.001	1.746 5
切除关节成形术	30 387.40	23 459.50	0.019 9	1.295 3
一期翻修	36 606.60	25 886	0.033	1.414 1
二期翻修	35 022.40	26 775.70	0.010 5	1.308 0

报销注意事项

2009 年，髋关节假体周围感染的平均住院花费为 30 300 美元，膝关节假体周围感染为 24 200 美元[23]。少数民族和生活在美国西部、东北部的患者治疗花费较大，这一差异与大型转诊中心分布不均有关[24]。由于临床挑战大，缺乏合适的多学科团队，小医院治疗假体周围感染的案例甚少。之所以出现这种现象，是因为要在有限的经济条件下达到风险最小化和成本—效益最大化会产生的巨大压力。不能完全报销时，因膝关节感染进行翻修患者的平均净花费约为 15 000 美元。如果治疗可以通过美国的医疗保险偿还，那么医疗机构需要为每一例患者承担约 30 000 美元的费用[25]。

近年来，关节置换后翻修术的报销，尤其是假体周围感染后翻修手术，已经成为政策辩论的焦点。大量数据显示，相关患者数量和手术数量与日俱增。为了应对假体翻修和关节感染的复杂性，医疗保险和报销政策在 2005 年修改过一次[26]。医疗保险报销政策对于政策需要关节翻修的患者人群是非常重要的，因为他们中的大多数也是通过医疗保险的资助才能接受关节置换术[27]，比其他住院患者占用了更多的医疗保险支出。2006 年，关节置换患者占用了约 50 亿美元的医疗保险支出；到 2030 年，预计关节置换花费将成为医疗保险的主要支出，每年的医疗花费将多于 50 亿美元[28]。围绕假体周围感染，美国住院患者抽样检查的可靠数据显示，2008~2011 年间，具有医疗保险的假体周围感染患者的比例以及他们占用的医疗支出比例，分别从 60.7% 和 5.33% 增长到 63.26% 和 6.73%[29]。有趣的是，医疗保险承担了这些患者的大部分经济负担。医疗保险覆盖了约 60% 的假体周围感染患者，其他群体是参保私人保险和自费的患者（表 2.3）。同时，医疗保险仅仅覆盖了约

表 2.3　PJI 患者住院费用，各种支付方式所占比例

	2008	2009	2010	2011
医疗保险	61	63	60	62
医疗救助	5	6	6	7
私人保险	28	26	26	27
非保险支付	1	1	1	1
其他	5	4	4	3

HCUP NIS Database. http://hcupnet.ahrq.gov/HCUPnet.jsp? Id=791E0204CFD43716&Form=DispTab & JS=Y & Action=%3E%3ENext%3E%3E&__InDisp Tab=Yes&_Results=Newquery

37% 的成功进行初次关节置换的患者，私人保险公司却覆盖了大部分低花费、病种简单的患者人群。"国家账单"，换句话说全范围内用于治疗假体周围感染的年度医疗保险总费用，据报道 2011 年的总支出超过 20 亿美元，并且还在稳定增长中。这个数据超过了私人保险公司最高医疗支出的 2 倍。

展望未来

考虑到上述趋势，我们已经加强对于假体周围感染治疗范例的关注。2009 年，美国所有医院治疗假体周围感染的花费是 5.66 亿美元。到 2020 年，计划投入近 16.2 亿美元，惠及 6 万人（图 2.1，2.2）[23, 30]。

目前的假体周围感染报销正经历一个过渡期，患者作为付款方，尝试参与调整未来的经济负担。患者保护和平价医疗法案提供了几种预案来改善美国的医疗服务的支付和报销问题，特别是这个法案让过去的服务收费报销模式向一次性收费转变，后者正在启动。关节置换术本身可

以很好地验证这种支付模式[31]，这种模式让患者从经济风险承担者向提供医疗服务者转变。然而，在目前正在尝试的 4 种支付模式中，关于假体周围感染的经济方面的问题还没有完全达成一致[32]。术后感染作为一种不可预测的，在某种程度上不可控的事件，花费高昂，不包

含在目前提出的所有支付模式中，报销很少，并且这些报销都基于简单的初次关节置换术。住院感染的发生将会抵消医院正在努力追逐的任何费用的节省和获利。伴有多种疾病的患者，有发展为假体周围感染的高风险，应推迟手术直到身体健康最佳化[33]，否则在理论上就失去

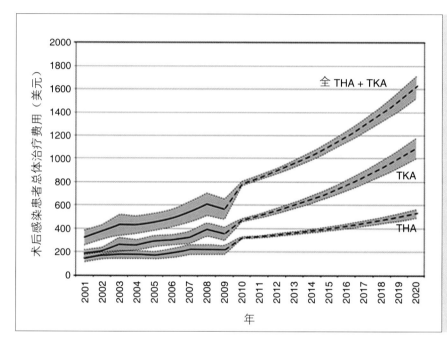

图 2.1 2001~2020 年，美国关节置换术后感染的治疗，过去和预计将来的所有住院花费（数据来自 2012 年 Kurtz 的报道，获得 Elsevier 的授权）

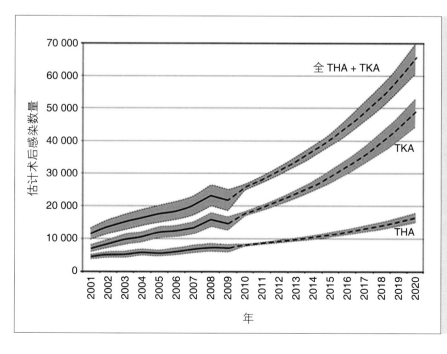

图 2.2 2001~2020 年，美国关节置换术后发生感染和预计发生感染的患者数量（数据来自 2012 年 Kurtz 的报道，获得 Elsevier 的授权）

了择期行关节置换术的机会，这是捆绑支付计划产生的经济约束的结果。

很多政策已经得到施行，从经济上促使医院防止术后感染的发生。2008 年，医疗保险和医疗补助服务中心介绍了"不赔付"条例，说明了一些不参与报销的"可预防"的情况，术后的假体周围感染就包含在内。在最终准则通过以前，来自矫形外科的医生们强烈反对并成功说服医疗保险和医疗补助服务中心（CMS）把术后假体周围感染移出这个条例[34]。尽管已经将髋膝关节置换术移出了"不赔付"条例，这个最新的准则尚未被采用。

医院减少再入院计划于 2013 财政年度启动。当医院有过多的再入院患者时，包括急性心肌梗死、心衰以及发病 30 天内的肺炎患者，将会被处罚减少 1% 的住院患者医疗保险费用，这个处罚金在 2014 财政年度增长到 2%。医疗保险和医疗补助服务中心评估显示，在再入院减少计划启动的第二年，对 2 225 家医院罚款可能会超过 2.27 亿美元[35]。（美国）卫生部宣称最高罚款比例会达到 3%，并且该计划将会纳入慢性阻塞性肺部疾病和关节置换术后的并发症。考虑到治疗复杂的关节假体周围感染所产生的高昂费用和经济损失，这些罚款将会越来越多。因此关节假体周围感染患者，或者具有多个发生术后关节假体周围感染高危因素却等待行关节成形术的患者，将不会有医院或医生愿意接诊。越来越多的医院和外科医生将会挑选患者，以求风险最小化并减少经济损失[36]。

小　结

目前，关节置换术患者比其他住院患者占用了更多的医疗花费[28, 37]。政府支付，即联邦医疗保险，每年资助了超过 60% 的关节假体周围感染患者。由于初次关节置换患者和术后感染患者的数量逐年增加，医疗卫生系统的临床

工作压力和经济负担将变得越来越重[23]。平价医疗法案的施行，将会推进保健服务、赔付和罚款新模式的开展，当医院和外科医生诊治关节假体周围感染或伴有多个术后感染高危因素的患者时，对他们的经济约束会越来越严厉，很可能导致此类患者被排除在医疗保健服务系统之外。展望未来，一种多模式的经济负担最小化方案，应该包括符合患者个体差异并且具有成本效益的保健服务，同时建立一个全国性的激励机构，对那些有效预防、基于循证医学的诊治等给予奖励。根据现状，为了提供具有成本效益的保健服务，应建立一个专门的关节假体周围感染管理服务中心，类似肿瘤中心，将多学科的专家团队集中到一起。

参考文献

1. Kurtz SM, Lau E, Watson H, Schimier JK, Parvizi J. Economic burden of periprosthtic joint infection in the United States. J Arthoplasty. 2012;27(8 Suppl 1):61-5.

2. Berend KR, Lomardi AV, Morris MJ, Bergeson AG, Adams JB, Sneller MA. Two-stage treatment of hip periprosthetic joint infection is associated with a high rate of infection control but high mortality. Clin Orthop Relat Res. 2013;471(2):510-8.

3. Bozic KJ, Ries MD. The impact of infection after total hip arthroplasty on hospital and surgeon resource utilization. J Bone Joint Surg. 2005;87(8):1746-51.

4. Kurtz SM, Lau E, Schmier J, Ong KL, Zhao K, Parvizi J. Infection burden for hip and knee arthroplasty in the United States. J Arthroplasty. 2008;23:984-91.

5. Anderson DJ, Sexton DJ, Kanafani ZA, Auten G, Kaye KS. Severe surgical site infection in community hospitals: epidemiology, key procedures, and the changing prevalence of methicillin-resistant Staphylococcus aureus. Infect Control Hosp Epidemiol. 2007;28:1047.

6. Parvizi J, Ghanem E, Azzam K, Davis E, Jaberi F, Hozack W. Periprosthetic infection: are current treatment strategies adequate? Acta Orthop Belg. 2008;74:793.

7. Bradbury T, Fehring TK, Taunton M, Hanssen A, Azzam K, Parvizi J, et al. The fate of acute methicillin-resistant Staphylococcus aureus periprosthetic knee infections

treated by open debridement and retention of components. J Arthroplasty. 2009;24(6 Suppl): 103-7.

8. Parvizi J, Azzam K, Ghanem E, Austin MS, Rothman RH. Periprosthetic infection due to resistant staphylococci: serious problems on the horizon. Clin Orthop Relat Res. 2009;467(7):1732-9.

9. National Quality Measures Clearinghouse. Total hip arthroplasty (THA) and/or total knee arthroplasty (TKA): hospital 30-day, all-cause, unplanned risk standardized readmission rate (RSRR) following elective primary THA and/or TKA: Centers for Medicare & Medicaid Services/ The Joint Commission. Endorsed 1/31/13, available online at http://www, qualitymeasures.ahrq.gov/content. aspx? id=46501#Section615, found 3/5/15.

10. Centers for Medicare & Medicaid Services. Readmissions reduction program. Available online at http ://www.cms. gov/Medicare/Medicare- Fee- for-Service-Payment/ AcuteInpatientPPS/Readmissions-Reduction-Program.html, found 3/5/15.

11. Patel A, Calfee RP, Plante M, Fischer SA, Arcand N, Born C. Methicillin-resistant Staphylococcus aureus in orthopaedic surgery. J Bone Joint Surg (Br). 2008;90:1401-6.

12. Trampuz A, Widmer AF. Infections associated with orthopaedic implants. Curr Opin Infect Dis. 2006;19:349-56.

13. Jaekel DJ, Ong KL, Lau EC, Watson HN, Kurtz SM. The epidemiology of total hip and knee arthroplasty infection. In: Springer B D, Parvizi J, editors. Periprosthetic Joint Infection of the Hip and Knee, vol. 1. New York: Springer; 2013. p. 1-14.

14. Bozic KJ, Kurtz SM, Lau E, Ong K, Chiu V, Vail TP, Rubash HE, Berry DJ. The epidemiology of revision total knee arthroplasty in the United States. Clin Orthop Relat Res. 2010;468:45-51.

15. Bozic KJ, Kurtz SM, Lau E, Ong K, Vail TP, Berry DJ. The epidemiology of revision total hip arthroplasty in the United States. J Bone Joint Surg. 2009;91:128-33.

16. Parvizi J, Pawasarat IM, Azzam KA, Joshi A, Hansen EN, Bozic KJ. Periprosthetic joint infection: the economic impact of Methicillin-resistant infections. J Arthroplasty. 2010;25(6-S): 103-7.

17. Parvizi J, Adeli B, Zmistowski B, Restrepo C, Greenwald AS. Management of periprosthetic joint infection: the current knowledge. AAOS exhibit selection. J Bone Joint Surg. 2012;94:e104(1-9).

18. Bozic KJ, Ries MD. The impact of infection after total hip arthroplasty on hospital and surgeon resource utilization. J Bone Joint Surg. 2005;87-A(3):570-6.

19. Herbert CK, Williams RE, Levy RS, Barrack RL. Cost of treating an infected total knee replacement. Clin Orthop Relat Res. 1996;331:140-5.

20. Hansen E, Tetreault M, Zmistowski B, Della Valle CJ, Parvizi J, Haddad FS, Hozack WJ. Outcome of one-stage cementless exchange for acute postoperative periprosthetic hip infection. Clin Orthop Relat Res. 2013;471 (10):3214-22.

21. Cockarell JR, Hanssen AD, Osmon DR, Morrey BF. Treatment of infection with debridement and retention of the components following hip arthroplasty. J Bone Joint Surg. 1998;80:1306-13.

22. Fisman DN, Reilly DT, Karchmer AW, Goldie SJ. Clinical effectiveness and cost effectiveness of two management strategies for infected total hip arthroplasty in the elderly. Clin Infect Dis. 2001;32:419-30.

23. Kurtz SM, Lau E, Watson H, Schmier JK, Parvizi J. Economic burden of periprosthetic joint infection in the United States. J Arthroplasty. 2012;27(8-S):61-5.

24. Sculco TP. The economic impact of infected total joint arthroplasty. Instr Course Lect. 1993;42:349-51.

25. Gutowski CJ, Bozic KJ. Chapter 8. Economic aspects of total hip arthroplasty. In: Parvizi J, editor. The hip. Towson: Data Trace Publishing; 2013.

26. Bozic KJ, Katz P, Certernas M, Ono L, Ries MD, Showstack J. Hospital resource utilization for primary and revision total hip arthroplasty. J Bone Joint Surg. 2005;87-A(3):570-6.

27. Inc, MA. Medicare physician payment up slightly. Orthopedic Network News. 2010;21(1).

28. Wilson NA, Schneller ES, Montgomery K, Bozic KJ. Hip and knee implants: current trends and policy considerations. Health Aff 2008;27:1587-98.

29. HCUP NIS database. http://hcupnet.ahrq.gov/ HCUPnet.jsp? Id=791E0204CFD43716&Form=Disp Tab&JS=Y&Action= %3E%3ENext%3E%3E &_ InDispTab=Yes&_Results=Newquery.

30. Kurtz SM, Ong KL, Lau E, Bozic KJ. Impact of the economic downturn on total joint replacement demand in the United States: updated projections to 2021. J Bone Joint Surg. 2014;96:624-30.

31. Froimson MI, Rana A, White Jr RE, Marshall A, Schutzer SF, Healy WL, et al. Bundled payments for care improvement initiative: the next evolution of payment

formulations. AAHKS bundled payment task force. J Arthroplasty. 2013;28(1-S):157-65.

32. Hackett DJ, Rothenberg AC, Chen AF, Gutowski C, Jaekel D, Tomek IM, et al. The economic significance of orthopaedic infections. J Am Acad Orthop Surg. 2015;23(Suppl):S 1-7.

33. Ng VY, Lustenberger D, Hoang K, Urchek R, Beal M, Calhoun JH, et al. Preoperative risk stratification and risk reduction for total joint reconstruction: AAOS exhibit selection. J Bone Joint Surg. 2013;95:e191-5.

34. Bozic KJ, Rubash HE, Sculco TP, Berry DJ. An analysis of Medicare payment policy for total joint arthroplasty. J Arthroplasty. 2008;23:133-8.

35. Health policy brief: medicare hospital readmissions reduction program. Health Affairs. 12 Nov 2013.

36. Parvizi J. Just say 'no' to operating on patients at high risk for periprosthetic joint infection. Orthopedics Today. January 2012

37. Bumpass DB, Nunley RM. Assessing the value of a total joint replacement. Curr Rev Musculoskelet Med. 2012;5:274-82.

第二部分
关节假体周围感染的预防

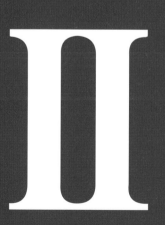

II

3　关节假体周围感染的预防：使风险最小化

著者：David A. George, Eliza Gil, Stephen Morris-Jones

翻译：张元凯　刘培来

摘要： 尽管正式公布的关节置换术后关节假体周围感染率仅有1%~2%，但已经成为一种日益严重的社会负担。与关节假体周围感染相关的经济损失可以进行财务估算，但疾病对患者造成的心理和生理损伤是无法估算的。本章探讨了关节假体周围感染的危险因素，并讨论这些因素中哪些是可以控制的。针对可控风险制定预防策略，可以将发生关节假体周围感染的风险降至最低。我们认为危险因素与患者个体特征、手术过程及手术环境等有关。降低相关风险需要多学科小组的共同干预，干预时机可分为术前、术中、术后三个阶段。

关键词： 全关节置换，关节假体周围感染，关节假体感染，风险降低策略，筛查，抗生素预防，手术环境。

引　言

临床发生关节假体周围感染（PJI）时没有胜利者，就像没有一线阳光的乌云，患者、手术团队和社会都深受其害。PJI的治疗成本很高，有些甚至不可估量。对患者来说，PJI可引发长期持续的疼痛、功能丧失、悲观情绪以及其他少见却更为严重的并发症，对术者产生信任危机就更不足为奇了。尽管证据显示转诊至专业中心能改善治疗结果，但是手术团队仍可能会认为自己有责任对自己手术后发生感染的关节采用假体进行翻修。或许，由社会承担的经济损失是最直接的成本计算方式。最近的一项澳大利亚研究表明，即使忽略了潜在的经济、生产力损失，在年龄、性别及关节置换术部位的配对对比研

D.A. George, MBChB, BMedSc, MRCS(Eng) (✉)
Department of Trauma and Orthopaedics, University
College Hospital, London, 250 Euston Road,
London NW1 2PG, UK
e-mail: DAVIDGEORGE @DOCTORS.ORG. UK

E. Gil, MA, MBBS, MSc, MRCP
Department of Microbiology and Infectious Diseases,
University College Hospital, London, UK

S. Morris-Jones, MA, MBBS, MSc, MRCP, FRCPath
Department of Clinical Microbiology and Infectious
Diseases, University College London Hospital,
London, UK

© Springer International Publishing Switzerland 2016
D. Kendoff et al. (eds.), *Periprosthetic Joint Infections: Changing Paradigms*,
DOI 10.1007/978-3-319-30091-7_3

究中，PJI 患者行清创保留假体翻修术的花费仍要比对照组多 3 倍[1]。尽管全关节置换（TJA）假体终身发生感染的概率为 1%~2%，但随着老年人口不断增多，PJI 的患病率也会不断增高。2001~2009 年间，美国的医院每年施行髋膝关节置换感染的成本从 3.2 亿美元增至 5.66 亿美元。估计到 2020 年，这个数值会增加到惊人的约 16 亿美元[2]。在此背景下，"一次做好"的呼声渐长就毫不奇怪了[3]，因为预防胜于治疗。

挑战降低 PJI 发生率的第一步是识别哪些危险因素是可以控制的，然后制定相应策略以降低风险。

TJA 术后进展为 PJI 的危险因素通常可以分为两类：与患者相关和与外科手术本身相关[4, 5]。此外，对于可降低发生风险的手术时机的评估也是十分有用的，因其有助于决定进行干预的时机。通过这种方式，不同的风险减低策略可以针对三个不同的时间段：术前、术中和围术期、术后恢复期。

PJI 患者相关的危险因素：筛查和管理

患者相关的危险因素见表 3.1。这些项目应在术前进行排查，对能纠正的因素应予充分评估。这可能需要多学科干预，并需要制订详细的围术期处理和手术规划。下面对纠正患者相关的危险因素进行讨论。

活动性感染

应评估患者是否有持续感染的证据，特别是牙科和尿路感染的症状，因为这些是常见的易致血行传播的因素[4, 6, 7]。有感染的患者应予积极评估，包括中段尿培养等，结果为阳性的患者应在关节成形术前予以适当的抗生素治疗。药物的选择可寻求微生物学专家的指导。

合并疾病

糖尿病

在围术期保持良好的血糖控制，对预防 PJI 至关重要。然而，目前几乎没有证据支持对于择期 TJA 患者进行高血糖症和 / 或糖尿病的常规筛查，目前也不推荐。

慢性肝病或肾病

即使对肝硬化患者，TJA 也已被证明是安全的，因此不建议常规术前筛查肝病[8]。术前必须对肾病进行诊断和识别，因为这涉及用药（包括抗生素）安全。

炎性关节病

患者的基础条件和骨密度应予优化或维持，可能的话，对免疫抑制情况进行评估，下文将详述。类风湿性关节炎（RA）患者患 PJI 的风险特别高，预后也较发生 PJI 的非 RA 患者差。对这些患者必须要持续警惕 PJI 的发生，一旦出现必须及时、积极地进行治疗。

免疫缺陷

建议联系传染病或 HIV 感染专家负责对所有计划行 TJA 且 HIV 阳性的患者进行持续监护，应特别注意在术前改善患者的 CD4 细胞计数，降低体内病毒量。

既往内科病史 / 手术史

免疫抑制治疗

在择期 TJA 术前，应停止使用缓解症状的药物。停药时间根据药物在体内的半衰期不同而不同，见表 3.2[4]。

表 3.1　患者相关风险因素

	风险因素	风险因素是否可以纠正?	干预措施
性别	男	否	
存在活动性感染	关节或周围软组织感染	是	取样确定病原体 术前进行抗感染治疗
	远处部位的感染	是	鉴别感染症状 术前治疗感染
合并疾病	炎性关节病	是	控制活动性炎性，改善骨密度
	免疫缺陷	可能	降低 HIV 感染患者的病毒量，提高 CD4 细胞数
	糖尿病：血糖 >180 mg/dL 或 >10 mmol/L	是	控制血糖
	慢性肾病	否	
	肝脏疾病	否	
	恶性肿瘤	可能	采用免疫抑制剂进行适当的治疗，提高白细胞计数（特别是中性粒细胞）
既往病史	既往手术史	否	
	近期住院史	否	
	康复时间延长	否	
	应用免疫抑制药物	是	术前减少 / 停止免疫抑制剂的应用，并应用合适的药物
营养状况	病理性肥胖（BMI >40 kg /m^2）	是	减重或调节饮食
	营养不良	是	加强营养或调整饮食
个人史	吸烟	是	戒烟
	过量饮酒	是	戒酒或减少饮酒
	静脉用药	是	
共生菌	鼻腔存在耐甲氧西林的金黄色葡萄球菌	是	抑制 MRSA

表 3.2 术前建议停用免疫抑制剂的时间

药物	术前
羟氯喹	不停用
非甾体抗炎药 氨甲蝶呤	1 周内
柳氮磺胺比 硫唑嘌呤	>1 周
依那西普	>10 天
英夫利昔单抗	3 周
托珠单抗 阿巴他塞 阿达木单抗	4 周
来氟米特	6 周
利妥昔单抗	8 周

营养状况

病理性肥胖

对病理性肥胖的患者，应建议其在术前减重，并给予饮食建议。很多此类患者患有糖尿病，术前还应优化血糖控制和糖尿病管理。确保肥胖患者用于预防感染的抗生素足量，避免给药剂量不足[9]。在制订术前计划时必须考虑这些问题，必要时邀请药剂师共同参与。

营养不良

对怀疑营养不良的患者应在术前评估其营养状况[10]，包括身高、体重、体重指数、血清白蛋白水平等。对确诊为营养不良的患者应进行饮食评估，并考虑使用营养增强剂。

危险行为和药物滥用

吸 烟

术前戒烟已被证实可以显著降低术后并发症发生率和死亡率[11, 12]。此外，戒烟时间越长，术后并发症发生率越低[12, 13]。即使减少吸烟也是有益的[14]。再次强调，应该利用术前评估这一契机，提醒患者注意吸烟习惯并告知患者 PJI 的相关风险，使患者减少吸烟或彻底戒烟，以降低风险。

过度饮酒

最佳术前禁酒期并不明确，建议术前禁酒 4 周以上[15]。术前评估提供了一个评估饮酒的有利机会，并建议患者考虑减少饮酒或戒酒。对于酒精依赖患者，应谨慎推迟 TJA 手术，直至患者经评估已确实减少饮酒。

静脉注射毒品

当前国际共识认为这类患者不应进行择期 TJA 手术[4]，因为这类患者并发 PJI 的概率很高，可高达 30%[16]。

MRSA 携带和抑制

鼻腔携带耐甲氧西林金黄色葡萄球菌（MRSA）者的快速筛查和抑制，能够降低此类患者发生 PJI 的风险。尽管使用抑制疗法也会减少甲氧西林敏感金黄色葡萄球菌（MSSA）的增殖，但目前就术前筛查 MSSA 携带者仍存在争议[17]。

预防性使用抗生素

术前预防性使用抗生素的目的在于减少手术部位的活性微生物污染。在每个骨科中心，抗生素的选择均应覆盖引发手术部位术后感染的最常见微生物。给药后应预留足够的时间，以确保手术时术区组织内达到足够的药物浓度。持续的术区微生物和抗菌药物敏感性检测对确保准确防治至关重要，能有效降低发生 PJI 的风险。

抗生素的选择

术前预防性使用抗生素应根据当地的指南进行，将当地的流行病学和抗生素耐药性纳入考虑范围。通常使用一代（头孢唑林）、二代（头孢呋辛）头孢菌素或异噁唑青霉素[4]。选择这些药物，是因其能够迅速杀灭引起 PJI 的最常见的革兰阳性菌和革兰阴性菌，并有良好的软组织、骨和血肿的穿透力。其药效动力学同样有优势，能从手术开始到结束一直维持治疗浓度。外科医生更倾向于预防性使用此类抗生素而非更新的、更广谱的抗生素，以降低出现耐药性的风险。

青霉素过敏患者应使用糖苷类（万古霉素或替考拉宁）抗生素。不对青霉素过敏的患者通常可以安全使用头孢呋辛（二代头孢菌素）而不用头孢唑林（一代头孢菌素），因其侧链结构与青霉素相似。

头孢唑林、头孢呋辛和异噁唑青霉素都不能有效治疗 MRSA 感染，术前筛查确诊 MRSA 阳性的患者应预防性使用万古霉素或替考拉宁。这些药物也可以在 MRSA 感染高度流行的区域作为有效预防 MRSA 爆发的一线药物；但是它们对于 MSSA 的作用较差，因而在以上情况之外，仅在青霉素过敏的情况下将其作为一线药物使用。针对携带其他耐药病原体的患者，目前还没有术前预防性用药通用指南[4]。

有化脓性关节炎或 PJI 病史的患者，应该根据之前的微生物学检查结果，选择使用对前次感染病原菌有效的抗生素。对置入其他假体（包括人工心脏瓣膜）的患者，抗生素的选择无须改变。

药　量

术前使用抗生素的剂量应根据患者的实际体重进行调节，以确保能够达到合适浓度。对成人而言，体重小于 60 kg 者头孢唑林使用剂量为 1 g，大于 60 kg 者为 2 g；万古霉素剂量为 10~15 mg/kg，最大剂量为 1 g；头孢呋辛剂量为 1.5 g，替考拉宁为 400 mg，二者均与患者体重无关。

时间控制

研究发现，手术开始 60 分钟前使用抗生素的感染风险更高[18~20]。有证据表明，术前 30 分钟内使用抗生素比术前 1 小时内使用效果更好[21, 22]。因此，目前美国的指南建议术前 1 小时内预防性使用抗生素，而欧洲指南的建议为术前半小时内[21, 23]。万古霉素和氟喹诺酮类药物需要延长输注时间，应该术前 2 小时内使用[4]。如果要在近端使用止血带，应在上止血带前完成抗生素注射[24, 25]。

在失血量 ≥ 2 L、静脉输液 ≥ 2 L 或在两个抗生素半衰期后手术还在进行，应追加一次抗生素：相当于头孢唑林每 2~5 小时，头孢呋辛每 3~4 小时，异噁唑青霉素每 3 小时或万古霉素每 6~12 小时[4]。

持续时间

没有证据证明在清洁、选择性手术后使用抗生素超过 24 小时是有益的[26~30]。延长抗生素治疗的时间有诸多缺点，如副作用发生的风险增加，药物的直接成本增加，发生艰难梭状芽孢杆菌腹泻的风险增加，并且经常导致耐药菌的产生等。

手术环境

PJI 的风险也受手术本身、手术室环境以及手术后切口护理的影响。主要可纠正的围术期风险因素见表 3.3。

表 3.3 影响 PJI 手术治疗的风险因素

预防性抗生素	药物不合适或剂量不够
手术	手术时间延长
	出血增加
	输血
	假体材料（可避免）
	抗菌涂层 / 抗生素骨水泥的应用
	缝合材料
伤口护理	应用伤口引流
	伤口裂开
	敷料的选择
	手术切口浅表感染

空气清洁

手术室（OR）空气中的颗粒物是潜在的手术伤口污染源[31]，而 PJI 的发病率与手术部位周围环境空气中细菌的数量相关[32]。

手术室人员身上的颗粒物脱落到环境中，也包括细菌；手术室人员数量增多可导致空气中细菌污染增加，而手术室中人员和物品的移动，甚至开门和关门，都会引发空气流动[33, 34]，从而增加空气中颗粒物的运动，使得沉积于手术部位的细菌增多[35, 36]。应尽量减少手术室开门，所有必需的设备，包括各种内置物，应在手术开始前就在手术室内备好[4]。尽管有文献报道了气流的影响，但是层流的作用仍然比较复杂，在部分研究中，层流的使用似乎与手术部位感染风险的增加有关[37, 38]。目前，尚无充分证据支持在 TJA 过程中常规使用航天服[39, 40]。

手术时间越长，切口被细菌污染的概率越大，TJA 术后感染的风险也就越大[41~44]。因此，在不影响手术过程的前提下尽量缩短手术时间至关重要。器械盒打开时间的长短与细菌污染的可能性也直接相关[45]。器械盒应该尽可能在手术开始时再打开。

没有证据证明在污染手术后再行清洁手术会增加 PJI 的风险，但多数中心在安排手术时会尽可能把污染手术安排在最后，以尽可能减少不同手术交叉感染的机会。在可疑或确定的感染病例手术后，手术室应彻底清洁[4]。

术者准备

所有接触患者的手术室人员在第一例手术前应消毒洗手 2~5 分钟[46, 47]。没有证据表明哪种特定的消毒洗手液更好。尽管如果出现可能污染的情况，就要重新洗手消毒[48, 49]，但对接台手术之间洗手的时间少有共识，短时间的清洗或用酒精进行手清洁就足够了[4]。

必须使用手术手套，不同手术之间需要更换手套，在戴手套前和脱手套后必须洗手。使用骨水泥后，以及至少每 90 分钟更换手套一次是有益的，因为骨水泥会破坏手套的完整性[4]。还应考虑手术室无影灯把手可能对手套造成污染，因为无影灯把手已经被证明是细菌污染的一种来源[50]。

所有的手术室人员应当戴外科口罩，以降低口咽部菌群污染手术部位的风险[4, 46]。

术区皮肤准备

在择期 TJA 术前一晚用洗必泰（氯己定）洗澡，之后患者应换干净的睡衣和床上用品，并避免局部使用护肤品[4, 46]。不应过度使用洗必泰，否则会导致皮肤刺激。洗必泰过敏的患者可换用杀菌肥皂。

使用含洗必泰的酒精还是碘伏对术区皮肤消毒相对更好目前仍有争议，但没有确凿证据证明在预防感染方面哪种方法更有效[51]。

手术部位附近的活动性皮肤溃疡已经证实是 PJI 感染的一个重要危险因素[52]。皮肤破损区常有大量细菌繁殖，因而对手术部位附近有活动期皮肤病损（如溃疡、湿疹或银屑病等）的患者，在病损痊愈前不建议行 TJA 手术[7]。

切口附近的毛发应在手术当天剪掉（而不是刮除），不要提前处理，这一举措被证实可以降低发生感染的风险[53, 54]。

假　体

在行 TJA 手术时，假体材料的选择对于预防 PJI 是否有作用仍不确定[43, 55, 56]。最近一项关于全髋关节置换翻修术的研究显示，当用于髋关节组件时，与金属钛相比，金属钽的保护作用更佳[57]，表明假体材料的选择也许可以作为降低相关风险的一个可改进方面。然而，目前对于降低 PJI 风险的最优选择尚存争议。同样，假体本身也可以喷涂有抗菌特性的材料，以配合全身预防性应用抗生素的抗感染作用。抗菌涂层通常用于非骨水泥假体，而骨水泥假体常联合抗生素骨水泥应用。

非骨水泥假体

非骨水泥假体需要有足够的骨整合能力[58]，通过抗菌涂层和释放有抗菌作用的金属离子，有预防感染的潜在作用。

羟磷灰石常用于假体与骨接触部分的涂层，有利于假体表面直接的骨整合和矿化[59]，并减少排异反应和细菌黏附[60, 61]，但有证据显示它似乎并没有在 PJI 的预防方面带来任何收益[62, 63]。

部分离子（多为金属离子）如铁、锌、钛、碳和银，具有广谱抗菌作用，能减少微生物的黏附和增殖，同时增强成骨细胞的骨整合作用[64~67]。利用这些特性进行涂层处理，也许能

加强 PJI 的预防。中期实验结果确实表明，与对照组相比，接受使用表面含银内置物的二期关节成形术的肿瘤患者的 PJI 发生率更低[68]。目前还没有在初次低风险手术中使用含银涂层假体的研究，但这种假体在高风险的 TJA 或翻修术中也许是有用的。

只有一种商业化假体利用了这种属性，将银离子涂在假体表面[69]，防止假体表面微生物的定植[67]。具体机制包括几种假说，如破坏细菌的氨基酸或 DNA 致其后续酶和细胞的重要功能障碍，通过改变细胞膜受体功能抑制细菌复制，通过氢氧自由基的形成破坏微生物等[70]。

通过改进假体预防 PJI 发生的另一种机制是加用抗生素或抗生物膜涂层。尽管仍处于早期，这些策略仍让我们能够一窥 PJI 预防的未来。

抗生素可以通过多种方式添加到假体表面，并在置入人体后自假体表面释放[71~73]，在骨—假体或骨水泥—假体界面形成高浓度的抗生素，理论上能防止细菌黏附、繁殖及生物膜的形成[74~77]。如此高的局部抗生素浓度不能通过没有并发症和毒性的系统性给药途径获得[78, 79]。评估该种方法预防 PJI 有效性的临床试验尚未进行。

局部使用抗生素的方法目前有几种，旨在延长高浓度抗生素的释放时间，在抗生素浓度降至低于最小抑菌浓度前阻止生物膜形成[80]。这些方法在初次关节成形术中很少使用，主要用于发生 PJI 后的翻修手术。尽管如此，与不可生物降解的抗生素载体相比，可生物降解的载体可在首次手术中发挥作用，因其不需要再次手术移除。

长期以来，一直使用浸有微生物特异性抗生素的同种异体松质骨[81]。骨移植物在逐步与周围组织整合的同时，抗生素通过一种可控方法洗脱。可使用多种抗生素，已证实万古霉素的效果比妥布霉素更好，利福平的释放时间可

达 21 天[82, 83]。

牛胶原蛋白海绵也可浸渍于庆大霉素中并用于在内置物周围形成绒状物，使庆大霉素可控释放；48 小时内达到浓度峰值，而海绵在 2 周内能被完全吸收[84, 85]。该技术已被成功用于治疗化脓性关节炎、开放性骨折及 PJI。有研究指出使用后感染率会增加，因此其在预防 PJI 方面的作用还未完全明确[86~89]。

一次性抗菌涂层（DAC）的副作用更少，目前欧洲有针对其进行的 I 级实验研究[90]。DAC 是一种可生物降解的水凝胶，具有抗菌和抗生物膜属性，能在应用部位释放高浓度抗生素[91]。它可以用于髋关节非骨水泥假体的股骨组件，甚至在关闭切口时也可应用。体外研究表明，抗生素释放时间可达 96 小时[92]。

骨水泥假体

骨水泥假体需要应用有预防 PJI 作用的聚甲基丙烯酸甲酯（PMMA）骨水泥。骨水泥本身并没有抗菌作用，其唯一作用是确保假体位置固定。然而，在骨水泥内添加抗生素已被证明能降低初次择期关节置换术后 PJI 的发生率[93, 94]。抗生素的选择取决于当地的指南，但应为广谱抗生素。最常用的抗生素是庆大霉素和妥布霉素（针对革兰阴性菌和部分革兰阳性菌）以及万古霉素（只对革兰阳性菌有效）[79, 95]。在感染假体的翻修过程中，抗生素的选择应取决于术前微生物的敏感性检测。

尽管使用含抗生素的骨水泥在初次关节置换术中有助于预防 PJI 的观点在理论上成立，但其临床证据仍不明确。挪威登记系统显示，与使用非骨水泥假体相比，使用含抗生素的骨水泥假体发生 PJI 的风险相对较低。然而瑞典髋关节置换登记系统未能证明与使用骨水泥假体的全髋关节置换术相比，使用非骨水泥假体时因感染进行翻修的概率有所不同[96, 97]。

实际上，问题可能因为添加抗生素会影响骨水泥的力学特性而变得更复杂，这在部分体外研究中已经被证明，而同时又被另外一些研究所反驳[95, 98, 99]。也有人认为在骨水泥中加入过多的抗生素可能会引起抗生素耐药菌的选择和增殖，因此低风险的初次手术患者不应使用含抗生素的骨水泥。根据这一推测，有些医生主张只对高风险的患者使用含抗生素的骨水泥，包括免疫抑制的患者以及伴有糖尿病、类风湿性关节炎和营养不良的患者[99, 100]。

由于以上信息相互矛盾、意见有分歧，目前仍然由骨科医生决定是否使用含抗生素的骨水泥。决定应考虑当地的相关因素，如政策因素、PJI 概率、细菌流行病学和易感因素、患者的合并疾病和免疫抑制情况以及个人的临床经验。

还有其他方案可不经骨—假体接触面或含抗生素的骨水泥来实现抗生素的局部释放，如关闭切口前在切口内放置含抗生素的合成钙颗粒，用稀释的抗生素溶液冲洗软组织，或在切口内使用抗生素粉末，均有报道[101~103]。已证实钙颗粒可以在切口内存在 3 个月，能长时间（>30 天）释放治疗浓度的抗生素，通常使用万古霉素[101, 104]。

伤口管理

缝　合

置入假体后，必须进行有目的的切口缝合，建立防止感染的物理屏障以降低发生深部 PJI 的风险。不恰当的切口缝合会形成大的死腔或使内置物与外界环境直接交通，使得发生 PJI 的风险增加。切口处出现的血肿、死腔及不必要的异物，都可能成为感染源，因而必须采取一切方法来减少这些情况的出现。缝合切口时应由深至浅依次缝合，关闭所有筋膜层。

缝合材料

缝合时可使用单股或多股的、可吸收或不可吸收的、普通的或有抗生素涂层的多种缝合材料。部分研究建议不要使用不可吸收性缝合线，因为其可作为异物而增加感染风险[105, 106]。

使用有抗生素涂层的缝线可能对预防 PJI 有作用。薇乔缝线（polyglactin 910）含三氯生，后者是一种对金黄色葡萄球菌（包括 MRSA）和表皮葡萄球菌有效的广谱抗生素，能减少细菌黏附和生存[107~110]。研究表明，在一般外科手术、脑脊液分流装置置入及心胸外科手术中、术后使用这些缝线，能减少手术部位感染的发生[111~115]。尽管目前尚没有随机对照实验证实有抗生素涂层的缝线在骨科手术中的作用，但是因为手术部位感染是 PJI 的一种已知危险因素，因此其应用应该是有好处的。

伤口引流

手术引流管用于防止术后血肿的形成，但也为细菌进入切口提供了一个通道，因此引流的使用应在平衡其潜在增加 PJI 的风险后进行综合考虑[116]。令人安心的是，一项荟萃分析在综合 18 项研究结论后发现，对于切口的浅表或深部感染、切口血肿的形成以及因伤口并发症行二次手术处理来说，是否使用引流管无明显差异[117]。然而，考虑到相关风险，建议在关节置换术后 24 小时内移除引流管[118, 119]。

敷　料

缝合后应使用无菌敷料覆盖手术切口进行保护。多种敷料都可以使用，作用是延长无菌区保持的时间。理想的敷料应该能够在吸收创口过多渗出液的同时维持环境湿度，防止术后污染。术后切口环境应有利于通过生长因子的增殖作用以及成纤维细胞、内皮细胞和角化细胞的生长和迁移，达到理想的愈合状态。然而，这也是微生物增殖的有利环境。

敷料和切口护理不当会增加感染发生率[120]。一篇系统性的文献回顾认为，在髋膝关节置换术后，没有哪一种术后用于切口的敷料优于其他敷料。然而，有研究表明，在不考虑患者合并其他疾病的情况下，Aquacel（爱肤康）和 Tegaderm 敷料保持切口无并发症的概率是 Cutiplast 敷料的 6 倍[120, 121]。

敷料的特性各异，可以是透气的、完全防水的或如 PICO 敷料（Smith and Nephew Healthcare，Hull，United Kingdom）一样可以提供负压。这种一次性使用的负压创口治疗设备置于切口缝合处，能促进血管、肉芽组织生长，去除渗出物，减少有害菌。早期研究表明，在初次关节置换术和翻修术后使用，能明显降低手术部位感染的发生率[122~125]。

无论使用何种敷料，都应尽可能长时间地使敷料保持在原位以维持无菌微环境。然而，非常重要的一点就是，如果出现明显的伤口渗出，则必须要更换辅料并检查伤口。

参考文献

1. Peel TN, Dowsey MM, Buising KL, Liew D, Choong PFM. Cost analysis of debridement and retention for management of prosthetic joint infection. Clin Microbiol Infect. 2013;19(2):181-6.

2. Kurtz SM, Lau E, Watson H, Schmier JK, Parvizi J. Economic burden of periprosthetic joint infection in the United States. J Arthroplasty. 2012;27(8 Suppl):61-5.

3. Briggs TW. Improving the quality of orthopaedic care within the National Health Service in England: getting it right first time. Br Orthopaed Assoc News. 2011;50:8.

4. Parvizi J, Gehrke T. Proceedings of the international consensus meeting on periprosthetic joint infection [Internet]. 2013. Available from: http://www.msis-na.org/wp-content/themes/msistemp/pdf/ism-periprosthetic-joint-information.pdf.

5. Zhu Y, Zhang F, Chen W, Liu S, Zhang Q, Zhang Y. Risk

factors for periprosthetic joint infection after total joint arthroplasty: a systematic review and meta-analysis. J Hosp Infect. 2015;89(2):82-9.

6. Cruess RL, Bickel WS, von Kessler KL. Infections in total hips secondary to a primary source elsewhere. Clin Orthop. 1975;(106):99-101.

7. Schmalzried TP, Amstutz HC, Au MK, Dorey FJ. Etiology of deep sepsis in total hip arthroplasty. The significance of hematogenous and recurrent infections. Clin Orthop. 1992;(280):200-7.

8. Cohen SM, Te HS, Levitsky J. Operative risk of total hip and knee arthroplasty in cirrhotic patients. J Arthroplasty. 2005;20(4):460-6.

9. Freeman JT, Anderson DJ, Hartwig MG, Sexton DJ. Surgical site infections following bariatric surgery in community hospitals: a weighty concern? Obes Surg. 2011;21 (7):836-40.

10. Jensen JE, Jensen TG, Smith TK, Johnston DA, Dudrick SJ. Nutrition in orthopaedic surgery. J Bone Joint Surg Am. 1982;64(9):1263-72.

11. Singh JA, Houston TK, Ponce BA, Maddox G, Bishop MJ, Richman J, et al. Smoking as a risk factor for short-term outcomes following primary total hip and total knee replacement in veterans. Arthritis Care Res. 2011;63(10):1365-74.

12. Mills E, Eyawo O, Lockhart I, Kelly S, Wu P, Ebbert JO. Smoking cessation reduces postoperative complications: a systematic review and meta-analysis. Am J Med. 2011;124(2):144-54.e8.

13. Sørensen LT. Wound healing and infection in surgery. The clinical impact of smoking and smoking cessation: a systematic review and meta-analysis. Arch Surg Chic Ⅲ 1960. 2012;147(4):373-83.

14. Sadr Azodi O, Bellocco R, Eriksson K, Adami J. The impact of tobacco use and body mass index on the length of stay in hospital and the risk of post-operative complications among patients undergoing total hip replacement. J Bone Joint Surg Br. 2006;88(10): 1316-20.

15. Tonnesen H, Rosenberg J, Nielsen HJ, Rasmussen V, Hauge C, Pedersen IK, et al. Effect of preoperative abstinence on poor postoperative outcome in alcohol misusers: randomised controlled trial. BMJ. 1999;318(7194):1311-6.

16. Lehman CR, Ries MD, Paiement GD, Davidson AB. Infection after total joint arthroplasty in patients with human immunodeficiency virus or intravenous drug use. J Arthroplasty. 2001;16(3):330-5.

17. Chen AF, Hely AE, Xu PZ, Rao N, Klatt BA. Preoperative decolonization effective at reducing staphylococcal colonization in total joint arthroplasty patients. J Arthroplasty. 2013;28(8 Suppl): 18-20.

18. Classen DC, Evans RS, Pestotnik SL, Horn SD, Menlove RL, Burke JP. The timing of prophylactic administration of antibiotics and the risk of surgical-wound infection. N Engl J Med. 1992;326(5):281-6.

19. Galandiuk S, Polk HC, Jagelman DG, Fazio VW. Re-emphasis of priorities in surgical antibiotic prophylaxis. Surg Gynecol Obstet. 1989;169(3):219-22.

20. Hawn MT, Richman JS, Vick CC, Deierhoi RJ, Graham LA, Henderson WG, et al. Timing of surgical antibiotic prophylaxis and the risk of surgical site infection. JAMA Surg. 2013;148(7): 649-57.

21. Van Kasteren MEE, Manniën J, Ott A, Kullberg B-J, de Boer AS, Gyssens IC. Antibiotic prophylaxis and the risk of surgical site infections following total hip arthroplasty: timely administration is the most important factor. Clin Infect Dis Off Publ Infect Dis Soc Am. 2007;44(7):921-7.

22. Steinberg JP, Braun BI, Hellinger WC, Kusek L, Bozikis MR, Bush AJ, et al. Timing of antimicrobial prophylaxis and the risk of surgical site infections: results from the Trial to Reduce Antimicrobial Prophylaxis Errors. Ann Surg. 2009;250(1): 10-6.

23. Bratzler DW, Houck PM, Workgroup SIPGW. Antimicrobial prophylaxis for surgery: an advisory statement from the National Surgical Infection Prevention Project. Am J Surg. 2005; 189(4):395-404.

24. Prokuski L. Prophylactic antibiotics in orthopaedic surgery. J Am Acad Orthop Surg. 2008;16(5):283-93.

25. Johnson DP. Antibiotic prophylaxis with cefuroxime in arthroplasty of the knee. J Bone Joint Surg Br.1987; 69(5):787-9.

26. Mauerhan DR, Nelson CL, Smith DL, Fitzgerald RH, Slama TG, Petty RW, et al. Prophylaxis against infection in total joint arthroplasty. One day of cefuroxime compared with three days of cefazolin. J Bone Joint Surg Am. 1994;76(1):39-45.

27. Wymenga AB, Hekster YA, Theeuwes A, Muytjens HL, van Horn JR, Slooff TJ. Antibiotic use after cefuroxime prophylaxis in hip and knee joint replacement. Clin Pharmacol Ther. 1991;50(2):215-20.

28. Niederhäuser U, Vogt M, Vogt P, Genoni M, Künzli A, Turina MI. Cardiac surgery in a high-risk group of patients: is prolonged postoperative antibiotic prophylaxis effective? J Thorac Cardiovasc Surg.1997;114(2):162-8.

29. Turano A. New clinical data on the prophylaxis of infections in abdominal, gynecologic, and urologic surgery. Multicenter Study Group. Am J Surg. 1992; 164(4A Suppl): 16S-20S.

30. Tang WM, Chiu KY, Ng TP, Yau WP, Ching PTY, Seto WH. Efficacy of a single dose of cefazolin as a prophylactic antibiotic in primary arthroplasty. J Arthroplasty. 2003; 18(6):714-8.

31. Edmiston CE, Seabrook GR, Cambria RA, Brown KR, Lewis BD, Sommers JR, et al. Molecular epidemiology of microbial contamination in the operating room environment: Is there a risk for infection? Surgery. 2005;138(4):573-9; discussion 579-82.

32. Lidwell OM, Lowbury EJL, Whyte W, Blowers R, Stanley SJ, Lowe D. Airborne contamination of wounds in joint replacement operations: the relationship to sepsis rates. J Hosp Infect. 1983;4(2):111-31.

33. Ritter MA, Eitzen H, French ML, Hart JB. The operating room environment as affected by people and the surgical face mask. Clin Orthop. 1975;(11 1):147-50.

34. Andersson BM, Lidgren L, Schalén C, Steen A. Contamination of irrigation solutions in an operating theatre. Infect Control. 1984;5(7):339-42.

35. Whyte W, Hodgson R, Tinkler J. The importance of airborne bacterial contamination of wounds. J Hosp Infect. 1982;3(2):123-35.

36. Friberg B, Friberg S, Burman LG. Correlation between surface and air counts of particles carrying aerobic bacteria in operating rooms with turbulent ventilation: an experimental study. J Hosp Infect. 1999;42(1):61-8.

37. Breier A-C, Brandt C, Sohr D, Geffers C, Gastmeier P. Laminar airflow ceiling size: no impact on infection rates following hip and knee prosthesis. Infect Control Hosp Epidemiol Off J Soc Hosp Epidemiol Am. 2011;32(11):1097-102.

38. Gastmeier P, Breier A-C, Brandt C. Influence of laminar airflow on prosthetic joint infections: a systematic review. J Hosp Infect. 2012;81(2):73-8.

39. Hooper GJ, Rothwell AG, Frampton C, Wyatt MC. Does the use of laminar flow and space suits reduce early deep infection after total hip and knee replacement?: the ten-year results of the New Zealand Joint Registry. J Bone Joint Surg Br. 2011;93(1):85-90.

40. Miner AL, Losina E, Katz JN, Fossel AH, Platt R. Deep infection after total knee replacement: impact of laminar airflow systems and body exhaust suits in the modern operating room. Infect Control Hosp Epidemiol Off J Soc Hosp Epidemiol Am. 2007;28(2):222-6.

41. Carroll K, Dowsey M, Choong P, Peel T. Risk factors for superficial wound complications in hip and knee arthroplasty. Clin Microbiol Infect Off Publ Eur Soc Clin Microbiol Infect Dis. 2014;20(2): 130-5.

42. Namba RS, Inacio MCS, Paxton EW. Risk factors associated with deep surgical site infections after primary total knee arthroplasty: an analysis of 56,216 knees. J Bone Joint Surg Am. 2013;95(9):775-82.

43. Pulido L, Ghanem E, Joshi A, Purtill JJ, Parvizi J. Periprosthetic joint infection: the incidence, timing, and predisposing factors. Clin Orthop. 2008;466(7): 1710-5.

44. Skråmm I, Saltyte Benth J, Bukholm G. Decreasing time trend in SSI incidence for orthopaedic procedures: surveillance matters! J Hosp Infect. 2012;82(4):243-7.

45. Dalstrom DJ, Venkatarayappa I, Manternach AL, Palcic MS, Heyse BA, Prayson MJ. Time-dependent contamination of opened sterile operating-room trays. J Bone Joint Surg Am. 2008;90(5):1022-5.

46. Mangram AJ, Horan TC, Pearson ML, Silver LC, Jarvis WR. Guideline for Prevention of Surgical Site Infection, 1999. Centers for Disease Control and Prevention (CDC) Hospital Infection Control Practices Advisory Committee. Am J Infect Control. 1999;27(2):97-132; quiz 133-4; discussion 96.

47. WHO | About SAVE LIVES: Clean Your Hands ［Internet］. WHO. (cited 2015 Jan 13). Available from: http://who.inf/gpsc/5may/background/5moments/en/.

48. Parienti JJ, Thibon P, Heller R, Le Roux Y, von Theobald P, Bensadoun H, et al. Hand-rubbing with an aqueous alcoholic solution vs traditional surgical hand-scrubbing and 30-day surgical site infection rates: a randomized equivalence study. JAMA. 2002;288(6): 722-7.

49. Weight CJ, Lee MC, Palmer JS. Avagard hand antisepsis vs. traditional scrub in 3600 pediatric urologic procedures. Urology. 2010;76(1): 15-7.

50. Davis N, Curry A, Gambhir AK, Panigrahi H, Walker CR, Wilkins EG, et al. Intraoperative bacterial contamination in operations for joint replacement. J Bone Joint Surg Br. 1999;81(5): 886-9.

51. Dumville JC, McFarlane E, Edwards P, Lipp A, Holmes A. Preoperative skin antiseptics for preventing surgical wound infections after clean surgery. Cochrane Database Syst Rev. 2013;(3):CD003949.

52. Penington A. Ulceration and antihypertensive use are risk

factors for infection after skin lesion excision. ANZ J Surg. 2010;80(9):642-5.

53. Tanner J, Norrie P, Melen K. Preoperative hair removal to reduce surgical site infection. Cochrane Database Syst Rev. 2011;(11):CD004122.

54. Alexander JW, Fischer JE, Boyajian M, Palmquist J, Morris MJ. The influence of hair-removal methods on wound infections. Arch Surg Chic Ⅲ 1960. 1983; 118(3):347-52.

55. Bozic KJ, Lau E, Kurtz S, Ong K, Rubash H, Vail TP, et al. Patient-related risk factors for periprosthetic joint infection and postoperative mortality following total hip arthroplasty in Medicare patients. J Bone Joint Surg Am. 2012;94(9):794-800.

56. Berbari EF, Hanssen AD, Duffy MC, Steckelberg JM, Ilstrup DM, Harmsen WS, et al. Risk factors for prosthetic joint infection: case-control study. Clin Infect Dis Off Publ Infect Dis Soc Am. 1998;27(5): 1247-54.

57. Tokarski AT, Novack TA, Parvizi J. Is tantalum protective against infection in revision total hip arthroplasty? Bone Jt J. 2015;97-B(1):45-9.

58. Mavrogenis AF, Dimitriou R, Parvizi J, Babis GC. Biology of implant osseointegration. J Musculoskelet Neuronal Interact. 2009;9(2): 61-71.

59. Cook SD, Thomas KA, Kay JF, Jarcho M. Hydroxyapatite-coated porous titanium for use as an orthopedic biologic attachment system. Clin Orthop. 1988;(230):303-12.

60. Arciola CR, Montanaro L, Costerton JW. New trends in diagnosis and control strategies for implant infections. Int J Artif Organs. 2011;34(9):727-36.

61. Goodman SB, Yao Z, Keeney M, Yang F. The future of biologic coatings for orthopaedic implants. Biomaterials. 2013;34(13):3174-83.

62. Parker MJ, Gurusamy KS, Azegami S. Arthroplasties (with and without bone cement) for proximal femoral fractures in adults. Cochrane Database Syst Rev. 2010;(6):CD001706.

63. Beaupré LA, al-Yamani M, Huckell JR, Johnston DWC. Hydroxyapatite-coated tibial implants compared with cemented tibial fixation in primary total knee arthroplasty. A randomized trial of outcomes at five years. J Bone Joint Surg Am. 2007;89(10):2204-11.

64. Taylor E, Webster TJ. Reducing infections through nanotechnology and nanoparticles. Int J Nanomedicine. 2011;6:1463-73.

65. Colon G, Ward BC, Webster TJ. Increased osteoblast and decreased Staphylococcus epidermidis functions on nanophase ZnO and TiO2. J Biomed Mater Res A.

2006;78(3):595-604.

66. Puckett SD, Taylor E, Raimondo T, Webster TJ. The relationship between the nanostructure of titanium surfaces and bacterial attachment. B iomaterials. 2010;31 (4):706-13.

67. Ellis JR. The Meany roles of silver in infection prevention. Am J Infect Control. 2007;35(5):E26.

68. Wafa H, Grimer RJ, Reddy K, Jeys L, Abudu A, Carter SR, et al. Retrospective evaluation of the incidence of early periprosthetic infection with silver-treated endoprostheses in high-risk patients case-control study. Bone Jt J. 2015;97-B(2):252-7.

69. Agluna, Accentus Medical Ltd, Oxford, UK ［Internet］. Available from: www. accentus-medical. com.

70. Gordon O, Slenters TV, Brunetto PS, Villaruz AE, Sturdevant DE, Otto M, et al. Silver Coordination Polymers for Prevention of Implant Infection: Thiol Interaction, Impact on Respiratory Chain Enzymes, and Hydroxyl Radical Induction. Antimicrob Agents Chemother. 2010;54(10):4208-18.

71. Sinclair KD, Pham TX, Farnsworth RW, Williams DL, Loc-Carrillo C, Home LA, et al. Development of a broad spectrum polymer-released antimicrobial coating for the prevention of resistant strain bacterial infections. J Biomed Mater Res A. 2012;100(10): 2732-8.

72. Lee CT, Lee CW, Hu CW, Lai KA, Yeh ML. PLGA encapsulating antibiotic loaded titanium prosthesis in osteomyelitis prevention in rats. 2012 annual meeting of the Orthopaedic Research Society, San Francisco; 2012.

73. Stewart S, Barr S, Engiles J, Hickok NJ, Shapiro IM, Richardson DW, et al. Vancomycin-modified implant surface inhibits biofilm formation and supports bone-healing in an infected osteotomy model in sheep: a proof-of-concept study. J Bone Joint Surg Am. 2012;94(15):1406-15.

74. Lawson MC, Bowman CN, Anseth KS. Vancomycin derivative photopolymerized to titanium kills S. epidermidis. Clin Orthop. 2007;461:96-105.

75. Edin ML, Miclau T, Lester GE, Lindsey RW, Dahners LE. Effect of cefazolin and vancomycin on osteo-blasts in vitro. Clin Orthop. 1996;(333):245-51.

76. Parvizi J, Wickstrom E, Zeiger AR, Adams CS, Shapiro IM, Purtill JJ, et al. Frank Stinchfield Award. Titanium surface with biologic activity against infection. Clin Orthop. 2004;(429):33-8.

77. Hickok NJ, Shapiro IM. Immobilized antibiotics to prevent orthopaedic implant infections. Adv Drug Deliv Rev.

2012;64(12):1165-76.

78. Garvin KL, Evans BG, Salvati EA, Brause BD. Palacos gentamicin for the treatment of deep periprosthetic hip infections. Clin Orthop. 1994;(298):97-105.

79. Stevens CM, Tetsworth KD, Calhoun JH, Mader JT. An articulatcd antibiotic spacer used for infected total knee arthroplasty: a comparative in vitro elution study of Simplex and Palacos bone cements. J Orthop Res Off Publ Orthop Res Soc. 2005;23 (1):27-33.

80. Anagnostakos K, Schröder K. Antibiotic-Impregnated Bone Grafts in Orthopaedic and Trauma Surgery: A Systematic Review of the Literature. Int J Biomater. 2012;2012:e538061.

81. Winkler H, Stoiber A, Kaudela K, Winter F, Menschik F. One stage uncemented revision of infected total hip replacement using cancellous allograft bone impregnated with antibiotics. J Bone Joint Surg Br. 2008;90(12):1580-4.

82. Winkler H, Janata O, Berger C, Wein W, Georgopoulos A. In vitro release of vancomycin and tobramycin from impregnated human and bovine bone grafts. J Antimicrob Chemother. 2000;46(3):423-8.

83. Witsø E, Persen L, Løseth K, Bergh K. Adsorption and release of antibiotics from morselized cancellous bone. In vitro studies of 8 antibiotics. Acta Orthop Scand. 1999;70(3):298-304.

84. Hayes G, Moens N, Gibson T. A review of local antibiotic implants and applications to veterinary orthopaedic surgery. Vet Comp Orthop Traumatol VCOT. 2013;26(4):251-9.

85. El-Husseiny M, Patel S, MacFarlane RJ, Haddad FS. Biodegradable antibiotic delivery systems. J Bone Joint Surg Br. 2011;93(2):151-7.

86. Jerosch J, Hoffstetter I, Schröder M, Castro WH. Septic arthritis: Arthroscopic management with local antibiotic treatment. Acta Orthop Belg. 1995;61 (2): 126-34.

87. Chaudhary S, Sen R-K, Saini U-C, Soni A, Gahlot N, Singh D. Use of gentamicin-loaded collagen sponge in internal fixation of open fractures. Chin J Traumatol Zhonghua Chuang Shang Za Zhi Chin Med Assoc. 2011;14(4):209-14.

88. Swieringa AJ, Goosen JHM, Jansman FGA, Tulp NJA. In vivo pharmacokinetics of a gentamicin-loaded collagen sponge in acute periprosthetic infection: serum values in 19 patients. Acta Orthop. 2008;79(5):637-42.

89. Hayes GM, Gibson TWG, Moens NMM, Monteiro B, Johnson RJ. Intra-articular pharmacokinetics of a gentamicin impregnated collagen sponge in the canine stifle: an experimental study. Vet Surg VS. 2014;43(2):166-73.

90. Romano C. Biofilm-related infections in orthopedic and trauma surgery: international collaborative projects ahead, Milan; 2013.

91. Implant Disposable Antibacterial Coating (I.D.A.C.): a Novel Approach to Implant-Related Infections in Orthopaedics and Trauma Surgery ［Internet］. Available from: http://www. i-dac.eu/news/4.

92. Drago L, Boot W, Dimas K, Malizos K, Hänsch GM, Stuyck J, et al. Does implant coating with antibacterial-loaded hydrogel reduce bacterial colonization and biofilm formation in vitro? Clin Orthop. 2014;472(11):3311-23.

93. ChiuF-Y, ChenC-M, LinC-FJ, Lo W-H. Cefuroxime-impregnated cement in primary total knee arthroplasty: a prospective, randomized study of three hundred and forty knees. J Bone Joint Surg Am. 2002;84-A(5):759-62.

94. Espehaug B, Engesaeter LB, Vollset SE, Havelin LI, Langeland N. Antibiotic prophylaxis in total hip arthroplasty. Review of 10,905 primary cemented total hip replacements reported to the Norwegian arthroplasty register, 1987 to 1995. J Bone Joint Surg Br. 1997;79(4):590-5.

95. Jiranek WA, Hanssen AD, Greenwald AS. Antibiotic-loaded bone cement for infection prophylaxis in total joint replacement. J Bone Joint Surg Am. 2006;88(11):2487-500.

96. Hailer NP, Garellick G, K ärrholm J. Uncemented and cemented primary total hip arthroplasty in the Swedish Hip Arthroplasty Register. Acta Orthop. 2010;81(1):34-41.

97. Dale H, Skråmm I, Løwer HL, Eriksen HM, Espehaug B, Furnes O, et al. Infection after primary hip arthroplasty: a comparison of 3 Norwegian health registers. Acta Orthop. 2011;82(6):646-54.

98. Dunne NJ, Hill J, McAfee P, Kirkpatrick R, Patrick S, Tunney M. Incorporation of large amounts of gentamicin sulphate into acrylic bone cement: effect on handling and mechanical properties, antibiotic release, and biofilm formation. Proc Inst Mech Eng H. 2008;222(3):355-65.

99. Hanssen AD. Prophylactic use of antibiotic bone cement: an emerging standard—in opposition. J Arthroplasty. 2004;19(4 Suppl 1):73-7.

100. Bourne RB. Prophylactic use of antibiotic bone cement: an emerging standard- in the affirmative. J Arthroplasty. 2004;19(4 Suppl 1):69-72.

101. McPherson E, Dipane M, Sherif S. Dissolvable antibiotic beads in treatment of periprosthetic joint infection and revision arthroplasty- the use of synthetic pure calcium

sulfate (stimulan®) impregnated with vancomycin & tobramycin. reconstr rev [Internet]. 2013 Mar 19 (cited 2015 Mar 5);3 [1]. Available from: http://reconstructivereview. org/ojs/index.php/rr/article/view/27.

102. Sørensen TS, Andersen MR, Glenthø J, Petersen O. Pharmacokinetics of topical gentamicin in total hip arthroplasty. Acta Orthop Scand. 1984;55(2): 156-9.

103. Sweet FA, Roh M, Sliva C. Intrawound application of vancomycin for prophylaxis in instrumented thoracolumbar fusions: efficacy, drug levels, and patient outcomes. Spine. 2011;36(24):2084-8.

104. Kallala R, Nizam I, Haddad F. Outcomes following use of antibiotic-eluting, absorbable, calcium sulphate beads in revision hip and knee surgery for peri-prosthetic infection. Bone Joint J Orthop Proc Suppl. 2013;95-B [Suppl 34] :364.

105. Edlich RF, Panek PH, Rodeheaver GT, Turnbull VG, Kurtz LD, Edgerton MT. Physical and chemical con-figuration of sutures in the development of surgical infection. Ann Surg. 1973;177(6):679-88.

106. Blomstedt B, Osterberg B, Bergstrand A. Suture material and bacterial transport. An experimental study. Acta Chir Scand. 1977;143(2):71-3.

107. Edmiston CE, Seabrook GR, Goheen MP, Krepel CJ, Johnson CP, Lewis BD, et al. Bacterial adherence to surgical sutures: can antibacterial-coated sutures reduce the risk of microbial contamination? J Am Coll Surg. 2006;203(4):481-9.

108. Rothenburger S, Spangler D, Bhende S, Burkley D. In vitro antimicrobial evaluation of Coated VICRYL* Plus Antibacterial Suture (coated poly-glactin 910 with triclosan) using zone of inhibition assays. Surg Infect. 2002;3 Suppl 1 :S79-87.

109. Gómez-Alonso A, García-Criado FJ, Parreño-Manchado FC, Garcfa-Sánchez JE, García-Sánchez E, Parreño-Manchado A, et al. Study of the efficacy of Coated VICRYL Plus Antibacterial suture(coated Polyglactin 910 suture with Triclosan) in two animal models of general surgery. J Infect. 2007;54(1):82-8.

110. Storch M, Perry LC, Davidson JM, Ward JJ. A 28-day study of the effect of Coated VICRYL* Plus Antibacterial Suture (coated polyglactin 910 suture with triclosan) on wound healing in guinea pig linear incisional skin wounds. Surg Infect. 2002;3 Suppl 1:S89-98.

111. Ford HR, Jones P, Gaines B, Reblock K, Simpkins DL. Intraoperative handling and wound healing: controlled clinical trial comparing coated VICRYL plus antibacterial suture (coated polyglactin 910 suture with triclosan) with coated VICRYL suture (coated polyglactin 910 suture). Surg Infect. 2005;6(3):313-21.

112. Mingmalairak C, Ungbhakorn P, Paocharoen V. Efficacy of antimicrobial coating suture coated polyglactin 910 with tricosan (Vicryl plus) compared with polyglactin 910 (Vicryl) in reduced surgical site infection of appendicitis, double blind randomized control trial, preliminary safety report. J Med Assoc Thail Chotmaihet Thangphaet. 2009;92(6):770-5.

113. Fleck T, Moidl R, Blacky A, Fleck M, Wolner E, Grabenwoger M, et al. Triclosan-coated sutures for the reduction of sternal wound infections: economic considerations. Ann Thorac Surg. 2007;84(1):232-6.

114. Rozzelle CJ, Leonardo J, Li V. Antimicrobial suture wound closure for cerebrospinal fluid shunt surgery: a prospective, double-blinded, randomized controlled trial. J Neurosurg Pediatr. 2008;2(2):111-7.

115. Justinger C, Moussavian MR, Schlueter C, Kopp B, Kollmar O, Schilling MK. Antibacterial (corrected) coating of abdominal closure sutures and wound infection. Surgery. 2009; 145(3) :330-4.

116. Degnim AC, Scow JS, Hoskin TL, Miller JP, Loprinzi M, Boughey JC, et al. Randomized con-trolled trial to reduce bacterial colonization of surgical drains after breast and axillary operations. Ann Surg. 2013;258(2):240-7.

117. Parker MJ, Roberts CP, Hay D. Closed suction drainge for hip and knee arthroplasty. A meta-analysis. J Bone Joint Surg Am. 2004;86-A(6):1146-52.

118. Drinkwater CJ, Neil MJ. Optimal timing of wound drain removal following total joint arthroplasty. J Arthroplasty. 1995;10(2):185-9.

119. Willemen D, Paul J, White SH, Crook DW. Closed suction drainage following knee arthroplasty. Effectiveness and risks. Clin Orthop. 1991;(264): 232-4.

120. Ravenscroft M, Harker J, Buch K. A prospective, randomised, controlled trial comparing wound dressings used in Hip and knee surgery: aquacel and tegaderm versus cutiplast. Ann R Coll Surg Engl. 2006;88(1):18-22.

121. Collins A. Does the postoperative dressing regime affect wound healing after hip or knee arthroplasty? J Wound Care. 2011;20(1): 11-6.

122. Malmsjö M, Gustafsson L, Lindstedt S, Gesslein B, Ingemansson R. The effects of variable, intermittent, and continuous negative pressure wound therapy, using

foam or gauze, on wound contraction, granulation tissue formation, and ingrowth into the wound filler. Eplasty (Internet). 2012 Jan 24 (cited 2015 Mar 5);12. Available from: http://www. ncbi.nlm.nih. gov/pmc/articles/ PMC3266212/.

123. Weed T, Ratliff C, Drake DB. Quantifying bacterial bioburden during negative pressure wound therapy: does the wound VAC enhance bacterial clearance? Ann Plast Surg. 2004;52(3):276-9; discussion 279-80.

124. Karlakki S, Brem M, Giannini S, Khanduja V, Stannard J, Martin R. Negative pressure wound therapy for managementof the surgical incision in ortho-paedic surgery: a review of evidence and mechanisms for an emerging indication. Bone Joint Res. 2013;2(12):276-84.

125. New clinical data shows PICO canister-free NPWT system has positive benefits for high-risk orthopaedic patients. Available from: http://www. smith-nephew.com/news-and-media/media-releases/news/pico-npwt-high-risk-orthopaedic-patient-benefits/.

4 关节假体周围感染的预防：目前的证据

著者：Simon S. Jameson, Mike R. Reed

翻译：张元凯　刘培来

摘要： 关节假体周围感染是关节置换术后一种严重的并发症，原因往往是多因素的。为了最大限度地降低相关风险，应采用基于团队的方法来优化可改善患者的风险因素，制订最佳手术方案，并通过有力证据予以核实。本章讨论当前最佳预防方案的证据。

关键词： 手术部位感染，关节假体周围感染。

引　言

关节假体周围感染（PJI）是一种严重但并不常见的关节置换术后并发症，治疗花费较高，复发率高[1~3]。对很多患者来说，手术和环境等特定的因素可能会导致 PJI 的发生（表 4.1）[4, 5]。导致骨科手术部位感染的最常见致病菌如图 4.1 所示[6]。本章我们将讨论目前能降低 PJI 风险的最佳外科手术方案的证据。

可控的患者风险因素

与患者相关的因素，如糖尿病和类风湿性疾病，这些是可以改善的，并且通过调整可达到最佳状态，以减少感染。

糖尿病

在关节置换术后的糖尿病患者和术后出现一过性高血糖症的非糖尿病患者中，伤口感染是非常常见的[7]。高血糖与单核细胞的细胞凋亡敏感性增加以及嗜中性粒细胞功能受损有关（损伤趋化、吞噬、杀菌等功能受损）[8, 9]。血糖水平高于 11.1 mmol/L 与心脏手术的手术部位感染有关[10]，手术患者术后立即发生的手术部位感染一般与高血糖症有关[11]。积极控制血糖（使用输液给药）可以改善体内中性粒细胞吞噬作用，已经在接受心肺分流术的患者

S. S. Jameson, PhD, FRCS（T&O）

Department of Trauma and Orthopaedics, James Cook University Hospital, Middlesbrough, UK

M.R. Reed, MD, FRCS（T&O）（✉）

Department of Trauma and Orthopaedics, Northumbria Healthcare, Woodhorn Lane, Ashington, Northumberland NE63 9JJ, UK

e-mail: mike. reed@nhs. net

© Springer International Publishing Switzerland 2016

D. Kendoff et al. (eds.), *Periprosthetic Joint Infections: Changing Paradigms*,

DOI 10.1007/978–3–319–30091–7_4

表 4.1　手术部位感染的危险因素

患者因素	手术因素
系统性：	美国麻醉师协会评分（ASA）>2
肥胖	持续时间长
糖尿病	手术技巧差
免疫抑制	污染伤口
吸烟	缺乏全身抗生素预防
风湿免疫病	缺乏局部抗生素／杀菌剂
银屑病	低温
营养不良	饮食控制不佳
高龄	MSSA/MRSA 定植
局部性：	
既往关节置换术史	
骨折后关节置换术史	
关节类型	
围术期伤口并发症	

中得到了证实[12]。然而，血糖对于手术部位感染的作用可能有限。最近的一项包括 40 000 例膝关节置换术患者的大型研究发现，与没有糖尿病的患者相比，糖尿病是否控制不会增加额外的风险[13]。

类风湿性关节炎（RA）

对于关节置换术后的感染、翻修和再感染来说，RA 都是一个独立的危险因素。这一点尤其重要，因为 RA 患者进行关节置换的时间更早。

局部和全身应用类固醇皮质激素已经被证明可以延迟刀口愈合，增加切口感染风险[14]，并可导致肾上腺功能不全。最近的一项循证医学综述已经关注了既往长期使用类固醇的患者是否在围术期被给予了额外的类固醇激素（其可能会加重手术时的免疫抑制）[15]。

虽然改善病情的抗风湿药（DMARDs）会增加关节假体感染的风险[5]，但是英国风湿病

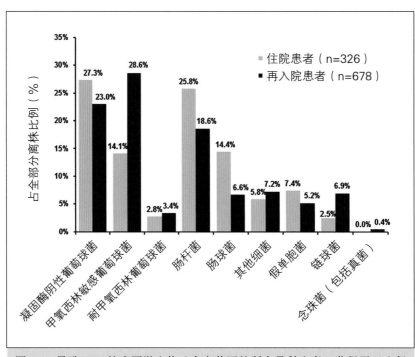

图 4.1　导致 SSIs 的病原微生物（来自英国的所有骨科患者，获得了卫生保健机构的授权许可）

学会（BSR）指南建议多数患者在关节置换前不应该停止使用改善病情的抗风湿免疫药[16]。氨甲蝶呤是一种经常使用的一线药物[17]，尽管包含在改善病情的抗风湿药中，但部分学者认为它不会增加伤口感染风险，并且不应该在骨科手术前停用[18]。其他随机试验显示在关节置换手术前停用氨甲蝶呤会明显降低发生感染的风险[19]。然而麻醉方案中不应使用一氧化氮，因为它与氨甲蝶呤之间的相互作用可以导致免疫抑制[20]。

肿瘤坏死因子（TNF）-α 是一种炎性细胞因子（类风湿性关节炎患者滑膜组织中的浓度较高），与关节破坏有关[21]。对于术前接受抗肿瘤坏死因子治疗的患者，其感染风险的增加是有争议的[22, 23]。英国风湿病学会提出，防止术后感染（通过停止治疗）的潜在收益需要与围术期疾病发作的风险相权衡。如要停用抗肿瘤坏死因子治疗，就应该在术前5~20天停用（药物半衰期的3~5倍），当伤口愈合良好并且没有感染迹象时重新开始使用[24]。

最近关于PJI的共识建议术前停用所有的改善病情药物，特别是氨甲蝶呤应该在术前1周到术后2周停用[25]。作者与风湿病团队讨论了每一个病例。

患者的体重与肥胖

肥胖（BMI ≥ 30）对手术部位感染的影响已经得到充分证明[26]。自述的伤口并发症发生率以及髋关节置换术后需要再次手术率，肥胖患者要高1.5~3.0倍[27]，PJI的风险会增加3~7倍[28, 29]，也许是手术时间延长和手术复杂性的增加以及皮下组织较差的血供导致了风险的上升。肥胖患者需要吸入更高浓度的氧气以达到足够的动脉血氧水平[30]。对于重度肥胖患者（BMI ≥ 50），也许会被要求先接受减重手术。在进行了减重手术和下肢关节置换手术的患者

中，先行下肢关节置换手术的患者比先进行减重手术的患者的伤口感染率要高3.5倍[31]。建议与麻醉师沟通，以评估风险并讨论增加围术期抗生素的剂量[32]。

低BMI（<18）也可能会增加关节假体周围感染的风险，最有可能是营养不良导致的结果[29]。与肥胖患者一样，术前转诊给营养师也许是必要的。

吸　烟

吸烟会导致伤口愈合延迟和感染[33]。被随机分配到关节置换术前6~8周戒烟组的患者有明显更少的切口并发症（5% ： 31%）、更短的住院时间、更低的再次手术率以及心血管获益更多[34]。一项大型非随机研究发现，吸烟患者发生创面并发症的风险增加3.2倍[35]。

金黄色葡萄球菌的筛查和去定植化

与抗生素敏感微生物相比，由耐甲氧西林细菌引起的感染的治疗成本会增加约1.5倍[36]。2009年4月实施了一项针对所有计划进行NHS手术患者的耐甲氧西林金黄色葡萄球菌（MRSA）的筛查，结果提示需要在住院手术前针对细菌进行去定植化处理。

鼻腔携带对甲氧西林敏感的金黄色葡萄球菌（MSSA）的患者，其手术部位感染的风险也会增加。在一项随机多中心的大型试验中，携带对甲氧西林敏感的金黄色葡萄球菌的患者在住院时进行了去定植化处理（应用莫匹罗星鼻软膏和氯己定皂）后，其发生金黄色葡萄球菌感染的风险与安慰剂组相比下降了近60%——从7.7%大幅减少到3.4%[37]。甲氧西林敏感型金黄色葡萄球菌鼻腔携带者很常见（约20%）[37]，英国的医院开始在关节置换术前给予携带者去定植化处理，已被证明是具有成本效益的[38]。

其他考量

泌尿生殖系统感染灶和牙周感染灶是脓毒血症的重要来源,在关节置换前必须完全根除[39]。术前血清白蛋白水平低于 3.5 g/dL,同样也会增加术后感染风险[40]。

术前阶段手术相关危险因素

患者的术前准备

理想状态下,入院与手术应在同一天,以降低医院获得性耐药菌株定植于皮肤的风险。手术当天早晨患者应用肥皂淋浴[41]。使用杀菌液清洗可减少皮肤上的细菌菌群,但几乎没有证据表明可以降低手术部位感染的风险[42,43],也没有证据表明去除毛发可以降低手术部位感染的风险[44]。用剃须刀干剃会刺激皮肤并且增加细菌数量,如果去掉毛发是必需的,手术当天用电动剃发器和脱毛膏是比较好的选择[41,45]。

应注意患者保暖,避免手术过程中体温过低,尤其是恢复期[46,47]。一项在《柳叶刀》杂志上发表的英国随机试验表明,保暖可使清洁手术感染风险降低约 65%[48]。

预防性应用抗生素

肠外预防性应用抗生素的作用已经被多数外科医生所研究和接受[49,50],并且可能是预防下肢关节置换术后深部感染最重要的因素[51]。

尽管许多不同的抗生素可以用于预防,没有足够的证据显示头孢菌素、替考拉宁以及青霉素衍生物的效率有显著不同,或哪一代头孢菌素优于其他头孢菌素[52]。头孢菌素的使用与难辨梭菌性肠炎有关,特别是在老年人中,但是关节置换术后的发生率较低(每 1 000 例关节置换手术有 1.7 例)[53]。

氨基糖苷类抗生素,如庆大霉素,可局部(骨水泥中)应用或肠外给药。由挪威关节置换登记系统中的 15 000 例初次全髋关节置换术的数据来看,接受全身加局部(骨水泥中)抗生素治疗患者的翻修风险最低[54]。尽管在预防浅表切口感染上没有显著差异,但是一项荟萃分析总结了 6 000 多例关节成形术中使用抗生素骨水泥(ALBC)的益处,发现深部感染率显著降低[55]。在欧洲,抗生素骨水泥可用于初次关节成形术,但在北美则仅在关节假体周围感染后才被批准用于关节翻修术。尽管存在担忧,但在常规预防性使用抗生素骨水泥后没有明显证据显示微生物特性发生变化和形成更大的耐药性[56]。预防性使用抗生素和抗生素骨水泥的应用,在住院患者中对预防深部感染具有很好的效果,降低了死亡率和住院费用[57]。

(美国)国家健康与护理研究所建议,在开始麻醉时单次静脉注射预防剂量的抗生素,如果手术时间长于抗生素半衰期或失血量较大,需要重复给药一次[58]。美国骨科医师协会(AAOS)认为,抗生素应在皮肤切口前 1 小时使用,预防时间不应超过 24 小时。皮肤切口前 2 小时内接受抗生素的患者感染率最低[49],预防性应用抗生素 1 天或 3 天在深部感染发生率方面无差异[59]。在超过 32 000 例大手术(包括髋膝关节置换)中,手术部位感染的风险与预防性使用抗生素的时间无明显相关性[60]。抗生素在麻醉室应尽可能早用,并且最好在上止血带(会限制组织中抗生素浓度的进一步上升)前(至少 5 分钟)[61]。

不幸的是,预防也有一定的风险。在降低 SSI 风险和抗生素副作用之间存在微妙的平衡,如过敏反应、与其他药物的相互作用以及抗生素相关腹泻,包括难辨梭菌性肠炎和鹅口疮。然而,虽然现在建议的抗生素预防已经从头孢菌素转向双抗疗法以减少难辨梭菌感染的发生,然而研究数据显示，急性肾损伤发生率会更高并且手术部位感染发生率仍然保持不变[62-65]。

抗生素的选择应考虑耐药模式，并且应覆盖最有可能导致手术部位感染的微生物。对接受高风险手术且 MRSA 阳性的患者，应该接受合适的对抗局部耐甲氧西林金黄色葡萄球菌菌株的抗生素。万古霉素和头孢唑林的组合似乎降低了 MRSA 感染的发生率，但是为了预防单一 MRSA 感染而需要治疗的人数非常多[66]。另一项超过 6 000 例关节置换术的研究结论显示，单用庆大霉素 4.5 mg/kg 不宜作为初次关节置换术的预防剂量，因为它不能显著减少难辨梭菌感染，但会增加其他术后并发症的风险[67]。

最合适的预防应该用最窄谱抗生素覆盖最常见微生物，并且应该是经济、有效的。以团队为基础的抗生素预防策略是可取的，知道耐药性和药物费用的证据和信息后，指导制订特定药物的治疗方案。

围术期危险因素

手术室的规章制度

世界卫生组织建议应该关闭手术室的门，除非因设备、人员和患者需要通过。手术室人员应该将必要的手术设备放于手术间内，以减少不必要的搬运[68]。手术室开门的频率是增加细菌数量的一个重要因素[69]，2013 年的关节假体周围感染会议的国际共识重申了这一点的重要性：在 207 个问题中，对于"是否应该把手术室进出次数控制到最低？"在 400 名关节假体周围感染国际专家一致选择了"是"[25]。

虽然葡萄糖酸氯己定已被证明不能降低手术部位感染发生率，但与聚维酮碘相比，它能在外科刷手后更长时间内更有效地减少菌落形成。手术部位的酒精消毒可以像洗手一样有效防止切口部位感染[70]。没有证据表明任何特定的酒精消毒效果比另一种好[71, 72]。

手术室内手术部位的准备

润肤霜也许能抑制含水消毒剂对皮肤的除菌作用，并且可能增加皮肤细菌数量。建议避免使用油性润肤霜，并且在刷洗前用酒精脱脂[73]。

对 849 例接受清洁—污染手术的患者进行了一项大型随机试验，使用了 2% 氯己定酒精或聚维酮碘水溶液进行术前准备，发现切口部位感染的发生率在氯己定酒精组中明显更低[74]。然而，在 4 000 例心脏病患者中对 41 个其他可变因素进行检测时，手术部位感染的风险不受皮肤准备的影响（酒精聚维酮碘或氯己定）[75]。目前，有很多正在进行的临床试验检测了皮肤准备的影响[76]，未来几年可能会出现更多的数据，但目前关于关节置换皮肤准备的证据是有限的。NICE［（美国）国家健康与护理研究所］支持使用酒精聚维酮碘和氯己定，但是指出醇溶液比水溶液更有效[44]。

手术室设计

空气污染物被认为是导致感染的最重要的单一因素[77]。每人每天有约 10 亿个皮肤细胞脱落[78]，其中携带细菌的细胞高达 10%[79]。对于骨科手术，层流通风系统已经被提倡，尽管并没有普遍使用。这些系统采用高效空气颗粒过滤器，去除了大于 0.3 μm 的空气颗粒（传统手术室是 5 μm）。超洁净的空气可以降低手术室中细菌和颗粒的浓度[80]。之前的证据支持超洁净空气与预防性抗生素联合使用，以减少关节置换术后的感染[81]。毫无疑问，有效的层流手术室内的空气是非常干净的。然而，最近越来越多的证据质疑了这一观点。Brandt 等对 99 230 例患者的研究发现，层流对手术部位感染是没有保护作用的[82]。当对88 311例来自新西兰联合登记处的关节成形术患者进行分析时，尽管调整了其他已知变量，深部感染的翻修率在使用层流手术室时明显较高[83]。一项关于123 788例关节置换的系统回顾发现，层流手术室的使用并没有减少手术部位感染的发生[84]。然而，在放弃层流之前，应该检查其与充气式升温系统的交互作用。一项最近的研究表明，使用充气式升温装置时，可能会将手术铺单之外的空气吸入手术区域；而当放弃充气式升温时，由于采用当代传导性织物加温的方法，关节置换术的感染率会降低[85]。最近已经整理了与充气式升温有关的感染控制数据，包括作者在内的许多单位使用了替代式升温系统[86]。

手术衣

英国国家健康与保健研究所建议，在关节置换手术中使用两层手套[87]。手套穿孔增加了血源性疾病传播的风险，并破坏了无菌屏障，可能使伤口受到污染，从而增加感染风险[88, 89]。研究表明，与使用尖针相比，在手术过程中使用钝针可显著降低手套穿孔发生率[90, 91]。多数手套穿孔未被注意到（61.5%），并且是由剪切而不是由锐器穿透引起的[88]。尽管没有证据表明使用双手套后手术部位感染的减少，但是一项系统评价支持使用双层手套[92]。外科手术团队应该让洗手护士帮助戴手套以降低手术衣污染的风险[93]。定时更换手套，可以有效缩短细菌污染暴露的时间[89]。与乳胶手套相比，非乳胶手套的穿孔率明显较高[94]。

在排除层流的情况下进行分析时，与普通手术衣和口罩相比，现代太空服会导致更高的感染翻修率[83]。

手术铺单

如果要使用切口贴膜，英国国家健康与保健研究所建议应该使用含碘的切口贴膜，除非患者对碘过敏。尽管循证医学评价得出结论认为感染率并没有差异[95]，只有一项涉及骨科手术的研究显示，在髋部骨折手术后使用或未使用浸有碘伏的敷料（Smith & Nephew Wound Management，Hull，United Kingdom），伤口感染发生率没有差异[96]。

手术器械

常用的手术器械在手术过程中可能在手术室环境中被污染，并且可能是手术野污染的来源。Davis等发现，吸引器头的污染率为11.4%，切皮刀的污染率为9.4%，深层组织手术刀的污染率为3.2%，用于准备和铺单的外层手套的污染率为28.7%，层流区域内手术灯手柄的污染率为14.5%[97]。

脉冲灌洗可消除伤口中57%~87%的微生物[98, 99]；当与0.05%洗必泰联合使用时，其效力可增至98%，并可将一个单位的髋关节置换术后感染率控制到0.45%[100]。采用稀释的聚维酮碘溶液冲洗的随机试验显示，脊柱手术中手术部位感染发生率降低[101]。最近的一项队列研究也支持其在关节置换手术中的应用[102]。

体 温

在大型手术中，围术期的低体温现象很常见，并可引起血管收缩，导致皮下组织灌注减少，因此增加了感染的风险[103]。围术期低体温与失血、心脏事件、输血要求增加以及住院时间延长有关[104]。在手术室中，热量损失主要是通过传导和对流进行的，小部分是辐射散热。层流显著增加了暴露患者的对流性热损失，可以通过积极主动的保暖措施得到缓解。

接受清洁手术的患者，保暖措施可以将伤口感染从 14% 降至 5%[48]。在进一步的普通外科手术研究中，当患者被随机分为低体温组和正常体温组，由于正常体温显著的治疗益处（手术部位感染发生率在 2 周时为 5.8% ∶ 18.8%），所以不得不过早终止实验。对胆囊切除术患者的一项类似研究发现，常温和低体温患者的伤口感染发生率相差约 6 倍[105]。在英国国家健康与保健研究所最新版指南已经确认维持围术期正常体温的重要性[106]。值得注意的是，充气式升温在骨外科手术中从未被证实可以降低手术部位感染，并且它们对层流和洁净空气的影响还有待进一步研究[86]。

氧气输送和液体管理

提高组织的氧浓度一直被认为可以增强吞噬细胞的杀伤潜力，从而减少围术期感染的发生[107]。可以通过改善心排血量和 / 或血液中的氧含量，实现组织氧输送的增强。提高皮下组织氧浓度，可以通过手术中提高吸入氧浓度（从 30% 提升到 80%），以及术后提供补充氧来实现。有研究支持通过补充氧气来减少普通外科手术中的伤口感染，但这些研究从未外推到关节置换手术[108~110]。

血容量不足和血容量增加（水肿）对组织氧合都是有害的。目前的指导意见是慎重使用静脉输液来维持整个手术期间和术后早期的血容量，以支持最佳的组织氧合[111, 112]。

麻醉技术

尽管最近一项回顾性研究发现，在脊髓麻醉下进行下肢关节置换术的患者 30 天 SSI 发生率明显较低，但关于局部麻醉是否优于全身麻醉的问题还需要充分评估[113]。一项随机对照试验检测了避免使用一氧化氮的潜在有益作用，

未能显示出手术部位感染的减少。同时应用麻醉剂和镇静剂可能直接损害免疫反应，从而增加感染的风险[114]；局部麻醉可以提供特定的益处，如改善组织氧输送（通过血管舒张）等。需要通过随机对照试验证明药物的选择（如使用 α2- 肾上腺素能药物与 GABA 镇静剂）是否影响结果[114, 115]。

基于 3 350 例患者的 18 项随机对照试验，最近的一项系统综述和荟萃分析发现，以血流动力学目标为指导的液体疗法对降低手术部位感染发生率有显著优势[116]。

贫血和输血

一项前瞻性队列研究发现，术前贫血与髋关节置换患者术后感染增加有关。这种影响与术后输血增加有关[117]。

（美国）国家健康与保健研究所没有关于输血的具体建议。虽然明确的失血主要是由手术造成的，但减少失血与局部麻醉技术和围术期维持正常体温有关。与输血相关的免疫调节在创伤患者中已经被认识到[118]，每输注 1 个单位的红细胞，感染的风险会增加约 5%[119]。在输注异体红细胞的患者中，髋关节置换术后感染率显著增加，输注异体红细胞单位越多，风险越高[120]。在免疫抑制和向灌注不足的组织增加氧供之间，存在明确的风险—利益平衡。如果可能，术中应该避免输血[121]；如果预计要输血，至少应在术前 48 小时进行，以实现最大的氧气输送能力。改善术前贫血可以减少术后的输血需求[122]。

抗纤维蛋白溶解药物的应用，如氨甲环酸，能够预防大关节置换术后失血[123]。尽管没有充分的数据阐明其预防术后感染的作用，但可以通过减少输血和改善伤口环境，间接地降低感染的风险。

最近的证据表明，与正常血液相比，去除白细胞的血液可降低感染的风险[124]，而且在英国输注红细胞常规需要过滤白细胞。

手术因素

手术时间延长，反映了手术的复杂性或手术医师的经验不足，会增加感染的风险。然而，当对 BMI 和糖尿病等混杂因素进行校正后，这种影响不大，手术时间每增加 15 min，感染风险仅增加 7%[29]。

封闭的引流管是感染的潜在入口，但没有证据表明，其与伤口感染有任何关联[125]，也没有足够的证据显示在降低手术部位感染率方面，使用特定的伤口敷料比其他敷料更有效[126]。

术后期

血栓预防

（美国）国家健康与保健研究所指南指出，接受下肢关节置换术的患者在髋关节置换术后 28 天（或 35 天）和膝关节置换术后 14 天，应预防性使用低分子量肝素（LMWH）或口服活性直接 Xa 因子抑制剂。应用 LMWH 未发现感染风险增加[127]，但长期渗出是一种公认的风险因素[128]，并且伤口引流每延长 1 天会使关节置换术后伤口感染风险增加 29%~42%[128]。在用利伐沙班（一种 Xa 因子抑制剂）预防血栓形成的患者中，关节置换术后伤口相关并发症可能增加[129]。

牙科护理和其他处理

有人建议关节成形术后需要牙齿护理的患者应该接受预防性抗生素治疗[130]。其他作者认为几乎没有证据表明与牙科手术有关的菌血症可以引起关节假体感染[131]——简单的操作（如刷牙或咀嚼）可以产生比一次牙科操作更严重的菌血症。因此，这对于外科医生在进行择期骨科手术前确保牙齿、口腔的健康达到标准将是更好的经验。目前，在英国，英国牙科协会不建议预防性使用抗生素。TJA 患者在进行牙科手术前常规使用阿莫西林的预防措施，对于牙科感染风险较低的患者来说可能性价比不高[132]。

表 4.2 总结了减少关节假体周围感染的方法。

表 4.2　减少关节置换手术部位感染的方法

危险因素	概要
患者因素	
糖尿病	积极的血糖控制
类风湿性关节炎	改善病情的抗风湿免疫药（氨甲蝶呤）不应该停止使用 围术期使用类固醇通常不是必需的 应平衡术前停用 3~5 个半衰期抗肿瘤坏死因子的风险与收益；伤口愈合后没有感染迹象的患者，可重新开始应用氨甲蝶呤。使用氨甲蝶呤的患者应避免使用一氧化氮
肥胖	营养师的加入，鼓励减重 适当调整围术期抗生素剂量 超级肥胖者在术前考虑减重手术
吸烟	制订戒烟计划

表 4.2（续）

危险因素	概要
携带者筛选	根据指南进行 MRSA 和 MSSA 筛查，并在入院前进行去定植治疗
术前因素	
患者准备	手术当天洗澡 如果需要备皮，在手术当天使用电推子剪毛 避免使用油基护肤品
抗生素	应尽量在麻醉室内预防性给予抗生素，术后继续使用抗生素（抗生素类型取决于相应指南） 至少在止血带充气 5 min 前应用抗生素 如果需要贴护皮膜，尽量使用抗菌膜
围手术期因素	
手术室	尽可能使用层流手术室 手术室门尽量少开
手术人员	用消毒手术溶液洗手，使用一次性刷子或剪指甲 随后的手术应用酒精和杀菌液刷手 使用双层手套并且根据原则更换手套 佩戴适当的面罩和帽子，穿聚丙烯无纺布手术衣
皮肤准备	使用酒精预洗，然后用 2% 的氯己定—酒精擦洗液
麻醉	维持正常体温 维持正常血容量 围术期和术后 6 h 吸入较高浓度氧气可能有益
手术铺单	使用含碘贴膜可能有益（对碘不过敏的患者）
输血	术前优化血红蛋白 应该在术中尽可能避免输血；如果预计输血，应在术前 48 小时给予 抗纤维蛋白溶解剂也许可以减少输液，从而间接减少手术部位感染的发生
术后因素	
牙科操作	没有充足的证据建议关节置换术后进行常规牙科操作的患者预防性使用抗生素
其他	
监督	目前已表明，收集和分析合适的反馈回的数据，并进行临床改进是有益的[133]

小　结

　　常规关节成形手术后的关节假体周围感染可能对患者造成灾难性后果，并且治疗费用较高。鉴于各种可用的感染预防策略，基于团队的方法对降低感染率至关重要。必须采取每一种可能的方法以减少手术伤口的污染，防止任何进入伤口的细菌形成菌落的可能。需要采用常规的方法来减少或纠正生理性疾病，并应注意手术室设计布局和规章制度；明确和控制 MSSA 携带者，适当和及时地预防性应用抗生素。需要强调对患者和医疗团队的所有成员进行教育，并提高他们对参与预防工作重要性的认识，这一点很重要。

参考文献

1. Darouiche RO. Treatment of infections associated with surgical implants. N Engl J Med.2004;350(14):1422-9 〔Review〕.

2. Edwards C, Counsell A, Boulton C, Moran CG. Early infection after hip fracture surgery: risk factors, costs and outcome. J Bone Joint Surg Br. 2008;90(6):770-7.

3. Bozic KJ, Ries MD. The impact of infection after total hip arthroplasty on hospital and surgeon resource utilization. J Bone Joint Surg Am. 2005;87(8):1746-51. 〔Research Support, Non-U.S. Gov't〕.

4. Gurkan I, Wenz JF. Perioperative infection control: an update for patient safety in orthopedic surgery. Orthopedics. 2006;29(4):329-39; quiz 40-1. 〔Review〕.

5. Moucha CS, Clyburn T, Evans RP, Prokuski L. Modifiable risk factors for surgical site infection. J Bone Joint Surg Am. 2011;93(4):398-404 〔Review〕.

6. Health-Protection-Agency. Sixth report of the mandatory surveillance of surgical site infection in orthopaedic surgery; 2011. www.hpa.org.uk.

7. Mraovic B, Donghun S, Jacovides C, Parvizi J. Perioperative hyperglycemia and postoperative infection after lower limb arthroplasty. J Diabetes Sci Technol. 2011;5(2):413-8.

8. Komura T, Sakai Y, Honda M, Takamura T, Matsushima K, Kaneko S. CD14+ monocytes are vulnerable and functionally impaired under endoplasmic reticulum stress in patients with type 2 diabetes. Diabetes. 2010;59(3):634-43.

9. Turina M, Fry DE, Polk Jr HC. Acute hyperglycemia and the innate immune system: clinical, cellular, and molecular aspects. Crit Care Med. 2005;33(7): 1624-33. 〔Research Support, Non-U.S. Gov't Review〕.

10. Golden SH, Peart-Vigilance C, Kao WH, Brancati FL. Perioperative glycemic control and the risk of infectious complications in a cohort of adults with diabetes. Diabetes Care. 1999;22(9):1408-14. 〔Research Support, Non-U.S. Gov't Research Support, U.S. Gov't, P.H.S.〕.

11. Ata A, Lee J, Bestle SL, Desemone J, Stain SC. Postoperative hyperglycemia and surgical site infection in general surgery patients. Arch Surg. 2010;145(9):858-64.

12. Rassias AJ, Marrin CA, Arruda J, Whalen PK, Beach M, Yeager MP. Insulin infusion improves neu-trophil function in diabetic cardiac surgery patients. Anesth Analg. 1999;88(5):1011-6. 〔Clinical Trial Randomized Controlled Trial Research Support, U.S. Gov't, P.H.S.〕.

13. Adams AL, Paxton EW, Wang JQ, Johnson ES, Bayliss EA, Ferrara A, et al. Surgical outcomes of total knee replacement according to diabetes status and glycemic control, 2001 to 2009. J Bone Joint Surg Am. 2013;95(6):481-7.

14. Wicke C, Halliday B, Allen D, Roche NS, Scheuenstuhl H, Spencer MM, et al. Effects of steroids and retinoids on wound healing. Arch Surg. 2000; 135 (11): 1265-70. 〔Comparative Study〕.

15. Yong SL, Marik P, Esposito M, Coulthard P. Supplemental perioperative steroids for surgical patients with adrenal insufficiency. Cochrane Database Syst Rev. 2009;(4):CD005367. 〔Meta-Analysis Review〕.

16. Luqmani R, Hennell S, Estrach C, Basher D, Birrell F, Bosworth A, et al. British Society for Rheumatology and British Health Professionals in Rheumatology guideline for the management of rheumatoid arthritis (after the first 2 years). Rheumatology (Oxford). 2009;48(4):436-9. 〔Practice Guideline Research Support, Non-U.S. Gov't〕.

17. Kameda H, Kanbe K, Sato E, Ueki Y, Saito K, Nagaoka S, et al. Continuation of methotrexate resulted in better clinical and radiographic outcomes than discontinuation upon starting etanercept in patients with rheumatoid arthritis: 52-week results from the JESMR study. J Rheumatol. 2011;38(8):1585-92.

18. Grennan DM, Gray J, Loudon J, Fear S. Methotrexate and early postoperative complications in patients with rheumatoid arthritis undergoing elective orthopaedic surgery. Ann Rheum Dis. 2001;60(3):214-7. 〔Clinical Trial Randomized Controlled Trial Research Support, Non-U.S. Gov't〕.

19. Carpenter MT, West SG, Vogelgesang SA, Casey Jones DE. Postoperative joint infections in rheumatoid arthritis patients on methotrexate therapy. Orthopedics. 1996;19(3):207-10.

20. Sanders RD, Weimann J, Maze M. Biologic effects of nitrous oxide: a mechanistic and toxicologic review. Anesthesiology. 2008;109(4):707-22 〔Review〕.

21. Choy EH, Panayi GS. Cytokine pathways and joint inflammation in rheumatoid arthritis. N Engl J Med. 2001;344(12):907-16. 〔Research Support, Non-U.S.Gov't Review〕.

22. Dixon WG, Lunt M, Watson KD, Hyrich KL, Symmons DP. Anti-TNF therapy and the risk of serious post-operative infection: results from the BSR Biologics register (BSRBR). Ann Rheum Dis. 2007;66(Suppl II):118.

23. Bibbo C, Goldberg JW. Infectious and healing complications after elective orthopaedic foot and ankle surgery during tumor necrosis factor-alpha inhibition therapy. Foot

Ankle Int. 2004;25(5):331-5.［Clinical Trial Comparative Study Controlled Clinical Trial］.

24. Ding T, Ledingham J, Luqmani R, Westlake S, Hyrich K, Lunt M, et al. BSR and BHPR rheumatoid arthritis guidelines on safety of anti-TNF therapies. Rheumatology (Oxford). 2010;49(11):2217-9.

25. Parvizi J, Gehrke T, Chen AF. Proceedings of the international consensus on periprosthetic joint infec-tion. Bone Joint J. 2013;95-B(11):1450-2.

26. Dowsey MM, Choong PF. Early outcomes and complications following joint arthroplasty in obese patients: a review of the published reports. ANZ J Surg. 2008;78(6):439-44 ［Review］.

27. Jameson SS, Mason JM, Baker PN, Elson DW, Deehan DJ, Reed MR. The impact of body mass index on patient reported outcome measures (PROMs) and complications following primary hip arthroplasty. J Arthroplasty. 2014;29(10): 1889-98.

28. Namba RS, Paxton L, Fithian DC, Stone ML. Obesity and perioperative morbidity in total hip and total knee arthroplasty patients. J Arthroplasty. 2005;20(7 Suppl 3):46-50.［Research Support, Non-U.S. Gov't］.

29. Namba RS, Inacio MC, Paxton EW. Risk factors associated with surgical site infection in 30,491 primary total hip replacements. J Bone Joint Surg Br. 2012;94(10):1330-8.

30. Fleischmann E, Kurz A, Niedermayr M, Schebesta K, Kimberger O, Sessler DI, et al. Tissue oxygenation in obese and non-obese patients during lapa-roscopy. Obes Surg. 2005;15(6):813-9.［Research Support, N.I.H., Extramural Research Support, Non-U.S. Gov't Research Support, U.S. Gov't, P.H.S.］.

31. Kulkarni A, Jameson SS, James P, Woodcock S, Muller S, Reed MR. Does bariatric surgery prior to lower limb joint replacement reduce complications? Surgeon. 2011;9(1): 18-21.

32. Freeman JT, Anderson DJ, Hartwig MG, Sexton DJ. Surgical site infections following bariatric surgery in community hospitals: a weighty concern? Obes Surg. 2011;21:836 40.

33. Kwiatkowski TC, Hanley Jr EN, Ramp WK. Cigarette smoking and its orthopedic consequences. Am J Orthop (Belle Mead NJ). 1996;25(9):590-7 ［Review］.

34. Moller AM, Villebro N, Pedersen T, Tonnesen H. Effect of preoperative smoking intervention on postoperative complications: a randomised clinical trial. Lancet. 2002;359(9301):114-7.［Clinical Trial Multicenter Study Randomized Controlled Trial Research Support, Non-U.S. Gov't］.

35. Moller AM, Pedersen T, Villebro N, Munksgaard A. Effect of smoking on early complications after elective orthopaedic surgery. J Bone Joint Surg Br. 2003;85(2): 178-81.

36. Parvizi J, Pawasarat IM, Azzam KA, Joshi A, Hansen EN, Bozic KJ. Periprosthetic joint infection: the economic impact of methicillin-resistant infections. J Arthroplasty. 2010;25(6 Suppl):103-7.［Multicenter Study］.

37. Bode LG, Kluytmans JA, Wertheim HF, Bogaers D, Vandenbroucke-Grauls CM, Roosendaal R, et al. Preventing surgical-site infections in nasal carriers of Staphylococcus aureus. N Engl J Med. 2010;362(1):9-17.［Multicenter Study Randomized Controlled Trial Research Support, Non-U.S. Gov't］.

38. van Rijen MM, Bode LG, Baak DA, Kluytmans JA, Vos MC. Reduced costs for Staphylococcus aureus carriers treated prophylactically with mupirocin and chlorhexidine in cardiothoracic and orthopaedic surgery. PLoS One. 2012;7(8):e43065.

39. Schmalzried TP, Amstutz HC, Au MK, Dorey FJ. Etiology of deep sepsis in total hip arthroplasty. The significance of hematogenous and recurrent infections. Clin Orthop Relat Res. 1992;280:200-7.

40. Greene KA, Wilde AH, Stulberg BN. Preoperative nutritional status of total joint patients. Relationship to postoperative wound complications. J Arthroplasty. 1991;6(4):321-5.

41. Leaper D, Burman-Roy S, Palanca A, Cullen K, Worster D, Gautam-Aitken E, et al. Prevention and treatment of surgical site infection: summary of NICE guidance. BMJ. 2008;337:a1924.［Research Support, Non-U.S. Gov't］.

42. Webster J, Osborne S. Preoperative bathing or showering with skin antiseptics to prevent surgical site infection. Cochrane Database Syst Rev. 2006;(2):CD004985.［Meta-Analysis Review］.

43. Jakobsson J, Perlkvist A, Wann-Hansson C. Searching for evidence regarding using preoperative disinfection showers to prevent surgical site infections: a systematic review. Worldviews Evid Based Nurs. 2010;28.

44. Excellence NIfHaC. Surgical site infection: evidence Update June 2013. 2013 ［07/05/2015］; Available from: http://www. evidence.nhs.uk/ document?ci=http%3A%2F%2Farms.evidence.nhs. uk%2 Fresources%2FHub%2F1006598&q=Surgi cal%20site%20 infection%20evidence%20update& Return Url=% 2F search % 3 Fq % 3 D S urgic al % 2B site %2Binfection%2

Bevidence%2Bupdate.

45. Tanner J, Woodings D, Moncaster K. Preoperative hair removal to reduce surgical site infection. Cochrane Database Syst Rev. 2006;(3):CD004122. ［Meta-Analysis Review］.

46. van der Horst MW, Wiewel ELVVM, van der Hoeven CWP, Loer SA, Boer C. Preoperative warming reduces the incidence of hypothermia in total hip- and knee replacement surgery under spinal anesthesia. Eur J Anaesthesiol. 2010;27(47):7.

47. Just B, Trevien V, Delva E, Lienhart A. Prevention of intraoperative hypothermia by preoperative skin-surface warming. Anesthesiology. 1993;79(2):214-8.

48. Melling AC, Ali B, Scott EM, Leaper DJ. Effects of preoperative warming on the incidence of wound infection after clean surgery: a randomised controlled trial. Lancet. 2001;358(9285):876-80. ［Clinical Trial Randomized Controlled Trial Research Support, Non-U.S. Gov't］.

49. Classen DC, Evans RS, Pestotnik SL, Horn SD, Menlove RL, Burke JP. The timing of prophylactic administration of antibiotics and the risk of surgical-wound infection. N Engl J Med. 1992;326(5):281-6. ［Clinical Trial Randomized Controlled Trial Research Support, U.S. Gov't, P.H.S.］.

50. Prokuski L, Clyburn TA, Evans RP, Moucha CS. Prophylactic antibiotics in orthopaedic surgery. Instr Course Lect. 2011;60:545-55.

51. Hanssen AD, Osmon DR. Prevention of deep wound infection after total hip arthroplasty: the role of prophylactic antibiotics and clean air technology. Semin Arthroplasty. 1994;5(3): 114-21 ［Review］.

52. AlBuhairan B, Hind D, Hutchinson A. Antibiotic prophylaxis for wound infections in total joint arthroplasty: a systematic review. J Bone Joint Surg Br. 2008;90(7):915-9. ［Meta-Analysis Review］.

53. Jenkins PJ, Teoh K, Simpson PM, Dave J, Simpson AH, Breusch S. Clostridium difficile in patients undergoing primary hip and knee replacement. J Bone Joint Surg Br. 2010;92(7):994-8.

54. Engesaeter LB, Lie SA, Espehaug B, Furnes O, Vollset SE, Havelin LI. Antibiotic prophylaxis in total hip arthroplasty: effects of antibiotic pro-phylaxis systemically and in bone cement on the revision rate of 22,170 primary hip replacements followed 0-14 years in the Norwegian Arthroplasty Register. Acta Orthop Scand. 2003;74(6):644-51.

55. Wang J, Zhu C, Cheng T, Peng X, Zhang W, Qin H, et al. A systematic review and meta-analysis of antibiotic-impregnated bone cement use in primary total hip or knee arthroplasty. PLoS One. 2013;8(12), e82745.

56. Hansen EN, Adeli B, Kenyon R, Parvizi J. Routine use of antibiotic laden bone cement for primary total knee arthroplasty: impact on infecting microbial patterns and resistance profiles. J Arthroplasty. 2014;29(6):1123-7.

57. Merollini KM, Crawford RW, Whitehouse SL, Graves N. Surgical site infection prevention following total hip arthroplasty in Australia: a cost-effectiveness analysis. Am J Infect Control. 2013;41(9):803-9.

58. Swoboda SM, Merz C, Kostuik J, Trentler B, Lipsett PA. Does intraoperative blood loss affect antibiotic serum and tissue concentrations? Arch Surg. 1996;131(11):1165-71. discussion 71-2.

59. Mauerhan DR, Nelson CL, Smith DL, Fitzgerald Jr RH, Slama TG, Petty RW, et al. Prophylaxis against infection in total joint arthroplasty. One day of cefuroxime compared with three days of cefazolin. J Bone Joint Surg Am. 1994;76(1):39-45. ［Clinical Trial Comparative Study Multicenter Study Randomized Controlled Trial Research Support, Non-U.S. Gov't］.

60. Hawn MT, Richman JS, Vick CC, Deierhoi RJ, Graham LA, Henderson WG, et al. Timing of surgical antibiotic prophylaxis and the risk of surgical site infection. JAMA Surg. 2013;148(7):649-57.

61. Bannister GC, Auchincloss JM, Johnson DP, Newman JH. The timing of tourniquet application in relation to prophylactic antibiotic administration. J Bone Joint Surg Br. 1988;70(2):322-4. ［Research Support, Non-U.S. Gov't］.

62. Challagundla SR, Knox D, Hawkins A, Hamilton D, W V Flynn R, Robertson S, et al. Renal impairment after high-dose flucloxacillin and single-dose gentamicin prophylaxis in patients undergoing elective hip and knee replacement. Nephrol Dial Transplant. 2013;28(3):612-9.

63. Ross AD, Boscainos PJ, Malhas A, Wigderowitz C. Perioperative renal morbidity secondary to gentamicin and flucloxacillin chemoprophylaxis for hip and knee arthroplasty. Scott Med J. 2013;58(4): 209-12.

64. Bailey O, Torkington MS, Anthony I, Wells J, Blyth M, Jones B. Antibiotic-related acute kidney injury in patients undergoing elective joint replacement. Bone Joint J. 2014;96-B(3):395-8.

65. Craxford S, Bayley E, Needoff M. Antibiotic-associated complications following lower limb arthroplasty: a comparison of two prophylactic regimes. Eur J Orthop Surg

Traumatol. 2014;24(4): 539-43.

66. Sewick A, Makani A, Wu C, O'Donnell J, Baldwin KD, Lee GC. Does dual antibiotic prophylaxis better prevent surgical site infections in total joint arthro-plasty? Clin Orthop Relat Res. 2012;470(10):2702-7.

67. Sprowson A, Symes T, Khan SK, Oswald T, Reed MR. Changing antibiotic prophylaxis for primary joint arthroplasty affects postoperative complication rates and bacterial spectrum. Surgeon. 2013; 11 (1):20-4.

68. World Health Organization. Surgical care at the district hopsital, http://www, who.int/surgery/publications/en/ SCDH.pdf?ua=l (date last accessed 18 March 2016).

69. Scaltriti S, Cencetti S, Rovesti S, Marchesi I, Bargellini A, Borella P. Risk factors for particulate and microbial contamination of air in operating theatres. J Hosp Infect. 2007;66(4):320-6. ［Research Support, Non-U.S. Gov't］.

70. Parienti JJ, Thibon P, Heller R, Le Roux Y, von Theobald P, Bensadoun H, et al. Hand-rubbing with an aqueous alcoholic solution vs traditional surgical hand-scrubbing and 30-day surgical site infection rates: a randomized equivalence study. JAMA. 2002;288(6):722-7. ［Clinical Trial Comparative Study Randomized Controlled Trial Research Support, Non-U.S. Gov't］.

71. Tanner J, Swarbrook S, Stuart J. Surgical hand antisepsis to reduce surgical site infection. Cochrane Database Syst Rev. 2008(1):CD004288. ［Meta- Analysis Review］.

72. Jarral OA, McCormack DJ, Ibrahim S, Shipolini AR. Should surgeons scrub with chlorhexidine or iodine prior to surgery? Interact Cardiovasc Thorac Surg. 2011;12:1017-21.

73. Mahadeva D, Rankin KS, Muller SD. Skin moisturisers and surgical site preparation: a slippery problem? J Hosp Infect. 2007;67(4):386-8. ［Letter Research Support, Non-U.S. Gov't］.

74. Darouiche RO, Wall Jr MJ, Itani KM, Otterson MF, Webb AL, Carrick MM, et al. Chlorhexidine-alcohol versus povidone-iodine for surgical-site antisepsis. N Engl J Med. 2010;362(1):18-26. ［Multcenter Study Randomized Controlled Trial］.

75. Raja SG, Rochon M, Jarman JW. Brompton Harefield Infection Score (BHIS): development and validation of a stratification tool for predicting risk of surgical site infection after coronary artery bypass grafting. Int J Surg. 2015; 16(Pt A):69-73.

76. U.S.-National-Institutes-of-Health. ClinicalTrials. org. 2015 ［16/09/15］; Available from: https://clini-caltrials.gov/ ct2/results?term=skin+preparation&Se arch=Search.

77. Lidwell OM. Air, antibiotics and sepsis in replacement joints. J Hosp Infect. 1988;11 Suppl C:18-40 ［Review］.

78. Whyte W. The role of clothing and drapes in the operating room. J Hosp Infect. 1988;11 Suppl C:2-17. ［Review］.

79. Noble WC. Dispersal of skin microorganisms. Br J Dermatol. 1975;93(4):477-85 ［Review］.

80. Hansen D, Krabs C, Benner D, Brauksiepe A, Popp W. Laminar air flow provides high air quality in the operating field even during real operating conditions, but personal protection seems to be necessary in operations with tissue combustion. Int J Hyg Environ Health. 2005;208(6):455-60.

81. Lidwell OM, Elson RA, Lowbury EJ, Whyte W, Blowers R, Stanley SJ, et al. Ultraclean air and antibiotics for prevention of postoperative infection. A multicenter study of 8,052 joint replacement operations. Acta Orthop Scand. 1987;58(1):4-13. ［Clinical Trial Research Support, Non-U.S. Gov't］.

82. Brandt C, Hott U, Sohr D, Daschner F, Gastmeier P, Ruden H. Operating room ventilation with laminar airflow shows no protective effect on the surgical site infection rate in orthopedic and abdominal surgery. Ann Surg. 2008;248(5): 695-700. ［Comment Multicenter Study Research Support, Non-U.S. Gov't］.

83. Hooper GJ, Rothwell AG, Frampton C, Wyatt MC. Does the use of laminar flow and space suits reduce early deep infection after total hip and knee replacement?: the ten-year results of the New Zealand Joint Registry. J Bone Joint Surg Br. 2011;93(1):85-90.

84. Zheng H, Barnett AG, Merollini K, Sutton A, Cooper N, Berendt T, et al. Control strategies to prevent total hip replacement-related infections: a systematic review and mixed treatment comparison. BMJ Open. 2014;4(3), e003978.

85. McGovern PD, Reed MR. Forced air warming and ultra-clean ventilation do not mix: an investigation of theatre ventilation, patient warming and joint replacement infection in orthopaedics. J Bone Joint Surg Br. 2011;93(11):1537-44.

86. Wood AM, Moss C, Keenan A, Reed MR, Leaper DJ. Infection control hazards associated with the use of forced-air warming in operating theatres. J Hosp Infect. 2014;88(3):132-40.

87. Demircay E, Unay K, Bilgili MG, Alataca G. Glove perforation in hip and knee arthroplasty. J Orthop Sci.

2010;15(6):790-4.

88. Chan KY, Singh VA, Oun BH, To BH. The rate of glove perforations in orthopaedic procedures: single versus double gloving. A prospective study. Med J Malaysia. 2006;61:3-7 Suppl B.

89. Al-Maiyah M, Bajwa A, Mackenney P, Port A, Gregg PJ, Hill D, et al. Glove perforation and contamination in primary total hip arthroplasty. J Bone Joint Surg Br. 2005;87(4):556-9. ［Clinical Trial Randomized Controlled Trial Research Support, Non-U.S. Gov't］.

90. Mingoli A, Sapienza P, Sgarzini G, Luciani G, De Angelis G, Modini C, et al. Influence of blunt needles on surgical glove perforation and safety for the surgeon. Am J Surg. 1996;172(5):512-6; discussion 6-7. ［Clinical Trial Comparative Study Randomized Controlled Trial］.

91. Wright KU, Moran CG, Briggs PJ. Glove perforation during hip arthroplasty. A randomised prospective study of a new taperpoint needle. J Bone Joint Surg Br. 1993;75(6):918-20. ［Clinical Trial Comparative Study Randomized Controlled Trial］.

92. Tanner J, Parkinson H. Double gloving to reduce surgical cross-infection. Cochrane Database Syst Rev. 2006;(3):CD003087. ［Meta-Analysis Review］.

93. Newman JB, Bullock M, Goyal R. Comparison of glove donning techniques for the likelihood of gown contamination. An infection control study. Acta Orthop Belg. 2007;73(6):765-71.

94. Aldlyami E, Kulkarni A, Reed MR, Muller SD, Partington PF. Latex-free gloves: safer for whom? J Arthroplasty. 2010;25(1):27-30.

95. Webster J, Alghamdi AA. Use of plastic adhesive drapes during surgery for preventing surgical site infection. Cochrane Database Syst Rev. 2007(4):CD006353. ［Meta-Analysis Review］.

96. Chiu KY, Lau SK, Fung B, Ng KH, Chow SP. Plastic adhesive drapes and wound infection after hip frac-ture surgery. Aust N Z J Surg. 1993;63(10):798-801. ［Clinical Trial Randomized Controlled Trial］.

97. Davis N, Curry A, Gambhir AK, Panigrahi H, Walker CR, Wilkins EG, et al. Intraoperative bacterial contamination in operations for joint replacement. J Bone Joint Surg Br. 1999;81(5):886-9.

98. Hope PG, Kristinsson KG, Norman P, Elson RA. Deep infection of cemented total hip arthroplasties caused by coagulase-negative staphylococci. J Bone Joint Surg Br. 1989;71(5):851-5.

99. Taylor GJ, Leeming JP, Bannister GC. Effect of antiseptics, ultraviolet light and lavage on airborne bacteria in a model wound. J Bone Joint Surg Br. 1993;75(5):724-30.

100. Taylor GJ, Bannister GC, Calder S. Perioperative wound infection in elective orthopaedic surgery. J Hosp Infect. 1990;16(3):241-7.

101. Cheng MT, Chang MC, _Wang ST, Yu WK, Liu CL, Chen TH. Efficacy of dilute betadine solution irrigation in the prevention of postoperative infection of spinal surgery. Spine (Phila Pa 1976). 2005;30(15): 1689-93.

102. Brown NM, Cipriano CA, Moric M, Sporer SM, Della Valle CJ. Dilute betadine lavage before closure for the prevention of acute postoperative deep periprosthetic joint infection. J Arthroplasty. 2012; 27(1):27-30.

103. Sessler DI, Akca O. Nonpharmacological prevention of surgical wound infections. Clin Infect Dis. 2002;35(11):1397-404. ［Research Support, Non-U.S. Gov't Research Support, U.S. Gov't, P.H.S.］.

104. Sessler DI. Complications and treatment of mild hypothermia. Anesthesiology. 2001;95(2):531-43. ［Research Support, Non-U.S. Gov't Research Support, U.S. Gov't, P.H.S. Review］.

105. Flores-Maldonado A, Medina-Escobedo CE, Rios-Rodriguez HM, Fernandez-Dominguez R. Mild perioperative hypothermia and the risk of wound infection. Arch Med Res. 2001;32(3):227-31.

106. https://www.nice.org.uk/guidance/cg65.

107. Babior BM. The respiratory burst of phagocytes. J Clin Invest. 1984;73(3):599-601. ［Research Support, Non-U.S. Gov't Research Support, U.S. Gov't, P.H.S. Review］.

108. Pryor KO, Fahey 3rd TJ, Lien CA, Goldstein PA. Surgical site infection and the routine use of perioperative hyperoxia in a general surgical population: a randomized controlled trial. JAMA. 2004;291(1):79-87. ［Clinical Trial Randomized Controlled Trial Research Support, Non-U.S. Gov't］.

109. Belda FJ, Aguilera L, Garcia de la Asuncion J, Alberti J, Vicente R, Ferrandiz L, et al. Supplemental perioperative oxygen and the risk of surgical wound infection: a randomized controlled trial. JAMA. 2005;294(16):2035-42. ［Clinical Trial Randomized Controlled Trial Research Support, N.I.H., Extramural Research Support, Non-U.S. Gov't Research Support, U.S. Gov't, P.H.S.］.

110. Greif R, Akca O, Horn EP, Kurz A, Sessler DI. Supplemental perioperative oxygen to reduce the incidence of surgical-wound infection. N Engl J Med.

2000;342(3):161-7. ［Clinical Trial Randomized Controlled Trial Research Support, Non-U.S. Gov't Research Support, U.S. Gov't, P.H.S.］.

111. Arkilic CF, Taguchi A, Sharma N, Ratnaraj J, Sessler DI, Read TE, et al. Supplemental perioperative fluid administration increases tissue oxygen pressure. Surgery. 2003;133(1):49-55. ［Clinical Trial Randomized Controlled Trial Research Support, Non-U.S. Gov't Research Support, U.S. Gov't, P.H.S.］.

112. Mauermann WJ, Nemergut EC. The anesthesiologist's role in the prevention of surgical site infections. Anesthesiology. 2006;105(2):413-21; quiz 39-40. ［Review］.

113. Chang CC, Lin HC, Lin HW. Anesthetic management and surgical site infections in total hip or knee replacement: a population-based study. Anesthesiology. 2010; 113(2):279-84.

114. Sanders RD, Hussell T, Maze M. Sedation & immunomodulation. Crit Care Clin. 2009;25(3):551-70, ix. ［Review］.

115. Riker RR, Shehabi Y, Bokesch PM, Ceraso D, Wisemandle W, Koura F, et al. Dexmedetomidine vs midazolam for sedation of critically ill patients: a randomized trial. JAMA. 2009;301(5):489-99. ［Comparative Study Multicenter Study Randomized Controlled Trial Research Support, Non-U.S. Gov't］.

116. Dalfino L, Giglio MT, Puntillo F, Marucci M, Brienza N. Haemodynamic goal-directed therapy and postoperative infections: earlier is better. A systematic review and meta-analysis. Crit Care. 2011;15(3):R154.

117. Myers E, O'Grady P, Dolan AM. The influence of preclinical anaemia on outcome following total hip replacement. Arch Orthop Trauma Surg. 2004;124(10):699-701.

118. Morales CH, Escobar RM, Villegas MI, Castano A, Trujillo J. Surgical site infection in abdominal trauma patients: risk prediction and performance of the NNIS and SENIC indexes. Can J Surg. 2011;54(1):17-24. ［Comparative Study Evaluation Studies］.

119. Alexander JW, Solomkin JS, Edwards MJ. Updated recommendations for control of surgical site infections. Ann Surg. 2011;253(6):1082-93 ［Review］.

120. Steinitz D, Harvey EJ, Leighton RK, Petrie DP. Is homologous blood transfusion a risk factor for infection after hip replacement? Can J Surg. 2001;44(5):355-8. ［Clinical Trial］.

121. Kendall SJ, Weir J, Aspinall R, Henderson D, Rosson J. Erythrocyte transfusion causes immunosuppression after total hip replacement. Clin Orthopaedics Relat Res. 2000;(381):145-55. ［Research Support, Non-U.S. Gov't］.

122. Foundation TH. Cutting the need for blood transfusions in knee and hip replacement surgery. 2013 ［07/05/2015］;Available from: http://www. health.org. uk/public/cms/75/76/4780/3092/Could% 20quality% 20be%20 cheaper_Airedale% 20NHS%20Foundation % 20 Trust%20case%20study. pdf?realName=52EQeC.pdf.

123. Sukeik M, Alshryda S, Haddad FS, Mason JM. Systematic review and meta-analysis of the use of tranexamic acid in total hip replacement. J Bone Joint Surg Br. 2011;93(1):39-46. ［Meta-Analysis Review］.

124. Bilgin YM, van de Watering LM, Eijsman L, Versteegh MI, Brand R, van Oers MH, et al. Double-blind, randomized controlled trial on the effect of leukocyte-depleted erythrocyte transfusions in cardiac valve surgery. Circulation. 2004;109(22):2755-60.

125. Cochrane-Library. Wound drains in orthopaedic surgery (surgery on the joints or limbs). 2008 ［07/05/2015］; Available from: http://www. cochrane.org/CD001825/ MUS KINJ_wound- drains-in- orthopaedic- surgery-surgery-on-the-joints-or-limbs.

126. The-Cochrane-Library. No recommendations regarding type of wound dressing for the prevention of surgical site infection. 2014; Available from: http://www.cochrane.org/ CD003091/WOUNDS_no-recommendations-regarding-type-of-wound- dressing-for-the-prevention-of-surgical-site-infection.

127. Jameson SS, Charman S, Reed MR, Gregg PJ, Van der Meulen J. The effect of aspirin and LMWH on venous thromboembolism after hip replacement: a non-randomised comparison in the National Joint Registry. J Bone Joint Surg Br. 2011;93(11): 1465-70.

128. Patel VP, Walsh M, Sehgal B, Preston C, DeWal H, Di Cesare PE. Factors associated with pro-longed wound drainage after primary total hip and knee arthroplasty. J Bone Joint Surg Am. 2007;89(1):33-8.

129. Jensen CD, Steval A, Partington PF, Reed MR, Muller SD. Return to theatre following total hip and knee replacement, before and after the introduction of rivaroxaban: a retrospective cohort study. J Bone Joint Surg Br. 2011;93(1):91-5.

130. Tong D, Theis JC. Antibiotic prophylaxis and invasive

dental treatment in prosthetic joint patients. N Z Med J. 2008;121(1280):45-52.

131. Oswald TF, Gould FK. Dental treatment and prosthetic joints: antibiotics are not the answer! J Bone Joint Surg Br. 2008;90(7):825-6.［Comment Editorial］.

132. Slover JD, Phillips MS, Iorio R, Bosco J. Is routine antibiotic prophylaxis cost effective for total joint replacement patients? J Arthroplasty. 2015;30(4): 543-6.

133. Frampton L. The value of SSI surveillance. Clin Serv J. 2013:43-6. http://www. icnetplc.com/files/ icnetplc/case-study/official_copy_-_the_value_of_ssi_surveillance. docx.pdf.

5 关节假体周围感染的相关风险因素

著者：Timothy L. Tan, Michael M. Kheir, Antonia F. Chen

翻译：卢群山　刘培来

摘要：关节假体周围感染（PJI）是关节置换术后最具毁灭性的并发症。全关节置换和假体周围感染的数量逐年增多，对于外科医生来说，减少假体周围感染的发生至关重要。为了更有效地减少假体周围感染，为了选择合适的患者、采取预防措施、择期手术前优化医学风险因素，了解假体周围感染的风险因素非常重要。不幸的是，即使没有相关风险因素，假体周围感染仍然有可能发生。在过去的十几年里发表了许多关于PJI的文献，进行了上百项的研究并建立了PJI风险预测模型。当我们确定新的风险因素、进一步加深对假体周围感染理解时，对于外科医生来说，认识这些风险因素并采取措施进行控制变得越来越重要。本章简单回顾了最近关于术前风险因素的相关文献，包括患者相关风险因素（如合并疾病和人口统计学）和手术因素。

关键词：关节假体周围感染，风险因素，全膝关节置换，全髋关节置换，并发症。

引　言

进行全膝关节置换的患者数量逐年增多（图5.1）[1]，包括各个年龄段的大量患者，导致假体周围感染的数量急剧升高和更加复杂，而后者是全关节置换术最可怕的并发症并且治疗花费很高[2-4]。对于患者和外科医生来说，难题通常包括诊断困难、关节置换术后感染的表现各异、需要多次手术来进行有效治疗等。此外，因为翻修手术需求增加以及对这部分患者治疗费用的报销制度不完善，假体周围感染对于医疗机构来说也是很大的经济负担。为了减轻PJI造成的负担，根据患者的并存疾病、先前的手术、人口统计学的变化等（图5.1），进行了很多研究来确定最可能发展为假体周围感染的患者（图5.2）。深度理解风险因素，特别是可因干预而改变的风险因素，对于患者的选择、治疗优化以及未来假体周围感染的预防至关重要（表5.1）。

T.L. Tan, MD・M.M. Kheir, BS

Department of Orthopaedic Surgery,

The Rothman Institute of Orthopaedics,

Thomas Jefferson University Hospital,

Philadelphia, PA, USA

e-mail: timtan00@ gmail. com;

mikemkheir@gmail.com

A.F. Chen, MD, MBA（✉）

Department of Orthopaedic Surgery, The Rothman

Institute of Orthopaedics, Thomas Jefferson

University Hospital, 925 Chestnut St.,

Philadelphia, PA 19107, USA

e-mail: antonia. chen @ rothmaninstitute. com

© Springer International Publishing Switzerland 2016

D. Kendoff et al. (eds.), *Periprosthetic Joint Infections: Changing Paradigms*,

DOI 10.1007/978-3-319-30091-7_5

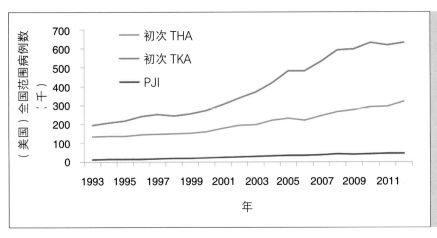

图 5.1　随着全关节置换数量的增加，PJIs 的发生也逐渐增高

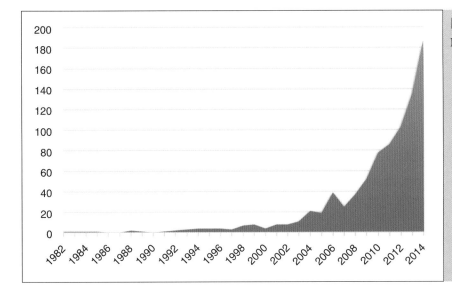

图 5.2　Pubmed 每年发表的研究 PJI 的文章逐年增多

此外，术前识别 PJI 高风险患者，对于制定针对这部分患者的个性化预防策略是必需的。

　　因为假体周围感染相对少见，因此需要大样本来准确评估风险因素。此外，考虑到合并疾病的存在和文献中对假体周围感染定义的不一致，使得对风险因素的评估变得更加困难。因此，本章的目的是在基于国际共识会议对 PJI 定义的前提下总结已被接受的风险因素，以及新的风险因素和相关证据。鉴于大量的潜在风险因素存在，我们仅仅重点关注术前患者相关风险因素和合并疾病。对于将风险算式用于 PJI 预测模型的讨论，会在随后的内容中进行。

个体因素

　　在一个最近的关于假体周围感染的国际共识会议中[5]，骨科感染专家委员会达成了关于手术部位感染和假体周围感染的风险因素共识，提出的风险因素包括：既往手术史，糖尿病控制不佳（血糖 >200 mg/L 或糖化血红蛋白

表 5.1　假体周围感染风险模拟模型

	Bilimoria 等	Bozic 等	Berbari 等
数据库	国家外科质量改进计划数据库	医疗保险	本机构
患者数	1 414 006（非特异假体置换）	53 242	678 关节置换
人口统计学因素	年龄	年龄	女性
	性别	人种	身高体重指数
	功能状态	身高	
		体重	
		性别	
		保险	
外科因素	急诊病例、外伤	手术（全髋、膝关节置换）	手术前
	ASA 分类		关节置换前
	伤口分类		手术时间
并存疾病	类固醇激素	酗酒	糖尿病
	腹水	贫血	免疫抑制
	全身败血症	心律不齐	ASA 分数
	呼吸机依赖	心血管疾病	预防性抗生素应用
	癌症	慢性阻塞性肺疾病	泌尿道感染
	糖尿病	慢性肝脏疾病	
	高血压	凝血功能障碍	
	既往心血管事件	先天性心衰	
	先天性心衰	痴呆	
	呼吸困难	抑郁	
	近期吸烟史	糖尿病	
	慢性阻塞性肺疾病	药物滥用	
	急性肾功能衰竭	电解质紊乱	
	身高体重指数	偏瘫	
		艾滋病	
		高胆固醇血症	
		高血压	
		缺血性心肌病	
		淋巴瘤	
		恶性肿瘤	
		转移瘤	
		肥胖	
		消化性溃疡	
		外周血管疾病	
		肾脏疾病	
		风湿疾病	
		泌尿道感染	
		瓣膜病	
		体重丢失	

>7%），营养不良，病态肥胖（BMI>40），肝脏疾病活动期，慢性肾脏疾病，过度吸烟和饮酒，静脉药物滥用，近期住院，长时间的康复，男性，创伤后关节炎，炎性关节炎的关节置换，同一关节既往手术史，严重的免疫缺陷等[5]。自从2013年的共识会议后，已经有研究提出新的风险因素[6-28]。我们将详细阐述各种可控风险因素（如肥胖、吸烟、饮酒）和不可控风险因素（如年龄、性别、人种），以及其与假体周围感染相关联的证据。

患者相关风险因素

肥　胖

已经有大量的研究表明，肥胖（BMI ≥ 30）以及病理性肥胖（BMI ≥ 40）对于并发症的发病率和感染风险的影响[23, 29-33]。实际上，肥胖是最被广泛认同的感染风险因素[5]。虽然与肥胖有关的若干种情况会增加假体周围感染的风险，如糖尿病、甲状腺功能减退、营养不良等，但是有研究表明肥胖是一个独立的风险因素。另外，风险的增加可能是因为手术时间延长和输血可能性的增加[34]。因为切口愈合不良和切口裂开，肥胖患者发生切口并发症的风险增加，而这又进一步增大了感染风险。另外，因为这部分患者体重指数大，预防性抗生素应用的剂量可能不足，这也进一步增加了风险。

在美国，估计有超过6 000万的人处于肥胖状态，超过美国人口的三分之一。随着肥胖患者数的增加[35]，病理性肥胖的患者数可能也会增加[36]。最近有研究表明，病理性肥胖和超级肥胖（BMI ≥ 50）会使发生并发症的风险增高，尤其是感染[19, 23, 30, 32]。Jamsem等已经证实，BMI为30~34的患者的假体周围感染的危险比增加到1.76（95%CI：0.56~5.56），病理性肥胖的

患者危险比增加到6.41（95%CI：0.56~5.56）[33]。然而，关节置换术前患者体重的调整仍需进一步探索，因为有文献表明过快的体重丢失可能使患者发生营养不良[10, 11]。总而言之，对于肥胖患者，外科医生应该仔细权衡利弊，意识到这个风险因素。

吸　烟

吸烟与全髋关节置换术后并发症的发生率和死亡率的升高有关，也会增高感染风险。Singh等发现，与不吸烟患者相比，全关节置换时仍吸烟的患者手术部位感染的风险增加（OR：1.41，95%CI：1.16~1.72）[37]。在一项包括1 846例全关节置换的研究中，Everhart证实吸烟是一个明显的独立风险因素（OR：2.96，85%CI：1.65~5.11）[31]。除了感染，吸烟还会导致手术时间延长、再入院风险增高、因组织缺氧引起的伤口并发症增多、内置物的生存期缩短等，特别是无菌性松动[38, 39]。在一项包括21项研究的荟萃分析中[37]，与不吸烟的患者相比，近来仍吸烟者术后发生并发症风险增高（RR 1.24，95%CI：1.01~1.54），死亡率也增高（RR 1.63，95%CI：1.06~2.51）。与不吸烟的患者相比，既往吸烟（已戒烟）的患者术后发生并发症风险增高（RR 1.32，95%CI：1.05~1.66）、死亡率增高（RR 1.69，95%CI：1.08~2.64）。

已有研究表明，择期手术前戒烟会减少术后并发症[40-42]。在一项随机对照研究中，Moller等证实，与对照组相比，停止吸烟可以降低术后并发症发生率（18% : 52%），缩短住院时间[40]，尤其可使与伤口有关的并发症和心血管并发症的发生率显著降低。此外，一项关于6项随机对照研究的荟萃分析证实，术前戒烟会降低整体并发症（RR 0.76，95%CI：0.69~0.84）和伤口并发症（RR 0.73，95%CI：0.61~0.87）

的发生率[42]。因此，外科医生应该意识到吸烟者发生并发症的可能性会增大，包括感染，并且要认识到戒烟的潜在好处。

饮　酒

肝硬化患者假体周围感染的风险会增高，饮酒也是术后感染风险增高的独立风险因素。在一项全国性数据库研究中，Best 等证实饮酒与整个住院期间的并发症的增加和急性术后感染发生率的升高有关（OR：15.314，14.66~15.97，$P<0.001$）[21]。此外，作者还发现酗酒者不遵从医疗建议和住院时间延长的可能性增高了约 9 倍。根据酒精滥用的程度分层，有研究表明严重酗酒直接与手术部位感染和其他并发症的发生率增高有关[43, 44]。另外，酒精滥用者更容易发生营养不良，依从性更差。

由于感染的风险增加，通常建议至少在择期手术前 4 周开始戒酒[5]。然而，戒酒的实施和干预在骨科文献中没有详尽描述。骨科学文献之外的外科文献表明戒酒可能会降低手术并发症的发生率。例如，Tonnesen 等发现在结直肠手术前 1 个月戒酒的患者，术后并发症比持续饮酒的患者少（31%：74%，$P=0.02$）[45]。

药物滥用

静脉药物滥用的患者发生假体周围感染的风险更高。有的患者合并如艾滋病等，将进一步加重该风险。Lehman 等和 Haberman 等发现感染发生率分别是 25% 和 28.6%[46, 47]。同时，在静脉滥用药物和患艾滋病的患者中，假体周围感染发生率是 40%。这些发现在一项包含 11 703 例全膝关节置换大样本国家数据库研究中得到了证实（HR 2.08，95%CI：1.17~3.72）[6]。该研究的结果使国际共识会议建议活跃的静脉药物滥用者不适合做关节置换。

虽然不应该对活跃的静脉药物滥用者施行关节置换，但停止静脉滥用药物多长时间可以进行关节置换也很难确定。对于那些向他们的医生表明已停止药物滥用的患者，有 18.5% 的患者仍会偶尔应用[48]。停止药物滥用少于 1 年的患者，进行全髋关节置换后会有很高的再应用率和假体感染失败率。因此，Wieser 等建议在进行关节置换前至少停止药物滥用 1 年。

年　龄

随着年龄的增长，人体免疫系统功能减退，但年龄对于假体周围感染的影响并不很清楚。在一项大型国家数据研究中，Kurtz 等发现年龄对于假体周围感染发生率的影响呈双峰分布，70~74 岁感染发生率最低（0.80，95%CI：0.65~0.96），小于 45 岁和大于 85 岁两组的感染发生率最高（1.25，95% CI：0.86~1.65；1.01，95%CI：0.69~1.34）[4]。这种双峰分布也在一个全州性的数据研究中得到了证实。Soohoo 等证实，65~75 岁的患者感染发生率最低，超过 75 岁的患者（OR 1.28，95% CI：1.09~1.51）和不到 55 岁的患者（OR 1.34，95% CI：1.05~1.72）发生感染风险增高[49]。在同样的数据库中，Meehan 等发现小于 50 岁的患者的感染风险是 65 岁患者的 1.8 倍（95% CI：1.33~2.47）[14]。年轻患者发生感染风险高，可能与特定的伴随疾病有关，如艾滋病和血红蛋白病。若干项研究均证实高龄会增加发生感染的风险[4, 20, 50, 51]，但部分研究则显示没有差异[52, 53]。产生这种现象的原因可能是选择偏倚，高龄患者可能会给予更优质的医疗方案，特别是关节置换。虽然年龄与假体周围感染的发生有关，但是仍存在很多潜在的混杂因素，很难解释清楚。因此，需要进一步研究年龄与假体周围感染相关的机制，特别是对于年轻患者。

性 别

已经证实激素和染色体可以调节人体固有免疫系统和获得性免疫系统[25, 54]。进一步说，有文献认为男性与女性的皮肤和皮下脂肪分布的不同[55, 56]，可能对假体周围感染率有一定的影响。大量研究，包括我们自己的经验，表明男性发生假体周围感染的风险高。在一项住院率为10%的大型国家数据库研究中，女性的假体周围感染发生率是0.81%（95%CI：0.66~0.96），男性为1.01%（95%CI：0.81~1.22）[4]。Bozic等证实，女性发生假体周围感染的风险较低（HR=0.55，95%CI：0.30~0.991）[6]。然而，当认为男性与发生假体周围感染的高风险相关时，Lubekke揭示肥胖可增加女性假体周围感染发生率（RR 16.1，95%CI：3.4~75.7）[57]，但在肥胖和非肥胖的男性患者中则未发现该差异。尽管部分研究表明假体周围感染与性别相关，然而有些研究未发现该差异[29, 50, 51]。因此，有些人不将男性作为一个风险因素，尽管国际共识小组[5]的专家支持将男性作为一个不可改变的风险因素。

人 种

社会经济地位和免疫功能方面的种族差异[58~61]，可能在几个方面对感染和菌血症的发生率有影响[62~65]。有研究证实，包括感染在内的并发症在非白种人群中发病率高[29, 49, 66, 67]。然而，多数此类研究中的非白种人病例数较少，所以理解人种对于罕见并发症的影响，如假体周围感染，是非常困难的。而且，不同的人种与感染有关的高风险并存疾病的发病率也不同。例如，本土美国人患糖尿病和肥胖的风险高[68, 69]。此外，假体置换的病因可能因种族不同而不同，从而导致假体使用的不同。例如，非洲裔美国人更容易患镰状细胞疾病，与骨坏

死有关。由于这些混杂因素的存在，需要仔细探寻造成非白种人群假体周围感染风险高的因素。

合并疾病

糖尿病和高血糖症

糖尿病是发生感染的风险因素之一，会损害人体免疫系统，包括吞噬细胞、中性粒细胞的减少以及淋巴细胞功能障碍。高血糖症与假体周围感染相关[5, 33]。Dowsey等[70]证实，高血糖的独立风险比OR=6.87（95%CI：2.42~19.56）；同时，医保研究显示全膝关节置换的RR=1.28（95%CI：1.17~1.40），全髋关节置换的RR=1.36（95%CI：1.27~1.68）[71, 72]。虽然已经证实糖尿病会使假体周围感染的风险升高，但是对特定的影响机制不是很清楚。有研究证实胰岛素依赖型糖尿病（1型）相对于非胰岛素依赖型糖尿病（2型）的风险升高，但与非糖尿病患者相比，两种类型的糖尿病患者风险均升高[12, 73, 74]。根据（美国）国家外科质量改进计划（NSQIP）数据库数据显示，与非糖尿病患者相比，胰岛素依赖性糖尿病患者发展为假体周围感染的OR为1.6（95%CI：1.2~2.0；$P<0.001$），非胰岛素依赖性糖尿病患者发展为假体周围感染的OR为1.2（95%CI：1.1~1.4；$P<0.001$）[12]。

另外，对于伴有糖尿病的假体置换患者来说，可预测术后并发症和假体周围感染的术前血糖水平或糖化血红蛋白水平可有很大的变化。术前高血糖会增加假体周围感染的风险。Jamsem等证实术前血糖高的患者，行全膝关节置换术后发生假体周围感染的风险增高[75]，术前血糖水平超过124 mg/dL的患者的感染风险是血糖低于该阈值患者的3.3倍。此外，Mraovic等证实假体周围感染的患者术前和术后血糖水

平高于未发生假体周围感染患者[76]。作者发现就算是非糖尿病患者，如果术后第一天血糖水平升高（>140 mg/dL），其出现假体周围感染的可能性会增加 3 倍。

然而，因为血糖值代表的仅仅是一个时间点的血糖水平而不是平均血糖水平，所以常检测糖化血红蛋白 A1c 水平，因为它代表的是过去 3 个月的血糖平均水平。尽管反映的是一段较长时间的血糖水平，但是 Iorio 等、Maradit Kremers 等和 Chrastil 等发现糖化血红蛋白 A1c 的水平与假体周围感染的发生不相关。然而，随后的研究证实，与糖化血红蛋白相比，术前的血糖水平是一个更好的假体周围感染的预测指标[53, 57, 58]。Harris 等证实了糖化血红蛋与并发症之间的关系，并发现假体周围感染率呈线性增加，而不是在超过某一阈值后突然升高[77]。尽管缺乏明确的血糖阈值和最佳的术前实验室预测指标，但是几乎所有的研究均强调了血糖控制的重要性。另外，糖尿病并发症的出现，通常表现为终末期的器官功能损害，已经证实会影响假体周围感染的发生率。Soohoo 等证实，一般的糖尿病会使假体周围感染急性发作的风险增加约 1.7 倍（95%CI：1.42~2.08），复杂糖尿病会使风险增加约 3.7 倍（95%CI：2.39~5.74）[49]。

营养不良

营养不良在假体置换的人群中很常见，通常与肥胖和糖尿病并存。有研究将营养不良作为假体周围感染的独立风险因素。Yi 等证实，关节翻修术后的实验室指标提示，营养不良的患者（淋巴细胞计数 <1 500 mm^3，血白蛋白 <3.5 g/dL，血清转铁蛋白 <200 mg/dL）与慢性假体周围感染（OR 2.1，P=0.003）和急性假体周围感染相关（OR 5.9，P=0.02）。另外，营养参数异常在正常人和肥胖患者中均频繁出现。与肥胖患者相比，体重正常者比肥胖者出现至少一个异常实验室指标的频率更高（51% ：32%，P=0.002）。Peersman 等在一项包含 6 489 例全膝关节置换的回顾性综述中，揭示营养不良会增加假体周围感染的风险[78]。Font Vizcarra 等对 213 例接受全膝关节置换的患者进行了前瞻性研究，发现营养不良（通过肱三头肌皮肤褶皱评估）是假体周围感染的独立危险因素，30 mm 对应的感染风险为 5%，20 mm 对应的感染风险为 10%[79]。此外，Mednick 等证实术前血清白蛋白高与再入院率低独立相关（OR 0.688，95%CI：0.477~0.992）[13]。

类风湿性关节炎和免疫抑制

关节假体置换患者因各种原因往往存在免疫抑制，如长期应用类固醇激素导致骨坏死，接受实体器官移植的患者使用抗排异药物，应用缓解风湿性疾病药物的患者等。虽然评估免疫抑制风险非常困难，同时免疫抑制的界定存在较高的不确定性，但多数外科医生认为免疫抑制是假体周围感染的危险因素[5]。Peersman 等在一项包含 6 489 例全膝关节置换的回顾性研究中发现，免疫抑制是手术部位感染的一个重要危险因素[58]。Berbari 等在他们的风险模型中发现，免疫抑制是假体周围感染的一个显著风险因素（HR 1.96，95%CI：1.4~2.8）[80]。

有研究证实，全身应用类固醇皮质激素会增加假体周围感染的风险。Somajaykji 等发现，应用泼尼松超过 15 mg/（kg·d）的患者，发生感染的风险比增高了 21 倍（95%CI：3.5~127.2）[81]。此外，Mednick 等发现，术前类固醇皮质激素的应用会增加患者的再入院率（OR 2.928，95%CI：1.731~4.953）[13]。

除了免疫抑制，自身免疫状况也经常导致免疫紊乱，从而使患者容易感染。与骨性关节炎患者相比，类风湿性关节炎行关节置换后发生假体周围感染的风险会增高，可能与应用缓解病情的抗风湿药物有关。术后第一年，与骨性关节炎患者相比，类风湿性关节炎患者发生感染的风险会更高，Jamsem 等报道修正后的 HR 是 1.86（95%CI：1.31~2.63）[82]，而 Bomgartz 报道感染的风险比增加了 10.3 倍（95%CI：1.31~80.26）[83]。

HIV

艾滋病患者通常因为继发骨坏死而需要关节置换。随着药物治疗的发展，艾滋病患者预期寿命延长，所以未来进行关节置换的艾滋病患者也会增加。鉴于该病患者有严重免疫缺陷的特点，尽管由于不常见而导致样本量较少，但是艾滋病与假体周围感染有很强的相关性。在一项包含 9 275 例接受关节置换的艾滋病患者的（美国）国家数据库研究中，艾滋病患者主要并发症（OR1.47，95%CI：1.08~2.00）和伤口感染（OR 2.38，95%CI：1.32~4.30）的发生率均增高[27]。Capogna 等证实，艾滋病患者发生感染的风险是非艾滋病患者的约 6.2 倍[84]。尽管有报道称初次假体置换后假体周围感染发生率约为 18.7%，翻修术后感染发生率约为 36.3%，但是 Hicks 等认为仍然可以达到假体长期保留和疼痛缓解的目的[85]。因此，对于艾滋病患者，与感染性疾病专家密切合作，在术前进行全面的风险—效益评估，选择合适的患者是至关重要的。

CD4 大于 400 个 /mL 和检测不到病毒的艾滋病患者，是可以做假体置换的。在一项包括 31 例接受假体置换的艾滋病患者的研究中，Falakassa 证实经过良好的抗病毒治疗后在患者体内检测不到病毒，CD4 大于 200 个 /mL，假体周围感染的发生率就可以降到与非艾滋病患者一样[9]。未来还需要进行大样本研究，更好地确定合适的 CD4 阈值。

化脓性关节炎

先前或近期的化脓性关节炎，因为严重的骨缺损、软组织瘢痕增生和感染风险的增高，对于关节置换来说是一个巨大的挑战。因为化脓性关节炎相对少见，所以关于此类患者的文献相对较少。然而，仍有少数研究显示假体置换后并发症会增多，特别是感染。Jerry 等发现，全膝关节置换后的感染发生率是 7.7%[86]。在化脓性关节炎后进行全髋关节置换，Chen 等发现感染发生率是 14%[87]，Jupiter 等[88] 发现感染发生率是 7%。另外，Cherney 等发现先前有髋关节感染病史的患者，进行全髋关节置换后的失败率约为 37%[89]。

对于童年有过髋关节化脓性感染的患者，行全髋关节置换术后，Kim 等发现除了 1 例双髋患者在 7 年的静止期后感染复发，剩余患者的静止期都超过 10 年，没有感染复发[90]。然而，推迟假体置换这么长时间往往是不切实际的，并且进行全关节置换术的潜在收益远远大于并发症发生率增高的风险。虽然炎症指标如血沉和 C 反应蛋白的作用还不明确，但是外科医生必须保证术前通过穿刺和培养未获得活动性感染的证据。另外，如果采用骨水泥假体，关节置换时应该使用抗生素骨水泥[5]。仍然需要进一步的研究，来确定化脓性关节炎后假体置换的最佳手术时间，并阐明化脓性关节炎使假体周围感染风险增高的机理。

既往手术史和翻修

既往手术史已被证实是假体周围感染的一个重要风险因素[78]。虽然与既往手术史和假体周围感染相关的文献非常少，但是关节翻修术已被一致报道会增加假体周围感染的风险。Everhart 等证实，翻修术后发生感染的风险比增加了约 2.28 倍（95%CI：1.26~3.98），Berbari 等证实增加了约 2 倍（95%CI：1.4~3.0）[31, 80]。这可能与手术时间延长、需要输血、伤口并发症增多和更多的合并疾病有关。然而，就算考虑到这些因素，翻修手术仍然存在较高的感染风险[80]。

肾脏疾病

有 35% 的糖尿病患者和超过 40% 的 60 岁以上老年人存在慢性肾脏疾病[91]。肾脏疾病患者通常会合并若干疾病，如糖尿病和狼疮，会进一步增加发生假体周围感染的风险。有研究证实，对于存在活动性肾脏疾病、器官移植和血液透析的患者，所有并发症的发生风险均会增高，特别是感染。在医疗保险研究中，Bozic 等发现假体周围感染发生率和 90 天死亡率相对风险在全髋关节置换术中分别为约 1.45 倍和约 3.35 倍，在全膝关节置换术中分别为约 1.46 倍和约 3.80 倍[71, 72]。对于因终末期肾病而进行血液透析的患者，Sunday 等发现死亡率和感染率均增高[71]：约 29% 的患者住院期间因并发症死亡，约 14.5% 的患者因败血症死亡[92]。Sakalkala 等证实感染发生率提升了约 13%，Lieberman 等发现感染发生率提升了 19%[93, 94]。终末期肾病最终多需要通过肾移植来治疗，免疫抑制药物的应用会增加感染风险。在一项大型国家性数据库研究中，Cavanaugh 等证实肾脏移植会增加手术部位感染、伤口感染、全身感染的风险，校正后的 OR 值分别是 2.03 和 2.85[7]。此外，透析（8.03%，RR 3.99，$P<0.001$）和肾脏移植患者（9.09%，RR 4.517，$P=0.027$）发生晚期感染的风险会增加。

尽管文献支持肾脏疾病是假体周围感染的一个显著风险因素，很少有研究能在肾脏疾病的严重程度和假体周围感染之间建立联系[8, 15]，因为大多数文献局限于终末期肾病而不是轻度肾病。未来需要进一步研究肾脏疾病的严重程度和假体周围感染之间的关系，以及通过肾脏疾病的严重程度来评估假体周围感染的合适阈值。

肝脏疾病

近来，已经有研究阐明肝脏疾病在假体周围感染中的作用，特别是肝硬化和肝炎。Jiang 等证实，肝硬化患者接受全膝关节置换后更容易发生假体周围感染（2.7%：0.8%；HR3.4；$P<0.001$）[96]。与非肝硬化患者相比，肝硬化患者接受关节置换术更有可能需要进行关节清创冲洗（全髋关节置换：HR2.7；全膝关节置换：HR2.5）或切除关节成形术（全髋关节置换：HR5.9；全膝关节置换：HR2.9）。虽然 Tiberri 等[18] 和 Deleurman 等[24] 发现肝硬化是糖尿病的显著风险因素，但是 Bozic 等未发现慢性肝脏疾病与全膝关节置换（HR 1.08，95%CI：0.846~1.39）和全髋关节置换（HR 1.02，95%CI：0.69~1.50，$P=0.993$）的关联[71, 72]。接受肝脏移植的患者，因为免疫抑制治疗的应用，发生假体周围感染的风险会增大[7]。Cavanaugh 等在一项大型全国性住院患者研究中发现，肝脏疾病导致假体周围感染的风险比约为 2.32。

风险计算模型

有研究试图找到一个预测模型，可适用于每一例患者的人口统计学特点和医学特点（表 5.1）[80, 97, 98]。Bozic 等[97] 根据超过 65 岁的医保人群提出了一套风险评分系统，根据最初的合并疾病制作了手机 App[99]。Bilimoria 等根据人口统计学和手术相关因素，制作了能预测手术并发症和 SSI 的电子应用程序[93]。风险模拟器基于（美国）国家外科质量改进计划数据库（NSQIP），包括了各种外科手术后 90 天的随访。然而，因为测量的变量需要应用于一般手术过程中，因而不包括特定的关节置换相关变量，如关节翻修手术。

Berbari 等创建了一个基于 301 例假体周围感染的模型，另有 316 例假体置换作为对照组，包括了术前和围术期的变量[80]。男性、糖尿病、既往手术史、先前假体置换、免疫抑制、美国麻醉医师协会评分、预防性抗生素的应用、泌尿系统感染和手术时间全部作为感染的独立风险因素，囊括在最后的模型中。

然而，除了近来基于（美国）国家数据库的预测模型，还没有假体周围感染的术前风险预测模型可应用。这可能归因于近来模型的局限性，包括设定特定人群的使用（超过 65 岁的医保人群）、未进行分层研究、随访时间短、患者信息不完善、患者样本量有限等。因此，我们提出了基于我们自己数据库内的 27 117 例关节置换患者的术前风险预测模型，明确了假体周围感染和葡萄球菌感染的风险因素。通过我们的模型发现，重要的人口统计学和手术因素是身高体重指数、男性、政府保险（医疗补助，保健和医疗保险）、翻修手术、膝关节手术、矫形手术史。会减弱预测性能的几种合并疾病包括（表 5.2）：药物滥用，凝血功能障碍，肾脏疾病，精神疾病，心力衰竭，类风湿疾病，糖尿病和缺铁性贫血。然而，我们想创建一个风险计算模型，能够识别发生 PJI 风险高的患者，因此未来还需要进一步研究，发现这部分高风险人群，并实施相应的治疗策略，预防发展为假体周围感染。

小　结

已经进行了大量的努力来找出与假体周围感染相关的可控和不可控的风险因素。我们必须应用这些知识，良好把握适应证，对患者进行教育，以防假体周围感染对患者的生活质量、满意度和整体健康产生影响。尽管我们做了许

表 5.2　假体周围感染风险因素

并存疾病	OR	95%CI
糖尿病	2.00	1.71~2.32
肾脏疾病	4.63	3.50~6.04
风湿疾病	2.41	1.87~3.06
转移瘤	3.85	1.68~7.83
获得性免疫缺陷综合征	6.57	3.53~11.54
肝脏疾病	3.07	1.91~4.72
肺部疾病	1.60	0.95~2.55
肥胖	1.49	1.24~1.79
体重丢失	10.90	4.64~23.70
电解质/体液	2.81	2.10~3.70
缺铁性贫血	1.74	1.48~2.05
酗酒	2.33	1.13~4.34
药物滥用	6.53	2.76~13.86
精神疾病	3.18	2.02~4.81
抑郁	1.50	1.24~1.81
吸烟	1.43	1.15~1.76

多努力，但是对目前的风险因素仍然了解不够，并且还有很多可能存在的风险因素，需要我们去进一步研究认识。运用我们对相关风险因素的了解，对高风险的患者采取预防措施更加重要。同样，对于外科医生来说，各学科之间保持密切合作以尽量减少关节置换术后的假体周围感染也是非常重要的。未来还需要更大的努力，来寻找新的、有效的解决办法，将骨科这一最具毁灭性的并发症的影响降到最低。

参考文献

1. National HCUP Databases ［Internet］. ［cited 2015 Mar 15］. Available from: https://www.hcup-us.ahrq.gov/databases.jsp.

2. Kurtz S, Ong K, Lau E, Mowat F, Halpern M. Projections of primary and revision hip and knee arthroplasty in the United States from 2005 to 2030. J Bone Joint Surg Am. 2007;89(4):780-5.

3. Kurtz SM, Lau E, Watson H, Schmier JK, Parvizi J. Economic burden of periprosthetic joint infection in the United States. J Arthroplasty. 2012,27(8 Suppl):61-5.el.

4. Kurtz SM, Lau E, Schmier J, Ong KL, Zhao K, Parvizi J. Infection burden for hip and knee arthroplasty in the United States. J Arthroplasty. 2008;23(7):984-91.

5. Aggarwal VK, Tischler EH, Lautenbach C, Williams GR, Abboud JA, Altena M, et al. Mitigation and education. J Arthroplasty. 2014;29(2 Suppl): 19-25.

6. Bozic KJ, Ward DT, Lau EC, Chan V, Wetters NG, Naziri Q, et al. Risk factors for periprosthetic joint infection following primary total hip arthroplasty: a case control study. J Arthroplasty. 2014;29(1):154-6.

7. Cavanaugh PK, Chen AF, Rasouli MR, Post ZD, Orozco FR, Ong AC. Total joint arthroplasty in transplant recipients: in-hospital adverse outcomes. J Arthroplasty. 2014;5.

8. Deegan BF, Richard RD, Bowen TR, Perkins RM, Graham JH, Foltzer MA. Impact of chronic kidney disease stage on lower-extremity arthroplasty. Orthopedics. 2014;37(7):e613-8.

9. Falakassa J, Diaz A, Schneiderbauer M. Outcomes of total joint arthroplasty in HIV patients. Iowa Orthop J. 2014;34:102-6.

10. Inacio MCS, Kritz-Silverstein D, Raman R, Macera CA, Nichols JF, Shaffer RA, et al. The impact of pre-operative weight loss on incidence of surgical site infection and readmissionrates after total joint arthro-plastyrrr. J Arthroplasty. 2014;29(3):458-64.e1.

11. Inacio MCS, Paxton EW, Fisher D, Li RA, Barber TC, Singh JA. Bariatric surgery prior to total joint arthro-plasty may not provide dramatic improvements in post-arthroplasty surgical outcomes. J Arthroplasty. 2014;29(7):1359-64.

12. Lovecchio F, Beal M, Kwasny M, Manning D. Do patients with insulin-dependent and noninsulin-dependent diabetes have different risks for complications after arthroplasty? Clin Orthop. 2014;472(11):3570-5.

13. Mednick RE, Alvi HM, Krishnan V, Lovecchio F, Manning DW. Factors affecting readmission rates following primary total hip arthroplasty. J Bone Joint Surg Am. 2014;96(14):1201-9.

14. Meehan JP, Danielsen B, Kim SH, Jamali AA, White RH. Younger age is associated with a higher risk of early periprosthetic joint infection and aseptic mechanical failure after total knee arthroplasty. J Bone Joint Surg Am. 2014;96(7):529-35.

15. Miric A, Inacio MCS, Namba RS. The effect of chronic kidney disease on total hip arthroplasty. J Arthroplasty. 2014;29(6): 1225-30.

16. Pulos N, McGraw MH, Courtney PM, Lee G-C. Revision THA in obese patients is associated with high reoperation rates at short-term follow-up. J Arthroplasty. 2014;29(9 Suppl):209-13.

17. Ravi B, Croxford R, Hollands S, Paterson JM, Bogoch E, Kreder H, et al. Increased risk of complications following total joint arthroplasty in patients with rheumatoid arthritis. Arthritis Rheumatol Hoboken NJ. 2014;66(2) :254-63.

18. Tiberi JV, Hansen V, E1-Abbadi N, Bedair H. Increased complication rates after hip and knee arthroplasty in patients with cirrhosis of the liver. Clin Orthop. 2014;472(9):2774-8.

19. Werner BC, Evans CL, Carothers JT, Browne JA. Primary total knee arthroplasty in super-obese patients: dramatically higher postoperative complication rates even compared to revision surgery. J Arthroplasty. 2014; 19.

20. Wu C, Qu X, Liu F, Li H, Mao Y, Zhu Z. Risk factors for periprosthetic joint infection after total hip arthroplasty and total knee arthroplasty in Chinese patients. PLoS One. 2014;9(4), e95300.

21. Best MJ, Buller LT, Gosthe RG, Klika AK, Barsoum WK. Alcohol misuse is an independent risk factor for poorer postoperative outcomes following primary total hip and total knee arthroplasty. J Arthroplasty. 2015;30:1293-8.

22. Chrastil J, Anderson MB, Stevens V, Anand R, Peters CL, Pelt CE. Is hemoglobin a1c or perioperative hyperglycemia predictive of periprosthetic joint infection or death following primary total joint arthroplasty? J Arthroplasty. 2015;30:1197-202.

23. D'Apuzzo MR, Novicoff WM, Browne JA. The John Insall Award: Morbid obesity independently impacts complications, mortality, and resource use after TKA. Clin Orthop. 2015;473(1):57-63.

24. Deleuran T, Vilstrup H, Overgaard S, Jepsen P. Cirrhosis patients have increased risk of complications after hip or knee arthroplasty. Acta Orthop. 2015;86(1): 108-13.

25. Giefing-Kröll C, Berger P, Lepperdinger G, Grubeck-Loebenstein B. How sex and age affect immune responses, susceptibility to infections, and response to vaccination. Aging Cell. 2015;26.

26. Maradit Kremers H, Lewallen LW, Mabry TM, Berry DJ, Berbari EF, Osmon DR. Diabetes mellitus, hyperglycemia, hemoglobin A1C and the risk of prosthetic joint infections in total hip and knee arthroplasty. J Arthroplasty. 2015;30(3):439-43.

27. Naziri Q, Boylan MR, Issa K, Jones LC, Khanuja HS, Mont MA. Does HIV infection increase the risk of perioperative complications after THA? A nationwide database study. Clin Orthop. 2015;473(2):581-6.

28. Yi PH, Frank RM, Vann E, Sonn KA, Moric M, Della Valle CJ. Is potential malnutrition associated with septic failure and acute infection after revision total joint arthroplasty ? Clin Orthop. 2015;473 (1): 175-82.

29. SooHoo NF, Lieberman JR, Ko CY, Zingmond DS. Factors predicting complication rates following total knee replacement. J Bone Joint Surg Am. 2006;88(3):480-5.

30. McCalden RW, Charron KD, MacDonald SJ, Bourne RB, Naudie DD. Does morbid obesity affect the outcome of total hip replacement?: an analysis of 3290 THRs. J Bone Joint Surg Br. 2011;93(3):321-5.

31. Everhart JS, Altneu E, Calhoun JH. Medical comorbidities are independent preoperative risk factors for surgical infection after total joint arthroplasty. Clin Orthop. 2013;471(10):3112-9.

32. Chee YH, Teoh KH, Sabnis BM, Ballantyne JA, Brenkel IJ. Total hip replacement in morbidly obese patients with osteoarthritis: results of a prospectively matched study. J Bone Joint Surg Br. 2010;92(8):1066-71.

33. Jämsen E, Nevalainen P, Eskelinen A, Huotari K, Kalliovalkama J, Moilanen T. Obesity, diabetes, and preoperative hyperglycemia as predictors of periprosthetic joint infection: a single-center analysis of 7181 primary hip and knee replacements for osteo-arthritis. J Bone Joint Surg Am. 2012;94(14), e101.

34. Jibodh SR, Gurkan I, Wenz JF. In-hospital outcome and resource use in hip arthroplasty: influence of body mass. Orthopedics. 2004;27(6):594-601.

35. Ogden CL, Carroll MD, Kit BK, Flegal KM. Prevalence of childhood and adult obesity in the United States, 2011-2012. JAMA. 2014;311(8):806-14.

36. Ogden CL, Carroll MD, Curtin LR, McDowell MA, Tabak CJ, Flegal KM. Prevalence of overweight and obesity in the United States, 1999-2004. JAMA. 2006;295(13): 1549-55.

37. Singh JA, Houston TK, Ponce BA, Maddox G, Bishop MJ, Richman J, et al. Smoking as a risk factor for short-term outcomes following primary total hip and total knee replacement in veterans. Arthritis Care Res. 2011;63(10): 1365-74.

38. Meldrum RD, Wurtz LD, Feinberg JR, Capello WN. Does smoking affect implant survivorship in total hip arthroplasty? A preliminary retrospective case series. Iowa Orthop J. 2005;25:17-24.

39. Lombardi AV, Berend KR, Adams JB, Jefferson RC, Sneller MA. Smoking may be a harbinger of early failure with ultraporous metal acetabular reconstruction. Clin Orthop. 2013;471(2):486-97.

40. Møller AM, Villebro N, Pedersen T, Tønnesen H. Effect of preoperative smoking intervention on postoperative complications: a randomised clinical trial. Lancet. 2002;359(9301): 114-7.

41. Myers K, Hajek P, Hinds C, McRobbie H. Stopping smoking shortly before surgery and postoperative complications: a systematic review and meta-analysis. Arch Intern Med. 2011;171(11):983-9.

42. Mills E, Eyawo O, Lockhart I, Kelly S, Wu P, Ebbert JO. Smoking cessation reduces postoperative complications: a systematic review and meta-analysis. Am J Med. 2011;124(2):144-54.e8.

43. Bradley KA, Rubinsky AD, Sun H, Bryson CL, Bishop MJ, Blough DK, et al. Alcohol screening and risk of postoperative complications in male VA patients undergoing major non-cardiac surgery. J Gen Intern Med. 2011;26(2):162-9.

44. Harris AHS, Reeder R, Ellerbe L, Bradley KA, Rubinsky AD, Giori NJ. Preoperative alcohol screening scores: association with complications in men undergoing total joint arthroplasty. J Bone Joint Surg Am. 2011;93(4):321-7.

45. Tonnesen H, Rosenberg J, Nielsen HJ, Rasmussen V, Hauge C, Pedersen IK, et al. Effect of preoperative abstinence on poor postoperative outcome in alcohol misusers: randomised controlled trial. BMJ. 1999;318(7194): 1311-6.

46. Lehman CR, Ries MD, Paiement GD, Davidson AB. Infection after total joint arthroplasty in patients with human immunodeficiency virus or intravenous drug use. J Arthroplasty. 2001;16(3):330-5.

47. Habermann B, Eberhardt C, Kurth AA. Total joint replacement in HIV positive patients. J Infect. 2008;57(1):41-6.

48. Wieser K, Zingg PO, Betz M, Neubauer G, Dora C. Total hip replacement in patients with history of illicit injecting drug use. Arch Orthop Trauma Surg. 2012; 132(7): 1037-44.

49. Soohoo NF, Farng E, Lieberman JR, Chambers L, Zingmond DS. Factors that predict short-term complication rates after

total hip arthroplasty. Clin Orthop. 2010;468(9):2363-71.

50. Ridgeway S, Wilson J, Charlet A, Kafatos G, Pearson A, Coello R. Infection of the surgical site after arthro-plasty of the hip. J Bone Joint Surg Br. 2005;87(6):844-50.

51. Dale H, Skråmm I, Løwer HL, Eriksen HM, Espehaug B, Furnes O, et al. Infection after primary hip arthro-plasty: a comparison of 3 Norwegian health registers. Acta Orthop. 2011;82(6):646-54.

52. Robertsson O, Knutson K, Lewold S, Lidgren L. The Swedish Knee Arthroplasty Register 1975-1997: an update with special emphasis on 41,223 knees operated on in 1988-1997. Acta Orthop Scand. 2001;72(5):503-13.

53. Pedersen AB, Svendsson JE, Johnsen SP, Riis A, Overgaard S. Risk factors for revision due to infection after primary total hip arthroplasty. A population-based study of 80,756 primary procedures in the Danish Hip Arthroplasty Registry. Acta Orthop. 2010;81(5):542-7.

54. Trigunaite A, Dimo J, Jørgensen TN. Suppressive effects of androgens on the immune system. Cell Immunol. 2015;294:87-94.

55. Man MQ, Xin SJ, Song SP, Cho SY, Zhang XJ, Tu CX, et al. Variation of skin surface pH, sebum content and stratum corneum hydration with age and gender in a large Chinese population. Skin Pharmacol Physiol. 2009;22(4): 190-9.

56. Kim M-K, Patel RA, Shinn AH, Choi S-Y, Byun H-J, Huh C-H, et al. Evaluation of gender difference in skin type and pH. J Dermatol Sci. 2006;41(2):153-6.

57. Lübbeke A, Stern R, Garavaglia G, Zurcher L, Hoffmeyer P. Differences in outcomes of obese women and men undergoing primary total hip arthro-plasty. Arthritis Rheum. 2007;57(2):327-34.

58. Insaf TZ, Shaw BA, Yucel RM, Chasan-Taber L, Strogatz DS. Lifecourse Socioeconomic Position and Racial Disparities in BMI Trajectories among Black and White Women: Exploring Cohort Effects in the Americans Changing Lives' Study. J Racial Ethn Health Disparities. 2014;1 (4):309-18.

59. Thobakgale CF, Ndung'u T. Neutrophil counts in persons of African origin. Curr Opin Hematol. 2014;21(1):50-7.

60. Azab B, Camacho-Rivera M, Taioli E. Average values and racial differences of neutrophil lymphocyte ratio among a nationally representative sample of United States subjects. PLoS One. 2014;9(11), e 112361.

61. Wahaidi VY, Dowsett SA, Eckert GJ, Kowolik MJ. Neutrophil response to dental plaque by gender and race. J Dent Res. 2009;88(8):709-14.

62. Barnato AE, Alexander SL, Linde-Zwirble WT, Angus DC. Racial variation in the incidence, care, and outcomes of severe sepsis: analysis of population, patient, and hospital characteristics. Am J Respir Crit Care Med. 2008;177(3):279-84.

63. Mayr FB, Yende S, Linde-Zwirble WT, Peck-Palmer OM, Barnato AE, Weissfeld LA, et al. Infection rate and acute organ dysfunction risk as explanations for racial differences in severe sepsis. JAMA. 2010;303(24):2495-503.

64. Dombrovskiy VY, Martin AA, Sunderram J, Paz HL. Occurrence and outcomes of sepsis: influence of race. Crit Care Med. 2007;35(3):763-8.

65. Esper AM, Moss M, Lewis CA, Nisbet R, Mannino DM, Martin GS. The role of infection and comorbidity: Factors that influence disparities in sepsis. Crit Care Med. 2006;34(10):2576-82.

66. Mahomed NN, Barrett J, Katz JN, Baron JA, Wright J, Losina E. Epidemiology of total knee replacement in the United States Medicare population. J Bone Joint Surg Am. 2005;87(6):1222-8.

67. Ibrahim SA, Stone RA, Han X, Cohen P, Fine MJ, Henderson WG, et al. Racial/ethnic differences in surgical outcomes in veterans following knee or hip arthroplasty. Arthritis Rheum. 2005;52(10):3143-51.

68. Hutchinson RN, Shin S. Systematic review of health disparities for cardiovascular diseases and associated factors among American Indian and Alaska Native populations. PLoS One. 2014;9(1), e80973.

69. Story M, Evans M, Fabsitz RR, Clay TE, Holy Rock B, Broussard B. The epidemic of obesity in American Indian communities and the need for childhood obesity-prevention programs. Am J Clin Nutr. 1999;69(4 Suppl):747S-54.

70. Dowsey MM, Choong PFM. Obese diabetic patients are at substantial risk for deep infection after primary TKA. Clin Orthop. 2009;467(6):1577-81.

71. Bozic KJ, Lau E, Kurtz S, Ong K, Rubash H, Vail TP, et al. Patient-related risk factors for periprosthetic joint infection and postoperative mortality following total hip arthroplasty in Medicare patients. J Bone Joint Surg Am. 2012;94(9):794-800.

72. Bozic KJ, Lau E, Kurtz S, Ong K, Berry DJ. Patient-related risk factors for postoperative mortality and periprosthetic joint infection in medicare patients undergoing TKA. Clin Orthop. 2012;470(1):130-7.

73. Meding JB, Reddleman K, Keating ME, Klay A, Ritter MA, Faris PM, et al. Total knee replacement in patients with diabetes mellitus. Clin Orthop. 2003;416:208-16.

74. Iorio R, Williams KM, Marcantonio AJ, Specht LM, Tilzey

JF, Healy WL. Diabetes mellitus, hemoglobin A1C, and the incidence of total joint arthroplasty infection. J Arthroplasty. 2012;27(5):726-9.el.

75. Jämsen E, Nevalainen P, Kalliovalkama J, Moilanen T. Preoperative hyperglycemia predicts infected total knee replacement. Eur J Intern Med. 2010;21 (3): 196-201.

76. Mraovic B, Suh D, Jacovides C, Parvizi J. Perioperative hyperglycemia and postoperative infection after lower limb arthroplasty. J Diabetes Sci Technol. 2011;5(2):412-8.

77. Harris AHS, Bowe TR, Gupta S, Ellerbe LS, Giori NJ. Hemoglobin A1C as a marker for surgical risk in diabetic patients undergoing total joint arthroplasty. J Arthroplasty. 2013;28(8 Suppl):25-9.

78. Peersman G, Laskin R, Davis J, Peterson M. Infection in total knee replacement: a retrospective review of 6489 total knee replacements. Clin Orthop. 2001;392:15-23.

79. Font-Vizcarra L, Lozano L, Rfos J, Forga MT, Soriano A. Preoperative nutritional status and post-operative infection in total knee replacements: a pro-spective study of 213 patients. Int J Artif Organs. 2011;34(9):876-81.

80. Berbari EF, Osmon DR, Lahr B, Eckel-Passow JE, Tsaras G, Hanssen AD, et al. The Mayo prosthetic joint infection risk score: implication for surgical site infection reporting and risk stratification. Infect Control Hosp Epidemiol. 2012;33(8):774-81.

81. Somayaji R, Barnabe C, Martin L. Risk factors for infection following total joint arthroplasty in rheuma-toid arthritis. Open Rheumatol J. 2013;7:119-24.

82. Jäimsen E, Huhtala H, Puolakka T, Moilanen T. Risk factors for infection after knee arthroplasty. A register-based analysis of 43,149 cases. J Bone Joint Surg Am. 2009;91(1):38-47.

83. Bongartz T, Halligan CS, Osmon DR, Reinalda MS, Bamlet WR, Crowson CS, et al. Incidence and risk factors of prosthetic joint infection after total hip or knee replacement in patients with rheumatoid arthritis. Arthritis Rheum. 2008;59(12): 1713-20.

84. Capogna BM, Lovy A, Blum Y, Kim SJ, Felsen UR, Geller DS. Infection rate following total joint arthro-plasty in the HIV population. J Arthroplasty. 2013;28(8): 1254-8.

85. Hicks JL, Ribbans WJ, Buzzard B, Kelley SS, Toft L, Torri G, et al. Infected joint replacements in HIV-positive patients with haemophilia. J Bone Joint Surg Br. 2001;83(7):1050-4.

86. Jerry GJ, Rand JA, Ilstrup D. Old sepsis prior to total knee arthroplasty. Clin Orthop. 1988;236:135-40.

87. Chen C-E, Wang J-W, Juhn R-J. Total hip arthroplasty for primary septic arthritis of the hip in adults. Int Orthop.

2008;32(5):573-80.

88. Jupiter JB, Karchmer AW, Lowell JD, Harris WH. Total hip arthroplasty in the treatment of adult hips with current or quiescent sepsis. J Bone Joint Surg Am. 1981;63(2):194-200.

89. Cherney DL, Amstutz HC. Total hip replacement in the previously septic hip. J Bone Joint Surg Am. 1983;65(9): 1256-65.

90. Kim Y-H, Oh S-H, Kim J-S. Total hip arthroplasty in adult patients who had childhood infection of the hip. J Bone Joint Surg Am. 2003;85-A(2):198-204.

91. Collins AJ, Foley RN, Chavers B, Gilbertson D, Herzog C, Johansen K, et al. United States Renal Data System 2011 Annual Data Report: Atlas of chronic kidney disease & end-stage renal disease in the United States. Am J Kidney Dis Off J Natl Kidney Found. 2012;59(1 Suppl 1):A7, el-420.

92. Sunday JM, Guille JT, Torg JS. Complications of joint arthroplasty in patients with end-stage renal disease on hemodialysis. Clin Orthop. 2002;397:350-5.

93. Sakalkale DP, Hozack WJ, Rothman RH. Total hip arthroplasty in patients on long-term renal dialysis. J Arthroplasty. 1999;14(5):571-5.

94. Lieberman JR, Fuchs MD, Haas SB, Garvin KL, Goldstock L, Gupta R, et al. Hip arthroplasty in patients with chronic renal failure. J Arthroplasty. 1995;10(2):191-5.

95. McCleery MA, Leach WJ, Norwood T. Rates of infection and revision in patients with renal disease undergoing total knee replacement in Scotland. J Bone Joint Surg Br. 2010;92(11):1535-9.

96. Jiang SL, Schairer WW, Bozic KJ. Increased rates of periprosthetic joint infection in patients with cirrhosis undergoing total joint arthroplasty. Clin Orthop. 2014;472(8):2483-91.

97. Bozic KJ, Ong K, Lau E, Berry DJ, Vail TP, Kurtz SM, et al. Estimating risk in Medicare patients with THA: an electronic risk calculator for peripros-thetic joint infection and mortality. Clin Orthop. 2013;471 (2):574-83.

98. Bilimoria KY, Liu Y, Paruch JL, Zhou L, Kmiecik TE, Ko CY, et al. Development and evaluation of the universal ACS NSQIP surgical risk calculator: a decision aid and informed consent tool for patients and surgeons. J Am Coll Surg. 2013;217(5): 833-42.el-3.

99. Elixhauser A, Steiner C, Harris DR, Coffey RM. Comorbidity measures for use with administrative data. Med Care. 1998;36(1):8-27.

6 既往关节内注射和手术史对感染风险的影响

著者：Geert Meermans

翻译：卢群山 刘培来

摘要： 已经证实若干风险因素与假体周围感染有关。本章回顾分析了假体周围感染的风险与行关节置换前的关节内类固醇激素注射和同一关节既往手术史的关联。

虽然不同的研究数据不一致，但均发现关节置换前关节内注射类固醇激素的患者，发生假体周围感染的风险是未注射患者的 2 倍；创伤后关节炎和既往开放性手术史，会使关节置换术后假体周围感染的风险增加 2~4 倍。既往关节镜手术和胫骨高位截骨术可能不会增加假体周围感染的风险。

全部的风险因素，包括既往关节内注射类固醇激素和开放性手术，应该在术前与患者商讨，以便于将来研究患者的分层分析或对报道结果进行研究。

关键词： 风险因素，假体周围感染，类固醇激素注射，既往手术史，分层，关节置换，感染，全髋关节置换术，全膝关节置换术。

引 言

初次关节置换术后假体周围感染的发病率已经从 20 世纪 60 年代末关节置换刚兴起时的 10%[1]，降至近来的 1%~2%[2~4]。然而，尽管感染率在下降，但是假体周围感染的总数量仍旧很高，因为关节置换术的数量也在增加[5~8]。关节翻修手术和可能的并发症，对于患者和医院来说都是一个巨大的负担。与因无菌性松动而进行的翻修相比，假体周围感染的翻修手术的手术时间更长、假体更昂贵、失血更多、住院时间更长、并发症增多，同时术后一年的死亡风险也更高[9~13]。总的来说，因感染而进行翻修手术的花费是因无菌性松动而进行翻修手术的 2~3 倍[9, 10, 12, 14~17]。

许多因素与假体周围感染有关，见表 6.1（包括但不局限于表中因素）。这些风险因素可以是患者相关的、手术相关的、术后因素导致的[3,

G. Meermans, MD

Department of Orthopaedics, Bravis Hospital,

Boerhaaveplein 1, Bergen op Zoom 4624VT,

The Netherlands

e-mail:geertmeermans@hotmail.com

© Springer International Publishing Switzerland 2016

D. Kendoff et al. (eds.), *Periprosthetic Joint Infections: Changing Paradigms*,

DOI 10.1007/978-3-319-30091-7_6

表 6.1　假体周围感染风险因素

急性感染
既往手术史
血糖控制不佳
营养不良
病理性肥胖
吸烟
饮酒
活动期肾病
活动期肝脏疾病
免疫抑制
静脉药物滥用
人类免疫缺陷病毒感染
从保健机构入院
男性
年龄
随后的手术
泌尿系统感染
类风湿性关节炎
长时间住院
ASA>2
手术时间
外科医生数量和医院大小
患者接受公众援助
失血量多
同种异体输血
未应用抗生素骨水泥
急症与计划手术
术后并发症
人种
社会经济状态
恶性肿瘤
镰状细胞性贫血
血友病
抑郁
精神疾病
髋关节骨折
血友病
金黄色葡萄球菌感染
麻醉管理
持续伤口引流
伤口相关并发症
远处感染
心血管系统并发症
住院时间

[4, 18~28]，并可进一步分为可控的和不可控的[26, 29]。这些数据是多因素分析的结果，但对这些风险因素是否确切与假体周围感染有关、它们能否代表实际的风险因素、不同的风险因素是否存在协同作用，以及是否与术后的时间存在关联，目前都不是特别清楚[21]。

合理的术前风险分层分析，对每例患者术前进行风险因素讨论并处理可控性的风险因素，以减少术后并发症的发生，是非常重要的[30]，也有利于科学比较和总结、分析相关文献报道。当监管部门和报告机构公开发表某个医院和医生关节置换的结果时，可以用来修正和验证相关风险因素[21]。根据这些风险因素，可以在术前确认高风险患者并进行密切观察，怀疑存在假体周围感染时可以进行积极治疗[31]。将来，对高风险人群的筛选分层可以允许优先使用预防假体周围感染的新技术，如疫苗、生物膜干扰技术或使用抗菌涂层、抗黏附涂层的假体[32]。

本章的目的是回顾分析与假体周围感染相关的术前同一关节内类固醇激素注射和既往手术史（非关节置换）的风险。大部分信息来自非对照回顾性队列研究或小样本病例对照研究，并仅限于髋关节和膝关节。因为假体周围感染相对不常见，所以研究关节置换术后感染相关因素的前瞻性研究和足够的样本量是很难实现的。参考本章节和其他结果时，应该考虑到这些证据的缺陷。

激素注射后假体周围感染

激素的作用机理

全科医师、风湿病专家和骨科医生经常采用类固醇激素注射，并且仍然是治疗许多原因导致的关节和软组织疼痛的主要手段。激素注射可以用来区分起源于关节的原发性疼痛和牵涉痛。在骨关节炎中，炎症是机械刺激的一种自身反应。T 淋巴细胞浸润骨关节滑膜组织，并释放炎症介质到关节液中。

关节腔内注射激素的目的是提高关节液和滑膜细胞内的激素浓度，减轻局部炎症反应，将血药浓度降到最低并减轻全身副作用。注射激素使症状缓解的机制并没有完全研究清楚，可能与全身应用激素的作用机制不同。激素通过在信号通路的几个水平阻断炎症反应和免疫的级联效应发挥作用，包括前列腺素和环氧化酶通路[33, 34]。通过抑制这些通路，花生四烯酸的产生受到抑制，因此前列腺素、血栓素、环前列腺素和白三烯的形成均减少（图 6.1）。

只有长效制剂适于关节内注射（表 6.2），在注射部位可持续保留较长时间，很少产生全身反应。与高溶解度化合物相比，低溶解度化

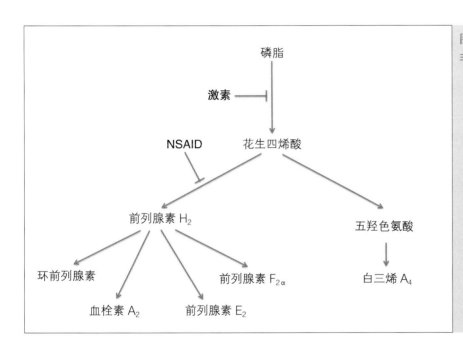

图 6.1　炎症级联效应，激素和非甾体抗炎药的作用靶点

表 6.2　注射型激素的特性

药物	效能（氢化可的松等效）	持续时间
倍他米松磷酸钠和醋酸倍他米松	25	长效
可的松	0.08	短效
地塞米松	25	短效
氢化可的松	1	中效
甲基强的松龙	5	中效
氢化泼尼松	3.5	中效
氟羟氢化泼尼松酮	5	中效
氟羟氢化泼尼松	5	长效

合物可以长时间维持有效的滑液水平而全身血液浓度很低。虽然有数据表明降低溶解度可以产生持续的临床效应，但并非总是如此[35, 36]。

激素的副作用

激素注射后最常见的副作用是注射后局部红肿，面色潮红，皮肤或脂肪萎缩[34, 37~39]。在相对少见的副作用中，关节感染是最受关注的，报道的发病率为1/3 000~1/50 000[40~42]。近年来的发病率降低与注射技术的提高和载药注射器的使用减少了操作步骤有关。有激素注射后发生肌腱断裂的病例报道[43]。虽然动物实验证实激素注射可能对关节软骨有损害作用，但是尚未在人体证实[44~46]。局部激素注射的全身反应通常要比口服或静脉用药轻，包括骨质疏松、激素介导的肌肉疾病、下丘脑—垂体—肾上腺轴的抑制、肝脏血糖合成增加和胰岛素抵抗导致葡萄糖耐受不良的恶化[38, 39, 47~49]。

初次全髋关节置换

髋关节内激素注射可以用于髋关节疾病的诊断和治疗。与关节内注射长效麻醉药联合应用，激素可以用于区分内源性和外源性疼痛（如起源于脊柱的外源性疼痛）[50~55]，敏感性达91.5%，特异性和阳性预测值可达100%，阴性预测值为84.6%[56]。尽管过去的美国风湿病学会治疗髋关节骨关节炎指南不建议行髋关节内激素注射[57]，但近期更多的指南将关节内激素注射作为髋关节骨关节炎的初始治疗[58~60]，临床上对于不愿或不适合在短期内进行全髋关节置换的终末期髋关节骨关节炎患者，或者缓解轻中度骨关节炎患者的炎性症状是很有帮助的[61~63]。

在进行全髋关节置换前1年内，如果进行过超过1周以上的全身激素治疗，与正常对照组相比，激素治疗组发生假体周围感染的风险会倍增[18]。Kaspar和V deBeer首先提出了关节腔内激素注射会影响THA患者的感染率[64]。在他们的研究中，发现在髋关节置换前进行过激素注射的40例患者的感染率是10%，明显高于髋关节置换前未进行激素注射的对照组（P<0.01）。随后的其他研究对如此高的假体周围感染率并不认同，虽然数据不一致，但是没有研究重现Kaspara和V deBeer所提出的如此高的感染或翻修率（表6.3）。

虽然随后的多数研究没有发现假体周围感染的增加，但是有2项研究确实发现髋关节置换前关节内激素注射会增加感染的风险[68, 71]。McIntosh等[68]在224例进行THA前接受过关节内注射激素的患者中，发现3例患者出现了假体周围感染（1.3%）[68]。虽然这与他们研究的深部感染率相似，但是在配对研究中，深部感染的发生率仅为0.45%（224例患者中仅发生1例）。Ravi等用风险回归模型来描述关节内注射和感染风险（Charlson合并疾病指数，身体条件，年龄，性别，收入和外科医生）的关系[71]。发现在进行髋关节置换前1年内进行过关节内激素注射的患者中，校正后的假体周围感染风险增加的危险比是1.37（P=0.003，56/1 691 ：863/35 413）。后者被认为是阐述这一问题的最大规模的研究并且修正了混杂因素的干扰。交叉参考通过数据库来实现，包括接受髋关节置换的患者和由放射科医师进行关节内注射的患者。作者不能确定哪个关节中注射了什么药，造成了潜在的选择偏倚。

对于门诊患者，医生在进行关节内激素注射时无菌操作技术差别很大[40]。有3项研究发现关节内激素注射会使髋关节置换后假体周围感染率增加，而激素注射均由放射科医师在放射室内完成（表6.3）。在关节内激素注射后未

表6.3　关节置换前进行关节腔内类固醇注射患者的感染率

关节	作者	场所	注射者	深部感染		表面感染	
				注射	对照	注射	对照
髋关节	Chitre 等[65]	手术室	外科医生	0/36（0%）	NA	1/36（2.8%）	NA
	Croft 和 Rockwood[66]	门诊	外科医生	0/48（0%）	0/48（0%）	NR	NR
	Haughton 等[67]	手术、放射外科、放射	外科医生、放射科医师	4/254（1.5%）	14/1 603（1.3%）	11/254（4.3%）	4/1 063（0.4%）
	Karuppiah 等[61]	手术室	外科医生	0/128（0%）	NA	0/128（0%）	NA
	Kaspar 和 de V de Beer[64]	放射室	放射科医师	4/40（10%）	0/40（0%）	NR	NR
	McIntosh 等[68]	放射室	放射科医师	3/224（1.3%）	1/224（0.4%）	11/224（4.9%）	8/224（3.6%）
	McMahon 等[69]	手术室	外科医生	1/49（2.0%）	NA	1/49（2.0%）	NA
	Meermans 等[70]	手术室	外科医生	1/182（0.5%）	1/182（0.5%）	5/182（2.7%）	7/182（3.8%）
	Ravi 等[71]	放射室	放射科医师	56/1 691（3.3%）	863/35 413（2.4%）	NR	NR
	Sankar 等[72]	手术室	外科医生	0/40（0%）	NA	1/40（2.5%）	NA
	Sreekumar 等[73]	放射室	放射科医师	0/66（0%）	1/136（0.7%）	0/66（0%）	1/136（0.7%）
膝关节	Desai 等[74]	手术室、门诊	外科门诊	0/90（0%）	0/180（0%）	2/90（2.2%）	5/180（2.8%）
	Horne 等[75]	门诊	外科医生	11/81（13.6%）	17/166（10.2%）	NR	NR
	Joshy 等[76]	NR	NR	8/17（47.1%）	24/47（51.1%）	NR	NR
	Papavasiliou 等[77]	门诊	外科医生	3/54（5.6%）	0/90（0%）	12/54（22.2%）	10/90（11.1%）

缩写：NR，未见报道；NA，不适用；GP，一般从业者
a Personal communication

发现假体周围感染率增加的研究中，注射过程均由外科医生在手术室内完成。这可能表明无菌操作不严格是导致关节内注射激素的患者出现假体周围感染的一个重要因素。

有些学者认为可能是注射到关节腔的某种药物导致了假体周围感染的增加，但并不清楚是哪种药物造成的：关节造影剂，激素或局部麻醉剂。有人假设可能是注射的激素未能完全溶解，以致在关节置换时造成局部免疫抑制[64, 77]。多数研究使用的是甲基泼尼松龙醋酸盐，所以此种激素化合物本身是否会引起假体周围感染目前仍不明确。

其他学者认为，关节内注射和关节置换的间隔时间在假体周围感染中起重要作用。在不同的研究中，激素注射和THA之间的时间间隔各不相同，有些病例超过1年。因此，间隔时间对于感染率的影响很难明确。McIntosh等发现，假体周围感染患者由关节内激素注射到关节置换的平均时间是44天，远远低于所有患者关节内激素注射到关节置换的平均时间（112天）[68]。在Meermans等的研究中，假体周围感染患者由关节内激素注射到关节置换的时间是35天[70]。然而，Kaspar和de V deBeer称在他们的研究中

发现，感染组与未感染组的间隔时间并没有统计学差异（11.38个月，95%CI：5.6~17.2个月；10.86个月，95%CI：7.2~14.5个月）[64]。

由于证据相互矛盾和每项研究的病例数比较少，因此对这些研究进行了荟萃分析；但因为所包含研究的非均一性，其研究结果也存在一定的局限性（表6.4）。Charalambous等研究发现，激素注射会增加关节置换术后的浅表或深部感染的发生率，但是没有统计学意义（P=0.15）[78]。浅表感染率的差异更大，但并没有相关机制来解释为什么关节内注射会增加浅表感染率。McMahon等[79]研究发现，在进行髋膝关节置换前进行关节内激素注射，发生假体周围感染的概率增大了约1倍，但差异没有统计学意义（P=0.12，P=0.64）。在这项荟萃分析中，浅表感染的风险没有差异。Wang等[80]也发现，在行关节成形术前向关节内注射激素并不会使感染率明显增高。Xing等[81]发现关节成形术前向关节内注射激素对深部感染率的影响较大，对浅表感染率则没有明显的影响。虽然并不总是在统计学上有意义，但是多数荟萃分析一致认为，术前向关节内注射激素者的假体周围感染率是未注射者的2倍。

表 6.4　关节腔内注射激素后全髋关节置换的荟萃分析

作者	THA/TKA	表面感染	深部感染
Charalambous 等[78]	THA 和 TKA	RR=1.75（95%CI：0.76~4.04）	RR=1.87（95%CI：0.80~4.35）
	THA	RR=1.91（95%CI：0.48~7.56）	RR=1.59（95%CI：0.66~3.83）
McMahon 等[79]	THA	OR=1.04（95%CI：0.52~2.10）	OR=2.65（95%CI：0.79~8.96）
	TKA	OR=0.91（95%CI：0.07~11.11）	OR=2.24（95%CI：0.08~65.30）
Wang 等[80]	THA	RD=0.00（95%CI：−0.03~0.03）	RD=0.00（95%CI：−0.01~0.02）
	TKA	RD=0.04（95%CI：−0.12~0.20）	RD=0.02（95%CI：−0.06~0.11）
Xing 等[81]	THA 和 TKA	OR=1.75（95%CI：0.74~4.16）	OR=2.13（95%CI：1.02~4.45）

THA，全髋关节置换术；TKA，全膝关节置换术；RR，相对风险；OR，比值；RD，风险差异

初次全膝关节置换

与髋关节相比，因为膝关节入路简单，膝关节内激素注射被骨科医生、类风湿病专家和全科医生广泛用治疗膝关节骨性关节炎。已证实激素可以减轻膝骨性关节炎的疼痛，但是治疗的持续时间仍有争议。有证据证实，通过疼痛视觉评分来评定，激素可使膝关节疼痛减轻约三分之一，但效果仅持续约1周[82]。一项基于循证医学的荟萃分析证实，关节内注射激素治疗膝关节骨关节炎的效果可以持续2周，需要进行注射治疗的次数是1.6~3.5次[83]。虽然多数随机对照研究显示在16~24周时已经没有明显的效果，但总体数据仍然表明在24周时有很好的改善[83]。有限的研究表明曲安奈德比甲强龙或倍他米松更有效[36]。

Papavasiliou等率先研究了膝关节激素注射后发生假体周围感染的风险[77]。在这项回顾性研究中，作者发现，在行膝关节置换前进行过激素注射的54例患者中有3例发生了假体周围感染（5.5%），而未注射的90例患者中没有人发生假体周围感染（0，P=0.025）。这3例发生感染的患者最后一次关节内注射激素与关节置换手术的间隔时间分别是8、10和11个月。两组患者的浅表感染发生率没有显著的统计学差异。

另一项关于关节内激素注射对假体周围感染率影响的研究，对440例全膝关节置换患者进行了1年的随访[74]。作者在医院登记系统中选择80例患者（90例膝），这些患者在接受膝关节置换前关节内注射过激素。另外一组170例患者（180例膝）作为对照组，两组在年龄、性别和手术时间上相互匹配。两组中均未发现假体周围感染的病例。实验组有2例、对照组有5例发生了浅表感染（P=1）。需要注明的是，实验组的2例感染病例，激素注射是在术前18个月进行的。另外需要说明的是，实验组的90

例膝关节中，有60例是在手术室严格的无菌环境下进行注射的。先前有报道称未在手术室进行的注射无菌条件相对较差[40]，因此，本研究结果提示不应在无菌条件不严格的中心进行关节内注射。本研究的另一个缺陷是没有明确实验组或对照组是否在骨科之外进行过激素注射，这会导致潜在的选择偏倚。

在最近的一项研究中，Cancienne等[84]根据（美国）国家数据库回顾分析了同侧膝关节注射激素后3个月、3~6个月、6~12个月进行膝关节置换的患者。根据年龄、性别、肥胖、吸烟状态和糖尿病等，这些患者和未进行过关节内激素注射的TKA患者进行配对分组。与对照组相比，在关节置换前3个月内进行过注射的实验组，术后3个月和6个月内的感染发生率明显增高（138/5 313和181/5 313，181/13 650和319/13 650，P<0.000 1）；在进行注射后3~6个月或6~12个月之间进行关节置换的患者的感染率没有差异。这项研究的不足之处就是采用的数据库没有区分注射方式和药物剂量。

两项病例对照研究没有发现假体周围感染组中进行过关节内激素注射的患者比没有发生感染组的患者多。在一项回顾性的配对病例对照研究中，Joshy等[76]比较了实验组和对照组，实验组包括32例全膝关节置换术后出现深部感染的患者，对照组包括32例从数据库中选择的没有感染的患者，两组患者在年龄、手术年份、美国麻醉协会分级和关节炎的类型上进行了配对。每组患者是否进行关节腔内激素注射仅根据医院记录来确定。结果表明，两组中进行关节内激素注射的病例数没有显著差异，因此作者得出结论，关节置换前关节内激素注射不是术后感染的危险因素。一项更新的回顾性病例对照研究报道了相似的结果[75]，对40例感染患者（膝关节置换术后6个月内伤口感染或因感染而需要行翻修手术）与352例膝关节置换术后没有发生感染的患者进行了比较。除了回顾医院记录，还以问卷形式询问患者在进行膝关节置换前的任何时期是否进行过膝关节注射；如果进行过，是由骨科医生、全科医生还是风湿病医生进行的。作者对 28 例感染病例（应答率 77.5%）与 219 例非感染病例（应答率 69.5%）进行了比较。接受关节置换之前的平均注射次数是 2.23 次（1~15 次），最后一次注射距离手术的平均时间是 16 个月（1 个月到 45 年）。对照组中，32% 的患者在手术前进行过关节内注射；感染组中，39% 的患者在手术前进行过注射。结果表明，既往关节内激素注射不会导致术后感染风险的增高（$P=0.44$）。是否由骨科医生、全科医生或类风湿医生进行注射，感染率没有明显差异。TKA 前是否接受膝关节注射仅通过问卷形式进行确定，没有查看骨科、全科或类风湿科医生的记录，因此这项研究容易产生明显的回忆偏差。

Marsland 等[85]进行了一项荟萃分析，包括回顾性病例对照研究和队列研究，以评估术前关节内激素注射与 TKA 术后感染的相关性。因为样本量较小，该研究没有太强的说服力。一个主要的缺陷是作者没有试图去明确患者是否在社区医院进行过关节内激素注射，这导致了潜在的选择偏倚。因此，表明关节置换前行关节内激素注射会使术后感染风险增加的证据等级较弱，并且与注射时间、剂量或注射频次没有太大的关联。作者得出结论，因为缺少相关资料，当考虑进行关节成形术时，应充分了解既往激素注射史，并且骨科医生、全科医生和风湿科医生之间应该充分沟通交流。

总结：激素和假体周围感染

关于假体周围感染风险与假体置换前关节内激素注射的关系，目前的研究不能明确两者的关系，有待进一步的研究。根据不同的荟萃分析和两项大数据库研究，关节置换前关节内激素注射可能会使假体周围感染的风险升高 2 倍。尽管并不总是有统计学意义，但与临床还是有一定关系的。准确的穿刺在减少副作用和获得最大的临床效果上，还是有明显益处的[86]。进行关机内激素注射时，严格执行标准的无菌操作非常重要，可以将感染的风险降到最低。对于之前接受过关节内激素注射的患者，医生可以推迟手术，直到认为注射激素的任何残留效应应彻底消除。对于 2 个月内进行过关节内激素注射但需要进行全髋关节置换的患者应特别注意。对于关节内注射激素后需要进行膝关节置换的患者，最少间隔 3 个月[84]，间隔 11 个月以上最好[77]。

虽然有若干病例报告称关节内注射非激素药物会引起化脓性关节炎[87~92]，但是没有关于注射非激素化合物引起假体周围感染的数据。

既往手术后假体周围感染

不论既往是否进行过手术治疗，术前创伤性关节炎的诊断一直被认为是假体周围感染的危险因素[24, 25, 93~98]。总的来说，根据多因素回归分析，既往手术引起假体周围感染的 OR 值是 2.1（95%CI：0.9%~5.0%）[94]。可能的解释包括手术复杂、手术时间延长、低毒力的感染，以及局部软组织条件差（图 6.2）。

髋关节置换

根据骨折的类型，内固定术已成为治疗股骨近端骨折广泛采用的有效方法。然而，在治疗这些骨折时有时会失败，可能的原因包括骨质差、骨折类型、骨折固定不佳、内固定位置不佳或发生骨坏死[99~101]。已报道的总的内固定失败率：3%~12% 是内固定物本身失败，2%~12% 是内固定物穿出；2%~5% 是骨折不

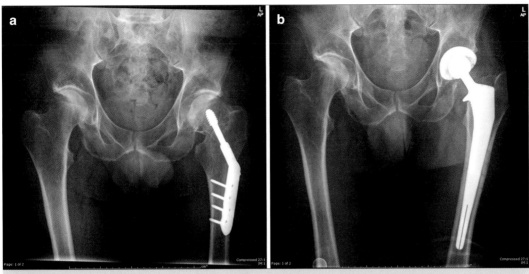

图 6.2　骨盆正位 X 线片：一例 58 岁男性患者近段股骨骨折固定后（a）骨折不愈合，随后行全髋关节置换（b）。3 周后，因假体周围感染再次住院，开放性清创引流成功治愈

愈合；5%~11% 是因为骨折畸形愈合造成的内翻畸形[102~104]。髋部骨折治疗失败会引起严重的功能障碍和疼痛。对于采用内固定术治疗骨折后治疗失败患者，主要采用两种方法进行处理，分别是再次内固定或髋关节置换[104~107]。对于骨质差、股骨头破坏、关节软骨受损、肢体缩短、取得良好临床疗效的可能性低的患者，髋关节置换常作为替代措施[108, 109]。在这些情况下进行髋关节置换存在很多的技术难题，如内固定失败、畸形、骨量缺损、骨质差等。与初次髋关节置换相比，这可能会造成并发症发生率增高，包括假体周围感染，与术前可能存在的败血症、瘢痕和血供较差而导致局部抵抗力减弱、手术时间延长以及手术难度大有关。

Fitzgerald 等[93]发现，排除混杂诊断，既往没有手术史而假体周围感染发生率最高的疾病是创伤后退变性关节疾病。既往有手术史和无手术史，感染发生率有显著差异：既往有手术史者的感染发生率是 2.3%（991 例髋中有 23 例发生），无既往手术史者的感染发生率是 0.9%（2 224 例髋中有 19 例发生）（P=0.001）。Nelson 等[96]回顾了 711 例髋关节置换患者，发现有 16 例发生了深部感染，总的感染率是 2.3%。在 511 例既往无手术史的患者中，有 9 例发生了感染，感染率为 1.8%；在 200 例既往有一次或多次手术史的患者中，有 7 例发生了感染，感染率为 3.5%（P=0.16）。McKinley 等[95]比较了内固定失败后进行的髋关节置换和因关节囊内移位骨折进行的初次髋关节置换。在这项回顾性配对对照研究中，在内固定失败后进行的 107 例髋关节置换的患者中，有 12 例发生了浅表感染；在初次髋关节置换组中，107 例患者中有 3 例发生了浅表感染（P=0.03）。在内固定失败后进行的 107 例髋关节置换的患者中，有 8 例发生了深部感染；在初次髋关节置换的 107 例患者中，有 2 例发生了深部感染（P=0.10）。

膝关节置换

创伤性关节炎或继发性关节炎常由以下情况的关节周围骨折发展而来：①骨解剖结构改变导致膝关节发生力学改变；②膝关节内损伤导致关节软骨损伤；③软骨下内置物可能穿透关节软骨[110]。与对照组相比，在纠正了合并疾病后，胫骨平台骨折会使膝关节置换的可能性增大5.3倍[111]。但是膝关节置换率相当低，胫骨平台骨折内固定术后10年内，仅有7.3%的患者进行了膝关节置换。对于胫骨平台骨折切开复位内固定术后进行膝关节置换者，损伤16年后每增加1年，膝关节置换的额外风险会增加3.4%。绝大部分既往膝关节周围骨折后进行膝关节置换的患者，会有关节功能的明显改善和疼痛缓解。然而，这部分患者的手术难度增大，失败率和围术期并发症发生率增加[110, 112, 113]。有假设称围术期并发症发生率增高是因为皮肤切口设计不佳和软组织条件不佳[114]。

在一项包括4 171例初次膝关节置换患者的回顾性分析中，有既往膝关节手术史的患者感染发生率是1.4%，既往无手术史的患者感染发生率为0.3%（$P=0.007$）[98]。膝关节既往手术史是膝关节感染的重要危险因素，但仅限于有骨性关节炎的膝关节。对于有类风湿性关节炎的膝关节，既往有无手术史感染率相似。Peersman等[25]研究了6 489例膝关节置换患者，116例患者发生了膝关节感染，113例患者获得了随访。每1例感染患者在年龄和性别上与两例同一个月进行膝关节置换的患者进行配对。进行回归分析后，有统计学意义的并发症相关因素是既往开放性手术史（$P<0.001$）。另一项研究包括了43 149例初次关节置换和翻修手术患者，均在芬兰关节登记中心进行登记，中位随访时间为3年，其中387例患者因感染行再次手术

治疗[24]。COX回归分析显示继发性骨性关节炎的假体周围感染的OR值是1.86（95%CI：1.12~3.11），创伤性关节炎的假体周围感染的OR值是2.4（95%CI：1.3~4.2）。Suzuki等[97]将既往膝关节周围手术史作为感染的一个风险因素，并将它们分为两组：既往关节镜手术组和既往非关节镜手术组。另外，既往非关节镜手术组又被分为胫骨高位截骨组和切开复位内固定组。在单因素分析中，有统计学意义的因素包括：膝关节周围手术史、既往非关节镜手术史和既往切开复位内固定手术史。与感染不相关的因素是：既往关节镜手术和胫骨高位截骨术。逻辑回归分析表明，与感染有关的因素是既往切开复位内固定手术史。此外，内固定物存留在统计学上与感染显著相关。

总结：既往手术史和假体周围感染

较长的手术时间、手术切口设计不佳、软组织条件不佳、瘢痕组织周围血供不佳，是进行关节置换前接受过开放手术的患者发生假体周围感染的可能原因。虽然相关的文献不多，但是关于假体周围感染的国际会议有一个强烈的共识（96%同意，4%不同意）：对于择期关节置换，既往手术史是手术部位感染或假体周围感染的潜在危险因素[115]。应该充分了解患者的既往手术史，正确评估患者局部伤口状况。有些作者倡导对既往有关节手术史的患者，在进行关节置换前都应该进行感染的相关检查[116]。其他学者则认为，取出内固定装置并进行假体置换，两者可以在一次手术中安全完成，而不会增加发生假体周围感染的风险[117, 118]。有既往（开放）手术史的患者，髋膝关节置换术后假体周围感染的风险会升高2~4倍。有数据表明，膝关节置换术后假体周围感染风险与既往关节镜手术和胫骨高位截骨术没有相关性。

小 结

有些择期关节置换因发生假体周围感染的风险过高而被停止，但是文献中没有足够的证据来确定做出以上决定的阈值。根据既往的研究，开发了一种计算机风险计算模型来评估假体周围感染的风险，可以向患者说明 THA 术后由患者因素引起 PJI 的风险[2]。有些危险因素是可控的，通过术前干预可以降低假体周围感染的发生率[29]。

前瞻性研究需要严格的数据收集，很难获得足够的病例数，从而得到有效的统计学结果。基于登记系统的病例数较大的研究，通常依赖再住院和再手术来发现感染，因此造成了经保守治疗成功治愈感染病例的流失。本章的数据结果基于回顾性研究的短期随访，具有明显的不均一性。本章中大部分的研究针对膝关节或髋关节，所以不确定这些数据是否可以推广到其他关节的假体周围感染[119~121]。

在有更好和更具有结论性的数据出现之前，骨科医生应该意识到既往关节激素注射或手术史可能会增加假体周围感染的风险。

外科医生应该高度重视有既往关节激素注射史的患者，注射时应该始终保持严格的无菌操作，并考虑到将来可能会进行关节置换手术，从而降低假体周围感染的风险。对于有既往关节开放性手术史的患者，在术前讨论、可控因素的处理、严密监测，以及快速诊断和治疗等方面都应尽力完善。这会减轻假体周围感染对患者健康的影响和患者的经济负担。

参考文献

1. Charnley J, Eftekhar N. Postoperative infection in total prosthetic replacement arthroplasty of the hip-joint. With special reference to the bacterial content of the air of the operating room. Br J Surg. 1969;56(9):641-9.
2. Bozic KJ, Ong K, Lau E, Berry DJ, Vail TP, Kurtz SM, et al. Estimating risk in Medicare patients with THA: an electronic risk calculator for periprosthetic joint infection and mortality. Clin Orthop Relat Res. 2013;471 (2):574-83.
3. Kurtz SM, Ong KL, Lau E, Bozic KJ, Berry D, Parvizi J. Prosthetic joint infection risk after TKA in the Medicare population. Clin Orthop Relat Res. 2010;468(1):52-6.
4. Ong KL, Kurtz SM, Lau E, Bozic KJ, Berry DJ, Parvizi J. Prosthetic joint infection risk after total hip arthroplasty in the Medicare population. J Arthroplasty. 2009;24(6 Suppl):105-9.
5. Kurtz S, Ong K, Lau E, Mowat F, Halpern M. Projections of primary and revision hip and knee arthroplasty in the United States from 2005 to 2030. J Bone Joint Surg Am. 2007;89(4):780-5.
6. Kurtz SM, Ong KL, Lau E, Bozic KJ. Impact of the economic downturn on total joint replacement demand in the United States: updated projections to 2021. J Bone Joint Surg Am. 2014;96(8): 624-30.
7. Nemes S, Gordon M, Rogmark C, Rolfson O. Projections of total hip replacement in Sweden from 2013 to 2030. Acta Orthop. 2014;85(3):238-43.
8. Nemes S, Rolfson O, W-Dahl A, Garellick G, Sundberg M, Kärrholm J, et al. Historical view and future demand for knee arthroplasty in Sweden. Acta Orthop. 2015;86:426-31.
9. Assmann G, Kasch R, Maher CG, Hofer A, Barz T, Merk H, et al. Comparison of health care costs between aseptic and two stage septic hip revision. J Arthroplasty. 2014;29(10): 1925-31.
10. Bozic KJ, Ries MD. The impact of infection after total hip arthroplasty on hospital and surgeon resource utili-zation. J Bone Joint Surg Am. 2005;87(8):1746-51.
11. Jafari SM, Coyle C, Mortazavi SM, Sharkey PF, Parvizi J. Revision hip arthroplasty: infection is the most common cause of failure. Clin Orthop Relat Res. 2010;468(8):2046-51.
12. Vanhegan IS, Malik AK, Jayakumar P, Ul Islam S, Haddad FS. A financial analysis of revision hip arthro-plasty: the economic burden in relation to the national tariff. J Bone Joint Surg Br. 2012;94(5):619-23.
13. Zmistowski B, Karam JA, Durinka JB, Casper DS, Parvizi J. Periprosthetic joint infection increases the risk of one-year mortality. J Bone Joint Surg Am. 2013;95(24):2177-84.
14. Hebert CK, Williams RE, Levy RS, Barrack RL. Cost of treating an infected total knee replace-ment. Clin Orthop Relat Res. 1996;331:140-5.
15. Kallala RF, Vanhegan IS, Ibrahim MS, Sarmah S, Haddad FS. Financial analysis of revision knee surgery based on

NHS tariffs and hospital costs: does it pay to provide a revision service? Bone Joint J. 2015;97-B(2): 197-201.

16. Kapadia BH, McElroy MJ, Issa K, Johnson AJ, Bozic KJ, Mont MA. The economic impact of periprosthetic infections following total knee arthroplasty at a specialized tertiary-care center. J Arthroplasty. 2014;29(5):929-32.

17. Kurtz SM, Lau E, Schmier J, Ong KL., Zhao K, Parvizi J. Infection burden for hip and knee arthro-plasty in the United States. J Arthroplasty. 2008;23(7):984-91.

18. Berbari EF, Hanssen AD, Duffy MC, Steckelberg JM, Ilstrup DM, Harmsen WS, et al. Risk factors for prosthetic joint infection: case-control study. Clin Infect Dis. 1998;27(5): 1247-54.

19. Bongartz T, Halligan CS, Osmon DR, Reinalda MS, Bamlet WR, Crowson CS, Hanssen AD, Matteson EL. Incidence and risk factors of prosthetic joint infection after total hip or knee replacement in patients with rheumatoid arthritis. Arthritis Rheum. 2008;59(12):1713-20.

20. Bozic KJ, Lau E, Kurtz S, Ong K, Berry DJ. Patient-related risk factors for postoperative mortality and periprosthetic joint infection in medicare patients undergoing TKA. Clin Orthop Relat Res. 2012;470(1):130-7.

21. Bozic KJ, Lau E, Kurtz S, Ong K, Rubash H, Vail TP, et al. Patient-related risk factors for peripros-thetic joint infection and postoperative mortality following total hip arthroplasty in Medicare patients. J Bone Joint Surg Am. 2012;94(9):794-800.

22. Bozic KJ, Ward DT, Lau EC, Chan V, Wetters NG, Naziri Q, Odum S, et al. Risk factors for peripros-thetic joint infection following primary total hip arthroplasty: a case control study. J Arthroplasty. 2014;29(1):154-6.

23. Everhart JS, Altneu E, Calhoun JH. Medical comor-bidities are independent preoperative risk factors for surgical infection after total joint arthroplasty. Clin Orthop Relat Res. 2013;471(10):3112-9.

24. Jäimsen E, Huhtala H, Puolakka T, Moilanen T. Risk factors for infection after knee arthroplasty. A register-based analysis of 43,149 cases. J Bone Joint Surg Am. 2009;91(1):38-47.

25. Peersman G, Laskin R, Davis J, Peterson M. Infection in total knee replacement: a retrospective review of 6489 total knee replacements. Clin Orthop Relat Res. 2001;392:15-23.

26. Pruzansky JS, Bronson MJ, Grelsamer RP, Strauss E, Moucha CS. Prevalence of modifiable surgical site infection risk factors in hip and knee joint arthro-plasty patients at an urban academic hospital. J Arthroplasty. 2014;29(2):272-6.

27. Pulido L, Ghanem E, Joshi A, Purtill JJ, Parvizi J. Periprosthetic joint infection: the incidence, timing, and predisposing factors. Clin Orthop Relat Res. 2008;466(7): 1710-5.

28. Wu C, Qu X, Liu F, Li H, Mao Y, Zhu Z. Risk factors for periprosthetic joint infcction after total hip arthroplasty and total knee arthroplasty in Chinese patients. PLoS One. 2014;9(4):e95300.

29. Maoz G, Phillips M, Bosco J, Slover J, Stachel A, Inneh I, et al. The Otto Aufranc Award: modifiable versus nonmodifiable risk factors for infection after hip arthroplasty. Clin Orthop Relat Res. 2015;473(2):453-9.

30. Møller AM, Villebro N, Pedersen T, Tønnesen H. Effect of preoperative smoking intervention on postoperative complications: a randomised clinical trial. Lancet. 2002;359(9301):114-7.

31. Adeli B, Parvizi J. Strategies for the prevention of periprosthetic joint infection. J Bone Joint Surg Br. 2012;94(11):42-6.

32. Hansen EN, Zmistowski B, Parvizi J. Periprosthetic joint infection: what is on the horizon? Int J Artif Organs. 2012;35(10):935-50.

33. Creamer P. Intra-articular corticosteroid injections in osteoarthritis: do they work and if so, how? Ann Rheum Dis. 1997;56(11):634-6.

34. Pekarek B, Osher L, Buck S, Bowen M. Intra-articular corticosteroid injections: a critical literature review with up-to-date findings. Foot (Edinb). 2011;21(2):66-70.

35. Godwin M, Dawes M. Intra-articular steroid injections for painful knees. Systematic review with meta-analysis. Can Fam Physician. 2004;50:241-8.

36. Pyne D, Ioannou Y, Mootoo R, Bhanji A. Intra-articular steroids in knee osteoarthritis: a comparative study of triamcinolone hexacetonide and methylprednisolone acetate. Clin Rheumatol. 2004;23(2): 116-20.

37. Caldwell JR. Intra-articular corticosteroids. Guide to selection and indications for use. Drugs. 1996; 52(4):507-14.

38. Cardone DA, Tallia AF. Joint and soft tissue injection. Am Fam Physician. 2002;66(2):283-8.

39. Cole BJ, Schumacher Jr HR. Injectable corticosteroids in modern practice. J Am Acad Orthop Surg. 2005; 13(1):37-46.

40. Charalambous CP, Tryfonidis M, Sadiq S, Hirst P, Paul A. Septic arthritis following intra-articular steroid injection of the knee- a survey of current practice regarding antiseptic

technique used during intra-articular steroid injection of the knee. Clin Rheumatol. 2003;22(6):386-90.

41. Chazerain P, Rolland D, Cordonnier C, Ziza JM. Septic hip arthritis after multiple injections into the joint of hyaluronate and glucocorticoid. Rev Rhum Engl Ed. 1999;66(7-9):436.

42. Nallamshetty L, Buchowski JM, Nazarian LA, Narula S, Musto M, Ahn NU, et al. Septic arthritis of the hip following cortisone injection: case report and review of the literature. Clin Imaging. 2003; 27(4):225-8.

43. Smith AG, Kosygan K, Williams H, Newman RJ. Common extensor tendon rupture following corticosteroid injection for lateral tendinosis of the elbow. Br J Sports Med. 1999;33(6):423-4.

44. Huppertz HI, Tschammler A, Horwitz AE, Schwab KO. Intraarticular corticosteroids for chronic arthritis in children: efficacy and effects on cartilage and growth. J Pediatr. 1995;127(2):317-21.

45. Raynauld JP, Buckland-Wright C, Ward R, Choquette D, Haraoui B, Martel-Pelletier J, et al. Safety and efficacy of long-term intraarticular steroid injections in osteoarthritis of the knee: a randomized, double-blind, placebo-controlled trial. Arthritis Rheum. 2003;48(2):370-7.

46. Roberts WN, Babcock EA, Breitbach SA, Owen DS, Irby WR. Corticosteroid injection in rheumatoid arthritis does not increase rate of total joint arthroplasty. J Rheumatol. 1996;23(6):1001-4.

47. Habib GS, Miari W. The effect of intra-articular triamcinolone preparations on blood glucose levels in diabetic patients: a controlled study. J Clin Rheumatol. 2011;17(6):302-5.

48. Habib G, Safia A. The effect of intra-articular injection of betamethasone acetate/betamethasone sodium phosphate on blood glucose levels in controlled diabetic patients with symptomatic osteoarthritis of the knee. Clin Rheumatol. 2009;28(1):85-7.

49. Kallock E, Neher JO, Safranek S. Clinical inquiries. Do intra-articular steroid injections affect glycemic control in patients with diabetes? J Fam Pract. 2010;59(12):709-10.

50. Brown MD, Gomez-Marin O, Brookfield KF, Li PS. Differential diagnosis of hip disease versus spine disease. Clin Orthop Relat Res. 2004;419:280-4.

51. Crawford RW, Gie GA, Ling RS, Murray DW. Diagnostic value of intra-articular anaesthetic in primary osteoarthritis of the hip. J Bone Joint Surg Br. 1998; 80(2):279-81.

52. Faraj AA, Kumaraguru P, Kosygan K. Intra-articular bupivacaine hip injection in differentiation of coxar-throsis from referred thigh pain: a 10 year study. Acta Orthop Belg. 2003;69(6):518-21.

53. Kaspar J, Kaspar S, Orme C, de Beer Jde V. Intra-articular steroid hip injection for osteoarthritis: a survey of orthopedic surgeons in Ontario. Can J Surg. 2005;48(6):461-9.

54. Kleiner JB, Thorne RP, Curd JG. The value of bupivicaine hip injection in the differentiation of coxar-throsis from lower extremity neuropathy. J Rheumatol. 1991;18(3):422-7.

55. Saito J, Ohtori S, Kishida S, Nakamura J, Takeshita M, Shigemura T, et al. Difficulty of diagnosing the origin of lower leg pain in patients with both lumbar spinal stenosis and hip joint osteoarthritis. Spine (Phila Pa 1976). 2012;37(25):2089-93.

56. Deshmukh AJ, Thakur RR, Goyal A, Klein DA, Ranawat AS, Rodriguez JA. Accuracy of diagnostic injection in differentiating source of atypical hip pain. J Arthroplasty. 2010;25(6 Suppl):129-33.

57. Recommendations for the medical management of osteoarthritis of the hip and knee: 2000 update. American College of Rheumatology Subcommittee on Osteoarthritis Guidelines. Arthritis Rheum. 2000;43(9):1905-15.

58. Hochberg MC, Altman RD, April KT, Benkhalti M, Guyatt G, McGowan J, et al. American College of Rheumatology 2012 recommendations for the use of nonpharmacologic and pharmacologic therapies in osteoarthritis of the hand, hip, and knee. Arthritis Care Res (Hoboken). 2012;64(4):465-74.

59. Zhang W, Moskowitz RW, Nuki G, Abramson S, Altman RD, Arden N, et al. OARSI recommendations for the management of hip and knee osteoar-thrifts, Part II: OARSI evidence-based, expert consensus guidelines. Osteoarthritis Cartilage. 2008;16(2): 137-62.

60. Zhang W, Nuki G, Moskowitz RW, Abramson S, Altman RD, Arden NK, et al. OARSI recommendations for the management of hip and knee osteoar-thrifts: part Ⅲ: changes in evidence following systematic cumulative update of research published through January 2009. Osteoarthritis Cartilage. 2010;18(4):476-99.

61. Karuppiah SV, Gibson P. The safety of hip injection with corticosteroid in the diagnosis and treatment of osteoarthritis. Hip Int. 2007; 17 (1):36-9.

62. Lambert RG, Hutchings EJ, Grace MG, Jhangri GS, Conner-Spady B, Maksymowych WP. Steroid injection

for osteoarthritis of the hip: a randomized, double-blind, placebo-controlled trial. Arthritis Rheum. 2007;56(7):2278-87.

63. Qvistgaard E, Christensen R, Torp-Pedersen S, Bliddal H. Intra-articular treatment of hip osteoar-thritis: a randomized trial of hyaluronic acid, corti-costeroid, and isotonic saline. Osteoarthritis Cartilage. 2006; 14(2): 163-70.

64. Kaspar S, de V de Beer J. Infection in hip arthro-plasty after previous injection of steroid. J Bone Joint Surg Br. 2005;87(4):454-7.

65. Chitre AR, Fehily MJ, Bamford DJ. Total hip replacement after intra-articular injection of local anaesthetic and steroid. J Bone Joint Surg Br. 2007;89(2):166-8.

66. Croft S, Rockwood P. Risk of intraarticular steroid injection before total hip arthroplasty. Curr Orthop Pract. 2013;2(24):185-8.

67. Haughton D, Davey C, Sapherson D. Is hip injection safe and effective: the patients perspective? Rheumatology. 2010; 1 (49 Suppl):65.

68. Mclntosh AL, Hanssen AD, Wenger DE, Osmon DR. Recent intraarticular steroid injection may increase infection rates in primary THA. Clin Orthop Relat Res. 2006;451:50-4.

69. McMahon SE, Lovell ME. Total hip arthroplasty after ipsilateral intra-articular steroid injection: 8 years follow up. Acta Orthop Belg. 2012;78(3):333-6.

70. Meermans G, Corten K, Simon JP. Is the infection rate in primary THA increased after steroid injection? Clin Orthop Relat Res. 2012;470(11):3213-9.

71. Ravi B, Escott BG, Wasserstein D, Croxford R, Hollands S, Paterson JM, et al. Intraarticular hip injection and early revision surgery following total hip arthroplasty: a retrospective cohort study. Arthritis Rheumatol. 2015;67(1):162-8.

72. Sankar B, Seneviratne S, Radha S, Rajeev A, Banaszkiewicz P. Safety of total hip replacement following an intra-articular steroid hip injection- an audit. Acta Orthop Belg. 2012;78(2):183-6.

73. Sreekumar R, Venkiteswaran R, Raut V. Infection in primary hip arthroplasty after previous steroid infiltration. Int Orthop. 2007;31(1):125-8.

74. Desai A, Ramankutty S, Board T, Raut V. Does intraarticular steroid infiltration increase the rate of infection in subsequent total knee replacements? Knee. 2009;16(4):262-4.

75. Horne G, Devane P, Davidson A, Adams K, Purdie G. The influence of steroid injections on the incidence of infection following total knee arthroplasty. N Z Med J. 2008;121(1268):U2896.

76. Joshy S, Thomas B, Gogi N, Modi A, Singh BK. Effect of intra-articular steroids on deep infections following total knee arthroplasty. Int Orthop. 2006;30(2):91-3.

77. Papavasiliou AV, Isaac DL, Marimuthu R, Skyrme A, Armitage A. Infection in knee replacements after previous injection of intra-articular steroid. J Bone Joint Surg Br. 2006;88(3):321-3.

78. Charalambous CP, Prodromidis AD, Kwaees TA. Do intra-articular steroid injections increase infection rates in subsequent arthroplasty? A systematic review and meta-analysis of comparative studies. J Arthroplasty. 2014;29(11):2175-80.

79. McMahon SE, LeRoux JA, Smith TO, Hing CB. Total joint arthroplasty following intra-articular steroid injection: a literature review. Acta Orthop Belg. 2013;79(6):672-9.

80. Wang Q, Jiang X, Tian W. Does previous intra-articular steroid injection increase the risk of joint infection following total hip arthroplasty or total knee arthroplasty? A meta-analysis. Med Sci Monit. 2014;20:1878-83.

81. Xing D, Yang Y, Ma X, Ma J, Ma B, Chen Y. Dose intraarticular steroid injection increase the rate of infection in subsequent arthroplasty: grading the evidence through a meta-analysis. J Orthop Surg Res. 2014;9(1):107.

82. Hepper CT, Halvorson JJ, Duncan ST, Gregory AJ, Dunn WR, Spindler KP. The efficacy and duration of intra-articular corticosteroid injection for knee osteoarthritis: a systematic review of level I studies. J Am Acad Orthop Surg. 2009;17(10):638-46.

83. Arroll B, Goodyear-Smith F. Corticosteroid injections for osteoarthritis of the knee: meta-analysis. BMJ. 2004;328(7444):869.

84. Cancienne JM, Werner BC, Luetkemeyer LM, Browne JA. Does timing of previous intra-articular steroid injection affect the post-operative rate of infection in total knee arthroplasty? J Arthroplasty. 2015;30(11):187-82. doi: 10.1016/j.arth.2015.05.027.

85. Marsland D, Mumith A, Barlow IW. Systematic review: the safety of intra-articular corticosteroid injection prior to total knee arthroplasty. Knee. 2014;21(1):6-11.

86. Jones A, Regan M, Ledingham J, Pattrick M, Manhire A, Doherty M. Importance of placement of intra-articular steroid injections. BMJ. 1993;307 (6915): 1329-30.

87. Albert C, Brocq O, Gerard D, Roux C, Euller-Ziegler L. Septic knee arthritis after intra-articular hyaluronate

injection. Two case reports. Joint Bone Spine. 2006;73(2):205-7. Epub 2005 Jun 23.

88. Evanich JD, Evanich CJ, Wright MB, Rydlewicz JA. Efficacy of intraarticular hyaluronic acid injections in knee osteoarthritis. Clin Orthop Relat Res. 2001;390:173-81.

89. Morshed S, Huffman GR, Ries MD. Septic arthritis of the hip and intrapelvic abscess following intra-articular injection of hylan G-F 20. A case report. J Bone Joint Surg Am. 2004;86-A(4): 823-6.

90. Papanikolaou A, Tzavara V, Chini M, Papatheodorou A. Pyomyositis and septic hip arthritis due to bacteroides fragilis. A case report. Hip Int. 2011;21(4):498-501.

91. Shemesh S, Heller S, Salai M, Velkes S. Septic arthritis of the knee following intraarticular injections in elderly patients: report of six patients. Isr Med Assoc J. 2011;13(12):757-60.

92. Yoong P, Guirguis R, Darrah R, Wijeratna M, Porteous MJ. Evaluation of ultrasound-guided diagnostic local anaesthetic hip joint injection for osteo-arthritis. Skeletal Radiol. 2012;41 (8):981-5.

93. Fitzgerald Jr RH, Nolan DR, Ilstrup DM, Van Scoy RE, Washington 2nd JA, Coventry MB. Deep wound sepsis following total hip arthroplasty. J Bone Joint Surg Am. 1977;59(7):847-55.

94. Jover-Saénz A, Barcenilla-Gaite F, Torres-Puig-Gros J, Prats-Gispert L, Garrido-Calvo S, Porcel-Pérez JM. Risk factors for total prosthetic joint infection. Case-control study. Med Clin (Barc). 2007;128(13):493-4.

95. McKinley JC, Robinson CM. Treatment of displaced intracapsular hip fractures with total hip arthro-plasty: comparison of primary arthroplasty with early salvage arthroplasty after failed internal fixation. J Bone Joint Surg Am. 2002;84-A(11):2010-5.

96. Nelson JP, Glassburn Jr AR, Talbott RD, McElhinney JP. The effect of previous surgery, operating room environment, and preventive antibiotics on postoperative infection following total hip arthro-plasty. Clin Orthop Relat Res. 1980; 147:167-9.

97. Suzuki G, Saito S, Ishii T, Motojima S, Tokuhashi Y, Ryu J. Previous fracture surgery is a major risk factor of infection after total knee arthroplasty. Knee Surg Sports Traumatol Arthrosc. 2011; 19(12) :2040-4.

98. Wilson MG, Kelley K, Thornhill TS. Infection as a complication of total knee-replacement arthroplasty. Risk factors and treatment in sixty-seven cases. J Bone Joint Surg Am. 1990;72(6):878-83.

99. Archibeck MJ, Carothers JT, Tripuraneni KR, White Jr RE. Total hip arthroplasty after failed internal fixation of proximal femoral fractures. J Arthroplasty. 2013;28(1): 168-71.

100. Haidukewych GJ, Israel TA, Berry DJ. Reverse obliquity fractures of the intertrochanteric region of the femur. J Bone Joint Surg Am. 2001;83-A(5): 643-50.

101. Kyle RF, Cabanela ME, Russell TA, Swiontkowski MF, Winquist RA, Zuckerman JD, Schmidt AH, Koval KJ. Fractures of the proximal part of the femur. Instr Course Lect. 1995;44:227-53.

102. Bannister GC, Gibson AG, Ackroyd CE, Newman JH. The fixation and prognosis of trochanteric fractures. A randomized prospective controlled trial. Clin Orthop Relat Res. 1990;254:242-6.

103. Kyle RF, Ellis TJ, Templeman DC. Surgical treatment of intertrochanteric hip fractures with associated femoral neck fractures using a sliding hip screw. J Orthop Trauma. 2005; 19(1): 1-4.

104. Mariani EM, Rand JA. Nonunion of intertrochanteric fractures of the femur following open reduction and internal fixation. Results of second attempts to gain union. Clin Orthop Relat Res. 1987;218:81-9.

105. Sarathy MP, Madhavan P, Ravichandran KM. Nonunion of intertrochanteric fractures of the femur. Treatment by modified medial displacement and valgus osteotomy. J Bone Joint Surg Br. 1995; 77(1):90-2.

106. Stoffelen D, Haentjens P, Reynders P, Casteleyn PP, Broos P, Opdecam P. Hip arthroplasty for failed internal fixation of intertrochanteric and subtrochanteric fractures in the elderly patient. Acta Orthop Belg. 1994;60 Suppl 1:135-9.

107. Wu CC, Shih CH, Chen WJ, Tai CL. Treatment of cutout of a lag screw of a dynamic hip screw in an intertrochanteric fracture. Arch Orthop Trauma Surg. 1998;117(4-5):193-6.

108. Haentjens P, Casteleyn PP, Opdecam P. Hip arthro-plasty for failed internal fixation of intertrochanteric and subtrochanteric fractures in the elderly patient. Arch Orthop Trauma Surg. 1994;113(4):222-7.

109. Kim YH, Oh JH, Koh YG. Salvage of neglected unstable intertrochanteric fracture with cementless porous-coated hemiarthroplasty. Clin Orthop Relat Res. 1992;277:182-7.

110. Saleh KJ, Sherman P, Katkin P, Windsor R, Haas S, Laskin R, Sculco T. Total knee arthroplasty after open reduction and internal fixation of fractures of the tibial plateau: a minimum five-year follow-up study. J Bone Joint Surg Am. 2001;83-A(8):1144-8.

111. Wasserstein D, Henry P, Paterson JM, Kreder HJ, Jenkinson R. Risk of total knee arthroplasty after operatively treated tibial plateau fracture: a matched-population-based cohort study. J Bone Joint Surg Am. 2014;96(2):144-50.

112. Papadopoulos EC, Parvizi J, Lai CH, Lewallen DG. Total knee arthroplasty following prior distal femoral fracture. Knee. 2002;9(4):267-74.

113. Weiss NG, Parvizi J, Trousdale RT, Bryce RD, Lewallen DG. Total knee arthroplasty in patients with a prior fracture of the tibial plateau. J Bone Joint Surg Am. 2003;85-A(2):218-21.

114. Poss R, Thornhill TS, Ewald FC, Thomas WH, Batte NJ, Sledge CB. Factors influencing the incidence and outcome of infection following total joint arthroplasty. Clin Orthop Relat Res. 1984;182:117-26.

115. Aggarwal VK, Tischler EH, Lautenbach C, Williams Jr GR, Abboud JA, Altena M, et al. Mitigation and education. J Arthroplasty. 2014;29(2 Suppl): 19-25.

116. Hanssen AD, Osmon DR, Nelson CL. Prevention of deep periprosthetic joint infection. Instr Course Lect. 1997;46:555-67.

117. Klatte TO, Meinicke R, O'Loughlin P, Rueger JM, Gehrke T, Kendoff D. Incidence of bacterial contamination in primary THA and combined hard-ware removal: analysis of preoperative aspiration and intraoperative biopsies. J Arthroplasty. 2013; 28(9):1677-80.

118. Klatte TO, Schncidcr MM, Citak M, Oloughlin P, Gebauer M, Rueger M, et al. Infection rates in patients undergoing primary knee arthroplasty with pre-existing orthopaedic fixation-devices. Knee. 2013;20(3): 177-80.

119. Kessler B, Sendi P, Graber P, Knupp M, Zwicky L, Hintermann B, Zimmerli W. Risk factors for peri-prosthetic ankle joint infection: a case-control study. J Bone Joint Surg Am. 2012;94(20):1871-6.

120. Singh JA, Sperling JW, Schleck C, Harmsen W, Cofield RH. Periprosthetic infections after shoulder hemiarthroplasty. J Shoulder Elbow Surg. 2012; 21(10):1304-9.

121. Singh JA, Sperling JW, Schleck C, Harmsen WS, Cofield RH. Periprosthetic infections after total shoulder arthroplasty: a 33-year perspective. J Shoulder Elbow Surg. 2012;21(11):1534-41.

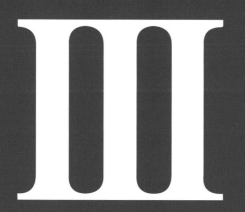

第三部分
关节假体周围感染的诊断

III

7　关节假体周围感染的诊断：传统方法

著者：Mohamed Sukeik, Fares S. Haddad

翻译：李德强　刘培来

摘要： 关节假体周围感染（Periprosthetic joint infection，PJI）一直是髋膝关节置换术后的灾难性并发症。因此，快速、准确地检测病原菌，对早期干预和恰当控制感染具有至关重要的意义。诊断关节假体周围感染的传统方法，包括病史采集和体格检查、血清学和关节滑液的实验室检测、各种影像学特征，以及术中标本的检测。对于假体周围感染的诊断，目前还没有任何一种诊断方法的敏感性和特异性可以达到100%。因此，基于以上这些检测方法，肌肉与骨骼感染协会（Musculoskeletal Infection Society，MSIS）建议采用一种包含主要标准和次要标准的诊断方法，以协助进行诊断和治疗。

本章的目的是概述假体周围感染的传统诊断方法，同时重点阐述各种方法的优点和不足，以及如何进行操作可以提高这些检测方法的诊断正确率。基于生物标记物检测、生物靶向和代谢产物学的应用等的新技术目前正在研究中，随后将进行详细的阐述。

关键词： 关节成形术，生物标记物，培养，诊断，髋，膝，关节假体周围感染，血清，滑液。

引　言

尽管术前在患者选择和最佳适应证方面考虑到了所有可能的危险因素，然而髋膝关节置换术后的关节假体周围感染（periprosthetic joint infection，PJI）仍然是一种非常严重而且很难处理的并发症。实际上，John Charnley 在 20 世纪 60 年代就曾因为 PJI 考虑过停止髋关节置换[1]。PJIs 之所以难以处理的一个重要原因，就是缺乏能够对诊断感染的特异性和敏感性达到 100% 的检测方法。因此，处理 PJIs 的方法各种各样，而且很难对这些方法和治疗结果之间的关系进行比较。肌肉与骨骼感染协会（HSIS）综合各种检测手段制定的包括主要标准和次要标准的诊断方法，可以比较好地解决诊断的问题[2]。这种方法经国际共识协会（International Consensus

M. Sukeik, MD, MRCSEd, PGA (✉)

Department of Trauma and Orthopaedics, The Royal London Hospital, Whitechapel, London E1 1BB, UK

e-mail: msukeik@hotmail.com

F.S. Haddad, BSc, MD (res), MCh, FRCS (Orth)

Department of Trauma and Orthopaedics, University College London Hospitals NHS Trust, London, UK

© Springer International Publishing Switzerland 2016

D. Kendoff et al. (eds.), *Periprosthetic Joint Infections: Changing Paradigms*,

DOI 10.1007/978-3-319-30091-7_7

Group，ICG）的进一步改良，已经被临床医生以及包括疾病控制中心（Centers for Disease Control，CDC）在内的各种学会组织和世界组织所广泛接受（表7.1）。然而，根据以上方法，并不总是能明确病原微生物及其生物学特性。因此，综合性诊断手段可以给出不同的个体化治疗策略。

本章的目的就是总结假体周围感染的传统诊断方法，包括全面的病史采集和体格检查、血清和关节液的实验室检查、各种影像学异常表现和术中标本的检测。

病史采集和体格检查

全面的病史采集和体格检查，对确定PJI的类型以及评估患者的危险因素和是否适合进行外科治疗，具有重要作用。根据Tsukayama等[3]

的报道，急性感染多发生于手术后4周内，主要表现为切口处的持续性疼痛、红肿和波动感，并有脓液渗出，偶有切口裂开。全身症状有发热，有时伴寒战。另一方面，慢性感染发生于手术4周后[3]，表现为关节功能逐渐变差，术后持续性疼痛，有窦道形成。相关病史包括长时间的伤口渗液以及应用多种抗生素后伤口愈合。既往感染病史也具有重要意义，特别是在结核患者经过长时间的静止期后出现感染复发时。血源性感染可以在术后的任何时间发生[3]，典型表现为假体功能良好，可以保持数月或数年。最常见的初次感染发生部位是皮肤和软组织[4]。然而，感染的其他来源包括泌尿系统、呼吸系统、胃肠道以及近期牙科治疗[5]。此类感染最常发生在免疫功能不全的患者，因此仔细评估有糖尿病、慢性肾功能损伤、炎性关节病以及恶性肿瘤等疾病的患者是非常重要的。

表7.1 关节假体周围感染的诊断

肌肉与骨骼感染协会（MSIS）	疾病控制中心（CDC）
主要表准：	主要标准：
1. 有窦道与假体相通；或	1. 有窦道与关节相通；或
2. 由2份或多份独立的组织或由受累关节的关节液培养出病原微生物；或	2. 两份假体周围组织或关节液培养一致的微生物阳性；或
次要标准：	次要标准：
3. 下面6个次要标准中出现4个：	3. 下面5个次要标准中出现3个：
（a）ESR和CRP升高	（a）CRP>100 mg/L 并且 ESR>30 mm/h
（b）关节液WCC升高	（b）关节液 WCC>10 000 个 /uL 或滑液白细胞酯酶带试验为 ++
（c）关节液多形核白细胞比率升高	（c）关节液多形核白细胞比率升高（>90%）
（d）受累关节出现脓液	（d）假体周围组织或关节液培养一次阳性
（e）关节假体周围组织或关节液培养分离出病原微生物	（e）假体周围组织的组织学检测阳性（每个高倍视野中多形核白细胞数大于5）
（f）在放大400倍的假体周围组织切片中，可以观察到5个高倍视野，每个高倍视野中中性白细胞数大于5	

如果假体固定良好，PJI 得到了早期诊断，可以采用积极清创、更换部分组件的方法保留假体。如果感染没有得到早期诊断或对于慢性感染的病例，一期或分期翻修对于控制感染可能更合适。有些病例，在全面评估的基础上，尽快干预被认为是感染得以控制的首要因素，可以阻止感染细菌生物膜的形成[6]。

血清学检测

白细胞计数（WBC）和多核细胞（PMN）百分比，对疑有 PJI 的患者作用较小，因为其特异性和敏感性较低[7, 8]。但是，对于所有怀疑感染的病例，C 反应蛋白（CRP）和血沉（ESR）应该作为筛查工具。术后 48 小时内，CRP 水平达到最高值，并在 3 周内逐渐回到正常水平，但是 ESR 可以在术后数月内处于升高水平[6, 9]。因此，升高的 CRP 在明确感染中更准确[10]。有 2 篇研究报道，CRP 水平高于 10 mg/L 并且 ESR 水平高于 30 mm/h，与所有的 THA 术后并发假体周围深部感染具有相关性[8, 11]。因此，这些作者建议联合应用这两种检测结果，以提高感染诊断的准确率。另外，很重要的一个方面是应该认识到，ESR 和 CRP 是炎症反应的非特异性标志物，在其他炎性和感染性疾病，包括在恶性肿瘤中也会经常升高，可能会导致 PJI 诊断的假阳性结果。另外，在髋膝置换术后早期这些指标也会升高。因此，Bedair 等[12]和 Yi 等[13]确定了髋膝关节置换术后急性期 PJIs 的 CRP 阈值分别是 93 mg/L 和 95 mg/L。Greidanus 等[14]认为联合应用 ESR（敏感性，0.93；特异性，0.83；阳性似然比，5.81；准确性，0.86）和 CRP（敏感性，0.91；特异性，0.86；阳性似然比，6.89；准确性，0.88）是最佳的诊断检测手段。在最近包括 320 例 PJIs 的研究报道中，Zajonz 等[15]发现髋、膝关节置换之间，就炎性标志物的水平而言没有差异。Parvizi 在最近一篇研究中建议，最好的诊断方法是在确定 CRP 和 ESR 水平异常后进行诊断性关节穿刺[16]。另一方面，AAOS 关于 PJIs 临床实践指南认为，即使 ESR 和 CRP 水平正常也不能排除 PJIs[17]，因此这些检测不能单独作为排除 PJI 的确切依据。

对白介素 –6（Interleukin–6，IL–6）和降钙素原也已被进行了大量研究，开始时认为这两者是有价值的 PJIs 标志物[18~20]。然而，最近的研究认为，在诊断感染方面没有其他指标具有超过 CRP 的优势[21~23]。另外，关于 IL–6 的研究受到了一定的指责，认为其不能解释一些混杂因素的影响，如既往使用过抗生素和相关的炎性疾病[18, 19]。

在 PJI 中，其他血清学生物标志物的升高正处于研究中，包括肿瘤坏死因子 – α（tumor necrosis fact– α，TNF– α）、短链的细胞外脂磷壁酸、可溶性细胞间黏附分子 –1，以及单核细胞化学吸引蛋白 –1[24]。

关节液检测

用骨科医生最熟悉的技术抽出髋膝关节内的滑液，必须严格无菌操作以减少假阳性结果，并且避免医源性假体周围感染的发生。髋关节穿刺抽液常在透视导引下进行，但也有报道在超声导引下进行[25]。由于具有杀菌作用并可导致相关的假阴性结果，因此应避免使用局部麻醉剂和造影剂[26, 27]。同样，在进行关节液穿刺或培养前，患者要停用任何抗生素至少 2 周，以避免出现假阴性结果[28]。对关节液应该进行微生物培养、白细胞计数和分类。采用血培养瓶进行关节液培养[29]，对于可疑的非特异性感染，需要采用特殊培养基，如勒文斯坦（Lowenstein–Jensen）培养基用于分枝杆菌的培养[30]，沙氏葡萄糖琼脂用于真菌的培养[31]。

如果怀疑是痤疮丙酸杆菌、真菌、分枝杆菌感染，需要延长培养时间到 14 天[32]。然而，分枝杆菌和真菌培养无须作为常规进行，因为性价比较低[33]。如果滑液检查和血清学标志物升高提示感染，但是培养结果阴性，需要在术前或抗生素治疗前重复穿刺抽取滑液进行培养[34]。表 7.2 中列出了诊断急性和慢性髋膝关节 PJIs 的最佳指标，包括滑液白细胞计数、中性粒细胞百分比和血清 CRP 水平[12, 13, 35]。

白细胞酯酶（LE）检测最近已被列为诊断 PJIs 的次要诊断标准，因为其价格较低、容易应用，并且据报道有较高的敏感性（80%）和特异性（100%）[36]。然而，一定要了解穿刺滑液中混入血液会导致白细胞酯酶试剂条结果的误判，对标本进行离心处理可以解决这个问题，并不会影响检测的准确性[37, 38]。

滑液中的 CRP 和 IL-6 也被建议用于提高 PJI 诊断的准确率。例如，联合检测滑液中的 CRP 和 α - 防御素的水平，对于诊断 PJI 具有 97% 的敏感性和 100% 的特异性，并且可以正确判断 99% 的病例是感染还是非感染[39]。然而，尽管许多研究显示滑液中的 CRP 比血清中的 CRP 具有一定的优势[40, 41]，但是最近的报道提出滑液中的 CRP 在发现 PJIs 中不具有诊断优势[42]。Randau 等[43]提出，在发现 PJIs 方面，滑液中的 IL-6 比血清中的 WBC 和 CRP 的准确

性更高；与单独检测血清或滑液中的 IL-6 相比，联合检测血清和滑液中的 IL-6 可以提高诊断率。最近的研究还显示，即使患者正在应用抗生素或在合并全身炎性疾病的患者中，IL-6 也具有较高的特异性和准确性[41, 44]。

发生 PJIs 中时会升高的其他滑液生物标志物正处于研究阶段，包括细胞因子，如 IL-1β、IL-6、IL-8、IL-17、TNF-α、干扰素 - δ，以及血管内皮生长因子、人 β - 防御素 -2（human β -defensin-2，HBD-2）和 HBD-3、抗菌肽 LL-37[24]。基于滑液生物标志物分析、生物膜靶向和代谢产物学的应用的新技术正在实施中，随后进行详细讲述。

影像学检查

感染的关节置换术后患者均需要进行 X 线检查。然而，在发现感染方面，这些检查既没有很好的敏感性，也没有很好的特异性。X 线检查能发现的是在无菌性失败和感染性失败中都比较常见的假体松动和骨溶解。另一方面，骨外膜和骨内膜的反应性新生骨形成，更多的是提示感染的可能性，但是并不是所有的病例都会出现[8]。

CT 检查可以更详细分析骨性结构，并能显示软组织表现。然而，由于金属伪影的存在，CT 显示的表现也是有限的，因此其时 PJIs 的敏

表 7.2　髋膝关节假体周围感染实验室检查阈值

	急性感染		慢性感染	
	TKA	THA	TKA	THA
血清 CRP（mg/L）	95	93	10	10
滑液 WBC 计数（cells/μL）	27 800	12 800	1 100~4 000	3 000
滑液 PMN 细胞（%）	89	89	64~69	80

缩写：TKA 全膝关节置换，THA 全髋关节置换，CRP C- 反应蛋白，WBC 白细胞，PMN 多形核白细胞

感性较低,并且会使患者暴露于高剂量放射线之下,同时还明显增加了相关费用[45]。由于金属伪影的影响,MRI 检查作用有限,文献报道即使进行了消除金属伪影处理,其作用也很有限[46]。

当血清学检查结果因其他炎性疾病而升高,以及由于抗生素的应用或没有抽出滑液导致滑液培养结果不是很可信时,核素显像检查有一定的作用,特别是对于不计划进行手术的患者[47]。然而,核素显像费用比较高,与 CT 和 MRI 相近,放射剂量与 CT 相当,而且其结果会在髋膝关节置换术后近 1 年的时间内显示为阳性,因为手术本身可导致局部核素摄取增加。许多同位素已被用于 PJIs 诊断,具有不同的敏感性和特异性,包括 Te-99m、Ga-67 标记的柠檬酸盐和 In-111 标记的白细胞等。在最近的一篇综述性文献中,Ouyang 等[48]报道,三相骨扫描技术(triple phase bone scans)对 PJIs 的总体敏感性是 0.83,特异性是 0.73。然而,其在髋关节假体周围感染中的敏感性和特异性(0.81 和 0.78)明显高于膝关节假体周围感染(0.75 和 0.55)(P<0.05)。采用抗粒细胞单克隆抗体闪烁显像方法研究 THAs 术后 PJIs 的荟萃分析表明,敏感性和特异性分别为 83% 和 80%[49]。另一方面,In-111 标记的白细胞扫描在发现髋关节假体周围感染的敏感性方面,文献报道为比较低的 50%[50]。

在过去的十几年间,已经研究了氟脱氧葡萄糖正电子发射断层扫描[fluorodeoxyglucose(FDG)-positron emission tomography,FDG-PET]在 PJIs 诊断中的作用。此项研究的依据是,炎性细胞会表达更多的葡萄糖转运蛋白,导致细胞内脱氧葡萄糖的积聚,而脱氧葡萄糖不能被细胞代谢,并能被 PET 发现。尽管 2006 年 Prandini 等[51]的荟萃分析报道了 FDG-PET 在发现 PJI 中的敏感性和特异性分别为 94.1 和

87.3%,然而 2008 年另一篇荟萃分析报道了 FDG-PET 具有中高度的总体诊断效率,并且提示文献中得到的研究数据具有一定的异质性[52]。在过去的 3 年里,有 2 项深入研究显示,FDG-PET 在 PJIs 诊断中的作用有待确定[53, 54]。另外,也需要看到这种影像学检查目前仅仅能够在三级转诊中心获得,并且其费用约为骨扫描或 MRI 的 3 倍[55]。

术中评估

在进行翻修手术时,术中应首先评估组织外观并对滑液或组织标本进行经典的革兰染色。然而,一定要认识到,组织外观和革兰染色均不是确定或排除感染的可靠指标[8, 56]。

当其他检查提示但不能确定感染时,对计划进行翻修手术的患者,术中冰冻切片被认为是发现 PJIs 比较有用的方法[47]。骨与骨水泥以及骨水泥与假体界面之间的深部组织标本均应送检分析。同时,需要经验丰富的病理学家对每个高倍视野中的白细胞计数进行解读分析。一项包含 175 例关节假体翻修患者的研究,建议采用每个高倍视野 10 个 WBCs 作为诊断感染的临界值,具有 84% 的敏感性和 99% 的特异性[57]。MSIS/CDC 指南推荐以每个高倍视野超过 5 个多形核白细胞(PMNs)作为诊断 PJIs 的一个次要标准[35]。最近的研究显示,二期翻修置入假体时,冰冻切片检查是诊断感染的有效方法,特异性达到 94%;但是,在排除感染上其作用较小,因其敏感性只有 50%[58]。术中滑液标本的检查和术前一样,前面已经进行了概述。

术中组织培养被认为是确定 PJIs 的金标准,但容易出现假阴性和假阳性的结果[3]。与关节穿刺抽液一样,仔细操作并且术前至少停用抗生素 2 周是减少假阴性结果的关键[28]。当至少两份术中组织培养得到相同的病原体时,可以

确认 PJI 的诊断[35]。然而，许多研究显示为了获得感染的准确诊断，需要从浅层组织、深层组织和假体周围组织获取 3~6 份组织标本[35, 59, 60]。术中取出的组织也应该送到微生物实验室进行超声处理，可以将培养的敏感性由 61% 提高到 78%，即使患者正在接受抗生素治疗[61]。培养时间应该至少 7 天。然而，最近的报道建议培养时间延长到 14 天，因为这可以增加发现微生物的机会，否则可能会得到阴性结果（培养 14 天和 7 天相比，会另有 26.4% 的病例被确定为感染）[32, 62]。

尽管存在明显的感染表现如肉眼可见的脓液，但 10%~15% 的病例培养结果仍然可以是阴性[63]。可能的原因有标本采集方法不恰当、培养时间短，以及采集标本前应用了抗生素治疗。可是有趣的是，Ghanem 等[64]认为术前关节液穿刺阳性的患者应用抗生素与否并不会对感染微生物的分离有较大的影响。因此，与微生物学专家进行仔细的沟通交流非常重要，有助于快速而准确地分析术中获得的标本。

总之，是联合应用各种不同的诊断方法，已经是大家的共识。基于生物标记物分析、生物靶向和代谢产物学的应用，PJIs 的诊断从传统方法向新技术转变，可能会在将来进一步提高我们处理这类医学难题的能力。

参考文献

1. Stockley I. Infected arthoplasty. J Trauma Orthop. 2014;2(3):52-3.

2. Gehrke T, Parvizi J. Proceedings of the international consensus meeting on periprosthetic joint infection. Foreword. J Orthop Res. 2014;32 Suppl 1:S2-3.

3. Tsukayama DT, Estrada R, Gustilo RB. Infection after total hip arthroplasty. A study of the treatment of one hundred and six infections. J Bone Joint Surg Am. 1996; 78(4):512-23.

4. Zimmerli W, Moser C. Pathogenesis and treatment concepts of orthopaedic biofilm infections. FEMS Immunol Med Microbiol. 2012;65(2):158-68.

5. Maderazo EG, Judson S, Pasternak H. Late infections of total joint prostheses. A review and recommendations for prevention. Clin Orthop Relat Res. 1988;229:131-42.

6. Moyad TF, Thornhill T, Estok D. Evaluation and management of the infected total hip and knee. Orthopedics. 2008;31(6):581-8; quiz 9-90.

7. Toossi N, Adeli B, Rasouli MR, Huang R, Parvizi J. Serum white blood cell count and differential do not have a role in the diagnosis of periprosthetic joint infection. J Arthroplasty. 2012;27(8 Suppl):51-4.el.

8. Spangehl MJ, Masri BA, O'Connell JX, Duncan CP. Prospective analysis of preoperative and intraoperative investigations for the diagnosis of infection at the sites of two hundred and two revision total hip arthroplasties. J Bone Joint Surg Am. 1999;81 (5):672-83.

9. Shih LY, Wu JJ, Yang DJ. Erythrocyte sedimentation rate and C-reactive protein values in patients with total hip arthroplasty. Clin Orthop Relat Res. 1987;225:238-46.

10. Haaker R, Senge A, Kramer J, Rubenthaler F. Osteomyelitis after endoprostheses. Orthopade. 2004;33(4):431-8.

11. Schinsky MF, Della Valle CJ, Sporer SM, Paprosky WG. Perioperative testing for joint infection in patients undergoing revision total hip arthroplasty. J Bone Joint Surg Am. 2008;90(9):1869-75.

12. Bedair H, Ting N, Jacovides C, Saxena A, Moric M, Parvizi J, et al. The Mark Coventry Award: diagnosis of early postoperative TKA infection using synovial fluid analysis. Clin Orthop Relat Res. 2011; 469(1):34-40.

13. Yi PH, Cross MB, Moric M, Sporer SM, Berger RA, Della Valle CJ. The 2013 Frank Stinchfield Award: diagnosis of infection in the early postoperative period after total hip arthroplasty. Clin Orthop Relat Res. 2014;472(2):424-9.

14. Greidanus NV, Masri BA, Garbuz DS, Wilson SD, McAlinden MG, Xu M, et al. Use of erythrocyte sedimentation rate and C-reactive protein level to diagnose infection before revision total knee arthroplasty. A prospective evaluation. J Bone Joint Surg Am. 2007;89(7): 1409-16.

15. Zajonz D, Wuthe L, Tiepolt S, Brandmeier P, Prietzel T, von Salis-Soglio GF, et al. Diagnostic work-up strategy for periprosthetic joint infections after total hip and knee arthroplasty: a 12-year experience on 320 consecutive cases. Patient Saf Surg. 2015;9:20.

16. Diaz-Ledezma C, Lichstein PM, Dolan JG, Parvizi J. Diagnosis of periprosthetic joint infection in Medicare patients: multicriteria decision analysis. Clin Orthop Relat

Res. 2014;472(11):3275-84.

17. Parvizi J, Della Valle CJ. AAOS clinical practice guideline: diagnosis and treatment of periprosthetic joint infections of the hip and knee. J Am Acad Orthop Surg. 2010;18(12):771-2.

18. Berbari E, Mabry T, Tsaras G, Spangehl M, Erwin PJ, Murad MH, et al. Inflammatory blood laboratory levels as markers of prosthetic joint infection: a systematic review and meta-analysis. J Bone Joint Surg Am. 2010;92(11):2102-9.

19. Di Cesare PE, Chang E, Preston CF, Liu CJ. Serum interleukin-6 as a marker of periprosthetic infection following total hip and knee arthroplasty. J Bone Joint Surg Am. 2005;87(9):1921-7.

20. Shaikh MM, Hermans LE, van Laar JM. Is serum procalcitonin measurement a useful addition to a rheumatologist's repertoire? A review of its diagnostic role in systemic inflammatory diseases and joint infections. Rheumatology (Oxford). 2015;54(2):231 40.

21. Glehr M, Friesenbichler J, Hofmann G, Bernhardt GA, Zacherl M, Avian A, et al. Novel biomarkers to detect infection in revision hip and knee arthroplasties. Clin Orthop Relat Res. 2013;471(8):2621-8.

22. Drago L, Vassena C, Dozio E, Corsi MM, De Vecchi E, Mattina R, et al. Procalcitonin, C-reactive protein, interleukin-6, and soluble intercellular adhesion molecule-1 as markers of postoperative orthopaedic joint prosthesis infections. Int J Immunopathol Pharmacol. 2011;24(2):433-40.

23. Yuan K, Li WD, Qiang Y, Cui ZM. Comparison of procalcitonin and C-reactive protein for the diagnosis of periprosthetic joint infection before revision total hip arthroplasty. Surg Infect (Larchmt). 2015;16(2): 146-50.

24. Chen A, Fei J, Deirmegian C. Diagnosis of periprosthetic infection: novel developments. J Knee Surg. 2014;27(4):259-65.

25. Battaglia M, Vannini F, Guaraldi F, Rossi G, Biondi F, Sudanese A. Validity of preoperative ultrasound-guided aspiration in the revision of hip prosthesis. Ultrasound Med Biol. 2011;37(12): 1977-83.

26. Ali F, Wilkinson JM, Cooper JR, Kerry RM, Hamer AJ, Norman P, et al. Accuracy of joint aspiration for the preoperative diagnosis of infection in total hip arthroplasty. J Arthroplasty. 2006;21 (2):221-6.

27. Schmidt RM, Rosenkranz HS. Antimicrobial activity of local anesthetics: lidocaine and procaine. J Infect Dis. 1970;121 (6):597-607.

28. Della Valle C, Parvizi J, Bauer TW, DiCesare PE, Evans RP, Segreti J, et al. American Academy of Orthopaedic Surgeons clinical practice guideline on: the diagnosis of periprosthetic joint infections of the hip and knee. J Bone Joint Surg Am. 2011; 93(14):1355-7.

29. Font-Vizcarra L, Garcia S, Martinez-Pastor JC, Sierra JM, Soriano A. Blood culture flasks for culturing synovial fluid in prosthetic joint infections. Clin Orthop Relat Res. 2010;468(8):2238-43.

30. Woods GL. The mycobacteriology laboratory and new diagnostic techniques. Infect Dis Clin North Am. 2002;16(1): 127-44.

31. O'Shaughnessy EM, Shea YM, Witebsky FG. Laboratory diagnosis of invasive mycoses. Infect Dis Clin North Am. 2003;17(1):135-58.

32. Schafer P, Fink B, Sandow D, Margull A, Berger I, Frommelt L. Prolonged bacterial culture to identify late periprosthetic joint infection: a promising strategy. Clin Infect Dis. 2008;47(11):1403-9.

33. Tokarski AT, O'Neil J, Deirmengian CA, Ferguson J, Deirmengian GK. The routine use of atypical cultures in presumed aseptic revisions is unnecessary. Clin Orthop Relat Res. 2013;471(10):3171-7.

34. Barrack RL, Jennings RW, Wolfe MW, Bertot AJ. The Coventry Award. The value of preoperative aspiration before total knee revision. Clin Orthop Relat Res. 1997;345:8-16.

35. Parvizi J, Zmistowski B, Berbari EF, Bauer TW, Springer BD, Della Valle CJ, et al. New definition for periprosthetic joint infection: from the Workgroup of the Musculoskeletal Infection Society. Clin Orthop Relat Res. 2011;469(11):2992-4.

36. Parvizi J, Jacovides C, Antoci V, Ghanem E. Diagnosis of periprosthetic joint infection: the utility of a simple yet unappreciated enzyme. J Bone Joint Surg Am. 2011;93(24):2242-8.

37. Aggarwal VK, Tischler E, Ghanem E, Parvizi J. Leukocyte esterase from synovial fluid aspirate: a technical note. J Arthroplasty. 2013;28(1): 193-5.

38. Wetters NG, Berend KR, Lombardi AV, Morris MJ, Tucker TL, Della Valle CJ. Leukocyte esterase reagent strips for the rapid diagnosis of periprosthetic joint infection. J Arthroplasty. 2012;27(8 Suppl):8-11.

39. Deirmengian C, Kardos K, Kilmartin P, Cameron A, Schiller K, Parvizi J. Combined measurement of synovial fluid alpha-Defensin and C-reactive protein levels: highly accurate for diagnosing periprosthetic joint infection. J Bone Joint Surg Am. 2014;96(17): 1439-45.

40. Parvizi J, Jacovides C, Adeli B, Jung KA, Hozack WJ, Mark B. Coventry Award: synovial C-reactive protein: a prospective evaluation of a molecular marker for periprosthetic knee joint infection. Clin Orthop Relat Res. 2012;470(1):54-60.

41. Jacovides CL, Parvizi J, Adeli B, Jung KA. Molecular markers for diagnosis of periprosthetic joint infection. J Arthroplasty. 2011;26(6 Suppl):99-103.el.

42. Tetreault MW, Wetters NG, Moric M, Gross CE, Della Valle CJ. Is synovial C-reactive protein a useful marker for periprosthetic joint infection? Clin Orthop Relat Res. 2014;472(12):3997-4003.

43. Randau TM, Friedrich MJ, Wimmer MD, Reichert B, Kuberra D, Stoffel-Wagner B, et al. Interleukin-6 in serum and in synovial fluid enhances the differentiation between periprosthetic joint infection and aseptic loosening. PLoS One. 2014;9(2), e89045.

44. Deirmengian C, Hallab N, Tarabishy A, Della Valle C, Jacobs JJ, Lonner J, et al. Synovial fluid biomarkers for periprosthetic infection. Clin Orthop Relat Res. 2010; 468(8):2017-23.

45. Cyteval C, Hamm V, Sarrabere MP, Lopez FM, Maury P, Taourel P. Painful infection at the site of hip prosthesis: CT imaging. Radiology. 2002;224(2):477-83.

46. Talbot BS, Weinberg EP. MR imaging with metal-suppression sequences for evaluation of total joint arthroplasty. Radiographics. 2015;20:150075.

47. Enayatollahi MA, Parvizi J. Diagnosis of infected total hip arthroplasty. Hip Int. 2015;25(4):294-300.

48. Ouyang Z, Li H, Liu X, Zhai Z, Li X. Prosthesis infection: diagnosis after total joint arthroplasty with three-phase bone scintigraphy. Ann Nucl Med. 2014;28(10):994-1003.

49. Pakos EE, Trikalinos TA, Fotopoulos AD, Ioannidis JP. Prosthesis infection: diagnosis after total joint arthroplasty with antigranulocyte scintigraphy with 99mTc-labeled monoclonal antibodies-a meta-analysis. Radiology. 2007;242(1): 101-8.

50. Pill SG, Parvizi J, Tang PH, Garino JP, Nelson C, Zhuang H, et al. Comparison of fluorodeoxyglucose positron emission tomography and (111)indium-white blood cell imaging in the diagnosis of peripros-thetic infection of the hip. J Arthroplasty. 2006;21(6 Suppl 2):91-7.

51. Prandini N, Lazzeri E, Rossi B, Erba P, Parisella MG, Signore A. Nuclear medicine imaging of bone infections. Nucl Med Commun. 2006;27(8):633-44.

52. Kwee TC, Kwee RM, Alavi A. FDG-PET for diagnosing prosthetic joint infection: systematic review and metaanalysis. Eur J Nucl Med Mol Imaging. 2008;35(11):2122-32.

53. Brammen L, Palestro C, Sinzinger H. Radionuclide imaging: Past, present and future outlook in the diagnosis of infected prosthetic joints. Hell J Nucl Med. 2015;18 Suppl 1:95-102.

54. Gemmel F, Van den Wyngaert H, Love C, Welling MM, Gemmel P, Palestro CJ. Prosthetic joint infections: radionuclide state-of-the-art imaging. Eur J Nucl Med Mol Imaging. 2012;39(5):892-909.

55. Hsu W, Hearty TM. Radionuclide imaging in the diagnosis and management of orthopaedic disease. J Am Acad Orthop Surg. 2012;20(3):151-9.

56. Della Valle CJ, Zuckerman JD, Di Cesare PE. Periprosthetic sepsis. Clin Orthop Relat Res. 2004;420:26-31.

57. Lonner JH, Desai P, Dicesare PE, Steiner G, Zuckerman JD. The reliability of analysis of intraoperative frozen sections for identifying active infection during revision hip or knee arthroplasty. J Bone Joint Surg Am. 1996;78(10):1553-8.

58. George J, Kwiecien G, Klika AK, Ramanathan D, Bauer TW, Barsoum WK, et al. Are frozen sections and MSIS criteria reliable at the time of reimplantation of two-stage revision arthroplasty? Clin Orthop Relat Res. 2015. ［Epub ahead of print］.

59. Atkins BL, Athanasou N, Deeks JJ, Crook DW, Simpson H, Peto TE, et al. Prospective evaluation of criteria for microbiological diagnosis of prostheticjoint infection at revision arthroplasty. The OSIRIS Collaborative Study Group. J Clin Microbiol. 1998;36(10):2932-9.

60. Parvizi J, Azzam K, Ghanem E, Austin MS, Rothman RH. Periprosthetic infection due to resistant staphylococci: serious problems on the horizon. Clin Orthop Relat Res. 2009;467(7): 1732-9.

61. Trampuz A, Piper KE, Jacobson MJ, Hanssen AD, Unni KK, Osmon DR, et al. Sonication of removed hip and knee prostheses for diagnosis of infection. N Engl J Med. 2007;357(7):654-63.

62. Larsen LH, Lange J, Xu Y, Schonheyder HC. Optimizing culture methods for diagnosis of prosthetic joint infections: a summary of modifications and improvements reported since 1995. J Med Microbiol. 1995;61(Pt 3):309-16.

63. Parvizi J, Ghanem E, Menashe S, Barrack RL, Bauer TW. Periprosthetic infection: what are the diagnostic challenges? J Bone Joint Surg Am. 2006;88 Suppl 4:138-47.

64. Ghanem E, Parvizi J, Clohisy J, Burnett S, Sharkey PF, Barrack R. Perioperative antibiotics should not be withheld in proven cases of periprosthetic infection. Clin Orthop Relat Res. 2007;461:44-7.

8 关节假体周围感染的诊断：新技术和未来趋势

著者：Greg Kazarian, Carl Deirmengian

翻译：李德强　刘培来

摘要：关节置换术后假体周围感染（periprosthetic joint infection，PJI）给患者、医生和医疗机构造成了巨大的负担。目前，已进行了广泛的研究以开发新技术，希望能在将来提高感染诊断的准确性和确定感染病原微生物的能力。新的诊断技术利用传统分子生物学和复杂的新技术，以确定感染的存在和感染微生物的种类。就分子诊断而言，在病原微生物和非病原微生物的诊断上，α-防御素生物标志物检测已经被证明具有较高的敏感性和特异性。基于生物膜抗原检测的试验也显示出了很好的应用前景。新技术的出现，如基质辅助激光解析电离飞行时间质谱（matrix-assisted laser desorption ionization time of flight mass spectrometry，MALDI-TOF MS）、聚合酶链反应—电喷雾质谱（polymerase chain reaction electrospray ionization mass spectrometry，PCR-ESI/MS）和代谢产物学在关节感染中的应用，可能会带来新的试验分析，对目前的诊断标准形成挑战。随着这些新技术的不断改进和逐渐被越来越多的人所接受，生物标志物检测分析和基于 MS 或 PCR 的检测分析，有可能成为诊断 PJI 的新标准。

关键词：α-防御素，关节成形术，生物膜检测，生物标志物，宽范围聚合酶链反应，感染，膝关节，基质辅助激光解析电离，基质辅助激光解析电离飞行时间质谱，代谢产物学，分子诊断，多重聚合酶链反应，聚合酶链反应，聚合酶链反应—电喷雾质谱，关节假体周围感染，逆转录聚合酶链反应。

引 言

尽管在检测和治疗关节假体周围感染（PJI）方面取得了一些进展，但关节置换术后的此种并发症仍然给患者、医生和康复训练造成了巨大负担。新的技术和更好的治疗方法已经使髋膝关节置换术后 PJIS 的发生率分别降至 0.3% 和 2%[1, 2]。尽管其发生率较低，但是此并发症造

G. Kazarian, BA

Rothman Institute/Jefferson, Media, PA, USA

C. Deirmengian, BA, MD (✉)

Department of Orthopaedic Surgery,

Rothman Institute/Jefferson, Lankenau,

26 Springton Pointe Drive, Newton Square, PA

19073, USA

© Springer International Publishing Switzerland 2016

D. Kendoff et al. (eds.), *Periprosthetic Joint Infections: Changing Paradigms*,

DOI 10.1007/978-3-319-30091-7_8

成的影响是灾难性的并且治疗费用昂贵，使我们持续关注其诊断和治疗的新进展。

在 PJI 的诊断中，及时发现感染的存在并确定相应的致病菌是最重要的两个因素。一系列关于检测 PJI 的诊断试验现已作为常规的一部分用于临床，包括血清学检查（ESR，CRP）、关节液检查（WBC 计数，PMN 比例，细菌培养）以及术中组织检查（组织学检查和组织培养）。这些常规检查已经为骨骼和肌肉感染协会（MSIS）采用，作为确诊 PJI 的主要或次要标准[3]。尽管过去几年已经显示了这些常规检查在诊断感染方面的价值，但都有一些不足；而且，以 MSIS 标准为基础的最终诊断，只能在确切的外科治疗后才得以确定。

最近出现了许多有应用前景的新技术方法，能够提高感染诊断的准确率，并改善相关病原微生物的鉴定。特别是分子生物学提供了许多方法，使得疾病生物标志物的研究和核酸技术的应用成为可能。

分子学检测

生物标志物

当通过培养和组织学检测试图直接找到感染微生物时，采用 ESR 和 CRP 可观察到机体炎性反应的变化，提示感染的存在。这些用于发现机体免疫反应改变的系统性血液学检查所需的技术条件，多数健康体检机构都具备。这些检查，作为可靠的诊断工具则缺乏敏感性和特异性。其他的一些情况或疾病在接受关节置换的患者中也很常见，也能够诱发类似感染的系统性免疫反应。例如，类风湿性关节炎和不影响关节的系统性感染等自身免疫性疾病，也可以导致炎性标志物水平的升高。

这些问题导致最近几年对以滑液标志物为基础的诊断的关注越来越多。然而全身性的宿主反应性生物标志物对 PJIs 诊断的敏感性和特异性较低[4]，因此对滑液直接进行分析为找到更具特异性的感染性标志物提供了希望。滑液不仅含有比血液水平更高的特定的生物标志物，而且也不会受关节以外其他部位炎性因素的较大影响[5, 6]。因此，滑液提供了病变关节较高浓度的样本，用以分析相关生物标志物水平的变化并具有诊断感染的可能性。

此领域的早期研究主要是确定关节滑液中升高的生物标志物，用来鉴别感染和无菌性炎症。例如，为了确定感染和痛风在基因转录上的不同，Deirmengian 等分析了 7 例急性金黄色葡萄球菌感染的膝关节滑液标本和 5 例急性痛风患者的滑液标本[7]。全基因组芯片用于确定基因的上调或下调以及基因通路。在感染患者中，白介素通路、肿瘤坏死因子通路和抗菌通路被上调。这种原理验证研究，为更具可行性的生物标志物免疫分析的发展奠定了初步基础。

以 上 调 基 因 和 通 路 作 为 起 始 点，Deirmengian 等[5]进行了下一步实验，将芯片数据转化为可行的免疫分析，用于关节感染的诊断。在基因芯片分析中，有 124 个基因具有显著的统计学差异，根据其是否参与关键的抗菌或炎症反应通路，选出了其中的 23 个生物标志物用于分析。在进行关节假体翻修的 51 例患者中，对其滑液标本内反映假体周围感染的 23 个潜在生物标志物进行了检测。结果显示，在这 23 个生物标志物中，有 12 个生物标志物的平均水平显著高于非感染患者滑液中的平均水平，生物标志物 IL-1b、IL-6 和粒细胞集落刺激因子被发现具有比 ESR 和 CRP 更高的特异性和敏感性。其他的标志物，包括 IL-1a、IL-8、IL-17

和血管内皮生长因子（VEGF），在此研究中也被确定是有同样潜在诊断价值的生物标志物。Jacovides 等进行了一项类似的研究，分析了 46 种具有预测关节假体周围感染潜能的蛋白[8]，其中 5 个蛋白被确定是具有应用前景的标志物，这其中又有 3 个与 Deirmengian 等的研究一致，包括 IL-6、IL-8 和 VEGF[5]。

α-防御素

最初的研究和进一步的实验确定了在 PJI 诊断中，α-防御素是一种具有较高准确性的滑液生物标志物[9]。α-防御素抗菌肽是机体产生的天然抗生素，由接触病原体的中性粒细胞产生，代表了原始免疫系统对病原体的最初反应，从而建立局部抗菌环境。

几篇同行评议的临床研究已经表明，α-防御素的检测具有较高的准确性[9~13]。尽管以前多数关于感染的研究已经排除了那些预计会降低检测效果的患者人群，但是关于滑液中 α-防御素的研究没有排除那些合并多种疾病或应用抗生素的患者。最近，Deirmengian 等[11] 对149 例患者进行了研究，结果显示单独的 α-防御素检测诊断 PJI 的敏感性和特异性分别为 97% 和 96%。结合滑液中 CRP 水平分析检测结果时，特异性可以达到 100%。在另一项 57 例患者的研究中，Bingham 等[13] 报道了 α-防御素检测在 PJI 诊断中的敏感性是 100%，特异性为95%。

除了在 PJI 诊断方面具有较高的敏感性和特异性外，α-防御素检测似乎对于高毒力和低毒力病原微生物具有相同的结果。在一项研究中，作者报道了 244 例防御素阳性的滑液标本细菌培养结果，显示对于所有的病原微生物导致的感染，α-防御素的中位数水平是相似的[12]。

生物膜检测

既往研究表明，在生物膜形成过程中上调的微生物蛋白可以通过抗体介导的免疫反应进行确认[14]。在金黄色葡萄球菌生物膜形成过程中，上调的一种蛋白或抗原是 MntC（锰转运蛋白 SACOL0688）。有学者对 21 例金黄色葡萄球菌感染患者进行了可对抗多种抗原的血清免疫球蛋白 G（IgG）和免疫球蛋白 A（IgA）抗体水平的研究，并与 30 例无感染病例进行了对照[15]。MntC 是唯一一种抗原，可导致 IgG 抗体反应初始峰值增加 5 倍和 IgA 抗体反应增加 2 倍。在一项临床随访研究中，对取自慢性 PJIs 患者的 30 份滑液标本进行检测，确认是否存在金黄色葡萄球菌。采用酶联免疫吸附试验（ELISA）检测宿主对 MntC 的抗体反应，用来确定抗生物膜抗体是否可以作为用于确定关节滑液中金黄色葡萄球菌的可靠诊断工具。单个样本仅仅可提供一个金黄色葡萄球菌的阳性分析。基于聚合酶链反应技术和标准的细菌培养可以确定特定样本中存在金黄色葡萄球菌，以及其他样本中不存在金黄色葡萄球菌[16]。

有文献证据表明，通过荧光标记的抗生物膜抗体，在小鼠模型中检测并定位金黄色葡萄球菌生物膜具有较高的特异性[16]。通过进一步的改进，这种方法可能会成为一种快速、敏感并且便宜的诊断工具，用于发现人类金黄色葡萄球菌和其他病菌的感染。

细菌检测技术

基质辅助激光解析电离飞行时间质谱

基质辅助激光解析电离飞行时间质谱（Matrix-assisted laser desorption ionization time of flight mass spectrometry，MALDI-TOF MS）

是一种相对较新的技术，显示出较好的应用前景，是一种快速而且性价比较好的诊断 PJIs 的方法[17]。在分析 MALDI-TOF MS 检测细菌克隆中细菌种类的研究中，对 1 660 种不同的细菌株进行了分析，显示 MALDI-TOF MS 能够正确分辨 95.4% 的细菌，84.1% 鉴定到种水平，11.3% 鉴定到属水平[18]。在采用 MALDI-TOF MS 技术的相似研究中，van Veen 等报道种水平的鉴定准确率为 84.8%~97.7%，Bizzini 等报道的准确率为 93.2%[19, 20]。

在关于 PJIs 的相关研究中也观察到了类似结果。例如，Peel 等[21]的研究表明，对感染和非感染患者的滑液标本培养结果进行 MALDI-TOF MS 检测，有 89% 的标本鉴定出细菌种类，91% 的标本可以鉴定出细菌的属类。此研究说明，MALDI-TOF MS 技术可以做一项辅助检查，用来帮助鉴别真正的阳性培养结果和由于污染导致的假阳性结果。尽管导致 PJIs 的许多细菌和引起培养污染的细菌经常是同种类的，但是还是有某些特定种类的细菌比其他细菌更容易导致感染[22~24]。因此，能够确定培养出的细菌所属种类的能力，有助于鉴别是感染细菌还是污染细菌。事实上，Peel 等已经阐明金黄色葡萄球菌和山羊葡萄球菌经常是真正导致感染的细菌。另一方面，表皮葡萄球菌和路邓葡萄球菌可能是致病菌也可能是污染细菌；其他种类的凝固酶阴性的葡萄球菌是污染菌的可能性更高。多数的链球菌和棒状杆菌病原体是致病菌[21]。因此，MALDI-TOF MS 的价值就体现出来了，不仅能够检测感染的存在，而且能够鉴定病原菌的种类，同时根据培养出的病原菌的特点，确定是真正的感染还是污染。然而，在其能够可靠地用于诊断和确定 PJIs 之前，还需要对其加以改进。

PCR

直接检测感染微生物的传统方法，结果不太理想，标本培养不能够可靠地确定或排除感染。因此，人们引入了 PCR 以改善检测感染的可靠性。PCR 在 20 世纪 80 年代得到广泛认可，是一种快速复制并编码基因序列的方法，在基因检测和取证中得到广泛应用。PCR 于 90 年代首次应用于 PJIs 的诊断[25~28]。

随着提取微生物 DNA 用于 PCR 分析方法的发展，PCR 方法也具有和之前的研究一样的优缺点[29, 30]。PCR 方法本身就有导致假阳性的倾向，作为一种具有强大的复制和扩增核酸的能力的工具，即使存在非常微量的污染，得出的假阳性结果的概率也较高。来自非感染标本甚至已经死亡细菌的 DNA，也经常会被检测到[31]。然而，应用叠氮溴化丙锭和溴化乙啶，通过去除来源于细胞壁不完整的细胞中的 DNA，可以降低假阳性率[32]。这种方法被证明是非常有价值的，特别是在接受抗生素治疗并仍然存在死亡细菌释放的 DNA 患者中。然而，这种方法还不能完全应用于临床，因为在 PCR 过程中这两种试剂不能完全抑制源自死亡细菌 DNA 的复制[33]。

各种可用于检测 PJIs 的改良 PCR 技术在下面进行详细讨论。

宽范围 PCR

与应用引物确定特定的单一种属细菌 DNA 的某一区域不同，宽范围 PCR 是一种通过检测几乎所有细菌都含有的染色体区域来诊断细菌感染的通用检测方法。因此，当感染的细菌种类不明确时，宽范围 PCR 是一种敏感性更高的检测方法。这种方法虽然提高了检测的敏感性，但是也有自身的不足之处。通过应用非特异性

PCR 引物，宽范围 PCR 检测的假阳率增高，因为这种方法同时检测了未知的能导致感染的细菌种属。另外，正如前面所说的，确定感染的存在以及感染的细菌种类对于随后的治疗和感染微生物的清除是非常重要的。由于其具有非特异性的特点，宽范围 PCR 不能确定具体的细菌种属，进一步确定细菌种属的检测是比较费时的，也是不准确的。

尽管存在这些不足，这种方法还是显示出临床应用前景。Panousis 等用其分析了一组连续 92 例膝关节翻修手术，显示这种方法的敏感性和特异性分别为 92% 和 74%。然而，其诊断价值受假阳性率较高的影响。由于其阴性预测值是 98%，阳性预测值是 34%，使 Panousis 等[34]不愿意采用这种方法。

多重 PCR

多重 PCR 是一种试图降低与宽范围 PCR 相关的假阳性率的方法。宽范围 PCR 是用单一引物来确定存在于所有细菌中的一段共同的 DNA 片段，而多重 PCR 同时应用多个 PCR 引物，每一个引物对应已知细菌的特有 DNA 片段，可以辨别细菌的种类。通过只探测已知的可导致关节感染的细菌 DNA，可以消除许多与宽范围 PCR 相关的假阳性结果。另外，考虑到可以直接检测病原体的存在并确定病原体，与通过标准培养来确定生长缓慢的微生物如丙酸杆菌（短棒杆菌）相比，多重 PCR 在检测时间上显示了巨大的进步[35]。丙酸杆菌是一种在肩关节假体置换术后感染率超过 1/3 的致病菌，传统培养方法需要约 2 周的时间，在此期间得不到培养结果。多重 PCR 提供了一种方法，可以检测到许多生长缓慢、不容易为传统培养检测到的细菌[6]。

Achermann 等[36]进行了一项研究，采用多重 PCR 技术分析了 37 例假体周围感染的病例。应用种属特异性引物的多重 PCR 能够确定感染的存在，并且能够 100% 地检出感染标本。对于接受过抗生素治疗的患者，传统培养的相对敏感性会下降接近 30%，但是多重 PCR 的敏感性不受影响。

另外，应用针对 DNA 特殊片段引物的 PCR，能够明确探测到抗药基因的存在[35, 37-39]。例如，Tarkin 等[39]介绍了一种快速的方法，只需用 5 个小时就可以有针对性地检测出 MRSA 中存在的与耐甲氧西林相关的 MecA 基因，在确定感染存在方面的敏感性达 97%。尽管其他研究显示在耐药基因特异性检测方面其准确率略有降低，但是与传统方法相比，多重 PCR 技术仍然显示出了巨大的进步[35]。

不幸的是，多重 PCR 在平衡敏感性和特异性方面受到了一定的限制。多数报道较高的敏感性的检测实验缺乏较好的特异性，这是需要考虑的方面。同样，具有较高特异性的多重 PCR 检测，其敏感性基本上和传统培养技术是相似的。在多重 PCR 作为一种可靠的技术用于临床 PJIs 检测前，所有这些问题都需要得到解决。

反转录酶 PCR

正如在介绍 PCR 方法中所讨论的，基于细菌 DNA 复制的方法可能无意中也复制了来源于污染的死亡细菌的 DNA，或者本身就存在于患者体内，在接受抗生素治疗后死亡的细胞 DNA。因此，目前正在应用抗生素或近期用过抗生素，有可能掩盖感染的存在。以上情况在这类患者中很常见，因此发展对来源于死亡细菌的 DNA 不敏感的诊断工具就尤为重要。反转录酶 PCR 就是通过检测 RNA 而不是 DNA 来诊断感染的存在。因为 RNA 不如 DNA 稳定，半衰期较短，因此在细菌的生命周期内及其死亡后，会比 DNA 降解得更快。

尽管还没有足够的数据来支持反转录酶 PCR 广泛应用于 PJIs 的诊断，但已经建立了这种方法的概念性框架。在一项概念验证实验中，Birmingham 等[40]阐述了在检测模拟的脓性滑液时这种方法的强大之处。将穿刺得到的滑液进行细菌接种，然后采用反转录酶 PCR 方法进行细菌 mRNA 的鉴别。所有接种了细菌的样本均被确认为感染阳性，并且没有出现假阳性结果。另外，Birmingham 等还发现抗生素治疗后的滑液，其 mRNA 浓度稳步下降，使这种方法检测到死亡细菌或无活性细菌的可能性降到最低，表明反转录酶 PCR 不会因死亡细菌的残留 mRNA 而出现假阳性结果。

然而，mRNA 在细胞内相对较少，对普遍存在于各种细菌内的 mRNA 序列目前的了解也其少；rRNA 在细胞内含量很高，并且在不同的细菌中含有同源片段[6]。更重要的是，不同细菌的 rRNA 含有特异性片段。因此，rRNA PCR 能够用于感染的筛查，同时也可以直接确定感染微生物的种类。Bergin 等[41]研究了反转录酶 PCR 通过探测 rRNA 来鉴定细菌的能力。这种方法鉴别出了所有 6 例确诊感染患者的 rRNA。在 50 例非感染患者中，没有假阳性结果。尽管因感染患者的样本数较少得出了关于反转录酶 PCR 检测 rRNA 的敏感性较强的结论，但是对于应用 PCR 技术作为 PJIs 诊断工具，假阳性结果的消除就是一个很大的进步。

与 Birmingham 等的研究结果相似，Bergin 等也发现了一个与抗生素相关的可检测到的 rRNA 水平下降的现象[40, 41]。然而，在经过抗生素治疗后，即使这些滑液样本培养没有细菌生长，滑液样本中的 rRNA 的水平约需要 1 周的时间才降到可检测水平以下。作者得出了这样的结论，这些样本是感染的但是培养不出细菌。如果这些剩余的 mRNA 水平是来自于感染但是培养阴性的细菌，而不是源自死亡细菌的残余 rRNA 片段，那么反转录酶 PCR 提供了一个非常令人惊讶的方法，用于检测在那些已经接受

抗生素治疗的患者中残余细菌感染的存在，这些患者通过标准培养进行检测是很困难的[42]。

PCR-ESI/MS

聚合酶链反应光离子质谱（Polymerase chain reaction electrospray ionization mass spectrometry，PCR-ESI/MS）是一种结合了 PCR 和经超声处理的关节内置物的液相光离子质谱技术。尽管这不是一种新技术，但是将其用于 PJIs 的诊断还是相当有创造性的[43, 44]。尽管以前尝试采用该技术诊断 PJIs 受到了其特异性较低的限制，但是经过改良后发现，该技术目前的敏感性和特异性已分别达到 81% 和 95%[45, 46]。除了较高的敏感性和特异性外，这种技术可以检测到超过 3 400 种细菌和 4 个抗生素抗药性标志物，包括 bla_{KPC}、vanA、vanB 和 mecA[46]。正如前面所讨论的，确定感染的存在和感染的细菌种类，包括任何导致抗药性的遗传变异，对接下来制订治疗方案非常重要。通过能够检测并确定细菌种类，PCR-ESI/MS 为快速准确地确定细菌种类提供了一种非常令人不可思议的手段。

代谢产物学

代谢产物学领域涉及细胞活动和分子反应过程中留下的化学指纹图谱的研究[47, 48]。作为代谢过程的副产品，代谢产物可以反映在细胞所处环境内正在发生的一些需要分析的真实过程。因此，代谢产物学研究能够是一种有前景的诊断感染的新途径。与宿主对病原体侵入反应的特异性代谢产物或与感染的细菌种类相关的特异性代谢产物，能够通过化学计量学的代谢组学方法进行测定。代谢产物学的定量方法，可以用来建立特定代谢产物在感染患者和非感染患者体内的标准参考范围。根据建立的基线水平，能够对来自疑有 PJIs 的患者体内

代谢产物水平进行分析，与诊断 PJI 的参考标准进行比较[6, 49]。

在与 PJIs 相关的代谢产物学领域内，还需要进行进一步的研究，以确定哪些在关节滑液、尿液或血液中存在的潜在代谢产物能够用于感染的诊断。未来的工作重点也必须放在寻找一些方法，能够减少目前代谢产物学分析所需要的检测费用和时间，真正使其成为诊断 PJIs 的可行方法。

参考文献

1. Lentino JR. Prosthetic joint infections: bane of ortho-pedists, challenge for infectious disease specialists. Clin Infect Dis. 2003;36(9):1157-61.

2. Joseph TN, Chen AL, Di Cesare PE. Use of antibiotic-impregnated cement in total joint arthroplasty. J Am Acad Orthop Surg. 2003;11 (1):38-47.

3. Parvizi J, Jacovides C, Zmistowski B, Jung KA. Definition of periprosthetic joint infection: is there a consensus? Clin Orthop Relat Res. 2011;469(11):3022-30.

4. Berbari E, Mabry T, Tsaras G, Spangehl M, Erwin PJ, Murad MH, et al. Inflammatory blood laboratory levels as markers of prosthetic joint infection: a systematic review and meta-analysis. J Bone Joint Surg Am. 2010;92(11):2102-9.

5. Deirmengian C, Hallab N, Tarabishy A, Della Valle C, Jacobs JJ, Lonner J, et al. Synovial fluid biomarkers for periprosthetic infection. Clin Orthop Relat Res. 2010; 468(8): 2017-23.

6. Choe H, Deirmengian CA, Hickok NJ, Morrison TN, Tuan RS. Molecular diagnostics. J Am Acad Orthop Surg. 2015;23(Suppl):S26-31.

7. Deirmengian C, Lonner JH, Booth Jr RE. The Mark Coventry Award: white blood cell gene expression: a new approach toward the study and diagnosis of infection. Clin Orthop Relat Res. 2005;440:38-44.

8. Jacovides CL, Parvizi J, Adeli B, Jung KA. Molecular markers for diagnosis of periprosthetic joint infection. J Arthroplasty. 2011;26(6 Suppl):99-103.e 1.

9. Deirmengian C, Kardos K, Kilmartin P, Cameron A, Schiller K, Parvizi J. Diagnosing periprosthetic joint infection: has the era of the biomarker arrived? Clin Orthop Relat Res. 2014;472(11):3254-62.

10. Deirmengian C, Kardos K, Kilmartin P, Cameron A, Schiller K, Booth Jr RE, et al. The alpha-defensin test for periprosthetic joint infection outperforms the leukocyte esterase test strip. Clin Orthop Relat Res. 2015;473(1):198-203.

11. Deirmengian C, Kardos K, Kilmartin P, Cameron A, Schiller K, Parvizi J. Combined measurement of synovial fluid alpha-Defensin and C-reactive protein levels: highly accurate for diagnosing periprosthetic joint infection. J Bone Joint Surg Am. 2014;96(17): 1439-45.

12. Deirmengian C, Kardos K, Kilmartin P, Gulati S, Citrano P, Booth Jr RE. The alpha-defensin test for periprosthetic joint infection responds to a wide spectrum of organisms. Clin Orthop Relat Res. 2015; 473(7):2229-35.

13. Bingham J, Clarke H, Spangehl M, Schwartz A, Beauchamp C, Goldberg B. The alpha defensin-1 biomarker assay can be used to evaluate the potentially infected total joint arthroplasty. Clin Orthop Relat Res. 2014;472(12):4006-9.

14. Brady RA, Leid JG, Camper AK, Costerton JW, Shirtliff ME. Identification of Staphylococcus aureus proteins recognized by the antibody-mediated immune response to a biofilm infection. Infect Immun. 2006;74(6):3415-26.

15. den Reijer PM, Lemmens-den Toom N, Kant S, Snijders SV, Boelens H, Tavakol M, et al. Characterization of the humoral immune response during Staphylococcus aureus bacteremia and global gene expression by Staphylococcus aureus in human blood. PLoS One. 2013;8(1):e53391.

16. Parvizi J, Alijanipour P, Barberi EF, Hickok NJ, Phillips KS, Shapiro IM, et al. Novel developments in the prevention, diagnosis, and treatment of periprosthetic joint infections. J Am Acad Orthop Surg. 2015;23(Suppl):S32-43.

17. Lagier JC, Hugon P, Khelaifia S, Fournier PE, La Scola B, Raoult D. The rebirth of culture in microbiology through the example of culturomics to study human gut microbiota. Clin Microbiol Rev. 2015;28(1):237-64.

18. Seng P, Drancourt M, Gouriet F, La Scola B, Fournier PE, Rolain JM, et al. Ongoing revolution in bacteriology: routine identification of bacteria by matrix-assisted laser desorption ionization time-of-flight mass spectrometry. Clin Infect Dis. 2009;49(4):543-51.

19. van Veen SQ, Claas EC, Kuijper EJ. High-throughput identification of bacteria and yeast by matrix-assisted laser desorption ionization-time of flight mass spectrometry in conventional medical microbiology laboratories. J Clin Microbiol. 2010;48(3):900-7.

20. Bizzini A, Durussel C, Bille J, Greub G, Prod'hom G. Performance of matrix-assisted laser desorption ionization-

time of flight mass spectrometry for identification of bacterial strains routinely isolated in a clinical microbiology laboratory. J Clin Microbiol. 2010;48(5): 1549-54.

21. Peel TN, Cole NC, Dylla BL, Patel R. Matrix-assisted laser desorption ionization time of flight mass spectrometry and diagnostic testing for prosthetic joint infection in the clinical microbiology laboratory. Diagn Microbiol Infect Dis. 2015;81(3):163-8.

22. Parvizi J, Zmistowski B, Berbari EF, Bauer TW, Springer BD, Della Valle CJ, et al. New definition for periprosthetic joint infection: from the Workgroup of the Musculoskeletal Infection Society. Clin Orthop Relat Res. 2011;469(11):2992-4.

23. Osmon DR, Berbari EF, Berendt AR, Lew D, Zimmerli W, Steckelberg JM, et al. Executive summary: diagnosis and management of prosthetic joint infection: clinical practice guidelines by the Infectious Diseases Society of America. Clin Infect Dis. 2013;56(1):1-10.

24. Harris LG, El-Bouri K, Johnston S, Rees E, Frommelt L, Siemssen N, et al. Rapid identification of staphylococci from prosthetic joint infections using MALDI-TOF mass-spectrometry. Int J Artif Organs. 2010;33(9):568-74.

25. Lee AH, Ramanujam T, Ware P, Edelstein PH, Brooks JJ, Freundlich B, et al. Molecular diagnosis of Ureaplasma urealyticum septic arthritis in a patient with hypogammaglobulinemia. Arthritis Rheum. 1992;35(4):443-8.

26. Poole ES, Highton J, Wilkins RJ, Lamont IL. A search for Chlamydia trachomatis in synovial fluids from patients with reactive arthritis using the polymerase chain reaction and antigen detection methods. Br J Rheumatol. 1992;31 (1):31-4.

27. Liebling MR, Arkfeld DG, Michelini GA, Nishio MJ, Eng B J, Jin T, et al. Identification of Neisseria gonorrhoeae in synovial fluid using the polymerase chain reaction. Arthritis Rheum. 1994;37(5):702-9.

28. Nocton JJ, Dressler F, Rutledge BJ, Rys PN, Persing DH, Steere AC. Detection of Borrelia burgdorferi DNA by polymerase chain reaction in synovial fluid from patients with Lyme arthritis. N Engl J Med. 1994;330(4):229-34.

29. Mariani BD, Levine MJ, Booth Jr RE, Tuan RS. Development of a novel, rapid processing protocol for polymerase chain reaction-based detection of bacterial infections in synovial fluids. Mol Biotechnol. 1995;4(3):227-37.

30. Gallo J, Raska M, Dendis M, Florschutz AV, Kolar M.

Molecular diagnosis of prosthetic joint infection. A review of evidence. Biomed Pap Med Fac Univ Palacky Olomouc Czech Repub. 2004;148(2):123-9.

31. Choe H, Inaba Y, Kobayashi N, Miyamae Y, Ike H, Fujimaki H, et al. Evaluation of the time period for which real-time polymerase chain reaction detects dead bacteria. Pol J Microbiol. 2014;63(4):393-8.

32. van Frankenhuyzen JK, Trevors JT, Lee H, Flemming CA, Habash MB. Molecular pathogen detection in biosolids with a focus on quantitative PCR using propidium monoazide for viable cell enumeration. J Microbiol Methods. 2011;87(3):263-72.

33. Taylor MJ, Bentham RH, Ross KE. Limitations of using propidium monoazide with qPCR to discriminate between live and dead legionella in biofilm samples. Microbiol Insights. 2014;7:15-24.

34. Panousis K, Grigoris P, Butcher I, Rana B, Reilly JH, Hamblen DL. Poor predictive value of broad-range PCR for the detection of arthroplasty infection in 92 cases. Acta Orthop. 2005;76(3):341-6.

35. Kobayashi N, Inaba Y, Choe H, Aoki C, Ike H, Ishida T, et al. Simultaneous intraoperative detection of methicillin-resistant Staphylococcus and panbacterial infection during revision surgery: use of simple DNA release by ultrasonication and real-time polymerase chain reaction. J Bone Joint Surg Am. 2009;91 (12):2896-902.

36. Achermann Y, Vogt M, Leunig M, Wust J, Trampuz A. Improved diagnosis of periprosthetic joint infection by multiplex PCR of sonication fluid from removed implants. J Clin Microbiol. 2010;48(4): 1208-14.

37. Choe H, Inaba Y, Kobayashi N, Aoki C, Machida J, Nakamura N, et al. Use of real-time polymerase chain reaction for the diagnosis of infection and differentiation between gram-positive and gram-negative septic arthritis in children. J Pediatr Orthop. 2013;33(3):e28-33.

38. Choe H, Aota Y, Kobayashi N, Nakamura Y, Wakayama Y, Inaba Y, et al. Rapid sensitive molecular diagnosis of pyogenic spinal infections using methicillin-resistant Staphylococcus-specific polymerase chain reaction and 16S ribosomal RNA genebased universal polymerase chain reaction. Spine J. 2014;14(2):255-62.

39. Tarkin IS, Henry TJ, Fey PI, Iwen PC, Hinrichs SH, Garvin KL. PCR rapidly detects methicillin-resistant staphylococci periprosthetic infection. Clin Orthop Relat Res. 2003;414:89-94.

40. Birmingham P, Helm JM, Manner PA, Tuan RS. Simulated

joint infection assessment by rapid detection of live bacteria with real-time reverse transcription polymerase chain reaction. J Bone Joint Surg Am. 2008;90(3):602-8.

41. Bergin PF, Doppelt JD, Hamilton WG, Mirick GE, Jones AE, Sritulanondha S, et al. Detection of peri-prosthetic infections with use of ribosomal RNA-based polymerase chain reaction. J Bone Joint Surg Am. 2010;92(3):654-63.

42. Barrack RL, Jennings RW, Wolfe MW, Bertot AJ. The Coventry Award. The value of preoperative aspiration before total knee revision. Clin Orthop Relat Res. 1997;345:8-16.

43. Baldwin CD, Howe GB, Sampath R, Blyn LB, Matthews H, Harpin V, et al. Usefulness of multilocus polymerase chain reaction followed by electrospray ionization mass spectrometry to identify a diverse panel of bacterial isolates. Diagn Microbiol Infect Dis. 2009;63(4):403-8.

44. Greenwood-Quaintance KE, Uhl JR, Hanssen AD, Sampath R, Mandrekar JN, Patel R. Diagnosis of prosthetic joint infection by use of PCR-electrospray ionization mass spectrometry. J Clin Microbiol. 2014;52(2):642-9.

45. Jacovides CL, Kreft R, Adeli B, Hozack B, Ehrlich GD, Parvizi J. Successful identification of pathogens by polymerase chain reaction (PCR)-based electron spray ionization time-of-flight mass spectrometry (ESI-TOF-MS) in culture-negative periprosthetic joint infection. J Bone Joint Surg Am. 2012; 94(24):2247-54.

46. Melendez DP, Uhl JR, Greenwood-Quaintance KE, Hanssen AD, Sampath R, Patel R. Detection of prosthetic joint infection by use of PCR-electrospray ionization mass spectrometry applied to synovial fluid. J Clin Microbiol. 2014;52(6):2202-5.

47. Stitt M, Fernie AR. From measurements of metabolites to metabolomics: an 'on the fly' perspective illustrated by recent studies of carbon-nitrogen interactions. Curr Opin Biotechnol. 2003;14(2): 136-44.

48. Fuhrer T, Zamboni N. High-throughput discovery metabolomics. Curr Opin Biotechnol. 2015;31:73-8.

49. Zhang A, Sun H, Wang P, Han Y, Wang X. Modern analytical techniques in metabolomics analysis. Analyst. 2012;137(2):293-300.

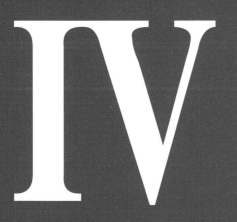

第四部分
局部抗生素治疗

IV

9　局部抗生素治疗：抗生素骨水泥

著者：Akos Zahar

翻译：李德强　刘培来

摘要： 抗生素骨水泥广泛应用于骨科手术，主要用于关节置换术中骨水泥假体的固定。除了全身用药以外，在初次关节成形和关节翻修手术中的预防性应用，是常规抗生素预防的一部分。在关节假体感染的治疗中，抗生素骨水泥用于因感染而行二期翻修时置入骨水泥假体，或因感染而行一期翻修时骨水泥假体的固定。但是，骨水泥不仅是一种固定手段。在感染二期翻修时，一期手术后置入抗生素骨水泥占位器，可以提供局部高浓度的抗生素来清除感染细菌。在因感染直接进行一期翻修时，抗生素骨水泥的使用是非常重要的一个手段，可以提供有效的局部抗生素浓度，能够允许在感染部位彻底清创后直接置入假体。由于局部高浓度抗生素的存在，可以避免新置入假体表面的细菌再生和生物膜的形成。最好应用工业生产的抗生素骨水泥，但是有时也需要手动搅拌加入其他抗生素。

关键词： 抗生素骨水泥，抗生素释放，药物洗脱，工业化抗生素骨水泥，手动搅拌，局部抗生素治疗，聚甲基丙烯酸甲酯。

引　言

关节假体周围感染（prosthetic joint infection, PJI）的治疗包括彻底的外科清创和去除所有的异物材料。抗生素治疗可以确保外科治疗的成功。由于这些感染的治疗具有一定的挑战性，因此其治疗应该在有丰富经验的感染性疾病专家参与合作的特定治疗中心进行[1]。需要在感染性疾病专家的建议下，采用全身用药和局部用药的方式进行抗生素治疗[2]。

聚甲基丙烯酸甲酯（polymetyl-metacrylate, PMMA）骨水泥广泛应用于关节置换中的假体的固定。骨水泥作为一种药物释放载体用于局部释放抗生素，治疗关节假体感染，是抑制内置物表面生物膜形成的治疗方法之一[2]。全身应用抗生素，在局部很难达到有效杀菌的水平，但局部超过其最大剂量应用可以有效杀灭手术部位的细菌。隐藏于生物膜内的细菌导致所需的最小抑菌浓度（minimal inhibitory concentration, MIC）升高[3]。通过对该问题的研究，使半成品抗生素骨水泥的进一步改进成为可能，这些

A. Zahar, MD

Prosthetic Joint Infection Center, HELIOS ENDO-Klinik, Hamburg, Germany

Prosthetic Joint Infection Center, Hamburg, Germany
e-mail: akos. zahar @ helios-kliniken. de

© Springer International Publishing Switzerland 2016

D. Kendoff et al. (eds.), *Periprosthetic Joint Infections: Changing Paradigms,*
DOI 10.1007/978-3-319-30091-7_9

骨水泥被用于无菌性和感染性翻修。根据微生物学检测结果，额外的抗生素可以手动混合到这些骨水泥产品中，以进行个体化的抗感染治疗[4]。

抗生素丙烯酸骨水泥（Antibiotic-loaded acrylic bone cement，ALAC）是关节置换中经常使用的抗生素载体释放系统，用于预防或治疗关节假体周围感染。ALAC 也经常用于二期关节翻修手术中，被制作成静态或动态占位器，或水泥珠链、水泥棒，以及其他个体化定制物。对商品化或手工制作的 ALAC 用于预防初次关节置换或翻修也进行了相关研究。常用的抗生素包括庆大霉素、妥布霉素和万古霉素粉剂，根据感染的细菌种类，这些抗生素可以单独应用也可以联合应用。ALAC 可以通过手动搅拌进行预制，能够增加其孔隙率来改善抗生素的释放。手动搅拌的抗生素骨水泥常用于因感染行二期翻修患者，用于制作占位器和串珠。尽管有一些不足，ALAC 仍然是一种有效的医用内置物，能够用于治疗或预防 PJIs[5]。

发展历史

H. W. Buchholz 是汉堡 ENDO 公司的创始者，在 20 世纪 60 年代末期首次研究了将各种抗生素混合到 Palacos R 骨水泥中[6, 7]。他研究了这种改良骨水泥的物理、化学和机械性能，并与微生物学家一起对这些骨水泥样本进行了试验，以观察这种新产品的抗菌效果[7, 8]。来自英国的 J. Charnley 非常怀疑这种加载到骨水泥中抗生素的效果和药物的释放效果，并写道："我亲爱的 Buchholz，没有什么东西可以从石头中漏出"。在德国骨水泥制作实验室里，对抗生素和骨水泥混合物的机械性能经过几次实验研究，对内置物固定效果较差的担心消失了[8]。1970 年，Buchholz 和 Engelbrecht 公布了他们的

实验数据，证明在骨水泥中各种抗生素可以较长时间地释放[6]。直到现在，PMMA 骨水泥中抗生素的释放特点仍然是众所周知而且被广泛接受的。直到 2003 年，混有妥布霉素的 Simplex P 成为第一种得到美国 FDA 认可的抗生素骨水泥。

抗生素

局部的抗生素浓度应该达到较高水平，才能够杀灭手术部位的细菌并避免生物膜的形成[2]。局部的抗生素浓度必须高于最小的抑菌浓度和最小的杀菌浓度[9]。并不是所有的抗生素都适合与骨水泥混合，只有高水溶性、耐热、不会被水泥的聚合作用破坏并且可以粉末形态（非液态）获得的抗生素，才能与骨水泥混合应用。工厂生产的抗生素骨水泥产品不需要灭菌处理，并且应该在储存和运输过程中保持稳定[10]。

就抗菌效果而言，此类抗生素必须具有较广的抗菌谱，甚至在低浓度时也具有非常有效的抗菌效果，并且对患者没有较大的副作用。能够混合到骨水泥中的抗生素主要是氨基糖苷类，庆大霉素可单独应用于多数病例或联合其他抗生素应用。其他的商业化骨水泥可能含有妥布霉素或克林霉素。在应用于翻修病例的骨水泥中可联合使用庆大霉素和克林霉素，对 90% 以上的 PJIs 中常见细菌具有协同作用。对多重耐药菌如 MRSA，可以应用万古霉素骨水泥，但应该仅限应用于那些对氨基糖苷类抗生素（如庆大霉素）或氨基糖苷类和林可酰胺类（如克林霉素）联合使用均没有足够敏感性的患者[10, 11]。AAOS 建议，万古霉素应该用于对 β-内酰胺类抗生素耐药的严重细菌感染，或用于治疗对 β-内酰胺类抗生素具有致命性过敏反应患者的感染。达托霉素是另外一种有应用前景的用于骨组织感染局部治疗的备选抗生素，因

其对多重耐药的葡萄球菌具有很好的活性[12]。

骨水泥中抗生素的释放与骨水泥的表面和抗生素的水溶性有关[11]。也就是说，不是通过增加骨水泥的厚度而是要通过增加骨水泥的表面积来达到局部较高的抗生素浓度，这可以通过增加小的孔隙和粗糙的表面来实现。最初的24时是抗生素释放的高峰期，接下来抗生素释放减缓，但是几年后仍可以检测到少量的抗生素[10, 13]。

混合到PMMA中的抗生素的确切作用，不能够在理论上进行预测。对于每种抗生素和每种骨水泥，其释放特点均在实验中进行了说明。当对PJIs进行个性化治疗时，应该考虑到这些实验结果[10, 14]。

对于加入抗生素后骨水泥机械强度的考虑，不是没有道理的。事实上，抗生素粉剂的加入减弱了骨水泥的强度，但其仍可以提供足够的机械固定[13, 15, 16]。加入PMMA中的液体会影响其聚合和固化，这就是为什么不推荐应用液态抗生素[10, 13]。当外科医生将抗生素粉剂与PMMA骨水泥混合时，抗生素粉剂重量不应超过10%，也就是说40 g的PMMA骨水泥中加入的抗生素粉剂的量不能超过4 g[10, 13]。

可以获得的工业化生产的ALAC见表9.1。

表9.1 工业化生产的骨水泥中主要抗生素成分

抗生素成分	抗生素类型	特点
庆大霉素	氨基糖苷类	杀菌作用，抑制细菌蛋白合成
妥布霉素	氨基糖苷类	杀菌作用，抑制细菌蛋白合成
克林霉素	林可酰胺	抑菌作用，抑制细菌蛋白合成
万古霉素	糖肽	杀菌作用，抑制细菌细胞壁合成

局部治疗的载体

真空搅拌对抗生素的释放有一定的影响：骨水泥的多孔性有助于抗生素的扩散，也就是说，如果通过真空搅拌将骨水泥中的气体去除，骨水泥的孔隙率会降低，导致抗生素的释放减少[13]。这也是为什么我们不建议在因感染而行一期或二期翻修中混合抗生素时使用真空搅拌。

在体内，抗生素珠链由于具有更大的表面积，因此其释放效果比占位器更好；然而，抗生素珠链和占位器的使用也存在着多种个体间差异。鉴于占位器较低的释放效果，更注重术后治疗过程中全身性应用抗生素的重要性。下一步研究应该阐明，在使用抗生素珠链治疗的病例中，是否可以减少抗生素的剂量或缩短抗生素治疗的时间，而不会影响对感染的控制效果[9]。

抗生素的手动混合搅拌

工厂生产的成品抗生素PMMA水泥有一些比较明确的优点[11, 14]。抗生素粉剂在骨水泥中分布的同质性和可重复性，以及可靠的释放特点和标准化的机械特性是其主要优点。但是也有一些缺点，如耐药菌对于这些可获得的抗生素骨水泥不敏感。工厂生产的成品化ALAC产品见表9.2。

Buchholz曾推荐由外科医生或洗手护士将抗生素加入骨水泥中，但是这种方法一度受到批评，因为这种混合方法可能是不均匀的，并且抗生素的释放可能是不受控制的。手动混合搅拌加入抗生素可以导致骨水泥机械性能更差，这就是为什么工厂生产的成品骨水泥更受欢迎[10, 13]。在某些病例，手动混合是唯一的选择，其可以制作适当的抗生素混合物，对各种细菌具有敏感性；这些特殊的病例应该考虑进行超说明书使用[10]。

表 9.2　工厂生产的翻修用抗身素骨水泥和适应证

生产厂家	产品	抗生素	适应证
Biomet	Refobacin 翻修	1.0 g 庆大霉素 1.0 g 克林霉素	用于由对庆大霉素和克林霉素敏感的细菌导致的假体周围感染的一期或二期翻修
Heraeus	Copal G+C	1.0 g 庆大霉素 1.0 g 克林霉素	用于由对庆大霉素和克林霉素敏感的细菌导致的假体周围感染的翻修
	Copal G+V	0.5 g 庆大霉素 2.0 g 万古霉素	用于已经证明是由对万古霉素敏感的细菌（如MRSA/MRSE）导致的严重的假体周围感染的一期或二期翻修
Stryker	Simplex P 与妥布霉素	1.0 g 妥布霉素	用于 THA 二期翻修时假体的固定

文献中介绍了几种混合搅拌方法，没有任何一种方法表现出的抗生素分布和其他方法有相似的同质性。基于科学数据分析，手动混合搅拌低剂量的 ALAC，其同质性并不比成品化的预混合模式差[17]。

如果没有合适的工厂生产的抗生素骨水泥成品可用，可根据抗菌谱选用专门的抗生素加入骨水泥中。根据微生物的敏感性和患者的特殊情况（如过敏反应），抗生素可以进行个体化的调整。手动混合时搅拌骨水泥的速度和抗生素加入的时间，对抗生素的释放、骨水泥的机械特性以及抗生素骨水泥孔隙率的影响，需要进行评估。对制备万古霉素复合低黏度骨水泥进行了研究，在骨水泥的三个时相分别加入万古霉素（粉剂），并分别进行双手搅拌、正常速度搅拌和高速搅拌（直接和 PMMA 粉末混合，在液相期混合，在面团期混合）。检测累计 15 天抗生素的释放，与正常速度搅拌组相比，高速搅拌组显著增加了 24%。延迟抗生素的加入可以显著增加万古霉素的释放，但是在液相期和面团期加入两组之间没有明显差异。因此，通过高速手动搅拌并且延迟抗生素的加入制备的骨水泥，可以增加抗生素的释放[18]。

用于手动混合搅拌的抗生素粉剂应该是商品化的，或者由特定的静脉用药物制备而成[10]。根据医师法，通过添加抗生素对医疗用品进行改良是医生的责任和义务，因此应该进行很好的阐述，而且这也是在给患者文书中进行解释的原因。

抗生素与骨水泥手动混合的操作说明

整个过程必须在手术室内无菌条件下，由外科医生或有经验的洗手护士以正确的方式进行操作。采用骨水泥混合系统是为了使抗生素与骨水泥均匀混合并达到各向同质性。洗手护士或外科医生手持无菌骨水泥混合系统，抗生素容器由巡回护士用无菌血管钳打开。必须小心操作抗生素容器，因为其外面不是无菌的，但内部是无菌的。打开容器后，抗生素粉末被倒入一个无菌小碗中。随后，洗手护士用合适的工具将抗生素结晶碾压搅匀。将 PMMA 骨水泥粉剂倒入骨水泥混合系统，此时不要加入溶剂。然后加入抗生素粉剂并且关闭此系统。随后，由护士或外科医生混合粉剂得到均质混合物，即抗生素粉末晶体均匀分布于骨水泥粉末中。这是非常重要的一步，既有利于抗生素的释放又不影响聚合骨水泥的机械稳定性。将这些粉剂进行混合搅匀后，将得到的混合物由混合系统内倒入无菌的碗中。此时，准备工作完成，开始进行骨水泥的溶结，根据每种骨水泥的使用说明加入溶剂。当应用单体溶剂对抗生素 –PMMA 混合物进行搅拌时，不建议使用真空搅拌器，因为小的气泡有利于抗生素的释放（图 9.1~8）。

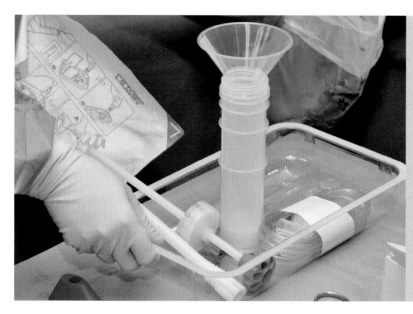

图 9.1 准备骨水泥混合系统，没有使用真空装置

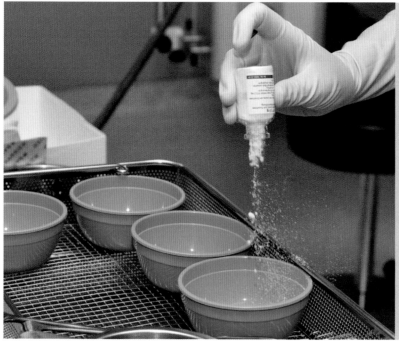

图 9.2 由台下人员将抗生素粉末倒入无菌容器中

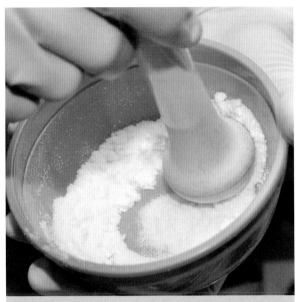

图 9.3　抗生素粉末由台上洗手护士用研磨棒将其研磨均匀

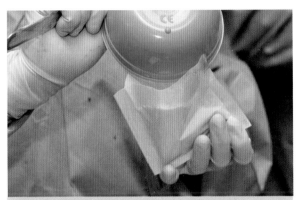

图 9.4　将抗生素粉末加入骨水泥粉末中，在骨水泥包装袋中进行

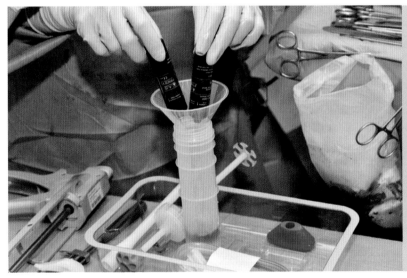

图 9.5　将液态单体倒入骨水泥混合系统中

一期感染翻修置入骨水泥内置物操作技术

如果已知微生物及其敏感性抗生素，对感染假体进行一期翻修是可能的。去除所有的感染异物，切除感染的骨组织和软组织，然后进行彻底清创，在局部应用抗生素的情况下，重新置入假体成为可能。治疗方法之一是应用骨水泥假体和抗生素骨水泥[1]。

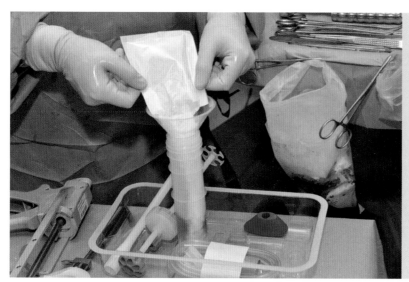

图 9.6 倒入含有抗生素的 PMMA 混合物并开始混合。工作和聚合时间根据《骨水泥使用手册》进行判断

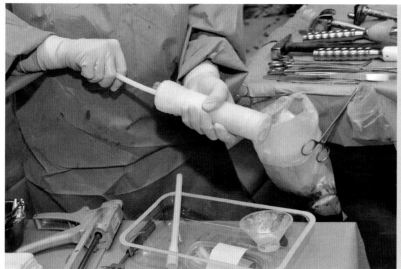

图 9.7 ALAC 不需要进行真空搅拌，依照骨水泥的操作说明进行操作。一定要记住，ALAC 的工作时间较短，就像不含抗生素的 PMMA 一样，能较早地达到合适的黏度

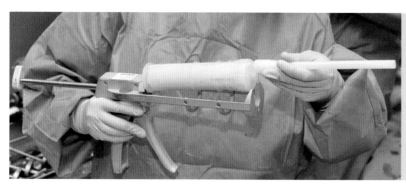

图 9.8 应用骨水泥枪进行骨水泥注射。骨水泥黏度可能与不含抗生素的 PMMA 不同

一期翻修技术的特殊要求需要根据感染专家的治疗建议，进行个体化的抗生素治疗，包括局部和全身应用。另外，要对骨床进行适当处理，以允许骨水泥的最佳渗入。硬化骨可以被切除或用磨钻打磨粗糙至松质骨，以利于骨水泥的交锁固定。骨水泥层不应该太薄，而且最好均匀分布在假体周围。除了假体关节面以外，不应该有金属表面外露。如果骨组织被切除（如切除股骨近端）并且用内置物重建替代，应该应用ALAC在假体周围建立骨水泥包壳，由骨水泥包壳释放出的抗生素能够治疗邻近的骨与软组织感染。应该采用具有脉冲冲洗和骨水泥塞的现代骨水泥技术，但是应避免真空搅拌，以利于PMMA中的抗生素释放。

抗生素骨水泥占位器

占位器的功能是在移除关节假体和彻底清创后，提供关节内有效的抗生素浓度，并且维持感染关节间隙的高度[19]。占位器的使用期限非常短，在位期为几周或几个月。与一期翻修骨水泥假体的置入或二期翻修再置入假体相比，其机械强度显而易见是一个不太重要的问题。

对ALAC间隔器的更进一步期望要求有：

· 有适当的机械强度，当患者挂拐部分负重行走时，可以对抗剪切应力；

· 不会刺激干扰软组织，不会导致过敏反应；

· 在一期占位器置入和二期再置入假体这一较短时期内，提供可接受的关节功能；

· 在没有任何骨量丢失的情况下，能够很容易地取出占位器。

至少是在短期内，占位器通常能够提供可以接受的关节功能[19]。占位器可以是静态的，相当于暂时融合关节；也可以是动态的，允许关节在一定范围内活动。文献中有许多数据显示，膝关节的活动型占位器不仅仅可以提供较好的关节功能，而且可以有较高的抗生素释放[20, 21]。关节型占位器的使用可以使再次置入假体时的手术暴露更简单。如果应用静态型占位器，需要采用额外的制动措施，如支具或石膏，以预防在占位器置入到再次置入假体期间的关节不稳[22]。

抗生素占位器中的抗生素浓度比用于固定的ALAC要高[23]。抗生素浓度可以通过手动混合达到20%，也就是说40 g的PMMA粉剂中可以最多加入8 g抗生素[10, 13]。

治疗耐甲氧西林细菌导致的PJIs是比较困难的，即使进行二期翻修，失败率也较高[21, 24]。

ALAC临时占位器具有模块化、现场制作、可立即置入、可以选择性应用抗生素等优点，作为临时内置物，可以让外科医生安全、有效地重建骨缺损，多用于二期翻修关节成形术。在90%以上的髋关节病例中，随着感染的成功清除，临时占位器可以快速缓解患者疼痛，患者很快就可以活动，并且对于二期翻修患者可以维持适当的软组织平衡及张力[25]。

参考文献

1. Gehrke T, Zahar A, Kendoff D. One-stage exchange: it all began here. Bone Joint J. 2013;95-B(11 Suppl A):77-83.

2. Frommelt L. Principles of systemic antimicrobial therapy in foreign material associated infection in bone tissue, with special focus on periprosthetic infection. Injury. 2006;37 Suppl 2:87-94.

3. Stewart PS, Costerton JW. Antibiotic resistance of bacteria in biofilms. Lancet. 2001;358:135-8.

4. Adams K, Couch L, Cierny G, Calhoun J, Mader JT. In vitro and in vivo evaluation of antibiotic diffusion from antibiotic impregnated polymetylmethacrylate beads. Clin Orthop Relat Res. 1992;278: 244-52.

5. Chen AF, Parvizi J. Antibiotic-loaded bone cement and periprosthetic joint infection. J Long Term Eft Med Implants. 2014;24(2-3):89-97.

6. Buchholz HW, Engelbrecht H. über die Depotwirkung einiger Antibiotika bei Vermischung mit dem Kunstharz Palacos. Chirurg. 1970;41:511-5.

113

7. Wahlig H, Buchholz HW. Experimentelle und klinische Untersuchungen zur Freisetzung von Gentamicin aus einem Knochenzement. Chirurg. 1972;43:441-5.

8. Buchholz HW, Elson RA, Lodenkamper H. The infected joint implant. In: McKibbin B, editor. Recent advances in orthopaedics. New York: Churchill Livingstone; 1979. p. 139-61.

9. Anagnostakos K, Wilmes P, Schmitt E, Kelm J. Elution of gentamicin and vancomycin from polymethylmethacrylate beads and hip spacers in vivo. Acta Orthop. 2009;80(2):193-7.

10. Frommelt L. Antibiotic choices in bone surgery-local therapy using antibiotic-loaded bone cement. In: Walenkamp GHIM, editor. Local antibiotics in arthroplasty. State of the art from the interdisciplinary point of view. Stuttgart/New York: Georg Thieme Verlag; 2007. p. 59-64.

11. Kühn KD. PMMA cements. Berlin/Heidelberg: Springer; 2014.

12. Peñalba Arias P, Furustrand Tafin U, Bétrisey B, Vogt S, Trampuz A, Borens O. Activity of bone cement loaded with daptomycin alone or in combination with gentamicin or PEG600 against staphylococcus epidermidis biofilms. Injury. 2015;46(2):249-53.

13. Kühn KD. Antibiotic-loaded bone cements - antibiotic release and influence on mechanical properties. In: Walenkamp GHIM, editor. Local antibiotics in arthroplasty. State of the art from the interdisciplinary point of view. Stuttgart/New York: Georg Thieme Verlag; 2007. p. 47-57.

14. Lewis G. Not all approved antibiotic-loaded PMMA bone cement brands are the same: ranking using the utility materials selection concept. J Mater Sci Mater Med. 2015;26(1):5388.

15. Paz E, Sanz-Ruiz P, Abenojar J, Vaquero-Martín J, Forriol F, Del Real JC. Evaluation of elution and mechanical properties of high-dose antibiotic-loaded bone cement: comparative "In Vitro" study of the influence of vancomycin and cefazolin. J Arthroplasty. 2015;30:1423-9. pii: S0883-5403(15)00164-3.

16. Kühn KD, Ege W, Gopp U. Acrylic bone cements: mechanical and physical properties. Orthop Clin North Am.

2005;29:20-39.

17. McLaren AC, Nugent M, Economopoulos K, Kaul H, Vernon BL, McLemore R. Hand-mixed and premixed antibiotic-loaded bone cement have similar homogeneity. Clin Orthop Relat Res. 2009;467(7): 1693-8.

18. Pithankuakul K, Samranvedhya W, Visutipol B, Rojviroj S. The effects of different mixing speeds on the elution and strength of high-dose antibiotic-loaded bone cement created with the hand-mixed technique. J Arthroplasty. 2014;30:858-63. pii: S0883-5403(14) 00916-4.

19. Tsung JD, Rohrsheim JA, Whitehouse SL, Wilson MJ, Howell JR. Management of periprosthetic joint infection after total hip arthroplasty using a custom made articulating spacer (CUMARS); the Exeter experience. J Arthroplasty. 2014;29(9):1813-8. doi:10.1016.

20. Romanò CL, Gala L, Logoluso N, Romanò D, Drago L. Two-stage revision of septic knee prosthesis with articulating knee spacers yields better infection eradication rate than one-stage or two-stage revision with static spacers. Knee Surg Sports Traumatol Arthrosc. 2012;20(12):2445-53.

21. Munro JT, Garbuz DS, Masri BA, Duncan CP. Articulating antibiotic impregnated spacers in two-stage revision of infected total knee arthroplasty. J Bone Joint Surg Br. 2012;94(11 Suppl A):123-5. doi: 10.1302/0301-620X.94B 11.30747. Review.

22. Severson EP, Hanssen AD. The infected total knee replacement. In: Norman Scott W, editor. Insall & scott surgery of the knee. 5th ed. Philadelphia: Elsevier Churchill Livingstone; 2012.

23. Sandiford NA, Duncan CP, Garbuz DS, Masri BA. Two-stage management of the infected total hip arthroplasty. Hip Int. 2015;10:308-15. doi:10.5301/ hipint.5000265.

24. Leung F, Richards CJ, Garbuz DS, Masri BA, Duncan CP. Two-stage total hip arthroplasty: how often does it control methicillin-resistant infection? Clin Orthop Relat Res. 2011;469(4):1009-15. doi:10.1007/s11999-010-1725-6.

25. Haddad FS, Masri BA, Garbuz DS, Duncan CP. The treatment of the infected hip replacement. The complex case. Clin Orthop Relat Res. 1999;369:144-56. Review.

10　局部抗生素治疗：不依赖骨水泥的抗生素给药方法

著者：Moataz El–Husseiny

翻译：马　良　刘培来

摘要：骨和软组织感染可以给患者造成巨大伤害。假体周围感染很难彻底治愈。不论是清创加保留或更换人工假体的一期翻修，还是二期翻修，都要进行抗生素治疗。骨水泥内混入抗生素已成为主要的局部治疗手段，可以提高局部抗生素浓度。然而骨水泥内加入高浓度的抗生素会影响水泥的孔隙率和强度，因此容易导致骨水泥—假体界面松动。此外，多数药物释放发生在几小时内，很难一直维持药物浓度高于最低抑菌浓度直到感染被完全治愈。所以急需发展可生物降解的药物载体，能够在局部持续高浓度释放抗生素，并且最终分解，避免二次手术。本章主要讨论了最近常用的治疗骨和假体周围感染的不同载药系统。对此，还需要进行不断的研究，改善局部抗生素载药系统，以替代长期全身性应用抗生素，避免与其相关的并发症和毒性。

关键词：局部抗生素，递药系统，载体系统，可生物降解的，凝胶海绵，假体周围感染，骨移植物载体，蛋白载体，合成聚合物，局部抗生素微胶囊，磷酸钙递药系统，药物洗脱，局部抗生素纤维蛋白载体。

引　言

假体周围感染仍旧是重建手术的灾难性并发症。Alexander Fleming 首先观察到局部应用抗生素可以抑制细菌繁殖，但在慢性感染的伤口上未能取得疗效。在第二次世界大战期间，Jensen 等发现，通过清创、止血、局部应用磺胺药物粉剂、一期关闭切口并制动可以降低开放性骨折的感染率[1]。

Dombrowski 和 Dunn 发现感染伤口在清创后使用封闭的伤口冲洗—引流系统，可以使局部抗生素达到有效高浓度[2]。21 世纪早期以来，对局部抗生素运载系统的不断研究，使得局部抗生素浓度达到有效高水平成为可能，避免了长期全身抗生素应用带来的副作用和毒性效应。

M. El–Husseiny, MBBCh, MRCS, Dip Sport M, MD (Res)
Department of Orthopaedics and Trauma, Great Ormond
Street Hospital, London, UK
e–mail: moatazelhusseiny@gmail.com

© Springer International Publishing Switzerland 2016
D. Kendoff et al. (eds.), *Periprosthetic Joint Infections: Changing Paradigms*,
DOI 10.1007/978–3–319–30091–7_10

局部抗生素给药方法在感染关节置换中的优势

2004 年，Lazzarini 等[3]提出去除感染和缺血组织，闭合死腔，重建血供和软组织覆盖，稳定和重建受损骨质，去除所有异物和系统性应用抗生素是治疗骨和关节置换感染的必要步骤。Hanssen 等反对为了在感染区域达到有效治疗药物浓度而高剂量全身应用药物，因为这会进一步加重毒副作用[4]。此外，全身应用抗生素对于血供差的感染组织可能效果不佳，抗生素不能破坏感染细菌的生物膜或多糖包被[5]。

近来局部抗生素运载系统的发展，使局部载体支架不仅可以加载抗生素，还可以将骨传导和骨诱导材料加载于载体支架上[6]。

理想的局部抗生素给药方法的特点

自从抗生素被发现以来，科学家就努力探索理想的局部抗生素给药方法，可以在局部感染部位提供高浓度抗生素而避免全身应用抗生素的副作用和毒性。局部抗生素水平持续保持在最低抑菌浓度（MIC）以上是必需的，可以使抗生素保持长时间的局部有效性直到感染被完全治愈。另外，影响抗生素释放的因素包括局部温度、pH 和载体，但是最佳的温度、pH 和载体目前仍不明确。这些载体需要放置方便，对患者刺激小，而且价格便宜。2005 年，Hanssen 等将理想的局部抗生素给药方法描述为："能够在感染部位提供更有效的局部药物高浓度，并将传统静脉应用抗生素的全身毒性降到最低"[7]。

局部抗生素载体的形式

最简单的局部抗生素应用形式是粉末，可以在清创后将抗生素喷洒在伤口上。Rushton 在 1997 年报道称该方法在治疗和预防感染方面获得了良好的效果[8]。虽然这种方法仅在短时间内提高了局部抗生素的浓度，但是仍有可能会导致组织损伤。

通过封闭引流系统进行局部抗生素溶液的冲洗，可以对感染区域进行持续灌注，需要操作人员具有丰富的护理经验以避免引流管堵塞和刀口渗出。

Santschi 和 Mcgarvey 于 2003 年提出微球巴黎石膏和庆大霉素联用可以取得良好的效果[9]。缺点是需要二次手术去除微球，因为这些微球本身就是一种异物并且是细菌感染的介质。

近来，可生物降解的载体兴起，并对其局部释放抗生素的活性进行了评估。可生物降解意味着无须进行二次手术去除外源性材料。它们也被改进用来维持药物释放达数周之久，以能够根除感染。Ruszczak 和 Friess 应用浸有庆大霉素的凝胶海绵，取得了良好的效果[10]。此外，Tredwell 等发明了含有头孢菌素的可生物降解的纤维蛋白黏合剂[11]。然而，一旦凝胶或纤维蛋白降解，就没有骨诱导或骨传导材料来提供翻修内置物的结构支撑。

Shirtliff 等和 Witso 等分别使用含万古霉素的羟基磷灰石和松质骨块[12, 13]，除了作为药物释放的载体，也可以作为支架为关节假体提供完整的骨性支撑。

抗生素的形式

为了选择合适的抗生素治疗假体周围感染，对骨和软组织的微生物学信息的了解是至关重要的。假体周围感染可由血源性播散或周围软组织直接侵犯引起。易感因素包括环境因素，如没有层流手术间、耐甲氧西林的金黄色葡萄球（MRSA）感染，患者因素如免疫抑制、糖尿病、周围血管疾病、接受化疗或糖皮质激素治疗、既往开放性骨折、近期接受过牙科手术等。正常骨组织对感染有很强的抵抗能力，因此当微生物数量达到一定的程度，就会形成生物膜或多糖包被，使抗生素难以穿透，导致慢性感染。

造成髋膝关节置换感染的常见细菌是凝固酶阴性葡萄球菌，其次是金黄色葡萄球菌[14, 15]。因此，局部最常用的抗生素是氨基糖苷类。联合用药可以减少药物毒性，治疗混合感染，并预防耐药性的出现。氨基糖苷类抗生素是水溶性的，可以从载体中释放，在体温下很稳定，对于骨和关节感染很有效，在局部释放可以超过葡萄球菌类的最低抑菌浓度。其化学结构的稳定特性可以使其与任何成分相混合。初次应用产生耐药性概率很低，并且发生过敏反应的概率也很低[16]。

抗生素的选择主要根据微生物培养和药敏结果。抗生素载体中可以加入多种抗生素。万古霉素和替考拉宁是最有效的抗生素，总敏感率分别是 100% 和 96%。庆大霉素联合万古霉素是最有效的经验用药，可用于对感染的关节置换进行一期翻修。

可生物降解的载体系统

与抗生素骨水泥珠链相比，可生物降解载体的主要优点是无须二次手术来去除异物，因为异物本身可能会变成感染源。此外，当感染被控制并开始重建时，生物可降解载体可以为邻近的骨质提供结构支撑。Calhoun 和 Mader 认为载体降解时的二次抗生素释放可以增加强菌效能[17]。

可生物降解载体可分为骨移植物、蛋白类、合成材料等。已进行了大量研究来延长局部抗生素的释放时间直到感染得到控制。疏水材料的使用使得随着材料的降解可以缓慢释放抗生

素。体外研究表明，聚乳酸载体中的环丙沙星可以持续释放 350 天[18]，羟基磷灰石载体可以持续释放庆大霉素 90 天[19]。Jia 等证实磷酸钙中的替考拉宁可以持续释放 29 天[20]。另一方面，体内研究表明药物持续释放时间相对变短。Stemberger 等应用大量凝胶海绵作为载体[21]，发现在动物模型中可以持续释放庆大霉素 56 天。

骨移植物载体

骨移植物在 1986 年被 Mclaren 和 Miniaci 首先作为局部抗生素载体使用[22]，在兔模型上将妥布霉素添加到颗粒状骨移植物中，发现局部妥布霉素水平可以保持在杀菌水平并维持 3 周。Chan 等用含有抗生素的松质骨移植来治疗感染的骨折患者[23]。虽然对这 36 例患者都进行了一致性研究，但是经过 4~5 个月的观察，仅仅发生了皮疹这一并发症。他们用含有抗生素的羟基磷灰石对局部骨感染进行治疗并处理死腔[24]。这些内置物的主要缺点是抗生素的随意快速释放[22]。经 Gitelis 和 Brebach 研究，含有万古霉素或妥布霉素的硫酸钙可以作为局部抗生素载体使用[6]，每 25 克硫酸钙添加 1 克万古霉素或 1.2 克妥布霉素（图 10.1）。Rhyu 等研究了使用负载抗生素的脱钙骨来治疗骨感染[25]。

蛋白类物质

这是一类天然的聚合物，可以负载抗生素来治疗骨和软组织感染，包括胶原海绵、纤维蛋白包被和凝血酶包被的物质。它们并不像抗生素骨水泥一样经常被用来治疗假体周围感染。

这些载体发挥作用的基本原理是提供与抗生素结合的蛋白位点。这些载体作为物理支架，使抗生素持续进入循环系统。由于释放速度很快，因此全部抗生素在数小时至几天内快速释放。

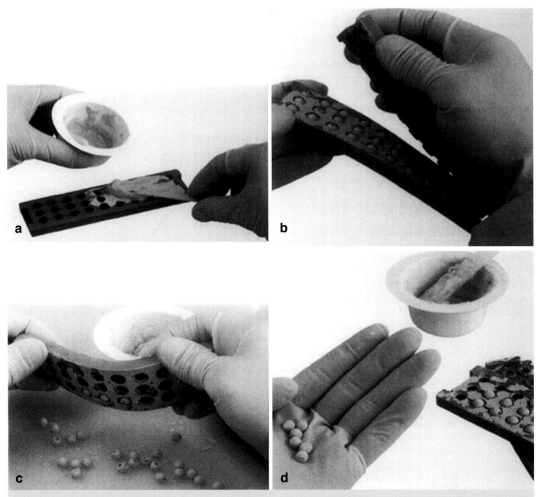

图 10.1 （a）硫酸钙和抗生素混合置入硅胶模具；（b）30 分钟后打开模具；（c）取出模具内成型内置物；（d）可以使用的内置物

胶原海绵载体是全球范围内应用最广泛的局部抗生素载体（图 10.2），是以无菌的动物皮肤或跟腱为原料制成的，因其具有生物相容性和无毒性而被广泛应用。通过 Rao 的大量实验，他们总结认为药物的洗脱率可以通过改变其孔隙率或进行化学处理来调控[26]。而且，胶原海绵可以刺激成骨细胞增殖，促进纤维骨痂的形成和矿化。最初，由 Wachol-Drewek 等进行的体外研究表明，胶原海绵中的抗生素完全释放需要 4 天[27]；但如凝胶海绵与脂质体包裹的抗生素结合，释放时间可以延长到 12 天[28]。他们的研究也表明，与聚甲基丙烯酸酯相比，应

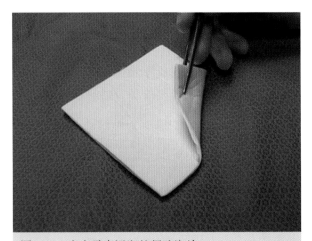

图 10.2 庆大霉素浸润的凝胶海绵

用凝胶海绵时庆大霉素的释放更佳。Humphrey 等在家兔模型研究中表明，凝胶海绵可以有效释放抗生素达 28 天[29]，并且 Kanellakopoulou 和 Giamarellos 的实验证明在临床上是有效的[30]。对此，需要进行进一步的技术革新，延长药物释放时间，以便将来可以作为携带抗生素的载体来治疗关节感染。

从凝血蛋白提取而来的纤维蛋白黏合剂在携带抗生素、生长因子和化疗药物到固定靶点方面有很好的应用前景，在生物相容性和无毒特性上与凝胶海绵相似，在数天至数周内可以通过纤溶的方式降解[31]。在髋膝关节置换中，纤维蛋白黏合剂的应用越来越广。具有疏水特性的抗生素，如四环素，以纤维蛋白作为载体有良好疗效[32]，因为可以缓慢释放抗生素。头孢菌素和氨基糖苷类如四环素可以持续释放 60 天以上，而庆大霉素可以释放 5~7 天以上[34]。主要缺点就是在前两天会释放的 66%。

Zilch 和 Lambiris 首先测定了将纤维蛋白黏合剂和头孢噻肟混合后注入骨髓进行治疗的 46 例患者的血清和引流液中的头孢噻肟的浓度[35]，发现其血清浓度在 12 小时内明显降低，而在伤口引流液中可维持高浓度达 3 天。纤维蛋白黏合剂被证实在关节置换中可以作为局部抗生素的良好载体，用于关节感染的预防。还需要进一步的研究来保证药物的持续释放和载体的缓慢降解。此外，需要重视具有抗药性的超级微生物进化过程中对全身应用抗生素的低反应性。

合成聚合物

目前，研究者们最感兴趣的是想研究出一种穿透性强和能持续释放药物的载体。合成聚合物自从 20 世纪 50 年代开始就作为缝合材料被广泛应用。随着技术的发展，生产出了可以作为载体的更可靠的聚合物[5]。聚乙醇酸交酯和多乳酸化合物衍生物因为在生理 pH 范围内可进行逐级可控的溶解和降解，被选为载体进行研究。

应用内部结构允许动态释放抗生素的不同聚合物，可以通过改变载体的空间结构、选择由各种单聚物组成的共聚合物、采用不同结晶度和分子质量的聚合物，来调控抗生素的释放动力学特性。Makinen 证明这些聚合物和各种抗生素都有很高的相容性，能够长时间持续释放治疗浓度的抗生素[36]。多乳酸化合物和聚乙醇酸以各种比例混合来制造聚合物[37]，最终发现多乳酸化合物和聚乙醇酸以 90 ∶ 10 比例搭配时有更好的稳定性，可缓慢降解，能释放高浓度的妥布霉素、万古霉素和克林霉素。

丙交酯 / 乙交酯聚合物因生物相容性好、组织反应和炎症反应较轻，自 1982 年以来被推荐作为抗生素载体[38]。有研究在动物模型中证实其有良好的疗效[39]。Wei 等在常见细菌导致的骨髓炎兔模型中证明，皮质骨、松质骨和骨髓中的抗生素维持在最低抑菌浓度以上能超过 6 周[40]。此外，大部分内置物都可以被吸收，骨髓在 9 周内恢复正常状态。

由聚乳酸壳体和庆大霉素组成的微胶囊于 1992 年由 Garvin 发明[41]。他们将微胶囊压缩，并且证实了前 3 周有 80% 的抗生素释放。Kanellakopoulou 等在兔模型中用共聚物成功治疗了耐甲氧西林金黄色葡萄球菌（MRSA）感染[30]。他们证明在 15 天时抗生素释放达到高峰，并可以长时间维持在高水平。

如果要将合成聚合物广泛用于骨关节感染，需要进行进一步的评估和研究。这些聚合物不能提供完整的结构支撑。因此，含有抗生素的骨水泥占位器目前仍然是治疗假体周围感染的主要措施。然而，可生物降解的抗生素载体的应用也在逐渐增加，因为近来有研究表明其在髋膝关节一期翻修手术中可以成功根除感染。

目前，并没有哪一种聚合物能在局部抗生素运载上有特别突出的优势。

小　结

微生物特异性的抗生素给药在降低骨科相关感染发病率和死亡率方面具有重要作用。应用敏感的抗生素，在预防细菌耐药性方面也起到非常重要的作用。全身抗生素应用已经有十多年了，但是耐药性的出现使得人们需要寻找新的方法，能够提高抗生素浓度，延长抗生素作用时间，减弱毒性，增加效能，降低患者死亡率。抗生素骨水泥占位器近来被成功用于治疗假体周围感染，但是需要二次手术来移除。一期关节翻修手术依赖彻底清创、去除生物膜、更换内置物、长期全身应用抗生素来根除感染。所以在骨科和其他外科领域，寻找能够在局部实现有效剂量抗生素水平的方法是非常有意义的。虽然可生物降解载体内的抗生素大部分可以释放出来，但是骨水泥中的抗生素只有 25% 得到释放。另外，对于有明显骨溶解和骨缺损的感染关节翻修，可以选择具有结构支撑作用的可生物降解载体完成局部药物释放，避免了二次手术，也不会成为感染源。在这些载体大量应用之前，仍需努力改善其生物降解性、生物相容性和抗生素洗脱动力学等。各种载体的出现，缺乏合适的体内实验进行相互比较，因此很难对其进行评估。虽然凝胶海绵是近来应用最广泛的局部抗生素释放载体，但是抗生素释放的持续时间仍太短。其他载体系统都展现出良好的应用前景，能够刺激新骨形成并提供结构支撑，如复合抗生素载体，将来很可能被广泛应用。微胶囊的发展可以使得抗生素更稳定、持久地释放。局部抗生素应用是治疗和预防关节感染的研究方向，随着进一步的研究和发展，相信在这类感染治疗方面一定可以取得重大突破。

致　谢

感谢 EUSA 制药提供 Collatamp 样本和《香港骨科杂志》允许使用其图片。

参考文献

1. Jensen NK, Johnsrud LW, Nelson MC. The local implication of sulfonamide in compound fractures. Surgery. 1939;6:1-12.

2. Dombrowski ET, Dunn AW. Treatment of osteomyelitis by debridement and closed wound irrigation-suction. Clin Orthop Relat Res. 1965;43:215-31.

3. Lazzarini L, Mader JT, Calhoun JH. Osteomyelitis in long bones. J Bone Joint Surg Am. 2004;86-A(10): 2305-18.

4. Hanssen AD. Local antibiotic delivery vehicles in the treatment of musculoskeletal infection. Clin Orthop Relat Res. 2005;437:91-6.

5. El-Husseiny M, Patel S, MacFarlane RJ, Haddad FS. Biodegradable antibiotic delivery systems. J Bone Joint Surg Br. 2011;93(2):151-7.

6. Gitelis S, Brebach GT. The treatment of chronic osteomyelitis with a biodegradable antibiotic-impregnated implant. J Orthop Surg (Hong Kong). 2002;10(1):53-60.

7. Hanssen AD, Osmon DR, Patel R. Local antibiotic delivery systems: where are we and where are we going? Clin Orthop Relat Res. 2005;437:111-4.

8. Rushton N. Applications of local antibiotic therapy. Eur J Surg Suppl. 1997;578:27-30.

9. Santschi EM, McGarvey L. In vitro elution of gentamicin from plaster of Paris beads. Vet Surg. 2003;32(2): 128-33.

10. Ruszczak Z, Friess W. Collagen as a carrier for on-site delivery of antibacterial drugs. Adv Drug Deliv Rev. 2003;55(12): 1679-98.

11. Tredwell S, Jackson JK, Hamilton D, Lee V, Burt HM. Use of fibrin sealants for the localized, controlled release of cefazolin. Can J Surg. 2006;49(5):347-52.

12. Witso E, Persen L, Loseth K, Benum P, Bergh K. Cancellous bone as an antibiotic carrier. Acta Orthop Scand. 2000;71(1):80-4.

13. Shirtliff ME, Calhoun JH, Mader JT. Experimental osteomyelitis treatment with antibiotic-impregnated hydroxyapatite. Clin Orthop Relat Res. 2002;401:239-47.

14. Nickinson RS, Board TN, Gambhir AK, Porter ML, Kay PR. The microbiology of the infected knee arthroplasty. Int

Orthop. 2010;34(4):505-10.

15. Rafiq I, Gambhir AK, Wroblewski BM, Kay PR. The microbiology of infected hip arthroplasty. Int Orthop. 2006;30(6):532-5.

16. Kobayashi H, Shiraki K, Ikada Y. Toxicity test of biodegradable polymers by implantation in rabbit cornea. J Biomed Mater Res. 1992;26(11):1463-76.

17. Calhoun JH, Mader JT. Treatment of osteomyelitis with a biodegradable antibiotic implant. Clin Orthop Relat Res. 1997;341:206-14.

18. Kanellakopoulou K, Kolia M, Anastassiadis A, Korakis T, Giamarellos-Bourboulis EJ, Andreopoulos A, et al. Lactic acid polymers as biodegradable carriers of fluoroquinolones: an in vitro study. Antimicrob Agents Chemother. 1999;43(3):714-6.

19. Shinto Y, Uchida A, Korkusuz F, Araki N, Ono K. Calcium hydroxyapatite ceramic used as a delivery system for antibiotics. J Bone Joint Surg Br. 1992;74(4):600-4.

20. Jia WT, Luo SH, Zhang CQ, Wang JQ. In vitro and in vivo efficacies of teicoplanin-loaded calcium sulfate for treatment of chronic methicillin-resistant staphylococcus aureus osteomyelitis. Antimicrob Agents Chemother. 2010;54(1): 170-6.

21. Stemberger A, Grimm H, Bader F, Rahn HD, Ascherl R. Local treatment of bone and soft tissue infections with the collagen-gentamicin sponge. Eur J Surg Suppl. 1997;578:17-26.

22. McLaren AC. Alternative materials to acrylic bone cement for delivery of depot antibiotics in orthopaedic infections. Clin Orthop Relat Res. 2004;427:101-6.

23. Chan YS, Ueng SW, Wang CJ, Lee SS, Chao EK, Shin CH. Management of small infected tibial defects with antibiotic-impregnated autogenic cancellous bone grafting. J Trauma. 1998;45(4):758-64.

24. Nelson CL. The current status of material used for depot delivery of drugs. Clin Orthop Relat Res. 2004;427:72-8.

25. Rhyu KH, Jung MH, Yoo JJ, Lee MC, Seong SC, Kim HJ. In vitro release of vancomycin from vancomycin-loaded blood coated demineralised bone. Int Orthop. 2003;27(1):53-5.

26. Rao KP. Recent developments of collagen-based materials for medical applications and drug delivery systems. J Biomater Sci Polym Ed. 1995;7(7):623-45.

27. Wachol-Drewek Z, Pfeiffer M, Scholl E. Comparative investigation of drug delivery of collagen implants saturated in antibiotic solutions and a sponge containing gentamicin. Biomaterials. 1996;17(17):1733-8.

28. Trafny EA, Grzybowski J, Olszowska-Golec M, Antos

M, Struzyna J. Anti-pseudomonal activity of collagen sponge with liposomal polymyxin B. Pharmacol Res. 1996;33(1):63-5.

29. Humphrey JS, Mehta S, Seaber AV, Vail TP. Pharmacokinetics of a degradable drug delivery system in bone. Clin Orthop Relat Res. 1998;349:218-24.

30. Kanellakopoulou K, Giamarellos-Bourboulis EJ. Carrier systems for the local delivery of antibiotics in bone infections. Drugs. 2000;59(6):1223-32.

31. Jackson MR. Fibrin sealants in surgical practice: an overview. Am J Surg. 2001;182(2 Suppl):1S-7.

32. Woolverton CJ, Fulton JA, Salstrom SJ, Hayslip J, Haller NA, Wildroudt ML, et al. Tetracycline delivery from fibrin controls peritoneal infection without measurable systemic antibiotic. J Antimicrob Chemother. 2001;48(6):861-7.

33. Tsourvakas S, Hatzigrigoris P, Tsibinos A, Kanellakopoulou K, Giamarellou H, Dounis E. Pharmacokinetic study of fibrin clot-ciprofloxacin complex: an in vitro and in vivo experimental investigation. Arch Orthop Trauma Surg. 1995;114(5): 295-7.

34. Kram HB, Bansal M, Timberlake O, Shoemaker WC. Antibacterial effects of fibrin glue-antibiotic mixtures. J Surg Res. 1991;50(2):175-8.

35. Zilch H, Lambiris E. The sustained release of cefotaxim from a fibrin-cefotaxim compound in treatment of osteitis. Pharmacokinetic study and clinical results. Arch Orthop Trauma Surg. 1986;106(1):36-41.

36. Makinen TJ, Veiranto M, Lankinen P, Moritz N, Jalava J, Tormala P, et al. In vitro and in vivo release of ciprofloxacin from osteoconductive bone defect filler. J Antimicrob Chemother. 2005;56(6): 1063-8.

37. Bunetel L, Segui A, Cormier M, Langlais F. Comparative study of gentamicin release from normal and low viscosity acrylic bone cement. Clin Pharmacokinet. 1990;19(4):333-40.

38. Thies C. Microcapsules as drug delivery devices. Crit Rev Biomed Eng. 1982;8(4):335-83.

39. Garvin KL, Miyano JA, Robinson D, Giger D, Novak J, Radio S. Polylactide/polyglycolide antibiotic implants in the treatment of osteomyelitis. A canine model. J Bone Joint Surg Am. 1994;76(10):1500-6.

40. Wei G, Kotoura Y, Oka M, Yamamuro T, Wada R, Hyon SH, et al. A bioabsorbable delivery system for antibiotic treatment of osteomyelitis. The use of lactic acid oligomer as a carrier. J Bone Joint Surg Br. 1991;73(2):246-52.

41. Garvin K, Feschuk C. Polylactide-polyglycolide antibiotic implants. Clin Orthop Relat Res. 2005;437:105-10.

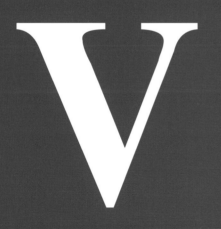

第五部分

髋关节

V

11　急性感染：保留假体的冲洗和清创术

著者：Sujith Konan, David A. George, Vaibhav Punjabi, Fares S. Haddad

翻译：王　呈　刘培来

　　摘要：关节假体周围感染（PJI）对患者和外科医生来说都是灾难性的并发症。保留假体的清创和使用抗生素，是治疗早期假体周围感染的一种选择。本章总结了目前此种治疗方案的适应证、入路以及相关的文献。

　　关键词：早期感染，关节置换术后感染，DAIR，关节感染，保留假体，感染。

引　言

　　约 60% 的早期关节假体周围感染（术后 1~3 个月）通常由金黄色葡萄球菌和革兰阴性杆菌引起的。在此阶段，多种细菌感染也很常见。迟发性关节假体周围感染（术后 3 个月到 1 年或 2 年）通常是由凝固酶阴性葡萄球菌和肠球菌引起的。晚期关节假体周围感染（手术 1 年或 2 年后）通常是由血源性感染引起的，金黄色葡萄球菌是主要的致病菌。5%~15% 的关节假体周围感染病例的细菌培养结果为阴性，通常为迟发性或晚期关节假体周围感染。保留假体的清创和冲洗是治疗急性假体周围感染的一种选择，通常简称为 DAIR 方案（debridement, antibiotics, implant retention）。

原　则

　　用 DAIR 方案成功治疗假体周围急性感染，需要进行有计划的手术和药物治疗。参与患者治疗的多学科团队（MDT）应该包括骨科医生、感染病医生、护理和相关人员，以及微生物学家。治疗的目标是根除感染，恢复感染关节的无痛和良好功能，并使患者的发病率和死亡率降到最低。为了达到这一目的，必须去除生物膜的保护作用，使围术期的抗菌治疗能够彻底根除感染。致病病原体的确定至关重要，因此在获得有意义的样本之前禁止使用抗生素。

S. Konan, MBBS, MD, MRCS, FRCS (Tr & Orth)

F.S. Haddad, BSc, MD(res), MCh, FRCS (Orth) (✉)

Department of Trauma and Orthopaedics, University College London Hospitals NHS Trust, London , UK

e–mail: fsh @ fareshaddad.co.uk

V. Punjabi, MBBS, MS, FRACS, FA(Ortho)A

Department of Orthopaedics, Princess Grace Hospital, London, UK

D.A. George, MBChB, BmedSc, MRCS(Eng)

Department of Trauma and Orthopaedics, University College Hospitals, London, London, UK

© Springer International Publishing Switzerland 2016

D. Kendoff et al. (eds.), *Periprosthetic Joint Infections: Changing Paradigms,*

DOI 10.1007/978–3–319–30091–7_11

基本的外科原则是实施开放的关节切开手术，移除可更换的所有组件但保留所有固定良好的组件，获取多份关节液和组织样本以确定致病微生物，清除血肿，去除所有感染和坏死的软组织，用大量的液体冲洗关节，最后重新置入可更换的组件。可更换的组件通常指用于膝关节置换的聚乙烯衬垫，以及用于髋关节置换的股骨头和衬垫。冲洗后关闭切口，并留置引流管[1, 2]。关节镜下的 DAIR 方案不能充分清创并且不能更换组件，因而效果不佳[2]。

清创术后，开始进行抗生素治疗。通常，术前不使用抗生素以获得具有足够代表性的微生物样本，但术后立即采用广谱抗生素进行治疗。随后，根据药敏实验指导抗生素的使用，通常持续 6 周或更久[1-6]。但当患者出现败血症时，广谱抗生素要在 DAIR 方案实施之前使用。即使在这种情况下，也要尽可能在使用广谱抗生素前通过关节穿刺获取早期样本。

DAIR 方案的适应证

DAIR 方案使得关节置换术后感染患者需要进行假体取出等较大手术的情况明显减少。实施 DAIR 方案的总体目标应该是选择成功治疗可能性大的关节假体感染患者。症状出现时间短并且假体稳定是 DAIR 方案的最佳适应证[7-9]。

术后早期感染（发生在术后第一个月内）或晚期急性血源性感染（症状出现 3 周内）最适合这一策略。如果假体没有松动，单纯假体周围透亮带并不意味着治疗失败[3, 10]。

就病原菌而言，葡萄球菌如金黄色葡萄球菌感染会导致更高的治疗失败风险[1-3, 6, 11]。抗生素的敏感性很重要，耐甲氧西林金黄色葡萄球菌（MRSA）、耐万古霉素肠球菌和耐氟喹诺酮类革兰阴性杆菌导致的感染，治疗失败率更高[12]。

宿主因素如高的 ASA 评分（有合并症）[6]和免疫系统受损[9,13]，也会增加治疗失败的风险。

有开放性伤口或窦道、广泛软组织损伤导致伤口无法直接关闭将导致慢性感染，因此分期翻修可能更合适[14]。然而，这种情况依然被英国牛津大学努菲儿德矫形外科中心的骨感染科作为适应证，包括持续存在的伤口炎症和窦道。他们的数据显示，1 年的假体保留率为 89%，2 年也为 89%，3 年为 78%[1]。

有几项研究报告了 DAIR 方案的治疗效果。Byren 等[1]进一步分析了这个方案。治疗失败的患者随访平均 2.3 年，其中一半以上的患者至少伴有 1 种疾病，69% 的患者在其他手术后 90 天内进行了初次关节成形术。DAIR 方案治疗的独立危险因素（根据多因素分析）包括金黄色葡萄球菌（MRSA 和 MSSA）感染（$P=0.05$）、既往关节翻修手术史（$P=0.008$）和采用关节镜冲洗术（$P=0.008$）。与开放性手术相比，因为视野的限制和不能更换组件，关节镜手术容易发生清创不彻底。

Lora-Tamayo 等[13]进行了一项多中心的观察研究，包括随访 7 年的 PJI 病例。实施 DAIR 方案后，增加治疗失败率的情况有：免疫抑制（$P=0.013$），多种微生物导致的复杂感染（$P=0.007$），菌血症（$P=0.015$），诊断时 C 反应蛋白大于 100 mg/L（$P=0.021$）。此外，进行 2 次及以上的清创术也会增加失败率（$P=0.008$）。另外，C 反应蛋白大于 220 mg/L 的失败率更高（$P=0.01$）[15]。

根据 Lora-Tamayo 等的研究[13]，对于没有免疫抑制、菌血症，为单一细菌感染，C 反应蛋白小于 100 mg/L，并且只进行一次清创术的患者，6 个月内被治愈的概率是 77%；而有相反情况的患者治疗成功的概率小于 1%。

部分研究发现，金黄色葡萄球菌感染[16, 17]和需要再次清创[15]，与治疗失败有很强的相关性。另一些研究则没有发现治疗失败与病原菌的这种相关性[18]，并且 Mont 等认为再次清创有利于治疗获得成功[19]。

一些小样本研究和大样本研究一样也证实了同样的确定性因素。另外，其研究结果同时还发现了与治疗失败有关的其他因素，包括窦道的存在（P=0.002）[3]，有类风湿性关节炎（P=0.03）[20]、免疫缺陷[21]，血沉大于 60 mm/h（P=0.005）[20]，凝固酶阴性的葡萄球菌感染（P=0.02）[20]，以及高毒力细菌感染如 MRSA[17] 或多重细菌感染[22]。

一定要避免延误清创[4]，症状出现超过 7 天或 8 天再清创的失败率较高（P=0.05，P=0.04）[3, 20]。如果出现症状 8 周后再清创，失败率高达 50%。

实施 DAIR 方案的相对和绝对禁忌证难以确定的主要原因，是不同医院采用的内科治疗和外科手术技术有所不同，如同 PJI 分类标准存在多样性一样[18]。我们认为实施 DAIR 方案的决定应该充分考虑患者的具体情况，并且应重点评估现有的病情信息，而不能仅依靠原有的微生物学和组织学检查结果，同时也要考虑到患者的医疗条件和患者本人的意愿。表 11.1 总结了这些情况。

术前检查

临床上对关节假体感染的诊断需要病理检查结果的支持。对 PJl 患者的术前准备工作包括血液学和放射学的检查，如前几章所述。

普通 X 线片、磁共振成像（MRI）和计算机断层扫描（CT）等影像学检查，对需要进行 DAIR 的 PJIs 的判断有间接的价值[23]。置入物松动、骨膜反应和骨吸收的迹象，可能提示假体稳定性受损。然而，放射学改变滞后于临床发病 1~2 周。

表 11.1　在 PJI 患者中实施 DAIR 方案的绝对和相对禁忌证

绝对禁忌证	相对禁忌证
假体松动	窦道
软组织覆盖不良	金黄色葡萄球菌（MRSA 和 MSSA）
骨水泥固定不良	有关节翻修史
	免疫抑制类风湿性关节炎
	多重细菌感染
	伴有菌血症
	CRP>100 mg/L
	ESR>60 mm /h
	2 次或多次清创史
	>3 周的症状

手术步骤

感染关节清创的手术步骤将根据外科医生的喜好和当地医疗机构制定的原则而有所不同。无论如何，我们强烈建议在术前不使用抗生素；如果已经使用的话，那么至少在术前 48 小时停用；如果可能的话；在临床安全的前提下，尽量延长停用时间[1]。这是为了增加在手术区域取样鉴别病原体的机会。

与所有的翻修手术一样，我们提倡尽可能使用前一次手术的皮肤切口，避免不必要的多重瘢痕。这可能对患者没有吸引力，但是如果多个切口太近并损伤血供，就会增加皮肤坏死的风险。根据最初的切口，我们选择了正中切口和髌旁内侧入路，以及后入路进入髋关节。

关节的显露必须遵循与初次手术相同的原则，注意保护重要的结构，避免损伤神经血管束，即使在有明显感染的情况下。

在显露过程中，一旦皮肤被切开，浅层感染就会看到，或感染位于关节深处，或两者之间相互贯通。如果出现窦道，并且 DAIR 方案依然适用，就必须完全切除窦道至暴露健康的软组织。整个窦道应进行微生物学和组织学检查。

样本应该从关节的所有区域中采取并正确标记：浅或深的位置，关节的内侧或外侧间室，以及是否包括滑膜、软组织或生物膜。如果可能的话，应该抽取脓液或感染的血肿。建议使用单独的器械（如镊子、手术刀和常用容器）来收集每份样本，并直接置于单独的容器中进行下一步分析[1]。

一旦外科医生确信已经获得了足够数量的样本（我们的建议是最少为 5 份样本）[24, 25]，可以根据前期关节穿刺和其他样本的药敏结果使用全身性抗生素。所有残存的坏死软组织、感染的血肿和与假体相邻的碎屑应该被切除，直到健康组织出血为止。如果在膝关节清创时使用止血带，这很难判断；但在髋关节时就很明显。

如果可能的话，移除所有可更换的假体模块化部件是很重要的，包括胫骨垫片、髋臼杯内衬和股骨头。移除这些部分将改善手术野，特别是可以显露后方（关节囊）[26]，同时也可以尽量去除可能隐藏在这些部件下面的生物膜。

我们必须评估假体的牢固性，这可以通过顺着假体长轴用常用的取出器械轻轻敲打来完成。如果它仍然是固定牢固的，可以按照先前的计划继续手术，但是任何不稳定的部件都应该被替换。光滑的锥形骨水泥股骨柄可以很容易地更换，无须破坏骨水泥包鞘。然而，如果检查发现置入物松动，那么继续保留假体是不可取的。此时，就需要有计划地进行分期手术，因此应随时准备好相关的手术器械和内置物。

在关闭切口前，必须对伤口进行彻底冲洗，用大量的温盐水（0.9% 氯化钠）进行脉冲冲洗，同时应用氯己定或碘伏进行冲洗。关闭切口的方式和初次置换手术时一样，并放置引流管，术后 24~48 小时根据引流情况去除引流管。

术后，继续静脉应用术中使用的抗生素，直到标本培养得到明确的细菌培养结果。如果病原体发生改变，必须调整抗生素，并持续使用一段时间。如前所述，由于对整个感染区域的显露较差，清创不彻底，会导致较高的复发率[1]，因此关节镜在 DAIR 方案中不起作用。

术后治疗和讨论

DAIR 手术后，在密切监测伤口愈合的同时，鼓励进行常规的关节功能锻炼。监测血清炎症标志物 ESR 和 CRP 的变化趋势，有利于记录观察病情变化。

接受 DAIR 方案的患者，应根据微生物培养和药敏结果使用合适的抗生素。抗生素的选择和应用时间不同，但多数情况下选择 2~6 周的静脉滴注，然后口服抗生素 3~6 个月。

葡萄球菌感染中 DAIR 方案后的联合治疗

在葡萄球菌感染的情况下，联合利福平进行治疗可以提高 DAIR 的治疗成功率[13, 19, 27, 28]。然而，重要的是监测细菌对利福平的敏感性，并观察与其他治疗药物的相互作用[29]。对于金黄色葡萄球菌和凝固酶阴性葡萄球菌感染，在最初的 2~6 周通常使用利福平和一种静脉注射抗生素，最常用的是 α－内酰胺类和糖苷类抗生素；随后联合使用利福平和氟喹诺酮类口服，给予 6 个月（膝关节）或 3 个月（髋关节）的联合治疗[7]。

联合使用氟喹诺酮与利福平，其至在治疗的初始阶段应用[13, 14, 30]，也得到了国际共识会议的支持[7, 14]。如果不能使用利福平，静脉应用抗生素的时间至少为 4 周。在静脉应用的抗生素中，头孢唑林或抗葡萄球菌的青霉素比万古霉素更受青睐，用于治疗甲氧西林敏感的金黄色葡萄球菌（MSSA）引起的感染[31]。

由 MRSA 引起的 PJI 的治疗更具挑战性。联合治疗的选择包括夫西地酸[15,32]、甲氧苄啶—磺胺甲基异噁唑和米诺环素[29]。万古霉素仍然是治疗由 MRSA 引起的 PJI 的首选静脉抗生素，达托霉素是另外一种选择[33]。加用利福平比单用达托霉素更有效，并可阻止达托霉素耐药性的出现[34~36]。利奈唑胺是另外一种合适的口服抗生素，但长期使用会因骨髓抑制而受限，建议密切监测全血细胞计数[37, 38]。

治疗失败后的处理。DAIR 方案治疗失败的患者通常最终会实施二期关节翻修术[6]。DAIR 治疗后感染持续存在的另一种处理方法是再次清创，然后是长期抗菌治疗。不幸的是，重复的 DAIR 方案成功的可能性很低。

小　结

从历史上看，DAIR、一期或二期关节翻修的成功率各不相同。文献报道的 DAIR 成功率为 31%~82%。这种结果的差异是由感染微生物不同、不同的宿主因素和治疗方案的不同导致的。最近的研究表明，联合使用氟喹诺酮类和利福平治疗金黄色葡萄球菌导致的关节假体周围感染，可将成功率由 62% 提高到 75%。但是，这仍然低于一期翻修 87% 的成功率和二期翻修 87%~100% 的成功率。

参考文献

1. Byren I, Bejon P, Atkins BL, Angus B, Masters S, McLardy-Smith P, et al. One hundred and twelve infected arthroplasties treated with 'DAIR' (debridement, antibiotics and implant retention): antibiotic duration and outcome. J Antimicrob Chemother. 2009;63(6): 1264-71.
2. Koyonos L, Zmistowski B, Della Valle CJ, Parvizi J. Infection control rate of irrigation and debridement for periprosthetic joint infection. Clin Orthop. 2011;469(11):3043-8.
3. Marculescu CE, Berbari EF, Hanssen AD, Steckelberg JM, Harmsen SW, Mandrekar JN, et al. Outcome of prosthetic joint infections treated with debridement and retention of components. Clin Infect Dis. 2006;42(4):471-8.
4. Brandt CM, Sistrunk WW, Duffy MC, Hanssen AD, Steckelberg JM, Ilstrup DM, et al. Staphylococcus aureus prosthetic joint infection treated with debridement and prosthesis retention. Clin Infect Dis.1997;24(5):914-9.
5. El Helou OC, Berbari EF, Lahr BD, Eckel-Passow JE, Razonable RR, Sia IG, et al. Efficacy and safety of rifampin containing regimen for staphylococcal prosthetic joint infections treated with debridement and retention. Eur J Clin Microbiol Infect Dis. 2010;29(8):961-7.
6. Azzam KA, Seeley M, Ghanem E, Austin MS, Purtill JJ, Parvizi J. Irrigation and debridement in the management of prosthetic joint infection: traditional indications revisited. J Arthroplasty. 2010;25(7):1022-7.
7. Osmon DR, Berbari EF, Berendt AR, Lew D, Zimmerli W, Steckelberg JM, et al. Diagnosis and management of prosthetic joint infection: clinical practice guidelines by the Infectious Diseases Society of America. Clin Infect Dis. 2013;56(1):el-25.
8. Leone S, Borè S, Monforte A, Mordente G, Petrosillo N, Signore A, et al. Consensus document on controversial issues in the diagnosis and treatment of prosthetic joint infections. Int J Infect Dis. 2010;14:S67-77.
9. Silva M, Tharani R, Schmalzried TP. Results of direct exchange or debridement of the infected total knee arthroplasty. Clin Orthop. 2002;404:125-31.
10. Crockarell Jr JR, Hanssen AD, Osmon DR, Morrey BF. Treatment of infection with debridement and retention of the components following hip arthroplasty. J Bone Joint Surg Series A. 1998;80(9):1306-13.
11. Konigsberg BS, Valle CJ, Ting NT, Qiu F, Sporer SM. Acute hematogenous infection following total hip and knee arthroplasty. J Arthroplasty. 2013;29:469-72.
12. Soriano A, García S, Bori G, Almela M, Gallart X, Macule F, et al. Treatment of acute post-surgical infection of joint arthroplasty. Clin Microbiol Infect. 2006;12(9):930-3.
13. Lora-Tamayo J, Murillo O, Iribarren JA, Soriano A,

Sánchez-Somolinos M. Baraia-Etxaburu JM, et al. A large multicenter study of methicillin-susceptible and methicillin-resistant staphylococcus aureus prosthetic joint infections managed with implant retention. Clin Infect Dis. 2013;56(2):182-94.

14. Parvizi J, Gehrke T, Chen AF. Proceedings of the international consensus on periprosthetic joint infection. Bone Joint J. 2013;95 B(1 1):1450-2.

15. Aboltins CA, Page MA, Buising KL, Jenney AW, Daffy JR, Choong PF, et al. Treatment of staphylococcal prosthetic joint infections with debridement, prosthesis retention and oral rifampicin and fusidic acid. Clin Microbiol Infect. 2007;13(6):586-91.

16. Deirmengian C, Greenbaum J, Stern J, Braffman M, Lotke PA, Booth Jr RE, et al. Open debridement of acute gram-positive infections after total knee arthroplasty. Clin Orthop. 2003;416:129-34.

17. Zmistowski B, Fedorka CJ, Sheehan E, Deirmengian G, Austin MS, Parvizi J. Prosthetic joint infection caused by gram-negative organisms. J Arthroplasty. 2011;26 Suppl 6:104-8.

18. Cobo J, Miguel LG, Euba G, Rodríguez D, García-Lechuz JM, Riera M, et al. Early prosthetic joint infection: outcomes with debridement and implant retention followed by antibiotic therapy. Clin Microbiol Infect. 2011;17(11): 1632-7.

19. Mont MA, Waldman B, Banerjee C, Pacheco IH, Hungerford DS. Multiple irrigation, debridement, and retention of components in infected total knee arthroplasty. J Arthroplasty. 1997; 12(4):426-33.

20. Kuiper JWP, Van DB, Van DS, Nolte PA, Colen S. 2-stage revision recommended for treatment of fungal hip and knee prosthetic joint infections. Acta Orthop. 2013;84(6):517-23.

21. Peel TN, Cheng AC, Choong PFM, Buising KL. Early onset prosthetic hip and knee joint infection: treatment and outcomes in Victoria, Australia. J Hosp Infect. 2012;82(4):248-53.

22. Westberg M, Grøgaard B, Snorrason F. Early prosthetic joint infections treated with debridement and implant retention. Acta Orthop. 2012;83(3):227-32.

23. Vilchez F, Martínez-Pastor JC, García-Ramiro S, Bori G, Maculé F, Sierra J, et al. Outcome and predictors of treatment failure in early post-surgical prosthetic joint infections due to staphylococcus aureus treated with debridement. Clin Microbiol Infect. 2011;17(3):439-44.

24. Fink B, Makowiak C, Fuerst M, Berger I, Schäfer P,

Frommelt L. The value of synovial biopsy, joint aspiration and C-reactive protein in the diagnosis of late peri-prosthetic infection of total knee replacements. J Bone Joint Surg Series B. 2008;90(7):874-8.

25. Spangehl MJ, Masri BA, O'Connell JX, Duncan CP. Prospective analysis of preoperative and intraoperative investigations for the diagnosis of infection at the sites of two hundred and two revision total hip arthroplasties. J Bone Joint Surg Series A. 1999;81 (5):672-83.

26. Tsukayama DT, Estrada R, Gustilo RB. Infection after total hip arthroplasty: a study of the treatment of one hundred and six infections. J Bone Joint Surg Series A. 1996;78(4):512-23.

27. Zimmerli W, Widmer AF, Blatter M, Frei R, Ochsner PE. Role of rifampin for treatment of orthopedic implant-related staphylococcal infections: a randomized controlled trial. J Am Med Assoc. 1998;279(19):1537-41.

28. Widmer AF, Gaechter A, Ochsner PE, Zimmerli W. Antimicrobial treatment of orthopedic implant-related infections with rifampin combinations. Clin Infect Dis. 1992;14(6):1251-3.

29. Forrest GN, Tamura K. Rifampin combination therapy for nonmycobacterial infections. Clin Microbiol Rev. 2010;23(1):14-34.

30. Barberán J, Aguilar L, Carroquino G, Giménez MJ, Sánchez B, Martínez D, et al. Conservative treatment of staphylococcal prosthetic joint infections in elderly patients. Am J Med. 2006;119(11):993. e7-993.e10.

31. Tice AD, Hoaglund PA, Shoultz DA. Outcomes of osteomyelitis among patients treated with outpatient parenteral antimicrobial therapy. Am J Med. 2003;114(9):723-8.

32. Siddiqui MM, Lo NN, Ab Rahman S, Chin PL, Chia SL, Yeo SJ. Two-year outcome of early deep MRSA infections after primary total knee arthroplasty: a joint registry review. J Arthroplasty. 2013;28(1):44-8.

33. Byren I, Rege S, Campanaro E, Yankelev S, Anastasiou D, Kuropatkin G, et al. Randomized controlled trial of the safety and efficacy of daptomycin versus standard-of-care therapy for management of patients with osteomyelitis associated with prosthetic devices undergoing two-stage revision arthroplasty. Antimicrob Agents Chemother. 2012;56(11):5626-32.

34. John AK, Baldoni D, Haschke M, Rentsch K, Schaerli P, Zimmerli W, et al. Efficacy of daptomycin in implant-associated infection due to methicillin-resistant

staphylococcus aureus: importance of combination with rifampin. Antimicrob Agents Chemother. 2009;53(7):2719-24.

35. Garrigós C, Murillo O, Euba G, Verdaguer R, Tubau F, Cabellos C, et al. Efficacy of usual and high doses of daptomycin in combination with rifampin versus alternative therapies in experimental foreign-body infection by methicillin-resistant staphylococcus aureus. Antimicrob Agents Chemother. 2010;54(12):5251-6.

36. Saleh-Mghir A, Muller-Serieys C, Dinh A, Massias L, Crémieux AC. Adjunctive rifampin is crucial to optimizing daptomycin efficacy against rabbit prosthetic joint infection due to methicillin-resistant staphylo-coccus aureus. Antimicrob Agents Chemother. 2011;55(10):4589-93.

37. Nguyen S, Pasquet A, Legout L, Beltrand E, Dubreuil L, Migaud H, et al. Efficacy and tolerance of rifampicin-linezolid compared with rifampicin-cotrimoxazole combinations in prolonged oral therapy for bone and joint infections. Clin Microbiol Infect. 2009;15(12):1163-9.

38. Bassetti M, Vitale F, Melica G, Righi E, Di Biagio A, Molfetta L, et al. Linezolid in the treatment of grampositive prosthetic joint infections. J Antimicrob Chemother. 2005;55(3):387-90.

12 骨水泥一期翻修术

著者：Daniel Kendoff, Akos Zahar, Thorsten Gehrke

翻译：王　呈　刘培来

摘要： 在20世纪70年代早期，ENDO
Klinik Hamburg 就已经建立起了应用局部抗生素
骨水泥的一期翻修方法。依据术前穿刺获得的
感染细菌以及对细菌特性的了解，可以为每例
患者制订个体化的抗生素治疗方案，包括局部
应用抗生素骨水泥和术后全身应用抗生素。从
外科手术的角度来说，在一期翻修中我们需要
对所有受感染的内置物、骨和软组织进行彻底
的清创。总的来说，一期翻修术具有明显的优点，
包括只需要一次手术、住院时间短、全身抗生
素的使用减少等。成功的关键是功能齐全的医
院基础设施以及外科医生和微生物学家的良好
合作。

关键词： 一期，抗生素骨水泥，一期修复术，
局部抗生素。

引 言

人工髋关节置换术后关节假体周围感染的
处理，对任何关节外科医师来说都是一个挑战。
无论一期还是多期修复，关节假体周围感染的
治疗目标都是彻底根除感染和维持关节功能。

虽然在世界范围内，目前还是主要采用二
期或多期修复来治疗晚期慢性感染，最近30年，
在我们自己的临床中心，一种独特的一期翻修
术在治疗全髋关节置换术后感染中已经显示了
相似的效果[1-4]。

一般来说，这两种翻修术应该根据患者的
临床病情、当地的医疗条件和外科医生的专业
知识而选用。最常使用的临床方案是先取出假
体，然后进行6周的全身抗生素治疗，最后再
置入新的骨水泥型或非骨水泥型假体。在髋关
节翻修术中，使用含有抗生素的占位器似乎改
善了多期翻修术的功能效果，并且越来越受欢
迎[5, 6]。

然而，仔细浏览目前可获得的文献和髋关
节置换术后感染的治疗指南，没有明确的证据
表明二期或多期翻修术的成功率明显高于一期

D. Kendoff , MD , PhD (✉)

Department of Orthopaedics and Trauma,

Helios Klinikum Berlin Buch , Berlin , Germany

e-mail: daniel. kendoff @ helios-kliniken. de

A. Zahar, MD・T. Gehrke, MD

Department of Orthopedic Surgery, Helios ENDO-

Klinik, Hamburg, Germany

© Springer International Publishing Switzerland 2016

D. Kendoff et al. (eds.), *Periprosthetic Joint Infections: Changing Paradigms,*

DOI 10.1007/978-3-319-3009-7_12

翻修术。尽管在大量的相关文章中,二期翻修术被认为是根除感染的金标准,但其中大部分建议包括抗生素治疗的持续时间、静态型或活动型占位器的使用、占位器保留时间、骨水泥型或非骨水泥型固定,都基于Ⅳ级和Ⅲ级的证据研究,甚至是专家意见,而不是前瞻性随机对照研究数据。

在我们看来,独特的一期翻修术具有一定的优势,除了有相似的感染根除成功率,更明显的优势主要是只需要一次手术、短期使用静脉抗生素以及住院时间和总费用的减少[4, 7, 8]。

为了达到上述一期翻修的成功率,有一些术前、术中和术后的关键细节需要得到重视。下文描述了在关节假体周围感染的一期翻修术中,作者所在机构的经验和治疗策略,并采用严格的一期骨水泥翻修方法。重点是给出所有详细的要求来提高临床成功率。

早期感染或急性 PJI

我们积极治疗髋关节置换术后急性感染(3周以内或症状出现少于3周)的方法依然是局部冲洗和清创,软组织修剪和冲洗,以及更换聚乙烯衬垫,但保留最初置入的假体。此情况下,抗生素的全身使用遵循 Zimmerli 等所描述的原则[9]。对于任何失败的冲洗和清创都需进行彻底的翻修(通常是一期翻修),而不是尝试进一步的冲洗和清创。然而,对于任何晚期感染(>3周),都应该通过完全去除假体来治疗。

诊 断

参照第七章,我们强调对每例计划进行一期感染翻修的患者,术前必须进行穿刺。目前,我们所在的机构关于关节假体周围感染的诊断标准与2013年费城会议共识一致[10]。

关节穿刺

对任何计划进行一期翻修的患者,最主要的术前检查是进行关节穿刺用以明确感染菌。细菌培养阳性和相应的敏感抗生素对一期翻修是至关重要的。应根据穿刺培养结果在骨水泥中加载合适的抗生素,从而直接在手术部位达到较高的局部抗生素浓度[11~14]。

临床上,对每一例计划进行髋关节翻修的患者,包括所有早期或晚期的无菌性松动的病例,都要进行穿刺以明确诊断。此外,我们将这一原则扩大到所有初次髋关节置换术后或髋关节翻修术后原因不明的关节疼痛和功能障碍的病例。根据我们的穿刺结果研究,所有最初计划实施无菌性髋关节翻修术的患者中,4%~7%的患者有既往低毒力细菌感染的证据[15]。

适应证

很少患者不适合一期翻修术。因此,我们能够用此技术完成约85%的THA感染病例的治疗。必要条件是明确的细菌感染证据,并结合每例患者制订个体化的局部和全身的抗生素治疗计划。

禁忌证

以下情况不适合一期翻修术,而应改为二期翻修:
· 有2次及以上的一期翻修失败史,或感染扩散至神经血管束
· 术前未明确细菌种类
· 没有有效的抗生素
· 高抗生素耐药性

术前准备和计划

需要再次强调的是，实施一期翻修术必须获得阳性细菌培养结果和敏感的抗生素。推荐使用 ALAC 固定方法，以便在局部达到较高的抗生素浓度[13, 14]。

未来的一期翻修术可能包括抗生素局部置入或银离子涂层的采用。此外，还有一些使用非骨水泥技术的报告，也将在本书后面的章节中进一步阐述[16, 17]。

一期翻修术的成功不仅在于所有置入的硬件材料（包括骨水泥和骨水泥塞）的同时联合使用 ALAC，还包括对任何被感染的软组织和骨组织的积极、彻底的清创，完全切除髋关节前后关节囊。

手术准备

假体和骨水泥

· 手术医生应该了解置入的假体，并熟悉其移除和拆卸方法。偶尔需要使用特殊的假体拆卸工具。

· 在选择合适的置入物时，必须考虑骨量不足以及术中可能出现的并发症，如髋臼 / 股骨骨折、皮质穿孔和劈裂等。

· 对于股骨严重骨缺损和持续性骨髓炎患者，可能需要进行股骨近端置换。临床骨质缺损通常比影像学表现更严重。然而，对整个股骨进行置换相对较少。

· 在我们所采用的骨水泥技术中，需要将额外的抗生素以粉末的形式加入 ALAC 中，至少需要 2~3 包骨水泥（80~120 g），以及较大的混合系统和合适的水泥枪。对于骨干狭窄的患者，需要用超细喷嘴进行骨水泥逆行填充。

· 了解初次假体置入时使用的 ALAC 类型，因为必须了解本次感染是否对之前使用的抗生素具有耐药性。

· 通常工业化生产的 ALAC 水泥可能是合适的。目前，公司提供了更多的预混合抗生素如万古霉素、庆大霉素的骨水泥选择，但受不同国家相关规定的影响（美国、欧洲、亚洲各不相同）。

· 如上所述，对于骨水泥翻修的成功，最后加入骨水泥中的抗生素是相当重要的。

手术技术

皮肤切口和清创

· 应使用最近一次手术的切口，陈旧切口瘢痕应该切除。

· 瘘管应包括于皮肤切口内，并彻底切除直到关节囊。

· 所有没有血供的软组织和骨需要彻底切除。对于有严重和长期的股骨近端骨髓炎的病例，建议完整切除这一区域。完全去除所有的内置物是指去除包括假体本身在内的所有材料，包括捆绑带、钛丝、骨水泥和可能存在的骨水泥塞等。

· 从相关的手术部位最好取 5~6 个组织样本进行常规检测，包括微生物学检测 / 培养和组织学检查[18, 19]，然后才能采用明确的敏感抗生素进行全身性治疗。

去除假体并完成清创

· 与非骨水泥假体相比，骨水泥假体的移除可能会更容易并且创伤更小（图 12.1）。

· 对于固定良好的非骨水泥假体，需要通过皮质开窗来获得更好的显露。高速磨钻和弧形锯有助于假体移除。

· 具有均匀锥形刀刃的直形窄骨刀可以去除所有可及的骨水泥，并能够避免骨量的进一步丢失。去除骨水泥塞可能很耗时，一种独特的钻孔技术可能有帮助（图 12.2）。

· 应准备好各种宽度和厚度的骨刀。

· 如果可以的话，需要准备常用的专用内置物取出器械。另外，需要准备常用的钻孔器械。

· 可用特殊的弧形骨凿、长咬骨钳、刮匙、长钻头和骨水泥丝锥去除骨水泥（图 12.3）。在髋关节手术中，逆行骨凿在许多情况中可以提供很大的帮助。

· 骨和可疑软组织的清创必须彻底，包括所有骨溶解区域和死骨。

· 在二期翻修术中，最终的清创往往会切除更

多的组织。

· 建议在整个手术过程中使用脉冲式冲洗，在所有的置入物移除并完成清理后进行；髓腔用盐酸双胍聚合物浸湿的明胶海绵填塞。

· 在重新置入假体时，所有手术人员重新刷手并且更换新的手术器械。

· 如果手术时间超过 1.5 小时或失血量超过 1 L，应再次使用抗生素。

重新置入假体

· 骨量不足时可能需要使用同种异体骨，尽管理想情况下应避免使用。我们更喜欢用 ALAC 来填补大的缺陷，而不是用同种异体骨（图 12.4）。

· 另外，髋臼侧钽金属楔形垫块和 Jumbo 大杯已在临床常规使用了许多年[20]。各种厚度和宽度的钽金属垫块可以很好地对骨缺损进行重建，并具有良好的生物相容性、合适的强度和多孔结构。因此，用骨水泥将假体和钽金属垫块进行固定成为可能。此外，钽金属可能具有抗菌能力，但尚未在大样本的临床研究中得到证实[21]。另外，我们还经常在发生外展肌缺失或必须切除股骨近端的情况下

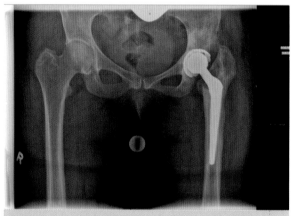

图 12.1　二次下沉后骨长入的非骨水泥型全髋假体，取出更加复杂、困难

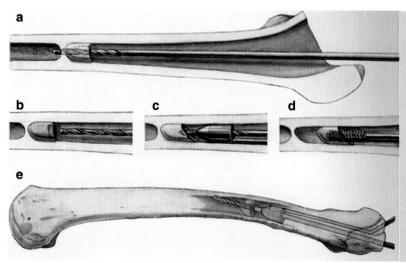

图 12.2　（a）远端塞钻孔；（b）对骨水泥塞逐步钻孔；（c）可以利用中置器；（d）最后用螺旋钻将其取出；（e）放置钻头钻孔时，必须考虑到股骨的前弓，防止形成假道

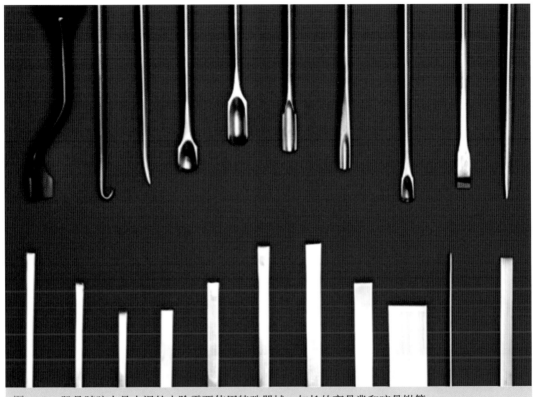

图 12.3　股骨髓腔内骨水泥的去除需要使用特殊器械，如长的弯骨凿和咬骨钳等

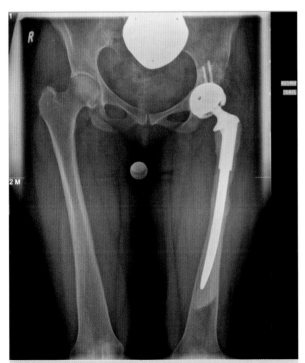

图 12.4　一例严重感染后股骨近端巨大缺损的病例，采用骨水泥填充并覆盖假体表面

使用双动髋臼杯（图 12.5a，b）。

· 与此同时，准备抗生素骨水泥，并且必须满足以下条件：
  – 合适的抗生素（敏感抗生素，可充分释放）；
  – 杀菌类抗生素（克林霉素除外）；
  – 粉剂（绝不使用液态抗生素）；
  – 最大添加剂量为 10%，以确保生物力学稳定性。
· 抗生素（如万古霉素）会改变骨水泥的聚合特性，加速骨水泥的硬化。
· 采用现代骨水泥技术，包括逆行充填、骨水泥塞和加压。

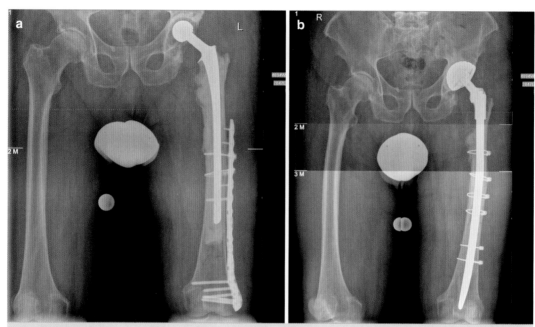

图 12.5 （a）骨水泥长柄翻修后出现假体周围感染，翻修后股骨远端骨折，并再次用接骨板固定；（b）采用双杯及长柄股骨近端假体置换，外展肌缺失

术后使用抗生素

术后全身抗生素治疗通常持续 10~14 天（链球菌除外）。在二期翻修中，静脉应用抗生素一般持续 6 周，但这种延长使用抗生素的合理性还没有被完全证明。相反，有证据表明长期使用抗生素有可能出现相关的全身性和器官特异性并发症[8, 9]。

术后护理和康复

在笔者所在的医院，住院时间为 12~20 天（平均为 14 天）。一期翻修的物理治疗方法不能一概而论。由于软组织和骨损伤以及感染程度的多样性，多数情况下需要制订个体化治疗计划。我们建议在术后的第一天进行早期和积极的训练，负重训练应该根据术中情况和骨质缺失情况决定。在相当多的患者中，如果骨量充足并且软组织损伤相对较轻，允许在完全负重的情况下立即训练，这是骨水泥技术的另一个优势

（图 12.6a，b）。

术后并发症

在一期翻修术中，感染的持续存在或复发仍然是最主要的并发症。在非耐药菌感染中，二期翻修术的失败率为 9%~20%。我们尚未发表的数据显示，一期翻修术后 8~10 年的结果与其相似[22-25]。因此，我们在和患者谈话时，认为复发或新发感染的风险为 10%~20%。

虽然我们无法用数据来评估二期或一期翻修术的功能结果，但我们认为，不论是使用关节型占位器还是髋关节制动，都不会导致更好的功能结果。

我们认为，对于经验丰富的外科医生来说，即使扩大清创，一期翻修术直接损伤坐骨神经和主要血管的风险也相对较低，与二期翻修相似。术中和术后骨折的风险也与二期或多期翻修相似。

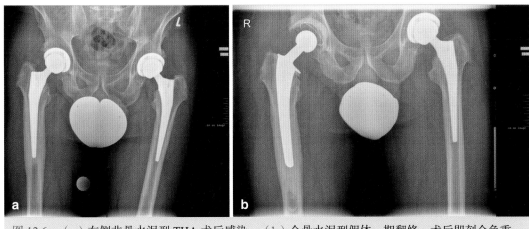

图 12.6　（a）右侧非骨水泥型 THA 术后感染；（b）全骨水泥型假体一期翻修，术后即刻全负重

结　果

二期翻修术已经成为世界上使用最多的技术，报告的再感染发生率 9%~20%[22-25]。虽然二期翻修被认为是"金标准"，但我们在临床实践中对超过 8% 的髋关节置换术后感染患者进行了一期翻修，并且已经有 35 年的历史。

因此，虽然已经发表了很多关于二期或多期翻修术的研究结果，而目前评估一期翻修的研究或临床报道非常少[1~4, 8, 16, 26, 27]。

尽管多数报告来自于我们机构或与我们机构有关，但也有其他国际同行发表了自己的经验，并且无论髋关节或膝关节，一期翻修的感染治愈率都高达 75%~90%[8, 16, 26~29]。

除了无须第二次手术的明显优势外，一期翻修另一个主要优势是术后全身抗生素应用时间缩短。在我们目前的方案中，全身抗生素使用很少持续超过 14 天。

小　结

在关节矫形领域，一期翻修术仍然很少被使用。从我们的角度来看，一期翻修术有一些明显的优势，包括只需要一次手术、较短的住院时间、减少全身抗生素使用、降低总费用，以及相对较高的患者满意度。成功的关键是功能齐全的院内基础措施，包括严格的术前穿刺原则、详细的治疗计划、精湛手术技术和专业的术后管理。

参考文献

1. Kordelle J, Frommelt L, Kluber D, Seemann K. Results of one-stage endoprosthesis revision in periprosthetic infection cause by methicillin-resistant Staphylococcus aureus. Z Orthop Ihre Grenzgeb. 2000; 138(3):240-4.

2. Siegel A, Frommelt L, Runde W. Therapy of bacterial knee joint infection by radical synovectomy and implantation of a cemented stabilized knee joint endoprosthesis. Chirurg. 2000;71(11): 1385-91.

3. Steinbrink K, Frommelt L. Treatment of periprosthetic infection of the hip using one-stage exchange surgery. Orthopade. 1995 ;24(4):335-43.

4. Schmitz HC, Schwantes B, Kendoff D. One-stage revision of knee endoprosthesis due to periprosthetic infection and Klippel-Trenaunay syndrome. Orthopade. 2011; 40(7):624-6, 628-9.

5. Biring GS, Kostamo T, Garbuz DS, Masri BA, Duncan CP. Two-stage revision arthroplasty of the hip for infection using an interim articulated prostalac hip spacer: a 10- to 15-year follow-up study. J Bone Joint Surg Br. 2009;91(11):1431-7.

6. Masri BA, Duncan CP, Beauchamp CP. Long-term elution of antibiotics from bone-cement: an in vivo study using the prosthesis of antibiotic-loaded acrylic cement (PROSTALAC) system. J Arthroplasty. 1998;13(3):331-8.

7. Buechel FF. The infected total knee arthroplasty: just when you thought it was over. J Arthroplasty. 2004;19(4 Suppl 1):51-5.

8. Buechel FF, Femino FP, D'Alessio J. Primary exchange revision arthroplasty for infected total knee replacement: a long-term study. Am J Orthop (Belle Mead NJ). 2004;33(4):190-8; discussion 198.

9. Zimmerli W, Trampuz A, Ochsner PE. Prosthetic-joint infections. N Engl J Med. 2004;351(16):1645-54.

10. Parvizi P, Gehrke T, editors. Proceedings of the international consensus meeting on periprosthetic joint infection. Towson: Data Trace Publishing Company; 2013.

11. Hanssen AD, Spangehl MJ. Practical applications of antibiotic-loaded bone cement for treatment of infected joint replacements. Clin Orthop Relat Res. 2004;427:79-85.

12. Trampuz A, Osmon DR, Hanssen AD, Steckelberg JM, Patel R. Molecular and antibiofilm approaches to prosthetic joint infection. Clin Orthop Relat Res. 2003;414:69-88.

13. Wahlig H, Dingeldein E, Buchholz HW, Buchholz M, Bachmann F. Pharmacokinetic study of gentamicin-loaded cement in total hip replacements. Comparative effects of varying dosage. J Bone Joint Surg Br. 1984;66(2):175-9.

14. Fink B, Vogt S, Reinsch M, Buchner H. Sufficient release of antibiotic by a spacer 6 weeks after implantation in two-stage revision of infected hip prostheses. Clin Orthop Relat Res. 2011;469(11):3141-7.

15. Kordelle J, Klett R, Stahl U, Hossain H, Schleicher I, Haas H. Infection diagnosis after knee-TEP-implantation. Z Orthop Ihre Grenzgeb. 2004;142(3): 337-43.

16. Winkler H. Rationale for one stage exchange of infected hip replacement using uncemented implants and antibiotic impregnated bone graft. Int J Med Sci. 2009;6(5):247-52.

17. Zeller V, Lhotellier L, Marmor S, Leclerc P, Krain A, Graft W, et al. One-stage exchange arthroplasty for chronic periprosthetic hip infection: results of a large prospective cohort study. J Bone Joint Surg Am. 2014;96(1):el.

18. Schafer P, Fink B, Sandow D, Margull A, Berger I, Frommelt L. Prolonged bacterial culture to identify late periprosthetic joint infection: a promising strategy. Clin Infect Dis. 2008;47(11):1403-9.

19. Fink B, Makowiak C, Fuerst M, Berger I, Schafer P, Frommelt L. The value of synovial biopsy, joint aspiration and C-reactive protein in the diagnosis of late periprosthetic infection of total knee replacements. J Bone Joint Surg Br. 2008;90(7):874-8.

20. Klatte TO, Kendoff D, Sabihi R, Kamath AF, Rueger JM, Gehrke T. Tantalum acetabular augments in one-stage exchange of infected total hip arthroplasty: a case-control study. J Arthroplasty. 2014;29(7): 1443-8.

21. Tokarski AT, Novack TA, Parvizi J. Is tantalum protective against infection in revision total hip arthroplasty? Bone Joint J. 2015;97-B(1):45-9.

22. Azzam K, McHale K, Austin M, Purtill JJ, Parvizi J. Outcome of a second two-stage reimplantation for periprosthetic knee infection. Clin Orthop Relat Res. 2009;467(7): 1706-14.

23. Goldman RT, Scuderi GR, Insall JN. 2-stage reim-plantation for infected total knee replacement. Clin Orthop Relat Res. 1996;331:118-24.

24. Haleem AA, Berry DJ, Hanssen AD. Mid-term to long-term followup of two-stage reimplantation for infected total knee arthroplasty. Clin Orthop Relat Res. 2004;428:35-9.

25. Kilgus DJ, Howe DJ, Strang A. Results of peripros-thetic hip and knee infections caused by resistant bacteria. Clin Orthop Relat Res. 2002;404:116-24.

26. Parkinson RW, Kay PR, Rawal A. A case for one-stage revision in infected total knee arthroplasty? Knee. 2011;18(1):1-4.

27. Silva M, Tharani R, Schmalzried TP. Results of direct exchange or debridement of the infected total knee arthroplasty. Clin Orthop Relat Res. 2002;404:125-31.

28. Lu H, Kou B, Lin J. One-stage reimplantation for the salvage of total knee arthroplasty complicated by infection. Zhonghua Wai Ke Za Zhi. 1997;35(8):456-8.

29. Selmon GP, Slater RN, Shepperd JA, Wright EP. Successful 1-stage exchange total knee arthroplasty for fungal infection. J Arthroplasty. 1998;13(1): 114-5.

13 髋关节感染：不使用骨水泥的一期翻修

著者：Heinz Winkler, Peter Haiden

翻译：王　呈　刘培来

摘要： 全髋关节置换术后感染的问题源于生物膜对于常规抗生素治疗的天然耐药性，以及因感染导致的骨溶解而引起的骨缺损。关于治疗方法选择的讨论，主要集中在使用一期或多期手术来进行感染的清除上。从患者满意度、功能恢复和经济负担方面来说，单次手术的好处是肯定的。然而，再感染的担忧通常使外科医生选择多期手术治疗，在间隔期多应用含抗生素的占位器。占位器释放的局部抗生素的浓度对生物膜没有效果，但是可能会伴有较高的并发症，如占位器破碎或脱位。

到目前为止，一期翻修多用骨水泥假体，同时在骨水泥中添加抗生素。采用骨水泥假体进行翻修有几个缺点：添加抗生素降低了骨水泥的生物力学性能，与非骨水泥技术相比长期疗效不佳；有效的骨水泥技术会使骨水泥与骨面紧密结合，使最终的假体去除过程耗时延长，并可能与骨结构的进一步损伤相关。非骨水泥假体看起来更有利，但假体有被残留的生物膜碎片定植的风险，需要在局部应用抗生素。非骨水泥假体一旦发生失败可以像占位器一样轻松去除，如果治疗成功就可以留在原位。

应用特殊的复合技术将大剂量抗生素复合于异体骨，形成抗生素—骨复合物（ABC）。ABC使得局部抗生素浓度超过骨水泥释放浓度的100倍，并且有效释放时间延长至数周；同时，也最有可能重建感染假体去除时造成的骨缺损。多数情况下，局部有效的抗生素浓度联合彻底清创，适用于一期翻修感染的根治清除。

基于这些考虑，我们所在的机构建立了一种治疗全关节置换术后感染的新流程：骨缺损由ABC所填充，非骨水泥假体固定在原有的健康骨上。ABC的存在使得对生物膜具有抗菌活性的抗生素可以持续释放，从而根除残存的微

H. Winkler , MD (✉)

Osteitis Zentrum, Privatklinik Döbling ,

Heiligenstaedter, Strasse 57–63A–1190,

Wien, Austria

e–mail: h-winkler @ aon.at

P. Haiden, MD

Department of Traumatology, Landesklinikum

Korneuburg, Wiener Ring 3–5, A–2100 Korneuburg,

Austria

© Springer International Publishing Switzerland 2016

D. Kendoff et al. (eds.), *Periprosthetic Joint Infections: Changing Paradigms,*

DOI 10.1007/978–3–319–30091–7_13

小生物膜碎屑。结果显示，一期翻修手术的整体成功率超过90%，没有任何副作用。在影像学随访中发现，进行未复合抗生素的骨移植后出现了异体骨的长入。以ABC联合非骨水泥假体进行的一期翻修至少具有和多期翻修同等的安全性，在患者的生活质量和经济情况方面有明显的优势。

关键词：感染，生物膜，MBEC，髋关节翻修术，一期，二期，抗生素，骨水泥，非骨水泥，内植局部抗生素治疗，骨缺损，同种异体移植，进展，纯化，移植，生活质量。

关节假体周围感染的问题

关节假体周围感染（PJI）仍然是全髋关节置换术后最令人恐惧的并发症。人们普遍认为，全身性抗生素治疗在抑制临床症状上是合适的选择，但却不足以根治感染；至少在慢性感染和迟发性感染中，需要完全去除假体和其他置入物，如骨水泥和水泥塞等。假体的再次置入可以在一期或多期治疗中实现，目前二期翻修仍然被认为是金标准，但并没有循证依据支持这种观点。一期翻修的优点是显而易见的，在第12章节已经论述过，但是再感染的担忧通常使外科医生选择多期手术治疗，在间隔期多应用含抗生素的占位器[1-6]。

生物膜的问题

感染的传统概念是自由游动的细菌侵袭机体组织。在器械相关感染中，William Costerton反对传统的抗微生物治疗方式并阐述了原因，至今已过去30多年[7]。细菌黏附于坏死组织表面后，从常见的浮游状态转变为表型不同的固着状态。缺少血运的骨组织和假体表面为病原体提供了附着基质，这些病原体可快速产生保护性的细胞外基质——多糖—蛋白质复合物，并形成具有一定结构的生物膜[8, 9]。生物膜内的细菌在传统培养环境中不会生长，并且相对于游离状态的细菌，这些细菌的清除需要更高浓度的抗生素，这一事实已经被广泛接受。对于这些特殊生物学行为的原因已经很清楚，但尚未在骨科领域引起足够的重视，即抗生素分子必须穿过生物膜基质才能杀灭包埋在生物膜内的细菌。细胞外聚合物基质通过影响抗生素分子转运到生物膜内效率，以及抗菌物质与生物膜基质的相互作用，起到了阻止抗生素分子弥散的屏障作用。延迟渗透使深层细菌通过减慢甚至停止生长来对这种攻击做出反应，从而进入休眠状态。生物膜相关细菌与浮游细菌相比，生长非常缓慢，因此只有极高浓度的抗生素才可能对其产生影响。

在晚期或慢性PJI中，最难处理的不是常见的浮游细菌，而是表型不同的固着细菌，所以我们需要针对这些细菌的典型生物学状态调整治疗策略。对于慢性感染，参数MIC只是描述浮游细菌的易感性，因而不具有参考价值。对于固着表型的细菌，给予最小生物膜清除浓度（MBEC）的抗生素应该是治疗基础，但仍然缺乏多数病原菌详细的MBEC数据。彻底清创仍然是成功的先决条件，因为可以去除大部分的致病菌；但是即使在一次彻底的清创后，一些在操作过程中从生物膜释放出来的细菌，仍然会保留在手术部位并定植于缺少血运或坏死组织的表面。比较明确的是全身使用抗生素或局部使用抗生素载体所达到的局部抗生素浓度，均无法有效根除残留的生物膜菌落。与此相比，清除生物膜包埋的细菌的抗生素浓度需要高达1 000倍[10]，这样的浓度通常不是通过全身使用抗生素或局部PMMA释放能达到的[11]。

含抗生素的骨水泥和占位器

到目前为止，一期翻修多使用骨水泥假体和加入抗生素的骨水泥。使用骨水泥翻修有几个缺点：添加抗生素减弱了骨水泥的生物机械特性；与非骨水泥技术相比，长期疗效不佳[12]。良好的骨水泥技术可以使假体与骨质紧密结合，但也使最终假体的去除耗时更长，对骨结构造成进一步的破坏。

为了改善假体去除后的关节功能，目前广泛应用含有抗生素的占位器。然而，占位器本身也属外来置入物，其表面也是理想的生物膜附着部位。占位器释放的抗生素的浓度对于清除浮游致病菌足够，但却远低于 MBEC。因此，二期翻修过程中即便使用了含抗生素的占位器，也会出现较高的污染率：超过 1/3[13~15] 的占位器为生物膜所覆盖，在实验中则高达 90%[16]，提示占位器并非是对抗生物膜的有效工具。占位器在某种意义上来说是不稳定的，不能完全负重并且发生并发症的概率高，如断裂或脱位。由于不稳定，占位器也会通过侵蚀从而加重骨缺损（图 13.1），因而需要将其去除。占位器的唯一优势在于二期翻修时比全骨水泥假体更容易去除。如果再次感染，非骨水泥假体具有同样的优势，避免了占位器不稳定和易碎的缺点，也为成功控制感染提供了一个明确的解决方案。另外，用骨水泥翻修的所有缺点可以通过使用非骨水泥假体来避免，并且非骨水泥假体可以作为"永久性占位器"。然而，这些内置物仍然有被残留生物膜碎屑定植的危险。因此，我们需要新的抗生素载体来提供足够的局部抗生素浓度，从而降低这种风险。

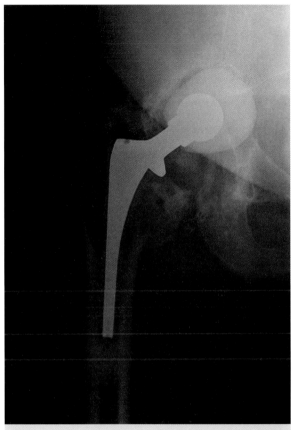

图 13.1 人工髋关节感染后使用占位器，进行二期手术：对金黄色葡萄球菌（耐甲氧西林）和瘘管中的支原体无影响。髋臼侧因为占位器产生巨大骨缺损

抗生素释放

通过局部药物释放系统释放抗生素来提高感染部位抗生素浓度的想法很早就有了。Buchholz 等首次将抗生素和聚甲基丙烯酸甲酯（PMMA）混合后制作假体用于手术[17]，并将其作为 THR 感染一期翻修术的治疗常规。他在 Endo-Klinik 的继承者们在超过 30 年的时间内用这种方法对 85% 的 TJR 感染患者行一期翻修，成功率为 75%~90%[18]。然而，大部分加入骨水泥内的抗生素未得到释放。事实上，90%~95% 的抗生素残留于骨水泥，使得混合抗生素的骨水泥不能作为抗生物膜的工具有效发挥作用。

要达到 MBEC 所需的更高浓度，只能通过局部用药实现。只有很少的抗生素可以达到局部应用的标准，糖肽（万古霉素）和氨基糖苷类应用广泛。与其他抗生素相比，此两者的组织穿透性更低，这被认为是全身用药的缺点，但在局部用药中反而变成了优点，因为此类药物从骨组织进入循环系统的吸收率和穿透率也很低。两者都有常规用药的最小毒性作用[19]，同时局部用药后不太可能会引起全身副作用[20]。药物载体应该提供较高的初始抗生素浓度，能快速穿透残存的生物膜，并能持续保持局部浓度高于有效浓度（如万古霉素在 200~500 mg/L）至少 72 小时。

骨缺损的问题

移除感染的假体后总会出现一定程度的骨缺损。死腔的处理和重建多通过置入松质骨来实现，可以与原有的骨结构整合为一体。移植骨优先考虑取自体骨，但来源有限，并且取骨操作又增加了一处手术部位，可能导致额外的并发症。同种异体骨可以解决这个弊端，并可以获得相似的结果[21]。异体骨移植治疗骨缺损已取得巨大成功，不论是颗粒打压植骨还是结构性植骨[22, 23]。生物方法修复骨缺损以恢复原来的骨量，创造更多有利条件以防再次翻修，并改善远期结果。然而，新鲜的同种异体骨是包括坏死的骨髓和脂肪的无活性材料，可导致抗原反应和炎症，并且是细菌的理想培养基。因此，已不再将其用于感染部位。去除脂肪和骨髓可显著降低发生感染的风险，但死骨表面仍可能会成为生物膜形成的基础。表面覆盖足量抗生素可阻碍细菌的污染定植，多用于二期人工髋关节翻修术的第二个阶段[24]。

有效治疗的结果

在治疗骨感染的临床治疗实践中，目前唯一可行的方案是精确的手术清创联合高浓度的抗生素治疗。为了完全根除微生物，我们需要遵守以下基本要求，我们总结为"5d"法则：

1. 检测（DETECT）：尽可能精确地检测微生物聚集附着的部位。
2. 清除（DIMINISH）：通过尽可能彻底地去除确定的坏死组织，显著减少微生物的数量。
3. 瓦解（DISRUPT）：通过尽可能彻底地机械性瓦解生物膜的结构，干扰最后残留的生物膜细菌集落。
4. 死腔处理（DEAD SPACE MANAGEMENT）：尽可能完全使用细菌无法黏附的材料填充死腔，以避免细菌集落的再建立。
5. 净化（DECONTAMINATE）：在局部维持尽可能高的抗生素浓度，以清除残存的生物膜碎屑，达到净化手术部位的目的。

条目 1~4 可以通过仔细的手术规范操作达到；条目 5 目前还不能够完全实现，因此也促进了新的药物载体的研发。

抗生素—骨复合物（ABC）

当将抗生素加载到骨移植物上时，会表现远远超过 PMMA 负载的抗生素存储能力。特别是以高度纯化的松质骨作为药物载体时，局部释放的万古霉素浓度可高达 2 000 mg/L，妥布霉素浓度高达 13 000 mg/L[25]。新技术已经发展了可重复加载抗生素的骨。根据欧盟立法委员会，取自生者或死者的骨需要使用高标准的二氧化碳进行高度净化[26]。这种处理方法可以去除全部的脂质和骨组织中可能存在的抗原成分，保留纯化的骨基质结构。此外，这也是一种病毒灭活的有效方法[27]。使用专利技术对骨进行抗生素的装载[25]。标准化的装载技术可以保证骨移植物中抗生素含量一致，即每 10 mL 松质骨加入 1 g 万古霉素或 480 mg 妥布霉素。万古霉素几乎覆盖了全部革兰阳性菌，妥布霉素主要覆盖革兰阴性菌。ABC（图 13.2）的存储能力和药代动力学数据比抗生素骨水泥更具有优势：由于特殊的复合技术，抗生素得以持续释放；更高的局部抗生素浓度和长效的杀菌能力得以实现，比任何其他可获得的药物载体更有效（图 13.3）。局部即时浓度可达到全身用药的 1 000 多倍。抗生素的释放在几周内完成，因此不会产生耐药性。通过这种复合技术，全部加载的抗生素都可达到杀菌活性，并且这种活性能维持高于相关致病菌的 MBEC 几周之久。这些特性使之成为非常有吸引力的局部治疗工具，并可以与非骨水泥置入物同时使用。

方　法

我们的治疗方案与以前的方法显著不同[28]，适应证、术前计划和技术的变化主要源于对于包埋于生物膜内的细菌特性的认识的不断深入。骨量的生物学恢复已成为发展新方法的第二个目标。在已有治疗方案中提到的耐药菌如 MRSA、引流窦道、感染持续时间或其他特点不会影响我们对治疗方法的选择。一期治疗的手术禁忌证比较少，如因感染而致全身状况不良（脓血症），需通过去除移植物和彻底清创进行抢救；再次假体置入术只在患者完全康复后进行（无限定时间窗）。

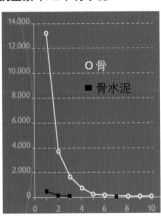

图 13.2　抗生素浸润异体松质骨（ABC），塑形和水化

预载抗生素（AB）骨移植物比预载抗生素（AB）骨水泥		
AB 载体（万古霉素）	纯化骨移植物	PMMA 骨水泥
存储容量（10 mL）	1 g	0.1 g
有效性	>90%	<10%
1 天释放	10 000~20 000 mg/L	40~400 mg/L
6 天释放	60~130 mg/L	抑菌水平以下
100 天释放	0	抑菌水平以下

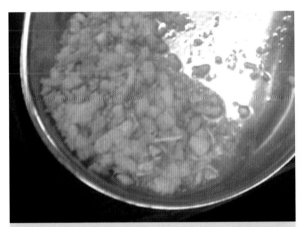

图 13.3　动力学比较。预载抗生素骨移植物（ABC）提供的局部抗生素水平高出预载抗生素骨水泥 1 000 倍

手术技术

特定条件下的诊断和评估遵循见第 7 章。我们采用与既往手术相同的入路，切除瘘管并直抵假体。在手术的准备过程中发现的所有感染组织应立即清除。逐步扩大术野，直到可有效显露关节。去除松动的假体，牢固固定的部分用薄骨凿去除，注意应尽可能多地保留自体骨。残留的骨水泥、所有的肉芽组织和与骨粘连的感染组织，应与滑膜一起彻底清除。清创后使用生理盐水进行彻底的脉冲加压冲洗。

完成手术部位的完全清洁后，应暂时关闭伤口。去除器械和手术巾，手术团队更换手术衣和手套。在重新刷手铺单后，使用新的手术器械进行手术。检查骨缺损的程度，如果进行常规 THR 翻修，准备骨面并尽可能多地保留自体骨。在髋臼侧用半球形锉处理髋臼，使其与自体骨充分接触。残留的骨腔和缺损用含抗生素的颗粒骨进行打压植骨（图 13.4a）[29]。最后，反锉打磨表面。对于小的骨缺损（Paprosky Ⅰ[30]），可置入标准非骨水泥半球形臼杯，最后用 1~2 枚螺钉固定以提高稳定性。如果骨缺损较大（Paprosky Ⅱ ~ Ⅲ），可采用模块化设计的带有侧翼和尾钩的翻修杯。这种设计可对内侧（图

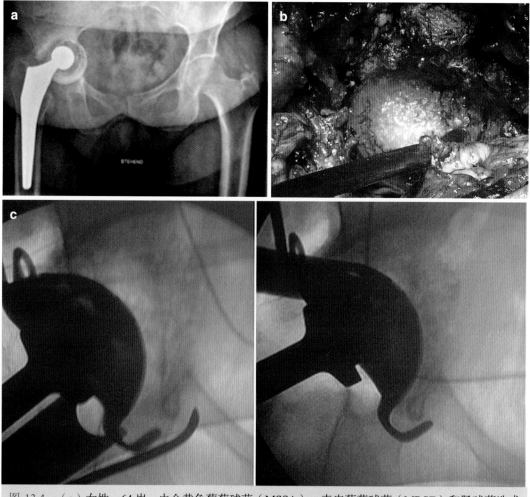

图 13.4 （a）女性，64 岁，由金黄色葡萄球菌（MSSA）、表皮葡萄球菌（MRSE）和肠球菌造成的慢性感染。髋臼内侧骨缺损。（b）嵌入移植。（c）术中透视

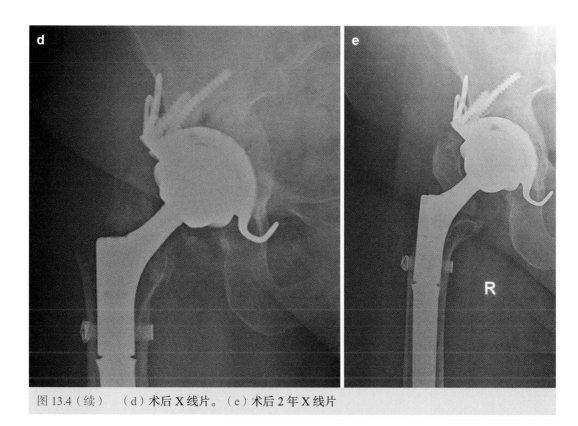

图 13.4（续）　（d）术后 X 线片。（e）术后 2 年 X 线片

13.4）和外侧的缺损进行重建（图 13.5），如有必要可联合结构性植骨（图 13.6）。要注意尽可能使假体表面粗糙，以增大与骨组织的摩擦力。重建应恢复正确的旋转中心。骨干完整时，在股骨端我们更喜欢采用矩形股骨柄（Paprosky Ⅰ～Ⅱ）。这种设计的优势在于在原有骨组织内、外侧均有坚固的锚固，同时在负荷更小的前、后方使用含抗生素异体骨覆盖（图 13.6）。在Ⅲ型缺损中，使用具有纵棱的股骨柄进行远端固定（图 13.4，图 13.5）。用适当尺寸的髓腔锉处理髓腔，以达到与皮质骨的良好接触。然后逐步置入 ABC，通过重新锉磨或使用最后尺寸的铰刀反转使之分散（图 13.4a）。重建完成后，置入初始假体。重建显示初步的稳定性，主要是锚定在宿主健康的骨质上，允许即时部分负重。与常规的关节置换一样，完成最后的冲洗

后关闭切口，放置引流。此术式在只有腔隙性骨缺损的情况下简单易行，在有大的节段性骨缺损的情况下则需要特殊技术，必要时可能需要结构性异体骨移植（图 13.6）。

术后护理

　　根据术前的细菌培养结果全身应用抗生素；如果没有明确病原体，二代头孢菌素可作为常规用药。抗生素应在得到术中培养结果后第一时间进行调整。在伤口愈合和 CRP 正常后即停止静脉应用抗生素，通常是在 12 天以后。引流管通常需要保留 3 天。鼓励所有患者术后第一天拄双拐部分负重。接下来应加强康复锻炼。在术后第 12 天，拆除缝线并出院回家护理，继续进行积极的功能锻炼和适当的口服抗生素治疗。6 周后对患者进行随访并行影像学检查；当

没有明显的改变和关节假体移位时，鼓励患者开始全部负重并停用抗生素。下一步的随访时间定为术后 3、6、12 个月。

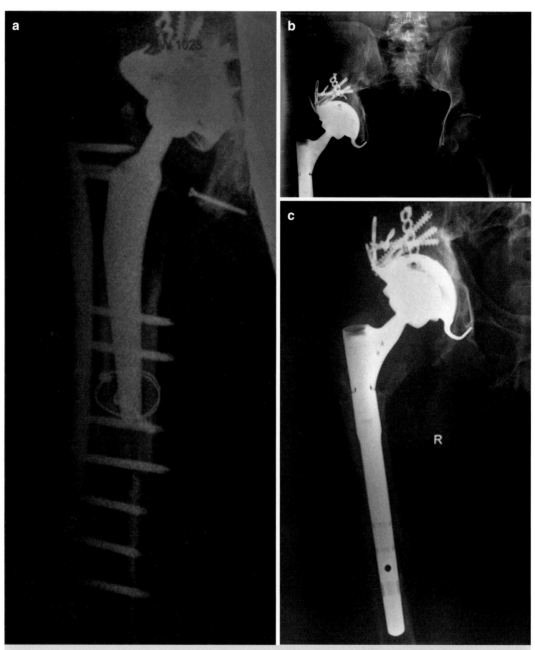

图 13.5 （a）男性，43 岁，多发创伤，感染，5 次翻修术，MSSE+MRSE，巨大外侧缺损，股骨侧假关节。（b）术后 X 线片。旋转中心恢复，股骨柄假体通过骨折部位。（c）术后 2 年影像

并发症和结果

我们在2008年公布了首项研究的结果[31]。简而言之，在37例行一期翻修的患者中，3例因感染复发需要进一步翻修治疗。2例复发的患者应用相同的技术成功进行了再次翻修，另一例则进行了截肢关节成形术。至今为止未发现感染或假体松动。同时，我们对另外54例髋关节进行了至少2年的随访，有3例患者死于非感染性疾病。有6例感染复发，2例出现髋臼杯松动，1例出现股骨柄松动。发现其他2例轻微髋臼杯松动，其中一例表现为复发性脱位，另一例则为假体周围骨折。对全部病例成功进行翻修，并且再次翻修时没有感染存在的征象。目前，还没有股骨柄假体松动的病例。

值得注意的是，我们收集的病例当中只有一例是革兰阴性菌感染复发，它是骨科手术中最常见的病原微生物。有一例MRSE导致的顽固感染，而无MRSA感染复发病例。6例复发感染中，有4例是由革兰阴性菌（2例假单胞菌，1例克雷白杆菌，1例肠杆菌）、1例由支原体引起（图13.6）。

发展与未来前景

异体骨的清洗与抗生素复合一开始是在医院内进行的，采用已建立的骨库的成熟技术，如用乙醚和酒精来脱脂。自2008年开始，骨的清洁开始使用sCO_2对基质进行提纯。遵循药品标准化程序（GMP）用万古霉素或妥布霉素浸

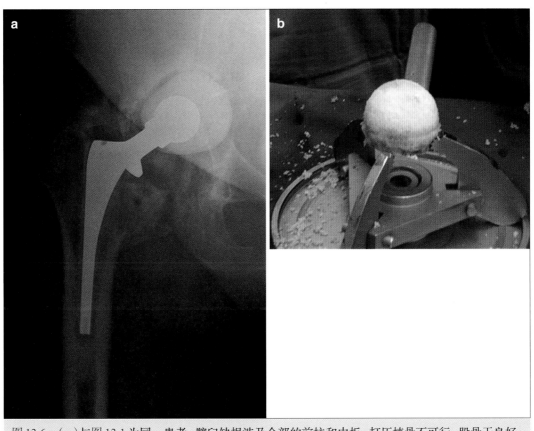

图13.6　（a）与图13.1为同一患者。髋臼缺损涉及全部的前柱和内板，打压植骨不可行。股骨干良好。（b）异体骨结构性植骨、超临界水氧化法CO_2彻底净化，浸渍6 g万古霉素（"自制"）

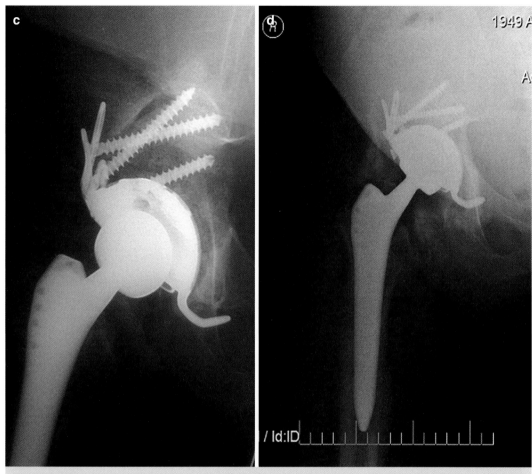

图 13.6（续） （c）术后 X 线片。特殊形态的结构性异体骨截骨 + 模块化杯髋臼重建。股骨侧使用标准股骨柄，固定在原骨的内侧和外侧。（d）术后 1 年 X 线片。重建的髋臼向头侧略有压缩，但髋臼杯和股骨柄稳定。无细菌生长，但有耐药型人型支原体感染，产生窦道，拟再行翻修

润是从 2010 开始的，消除了错误以及抗生素纯度和含量的不确定性。

我们总是尝试从翻修前的关节穿刺液或窦道深层组织得到培养结果。我们开始采用这项技术时，根据术前培养的结果选择局部抗生素。现在术前培养只能指导是否联合全身应用抗生素，特别是以前有因手术而致感染的病例。我们现在认为感染是多种微生物引起的，不论培养结果如何，都需要局部常规联合应用万古霉素和妥布霉素。取出假体的超声结果[32]几乎都证实了我们的假设。我们用至少 90 mL 的 ABC

处理每一例感染性翻修。目前仍没有足够的病例来得出最后的结论，但在我们的治疗中，似乎有不同于以往对于难治愈的病原体的理解的情况：革兰阴性菌生物膜、支原体和真菌似乎比多重耐药葡萄球菌的生物膜更具耐药性，值得进一步关注。

小 结

含抗生素的骨移植物可在局部形成足够的抗生素浓度，以抵抗非骨水泥假体的细菌定植，大量抗生素释放甚至可去除残留的生物膜，可

更好地处理死腔，重建骨缺损。采用不含抗生素的同种异体骨进行移植后，可出现同种异体骨的骨整合。非骨水泥假体被认为是"潜在的永久性占位器"，如果成功可长期保留，如果失败则可被轻松去除（图 13.7）。选用 ABC 联合非骨水泥假体的一期人工髋关节翻修与多期翻修有同样的安全性，并且在多数情况下避免了二期翻修，有利于减轻患者的损伤及其经济负担。尽管新方案的疗效似乎很有应用前景，但我们尚未完全确认其可以治愈感染。考虑到感染复发可能发生于未知的时间，手术医生应

该有责任提供治疗方案，并将患者的负担减少到最低水平。从这种意义上来说，治疗应尽可能短和无痛是应该达成的共识。应该避免长时间住院，减少过长的疼痛持续时间和 / 或避免减少活动的治疗方案。我们的方案似乎符合这些原则。我们的研究显示，一期手术的总感染控制率在 90% 以上，并且没有任何不良副作用[31, 33]。无论是传统的一期翻修还是多期翻修，这些数据与已发表的结果相似，但是避免了已有方法的缺点。此方法正在不断改进，并很有希望进一步提高疗效。

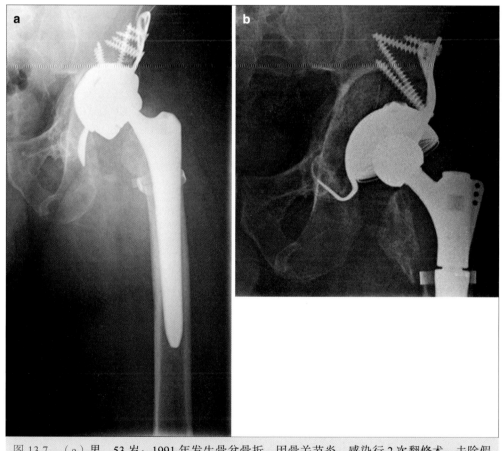

图 13.7　（a）男，53 岁：1991 年发生骨盆骨折，因骨关节炎、感染行 2 次翻修术，去除假体，负压冲洗引流，股骨头坏死。1993 年行全髋关节置换术。1994 年出现瘘道，MRSA。1994~2013 年行 13 次翻修术(2 次两期翻修)。2013 年发现髋臼骨缺损、瘘管 MRSA 感染。（b）2013 年：彻底去除假体，彻底清创术。用 110 mL ABC（含 11 克万古霉素）联合打压植骨、组合杯重建髋臼旋转中心及骨缺损。术中去除固定良好的股骨柄时，出现股骨骨折，改用组合柄。2 周替考拉宁 +4 周夫地西酸治疗。术前告知患者手术将通过置入"永久性占位器"的假体来根治感染。住院 2 周，6 周后全部负重

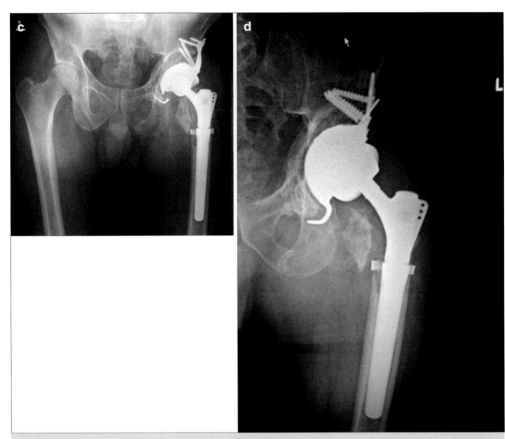

图 13.7（续）　（c）术后 3 个月，尾钩断裂，植骨部分吸收和臼杯脱位，但无感染迹象。（d）重新翻修术后 6 个月：剩余的移植骨完全整合。更换髋臼杯，少量骨移植，保留固定良好的股骨柄假体。细菌培养没有细菌生长。无感染症状，住院 7 天，6 周后完全负重

参考文献

1. Kuiper JW, Vos SJ, Saouti R, Vergroesen DA, Graat HC, Debets-Ossenkopp YJ, et al. Prosthetic joint-associated infections treated with DAIR (debridement, antibiotics, irrigation, and retention): analysis of risk factors and local antibiotic carriers in 91 patients. Acta Orthop. 2013;84(4):380-6.

2. Beswick AD, Elvers KT, Smith AJ, Gooberman-Hill R, Lovering A, Blom AW. What is the evidence base to guide surgical treatment of infected hip prostheses? systematic review of longitudinal studies in unselected patients. BMC Med. 2012;10:18 ［Meta-Analysis Research Support, Non-U.S. Gov't Review］.

3. McKenna PB, O'Shea K, Masterson EL. Two-stage revision of infected hip arthroplasty using a shortened post-operative course of antibiotics. Arch Orthop Trauma Surg. 2008;129:489-94.

4. Puhto AP, Puhto T, Syrjala H. Short-course antibiotics for prosthetic joint infections treated with prosthesis retention. Clin Microbiol Infect. 2012;18(11):1143-8.

5. Bozic KJ, Ries MD. The impact of infection after total hip arthroplasty on hospital and surgeon resource utilization. J Bone Joint Surg Am. 2005;87(8): 1746-51.

6. Wolf CF, Gu NY, Doctor JN, Manner PA, Leopold SS. Comparison of one and two-stage revision of total hip arthroplasty complicated by infection: a Markov expected-utility decision analysis. J Bone Joint Surg Am. 2011;93(7):631-9.

7. Costerton JW, Stewart PS, Greenberg EP. Bacterial biofilms: a common cause of persistent infections. Science. 1999;284(5418): 1318-22.

8. Gristina AG, Costerton JW. Bacterial adherence to biomaterials and tissue. The significance of its role in clinical sepsis. J Bone Joint Surg Am. 1985;67(2):264-73.

9. Costerton JW. Biofilm theory can guide the treatment of device-related orthopaedic infections. Clin Orthop Relat Res. 2005;437:7-11.

10. Saginur R, Stdenis M, Ferris W, Aaron SD, Chan F, Lee C, et al. Multiple combination bactericidal testing of staphylococcal biofilms from implant-associated infections. Antimicrob Agents Chemother. 2006;50(1):55-61.

11. van de Belt H, Neut D, Schenk W, van Horn JR, van der Mei HC, Busscher HJ. Infection of orthopedic implants and the use of antibiotic-loaded bone cements. A review. Acta Orthop Scand. 2001;72(6):557-71.

12. Lie SA, Havelin LI, Furnes ON, Engesaeter LB, Vollset SE. Failure rates for 4762 revision total hip arthroplasties in the Norwegian Arthroplasty Register. J Bone Joint Surg Br. 2004;86(4):504-9.

13. Cabo J, Euba G, Saborido A, Gonzalez-Panisello M, Dominguez MA, Agullo JL, et al. Clinical outcome and microbiological findings using antibiotic-loaded spacers in two-stage revision of prosthetic joint infections. J Infect. 2011;67:82-4.

14. Nelson CL, Jones RB, Wingert NC, Foltzer M, Bowen TR. Sonication of antibiotic spacers predicts failure during two-stage revision for prosthetic knee and hip infections. Clin Orthop Relat Res. 2014;472(7):2208-14.

15. Sorli L, Puig L, Torres-Claramunt R, Gonzalez A, Alier A, Knobel H, et al. The relationship between microbiology results in the second of a two-stage exchange procedure using cement spacers and the outcome after revision total joint replacement for infection: the use of sonication to aid bacteriological analysis. J Bone Joint Surg Br. 2012;94(2):249-53.

16. Neut D, van De Belt H, Stokroos I, van Horn JR, van Der Mei HC, Busscher HJ. Biomaterial-associated infection of gentamicin-loaded PMMA beads in orthopaedic revision surgery. J Antimicrob Chemother. 2001;47(6):885-91.

17. Buchholz HW, Engelbrecht H. Depot effects of various antibiotics mixed with Palacos resins. Chirurg. 1970;41(11):511-5.

18. Gehrke T, Zahar A, Kendoff D. One-stage exchange: it all began here. Bone Joint J. 2013;95-B(11 Supple A):77-83.

19. Edin ML, Miclau T, Lester GE, Lindsey RW, Dahners LE. Effect of cefazolin and vancomycin on osteoblasts in vitro. Clin Orthop Relat Res. 1996;333:245-51.

20. Buttaro MA, Gimenez MI, Greco G, Barcan L, Piccaluga F. High active local levels of vancomycin without nephrotoxicity released from impacted bone allografts in 20 revision hip arthroplasties. Acta Orthop. 2005;76(3):336-40.

21. Hazlett JW. The use of cancellous bone grafts in the treatment of subacute and chronic osteomyelitis. J Bone Joint Surg Br. 1954;36-B(4):584-90.

22. Ammon P, Stockley I. Allograft bone in two-stage revision of the hip for infection. Is it safe? J Bone Joint Surg Br. 2004;86(7):962-5.

23. Hsieh PH, Shih CH, Chang YH, Lee MS, Yang WE, Shih HN. Treatment of deep infection of the hip associated with massive bone loss: two-stage revision with an antibiotic-loaded interim cement prosthesis followed by reconstruction with allograft. J Bone Joint Surg Br. 2005;87-B(6):770-5.

24. Buttaro MA, Pusso R, Piccaluga F. Vancomycin-supplemented impacted bone allografts in infected hip arthroplasty. Two-stage revision results. J Bone Joint Surg Br. 2005;87(3):314-9.

25. Winkler H, Janata O, Berger C, Wein W, Georgopoulos A. In vitro release of vancomycin and tobramycin from impregnated human and bovine bone grafts. J Antimicrob Chemother. 2000;46(3):423-8.

26. Fages J, Marty A, Delga C, Condoret JS, Combes D, Frayssinet P. Use of supercritical CO2 for bone delipidation. Biomaterials. 1994;15(9):650-6.

27. Fages J, Poirier B, Barbier Y, Frayssinet P, Joffret ML, Majewski W, et al. Viral inactivation of human bone tissue using supercritical fluid extraction. ASAIO J. 1998;44(4):289-93.

28. Zimmerli W, Trampuz A, Ochsner PE. Prostheticjoint infections. N Engl J Med. 2004;351(16):1645-54.

29. Ibrahim MS, Raja S, Haddad FS. Acetabular impaction bone grafting in total hip replacement. Bone Joint J. 2013;95-B(11 Suppl A):98-102 ［Review］.

30. Paprosky WG, Perona PG, Lawrence JM. Acetabular defect classification and surgical reconstruction in revision arthroplasty. A 6-year follow-up evaluation. J Arthroplasty. 1994;9(1):33-44.

31. Winkler H, Stoiber A, Kaudela K, Winter F, Menschik F. One stage uncemented revision of infected total hip replacement using cancellous allograft bone impregnated with antibiotics. J Bone Joint Surg Br.2008;90-B (12): 1580-4.

32. Trampuz A, Piper KE, Jacobson MJ, Hanssen AD, Unni KK, Osmon DR, et al. Sonication of removed hip and knee prostheses for diagnosis of infection. N Engl J Med. 2007;357(7):654-63.

33. Winkler H, Kaudela K, Stoiber A, Menschik F. Bone grafts impregnated with antibiotics as a tool for treating infected implants in orthopedic surgery- one stage revision results. Cell Tissue Bank. 2006;7(4):319-23.

14 晚期感染：传统二期翻修

著者：Tim Harrison, Ian Stockley

翻译：马小远　刘培来

摘要：二期翻修手术治疗感染的疗效是确切的，是治疗感染病原微生物不明确或其敏感性抗生素不明确的慢性感染的唯一安全的方法。二期翻修手术的争议包括两次手术的间隔时间，是否使用占位器、骨水泥珠链以及全身性抗生素。本章我们主要介绍彻底外科清创术和局部应用高浓度抗生素的二期翻修手术。

关键词：二期，感染，翻修术，髋关节，抗生素骨水泥，抗生素。

引 言

关节假体周围感染（PJI）的发生率因医院的不同而不同，但报道显示初次关节置换术后感染发生率为1%~2%，翻修手术后的感染发生率更高[1~3, 8, 13]。就致残性而言，PJIs 对患者和外科医生都是灾难性的，并对患者的生活质量以及患者和医疗机构的花费产生巨大影响[4~6]。选择治疗方法时应考虑患者自身情况、感染时间、感染的病原菌以及外科医生的经验。虽然

在特定的情况下，可使用如保留假体的清创术、一期翻修和长期抗生素抑制等策略，但只有二期翻修手术可在多数病例中取得良好、可靠的疗效。尽管如此，二期翻修的成功仍然需要专业的诊断、完善的手术计划、微生物学信息和良好的手术技术。我们相信，成功根除感染的关键是对所有受感染的组织和异物进行彻底的清创，并联合使用局部高剂量的敏感抗生素[7]。在这一章，我们将重点论述人工关节感染二期翻修的经验和策略。

适应证

尽管多数情况下可以采用二期翻修，但我们也会考虑对急性感染（少于2~4周）进行保留假体的清创术，对感染细菌及其敏感抗生素明确的患者进行一期翻修。对于所有的其他情况，如果患者能耐受麻醉并且愿意接受二期翻修，那么二期翻修就是适合的。

T. Harrison, FRCS (Tr & Orth), MBBS, BSc

I. Stockley, MB, ChB, MD, FRCS (✉)

Orthopaedic Department, Northern General Hospital, Sheffield, UK

e-mail: ian. stockley @ sth.nhs. uk

© Springer International Publishing Switzerland 2016

D. Kendoff et al. (eds.), *Periprosthetic Joint Infections: Changing Paradigms,*

DOI 10.1007/978-3-319-30091-7_14

患者的评估

假体周围感染（PJI）往往难以诊断，因此所有有不明原因的疼痛或髋关节置换术后早期假体松动的病例都应高度怀疑 PJIs[8]。评估一例可疑 PJIs 患者要从既往手术史开始，包括术后恢复和任何小的术后并发症。有可能的话，最好是得到以前的病历资料和手术记录。应着重检查之前手术瘢痕和窦道的部位及其愈合情况，以及周围软组织状况（图 14.1）。

这个阶段至关重要，使患者明白 PJI 的诊断和后续治疗的预期。除了清除感染，成功的 PJI 治疗还需要使患者很好地了解手术、时间、疗程以及可能的结果，包括感染不能清除的结果。

除了普通放射学成像和血液学标志物（CRP、ESR 和 FBC）外，患者应该在手术室或放射科由指定的肌肉骨骼放射科医师根据商定的结论行无菌关节穿刺术[9]。我们先前已经表明，不

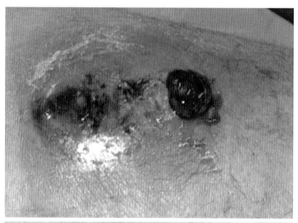

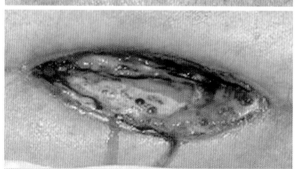

图 14.1　移植物具有潜在感染的窦道和瘢痕

论是在手术室还是在放射科进行穿刺检查，穿刺诊断感染的结果无明显不同[10]。在我们的机构中，对于多数患者，肌肉骨骼放射科医师在放射学影像引导下行穿刺术；为避免潜在的污染，使用小切口、小拉钩，确保穿刺针不接触皮肤。穿刺样品肉汤培养 14 天，由微生物检验专家进行检验。

计　划

因感染而行翻修的病例，往往会因出现超出预期的复杂局面而导致失败，因此全面的术前计划是避免不必要的并发症、确保手术成功的关键。

所有患者需要麻醉评估和交叉配血，因为自体血液回输禁用于感染病例。感染的翻修患者术后第一夜最好留在重症监护室中进行观察。一定比例的患者在术后早期需要强心剂支持（部分是由于清除的感染组织中的毒性负荷），并且所有患者需要密切监测体液平衡，以确保血流动力学稳定。

影像学检查，至少应该包括骨盆正位片和受累髋关节的正侧位片，股骨柄和骨水泥（如果存在）应在成像范围内。Judet 位片和 CT 扫描可用于评估骨量和骨盆连续性，但这往往在一期清创术中能得到更精确的实时评估。这会使得二期重建手术术前计划更精确。

应对在位的特殊假体有充分了解，并配备所有必要的手术器械，从而使一期取假体的过程尽可能变得简单。尽量避免医源性的骨损伤和骨丢失。

所有病例最好在术前进行多学科讨论，包括外科医生、微生物学家和手术室高年资工作人员。这提供了一个讨论和评估手术方案，确保手术必要器械的供应及观察关节穿刺液微生物学特点的平台。微生物学家应该能够在抗生

素的正确使用、剂量、疗程或预防性应用抗真菌药物，以及局部或全身治疗等方面提供意见。我们相信，高剂量的局部抗生素疗法比抗生素的全身治疗更有利[7, 15, 28]。在这一阶段，我们要讨论是否应在骨水泥中额外添加抗生素、添加剂量，这是非常重要的。从我们的经验来看，很少需要整形外科的介入，但在某些情况下，特别是那些既往接受过多次手术和有很多瘢痕的患者，可能需要整形外科的帮助。

一期治疗

一期手术的顺利进行，是二期翻修能否成功清除感染的关键。目标是彻底清除所有的感染或失活的组织，从而消除所有可见的感染；然后采用储药载体，无论是骨水泥珠链还是骨水泥占位器，以确保局部高浓度抗生素的释放，

消除任何残留的细菌。

理想情况下，应有计划、有选择地使患者在重症监护室进行术后的密切监测。有时，当患者存在危重脓毒血症时，一期手术必须作为急症手术进行，以挽救患者生命。

即使之前的穿刺细菌培养的结果为阳性，也需要在获取深部组织标本后再全身使用抗生素。

如果使用先前的手术切口，我们倾向于切除瘢痕和存在的任何窦道（图14.2）。我们也可以延长切口，通常向远端延长，以确定达到正常的解剖学组织层面，有助于彻底切除瘢痕和感染区域，以及随后的伤口闭合。进入关节后，取至少5份深部组织标本，取样应使用清洁的手术器械以利于微生物学检测。样品应在没有任何骨水泥干扰的情况下获取，以防止骨水泥中的抗生素释放影响细菌活性[11]。之后，可以

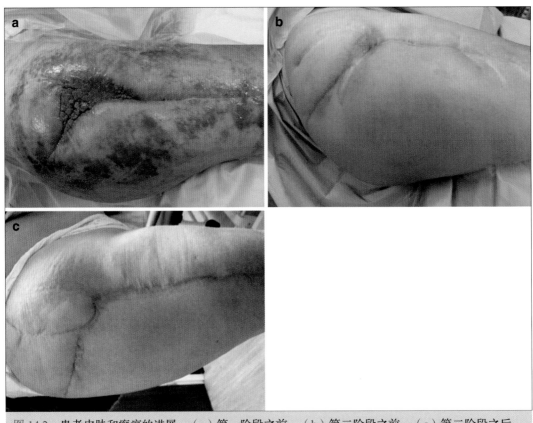

图14.2　患者皮肤和瘢痕的进展。（a）第一阶段之前。（b）第二阶段之前。（c）第二阶段之后

全身预防性应用抗生素（在实践中推荐氟氯西林和庆大霉素，除非生物学家有不同的意见）。

有许多不同的技术可以用于去除现有的假体。清除所有异物是非常重要的，包括断钉、骨水泥塞、钛丝和残存的骨水泥。如果可能的话，从"顶端"使用骨凿、电钻和丝锥去除股骨髓腔内的骨水泥，可以完整保留股骨，这是最好的；但是，如果不能彻底清除骨水泥，则不应采用。我们不使用超声骨水泥去除工具来去除固定良好的骨水泥，因为这常会遗漏部分骨水泥，特别是在远端，而这只能在术后 X 线片上可以看到。我们常使用大转子延长截骨术来显露股骨髓腔，确保清除所有的骨水泥。如果股骨近端因感染受到明显侵蚀并出现死骨、缺血，那么股骨近端也应该切除。如果组织看上去不健康，则应彻底切除。在这种情况下，可提前行转子滑移截骨，从而保持外展肌／股外侧肌的完整性。

保全髋臼侧健康骨的骨量对后期重建至关重要。我们使用特殊的取出器械取出非骨水泥臼杯；对于固定良好的骨水泥臼杯，则先移除聚乙烯臼杯，然后用骨水泥凿去除剩余的骨水泥。

去除置入物，切除死骨或磨锉至出血的健康骨组织后，再重点处理软组织。切除所有无活性或感染的组织，暴露出血的健康组织（图14.3）。

在整个过程中，尤其是清创完成后，所有的组织用 0.05% 洗必泰溶液进行持续冲洗，清除残存碎屑并发挥抗菌作用。

一旦清创完成，应对可用骨量和软组织的完整性进行最终评估，以帮助制订后续二期重建计划。

可供选择的自骨水泥释放抗生素的方法包括骨水泥珠链、静态占位器和关节型占位器。与静脉用药相比，载有抗生素的甲基丙烯酸甲酯可以在局部释放更高浓度的抗生素[12, 13]。骨水泥珠链的洗脱特性使局部抗生素浓度可达到静脉给药的 17 倍，同时无静脉应用抗生素的常见毒副作用[14]。关节型占位器可保持关节活动度从而避免关节僵硬，具有潜在的优势（虽然这个问题在髋关节比膝关节少见，并且多数已发表的文献是关于膝关节的关节型占位器的研究）[16~18]。另一方面，使用骨水泥珠链和静态占位器的优势在于不促进肢体活动，从而可以使软组织得到休息并可提供更高剂量的抗生素[19]。关节型占位器需要足够的宿主骨以维持占位器的良好位置。许多患者有骨缺损（通常包括股骨和髋臼两侧），而且经常需要行 ETO 来去除所有的股骨骨水泥和假体。在这种情况下，不宜使用关节型占位器，而且往往也是不可能的。

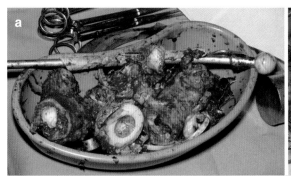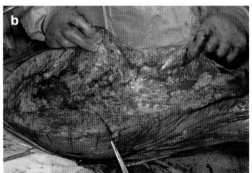

图 14.3　（a）去除所有感染骨和置入物，包括瘢痕和窦道。（b）彻底清创后正常组织出血

在骨水泥中加入高剂量的抗生素会削弱其结构强度，这是使用关节型占位器的一个潜在问题，因为可能会发生断裂，但骨水泥珠链却不存在这样的问题[20,21]。骨水泥珠链比关节型占位器表面积更大，因此可释放更多的抗生素[19]。据我们的经验，骨水泥珠链的另一个优点是有利于新生类骨内膜样表面的形成（特别是在股骨髓腔），并不像固定的占位器那样导致髓腔表面硬化。

骨水泥中抗生素的准确添加取决于穿刺培养结果和药敏实验结果，但是如果病原体不明确，常规在含有庆大霉素的骨水泥中添加万古霉素，因为这可覆盖大部分常见的病原体。高达 8 g 的抗生素粉剂加入 40 g 骨水泥中，并不会显著影响骨水泥的"聚合固化"能力，但加入 4.5 g 抗生素就会显著改变骨水泥的结构特性[13]。在我们的实践中，我们通常会在已含有 1 g 庆大霉素的 40 g 骨水泥中，添加 2 g 万古霉素[7]。水泥是在非真空条件下用铲子在碗里手工混合的，目的是制作优异的抗生素释放系统，而并不要求具有低孔隙率的结构完整性[22]。然后制作小的（<1 cm）双凹盘状骨水泥珠，并使用 18 号编织线穿成链（图 14.4）。在抗生素的洗脱特性方面，双凹盘形状具有最佳的体表比[23,24]。通常而言，40 g 混合骨水泥制作的珠链足以填充关节间隙、髋臼和股骨髓腔。

应仔细逐层关闭伤口并消除任何死腔。因为引流管会排出释放的抗生素，故不推荐使用。

术后阶段

患者最好在重症监护室度过最初的 24 小时，在情况稳定后转入普通病房。建议至少卧床休息 2~3 天，以稳定软组织状况，促进伤口愈合。这些患者存在较严重的软组织损伤、组织水肿，因此需要休息。当伤口干燥后，患者可以在物

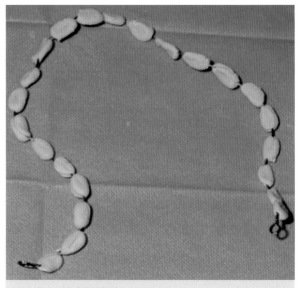

图 14.4　骨水泥珠链

理治疗师的监督下挂拐或使用助行器部分负重活动。

如术前已通过穿刺获得了细菌培养和药敏的结果，并在骨水泥珠链中加入了敏感抗生素，那么骨水泥珠链可提供局部高浓度抗生素，故术后无须额外应用抗生素[7]。如果深层组织样本的 14 天培养结果显示为非先前穿刺确定的其他微生物感染，则应考虑给予额外的抗生素治疗。在我们看来，这并不是必要的，因为治疗最主要的部分是彻底清创。抗生素固然具有重要的作用，但我们仅将其作为 PJI 的二线治疗。我们的这种观点并不为所有临床医生所认可，有些医生主要依赖大剂量的静脉应用抗生素，联合或不联合局部抗生素骨水泥的应用。

手术间歇期

手术间歇期治疗的主要目的是让患者和局部软组织得到恢复。因为局部大剂量抗生素和彻底清创手术已经治愈感染，故无须长期全身

应用抗生素[7, 28]。

手术间隔期长短各异，很大程度上取决于患者一期治疗后的软组织恢复情况。我们尝试并计划在 8~12 周后行二期重建手术[25, 26]。单纯延长使用占位器的时间会使后续手术更加困难，功能恢复效果更糟。在多数病例中，2~3 个月内软组织肿胀消退，伤口愈合，炎性指标如红细胞沉降率（ESR）和 C 反应蛋白（CRP）已经自术前的高水平降低。如果软组织没有恢复，ESR、CRP 仍处于高水平，则不应进行二期重建，而应重复进行再次清创治疗。

二期重建

病例应经 MDT 会议重新讨论，并且重建方案（参考一期手术过程的相关信息）需要重新考虑。二期手术应被视为无菌手术，并根据患者的不同情况使用适合的方法进行重建。如果在重建手术中需要使用骨水泥，则应回顾一期手术深部组织标本的培养结果，并与微生物学家讨论在骨水泥中加入抗生素的种类。骨水泥中的抗生素剂量应比一期手术时低，因为二期重建术被认为是无菌手术，并且重要的是，骨水泥中的抗生素不能对骨水泥的力学性能造成不利影响。

手术时，在取得深部组织进行微生物学检测前，应暂停预防性抗生素的使用。二期翻修优于一期翻修地方在于允许进行二次清创，虽然并不像一期手术那么彻底，但也应该像一期手术一样认真、仔细。

我们的经验表明，术后无须全身应用抗生素治疗，因为重建手术被认为是无菌手术；然而，其他许多中心仍然会进行全身抗生素治疗。对于二期培养结果为阳性的患者，其下一步处理尚存争议。因为在第二次清创术前才取组织样本进行微生物学检测，因此我们认为给予抗

生素的意义不大。我们的经验表明，二期培养的阳性结果与最终的手术结果间没有多少关系。

随 访

此类患者必须定期随访，特别是在术后 12~18 个月，因为感染复发通常会发生在这段时间内[7, 27]。此外，这些患者往往需要给予鼓励和支持，因为手术后恢复可能会很慢，必须让他们有耐心，让他们理解主要目的是治愈感染，并且功能恢复会越来越好。

图 14.5 显示了一系列 X 线片，患者在外院行感染清除术失败后来我院行二期翻修术。

二期翻修的结果和全身应用抗生素的作用

文献中有大量关于二期翻修结果的报道，大部分报道显示感染成功根除率高达 90%[29]。多数作者均强调手术清创的重要性，但在两次手术的间隔时间和是否应用全身性抗生素和使用时间等方面。

两次手术之间的间隔时间取决于患者的身体状况、软组织条件和患者对一期治疗的反应。6~12 周通常是合适的，可以使软组织得到恢复。有一项研究对比了间隔时间超过 20 周和小于 6 周的病例，发现较长时间间隔组的再感染发生率较高[26]。

文献中几乎没有关于全身应用抗生素方案的共识。虽然没有很好的基础科学研究阐述疗程为 6 周的原因，但是许多研究均使用了 6 周抗生素治疗方案（静脉注射，或先静脉应用后口服）。也有几项研究采用了更短的治疗时间，从术后不使用抗生素到应用 14 天抗生素的方案，得到了一致成功的结果。2010 年，在第三届谢菲尔德骨科 / 微生物学会报告了髋关节假体感染的外科治疗结果，这些数据来自 3 个登记系统

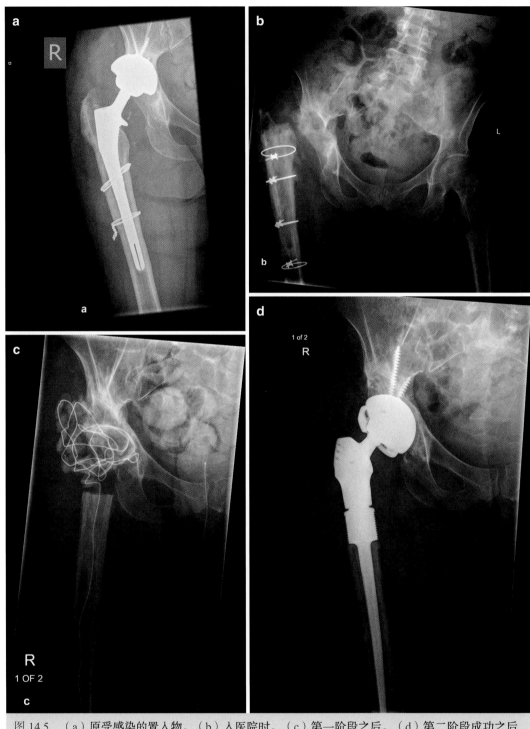

图 14.5 （a）原受感染的置入物。（b）入医院时。（c）第一阶段之后。（d）第二阶段成功之后

表 14.1 不同抗生素方案的二期翻修的结果

中心	患者数	随访时间	阶段	是否应用抗生素装载骨水泥	抗生素方案	成功率 %
谢菲尔德	114	6.1 年	2	是	只预防性应用抗生素，两期之间未全身应用抗生素	88
牛津	152	5.8 年	2	是	延长疗程的全身应用抗生素	89
汉堡	108	6.5 年	2	是	10~12 天	88

完善的单位，牛津（Gundle）、汉堡（Schwantes）和谢菲尔德（Stockley）（表 14.1）。Gundle 和 Stockley 分别报告了二期翻修，Schwantes 报告了一期翻修。尽管一期翻修和二期翻修全身应用抗生素的方案不同，但几个中心的感染根除率非常相似。Hsieh 比较了两次手术之间标准的 4~6 周全身抗生素治疗和 1 周的短疗程全身抗生素治疗，结果也非常相似[30]。这些非常一致的结果表明，全身应用抗生素及其疗程不是必不可少的，或与感染的成功清除不具有潜在的相关性；二期翻修和一期翻修的成功源于所有研究遵循的共同原则，即彻底的手术清创，以及使用含抗生素的骨水泥在局部释放高浓度抗生素。

小 结

二期翻修策略可提供可靠的良好疗效，当感染微生物未知时，这是唯一安全的选择。成功的关键是多学科协作，所有感染或失活组织的彻底清创，以及局部高浓度抗生素的释放（联合或不联合全身应用抗生素）。

参考文献

1. Kurtz SM, Ong KL, Lau E, Bozic KJ, Berry D, Parvizi J. Prosthetic joint infection risk after TKA in the Medicare population. Clin Orthop Relat Res. 2010;468(1):52-6.

2. Ong KL, Kurtz SM, Lau E, Bozic KJ, Berry DJ, Parvizi J. Prosthetic joint infection risk after total hip arthroplasty in the Medicare population. J Arthroplasty. 2009;24(6 Suppl):105-9.

3. Hanssen AD, Rand JA. Evaluation and treatment of infection at the site of a total hip or knee arthroplasty. Instr Course Lect. 1999;48:111-22.

4. Kapadia BH, McElroy MJ, Issa K, Johnson AJ, Bozic KJ, Mont MA. The economic impact of periprosthetic infections following total knee arthroplasty at a specialized tertiary-care center. J Arthroplasty. 2014;29(5):929-32.

5. Kallala RE Vanhegan IS, Ibrahim MS, Sarmah S, Haddad FS. Financial analysis of revision knee surgery based on NHS tariffs and hospital costs: does it pay to provide a revision service? Bone Joint J. 2015;97-B(2): 197-201.

6. Klouche S, Sariali E, Mamoudy P. Total hip arthroplasty revision due to infection: a cost analysis approach. Orthop Traumatol Surg Res. 2010;96(2):124-32.

7. Stockley I, Mockford BJ, Hoad-Reddick A, Norman P. The use of two-stage exchange arthroplasty with depot antibiotics in the absence of long-term antibiotic therapy in infected total hip replacement. J Bone Joint Surg Br. 2008;90(2): 145-8.

8. Osmon DR, Berbari EF, Berendt AR, Lew D, Zimmerli W, Steckelberg JM, Rao N, Hanssen A, Wilson WR, Infectious Diseases Society of America. Diagnosis and management of prosthetic joint infection: clinical practice guidelines by the Infectious Diseases Society of America. Clin Infect Dis. 2013;56(1):el-25.

9. Spangehl MJ, Masri BA, O'Connell JX, Duncan CP. Prospective analysis of preoperative and intraoperative investigations for the diagnosis of infection at the sites of two hundred and two revision total hip arthroplasties. J Bone Joint Surg Am. 1999;81(5):672-83.

10. Ali F, Wilkinson JM, Cooper JR, Kerry RM, Hamer AJ,

Norman P, Stockley I. Accuracy of joint aspiration for the preoperative diagnosis of infection in total hip arthroplasty. J Arthroplasty. 2006;21 (2):221-6.

11. Powles JW, Spencer RF, Lovering AM. Gentamicin release from old cement during revision hip arthro-plasty. J Bone Joint Surg Br. 1998;80(4):607-10.

12. Henry SL, Seligson D, Mangino P, Popham GJ. Antibiotic-impregnated beads. Part I: bead implantation versus systemic therapy. Orthop Rev. 1991;20(3):242-7.

13. Cui Q, Mihalko WM, Shields JS, Ries M, Saleh KJ. Antibiotic-impregnated cement spacers for the treatment of infection associated with total hip or knee arthroplasty. J Bone Joint Surg Am. 2007;89(4):871-82.

14. Salvati EA, Callaghan JJ, Brause BD, Klein RF, Small RD. Reimplantation in infection. Elution of gentamicin from cement and beads. Clin Orthop Relat Res.1986;207:83-93.

15. Whittaker JP, Warren RE, Jones RS, Gregson PA. Is prolonged systemic antibiotic treatment essential in two-stage revision hip replacement for chronic gram-positive infection? J Bone Joint Surg Br. 2009;91(1):44-51.

16. Toms AD, Davidson D, Masri BA, Duncan CP. The management of peri-prosthetic infection in total joint arthroplasty. J Bone Joint Surg Br. 2006;88(2): 149-55.

17. Hsieh PH, Shih CH, Chang YH, Lee MS, Shih HN, Yang WE. Two-stage revision hip arthroplasty for infection: comparison between the interim use of antibiotic-loaded cement beads and a spacer prosthesis. J Bone Joint Surg Am. 2004;86-A(9): 1989-97.

18. Biring GS, Kostamo T, Garbuz DS, Masri BA, Duncan CP. Two-stage revision arthroplasty of the hip for infection using an interim articulated prostalac hip spacer: a 10- to 15-year follow-up study. J Bone Joint Surg Br. 2009;91(11):1431-7.

19. Anagnostakos K, Wilmes P, Schmitt E, Kelm J. Elution of gentamicin and vancomycin from poly-methylmethacrylate beads and hip spacers in vivo. Acta Orthop. 2009;80(2):193-7.

20. Duncan CP, Masri BA. The role of antibiotic-loaded cement in the treatment of an infection after a hip replacement. Instr Course Lect. 1995;44:305-13.

21. Hanssen AD, Spangehl MJ. Practical applications of antibiotic-loaded bone cement for treatment of infected joint replacements. Clin Orthop Relat Res. 2004;427:79-85.

22. Kuechle DK, Landon GC, Musher DM, Noble PC. Elufion of vancomycin, daptomycin, and amikacin from acrylic bone cement. Clin Orthop Relat Res. 1991;264:302-8.

23. Walenkamp G. Small PMMA beads improve gentamicin release. Acta Orthop Scand. 1989;60(6):668-9.

24. Seeley SK, Seeley JV, Telehowski P, Martin S, Tavakoli M, Colton SL, Larson B, Forrester P, Atkinson PJ. Volume and surface area study of tobramycin-polymethylmethacrylate beads. Clin Orthop Relat Res. 2004;420:298-303.

25. Lieberman JR, Callaway GH, Salvati EA, Pellicci PM, Brause BD. Treatment of the infected total hip arthroplasty with a two-stage reimplantation protocol. Clin Orthop Relat Res. 1994;301:205-12.

26. Colyer RA, Capello WN. Surgical treatment of the infected hip implant. Two-stage reimplantation with a one-month interval. Clin Orthop Relat Res. 1994;298:75-9.

27. Lynch M, Esser MP, Shelley P, Wroblewski BM. Deep infection in Charnley low-friction arthroplasty. Comparison of plain and gentamicin-loaded cement. J Bone Joint Surg Br. 1987;69(3):355-60.

28. McKenna PB, O'Shea K, Masterson EL. Two-stage revision of infected hip arthroplasty using a shortened post-operative course of antibiotics. Arch Orthop Trauma Surg. 2009;129(4):489-94.

29. Zimmerli W, Trampuz A, Ochsner PE. Prosthetic-joint infections. N Engl J Med. 2004;351:1645-54.

30. Hsieh PH, Huang KC, Lee PC, Lee MS. Two-stage revision of infected hip arthroplasty using an antibiotic-loaded spacer: retrospective comparison between short-term and prolonged antibiotic therapy. J Antimicrob Chemother. 2009;64(2):392-7.

15 髋关节置换术后假体周围感染治疗—— 含抗生素的关节型占位器，二期手术治疗

著者： N. Amir Sandiford, Donald Garbuz, Bassam Masri, Clive P. Duncan
翻译： 马小远　刘培来

摘要： 关节假体周围感染（PJI）是全髋关节置换术（THA）术后潜在的严重并发症之一。虽然关于感染的病理生理学认识和诊断取得了重要的进展，但是在过去的十年里，PJI 的发生率几乎没有变化，PJI 的手术处理充满了挑战。因此，外科医师对于 PJI 可选的处理方式及其疗效需有清醒的认识。

二期重建被许多外科医生认为是处理 THA 感染的金标准。本章将回顾髋关节 PJI 二期处理的可选方案，重点讨论关节型占位器的作用，并以临床证据和当代的观点为依据，叙述当今 THA 术后感染的处理方式。

关键词： 关节假体周围感染（PJI），感染，髋关节，关节置换，关节型占位器，处理，手术。

引　言

关节假体周围感染（PJI）是假体置换术后最严重的并发症之一。50 年前，Charnley 通过使用清洁空气系统和封闭的手术衣将 PJIs 的发生率从 9.5% 降至 0.5%[1]。此后，虽然关节手术得到了明显的发展，但感染的发生率几乎没有变化。文献报道的髋关节置换术后 PJI 的发生率为 0.3%~2.9%[2, 3]。

世界范围内的国家级关节登记机构统计发现，12%~14.5% 的 THA 翻修手术是由于 PJI 导致的[4~7]。感染增加了术后第一年患者的发病率和死亡率，延长了住院时间，加重了患者身体和心理损害。救治机构和整个社区需花费巨大的金钱和资源来处理 PJI[8]。处理原则在于

N.A. Sandiford, MSc, FRCS (Trauma/Orth)

D. Garbuz, MD, MHSc, FRCS (C) · B. Masri, MD, FRCS (C)

Department of Orthopaedics, The University of British Columbia, Vancouver, BC, Canada

C.P. Duncan, MB, MSc, FRCSC (✉)

Department of Orthopaedics, University of British Columbia, Vancouver General and University Hospitals, Vancouver, BC, Canada

e-mail: cpduncan@gmail.com

© Springer International Publishing Switzerland 2016

D. Kendoff et al. (eds.), *Periprosthetic Joint Infections: Changing Paradigms,*

DOI 10.1007/978-3-319-30091-7_15

彻底消除感染并重建一个无痛、稳定且具有功能的髋关节。

目前广泛采用的方式是二期翻修并置入假体[9]；然而在特定的病例中，一期翻修逐渐被更多的人所关注并采用[10~15]。二期翻修包括取出内置物、骨水泥、坏死组织，充分清创和冲洗，然后使用一段时间抗生素来清除顽固性感染后，再行假体翻修术。Insall 在 1983 年强调清除包括内置物、骨水泥在内的一切异物以及使用抗生素的重要性[16]。

在二期翻修的过程中，不使用临时占位器会增加发生关节挛缩、不稳定、僵直、疼痛、活动困难的风险，并最终导致翻修手术难度增大[17]。使用占位器的目的在于保持肢体长度，保持受影响关节的稳定性和活动度，从而有利于患者在两次手术之间的活动和恢复，并有利于保持软组织的柔软性和张力，有利于在有效的关节腔内释放高浓度的抗生素[10, 17, 19]。

本章将探讨在二期翻修中使用临时关节型占位器处理 PJI 的复杂全髋置换的疗效。

PJI 的诊断

肌肉骨骼系统感染协会（MSIS）最近公布了 PJI 的诊断标准。生物标记物的使用，大大提高了诊断的灵敏性和特异性[20]。目前被广泛应用的是 Toms 等[22] 提出的分类系统，为临床处理提供了依据[21~26]。

PJI 的诊断和分类将在本书的其他部分说明，本章仅聚焦于使用关节型占位器的二期翻修术。

二期翻修术的理论基础

欧洲在 20 世纪 70 年代起即开始行一期翻修术。Carlsson 在 1978 年报道，经过 2~6 年的随访，对单一细菌感染的一期翻修术的成功率为 75.5%[11]。Buchholz 等[13] 报道经过 5 年的

随访，报道一期翻修的成功率为 77%。

在一期翻修的主要研究中，所有的病例均经过严格选择。一期翻修的成功是有条件的，需要患者健康，无免疫缺陷，有相对较好的软组织覆盖，由已知感染源引起的急性感染，并且对一线抗生素敏感[22~27]。另外，传统的一期翻修依赖含有抗生素的骨水泥固定，因此需要使用骨水泥假体。

一期翻修的禁忌证包括菌血症、病原菌不明确，存在窦道，或因软组织条件不佳需行皮瓣重建。因此，很难在发表的文献中直接比较一期和二期翻修的结果。

占位器

目前，处理 PJI 的复杂全髋置换术可选择多种类型和设计的占位器，这些占位器大体可分为非关节型（静态）和关节型。关节型占位器可以基于关节界面的不同进一步分成金属—聚乙烯、水泥—聚乙烯、水泥—水泥、水泥—骨（单极整块）等类型。

非关节型占位器

非关节型占位器由一块 PMMA 骨水泥构成，填充于关节间隙，作为局部释放高剂量抗生素的载体。尽管非关节型占位器可以释放抗生素，但是将限制关节活动度，导致软组织挛缩，而且由于占位器表面较粗糙，可导致占位器—骨交界面的骨磨损，导致骨量丢失[10]。关节活动的限制可导致二期手术时显露困难[28~30]。在二期手术中，与关节型占位器相比，使用非关节型占位器的患者失血较多，增加了输血的可能性[31]。然而，在感染率方面，使用非关节型占位器和关节型占位器组相当。非关节型占位器主要是用于膝关节。

本章将主要关注全髋关节翻修术中关节型占位器的作用。

全髋关节翻修术的关节型占位器

全髋关节翻修术中的关节型占位器可基于界面的不同分为两大类。在第一大类中，骨水泥制成的假体股骨头与本身的髋臼相关节。占位器由骨水泥构成，大体形态和单极头半髋关节置换类似。占位器常由骨水泥和加强柱构成，从而减少断裂的风险。第二大类是由一个覆盖PMMA水泥的股骨组件和利用骨水泥置入的聚乙烯髋臼组件构成。这种设计可以算是一种粗糙的骨水泥型髋关节置换。

全骨水泥占位器可以手工制作，模板化定制或预先制作。手工制作的占位器相对容易制作，价格低，可根据病原菌的不同加入不同的抗生素。几位作者报道的感染清除率为88%~100%[33~35]。Barrack[35]使用Rush针加强占位器的强度。其他作者使用Ender钉、克氏针加强内部支撑，从而降低在负重和二期手术占位器移除过程中占位器断裂的风险[33, 35, 36]。

这种设计潜在的缺点在于几何形态不一致，可能会影响股骨的稳定性并导致关节脱位[3]。

模板化定制的占位器具有很多类似手工制作占位器的特点，结构上与半髋假体相似，由骨水泥包裹金属内骨架构成。这种占位器的外形可测，也易于复制，并可加入对细菌敏感的抗生素。这种类型占位器的主要缺点在于占位器的型号受限于模具型号，因此存在发生假体脱位的风险[31, 34]。然而，使用这种占位器的病原菌的清除率为96%~100%。

很多厂家提供了许多预设计的占位器（如Spacer G, Tecres, Verona, Italy）（图15.1）。多位学者报道使用此种占位器的成功率在90%以上[37~39]。这种占位器潜在的问题类似模板化定制占位器，型号有限，而且所含抗生素是由生

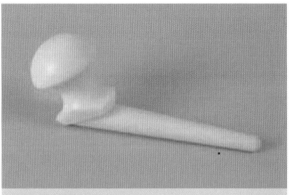

图15.1　预设计占位器（Spacer G, Tecres, Verona, Italy）（作者拍摄）

产厂家确定。有些作者曾尝试在占位器上钻孔并置入术者准备的含有抗生素的骨水泥来解决这个问题[39]。这种方法对于占位器抗生素的洗脱特性以及机械强度的影响尚不清楚。

金属—聚乙烯（MOP）髋关节占位器

文献中描述了几种MOP占位器的设计。这种占位器均使用骨水泥包裹的股骨组件和相对应的骨水泥固定的聚乙烯垫。Hofmann等对于股骨组件进行了重新消毒，用含有抗生素的骨水泥重新置入[18]。76个月时随访发现，病原菌的清除率为94%，患者的功能改善，软组织的张力和骨量得到了保持。Etienne等使用了一种新的低切迹股骨柄和聚乙烯髋臼组件[40]。31例患者中的3例使用这种技术后出现感染复发。Tsung等[41]报道使用Exeter通用柄作为个性化占位器，取得了非常好的疗效（图15.2）。患者的功能恢复方面也是令人满意的，44%的患者由于没有临床症状选择推迟二期手术的时间。

Romano等[42]和Etienne等[40]均报道了使用这种占位器后发生假体脱位的病例，并从多个角度提出了解决方案：Evans[30]建议使用限制性内衬，Kuzyk等[3]使用松质骨螺钉将定制的骨水泥鞘固定于髂骨来预防脱位。

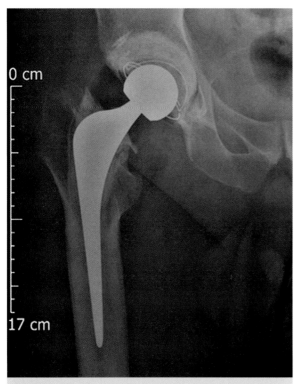

图 15.2 模板化定制的关节型占位器（CUMARS）。由含有 PMMA 抗生素覆盖的 Exeter 柄和水泥型髋臼组件构成

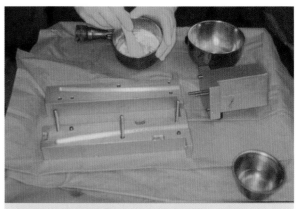

图 15.3 制备 PROSTALAC 股骨组件的模具

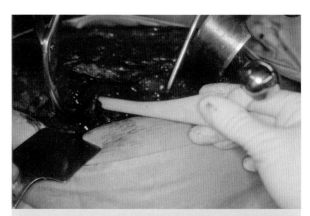

图 15.4 PROSTALAC 柄置入前图像。注意，柄周围覆盖骨水泥，直至头颈结合处

含抗生素的髋关节骨水泥占位器假体（PROSTALAC，产自 Depuy，Warsaw，IN，USA）是当代 MOP 最典型的设计，也是目前大部分关节型占位器的始祖。自 1986 年后，大部分高年资医生均常规使用这种占位器。这种占位器对股骨侧组件要求较低，使用直径 32 mm 的股骨头假体和直径 42 mm（外径）的聚乙烯髋臼假体相匹配。每 40 g 水泥中加入妥布霉素 3.6 g，万古霉素 1.5 g（图 15.3~5）。

Younger 等[43] 报道了使用 PROSTALAC 占位器治疗 30 例股骨近端有明显骨缺损的患者，术后平均随访 47 个月后疼痛评分和功能评分均有显著改善，96% 的患者在最后随访时仍无感染；在感染控制率、功能评分、并发症率等方面，骨水泥—骨水泥占位器和金属—聚乙烯占位器相比无差异。Masri 等[44] 报道使用这种占位器

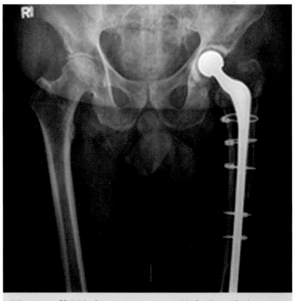

图 15.5 使用长柄 PROSTALAC 的术后 X 线片

表 15.1　不同占位器的组成及对于 THA 感染的疗效

占位器种类	作者	数量	再感染率 /%	随访时间 / 月	抗生素种类	水泥类型
静态（非关节型）	Haddad[58]	50	8	68	–	–
	Hsieh[31]	70	1.4	57	–	–
活动（关节型）						
手工制作 a	Barrack[35]	12	0	60	–	–
	Leunig[59]	12	1	27	每 40 g 骨水泥加 0.5 g 庆大霉素	Palacos R, (Zimmer, Warsaw, IN)
	Younger[43]	15	1	47	每 40 g 骨水泥加 3.6 g 妥布霉素、1.0 g 万古霉素	Palacos R
模板定制 a	Durbhakula[28]	24	8	33	每 40 g 骨水泥加 2.4 g 妥布霉素、1.0 g 万古霉素	Palacos R
预先设计 a	Bertazzoni Minelli[39]	20	15	33	每 100g 骨水泥加 1.9 g 庆大霉素，每 40 g 骨水泥加 1.0 g 万古霉素	Cemex, (Tecres, Verona, Italy)
金属 – 聚乙烯界面设计	Evans[30]	23	4.3	最低 24	每 40 g 骨水泥加 4.6 g 妥布霉素、4.0 g 万古霉素	Palacos R
	Younger[43]	15	0	47	每 40 g 骨水泥加 3.6 g 妥布霉素、1.0 g 万古霉素	Palacos R
	Masri[44]	29	10.3	47	每 40 g 骨水泥加 3.6 g 妥布霉素、1.5 g 万古霉素	Palacos R
	Hofmann[18]	27	6	76	妥布霉素 4.8 g	Simplex P (Stryker, Mahwah, NJ)
	Biring[45]	99	11	60	每 40 g 骨水泥加 3.6 g 妥布霉素、1.0 g 万古霉素	Palacos R
	Tsung[41]	76	15.8	79	–	Simplex P 和 Palacos R

a 假体由用于半髋置换的，表面覆盖水泥的单极头股骨柄假体构成

的 29 例患者随访 2 年以上，3 例失败。这 3 例感染复发的患者中，2 例患有胰岛素依赖的糖尿病，1 例正在接受高剂量的激素治疗。

Biring 等[45]分析了 99 例患者，术后随访平均 12 年。通过患者自述的方式进行统计，89% 患者早期阶段的症状获得了维持或改善，感染得到了清除。11 例感染复发的患者中，7 例接受了二期手术，最终的感染清除率为 96%。就我们所知，这是文献中关于关节型占位器成功率随访最久的报道。

与膝关节 PJI 相似，因为占位器的设计和所含抗生素的种类不同，对比研究难以进行。目前，已知的是使用含有抗生素的占位器患者具有更低的感染复发率[46]。文献报道的不同占位器的结果见表 15.1。

关节型占位器的并发症

有使用骨水泥 – 骨水泥的膝关节占位器发生断裂的报道[32]。多位作者报道了骨折[31, 47]和脱位[10, 31, 47]的发生，被认为是关节型髋关节占位器的主要并发症。

Jung 等[47]回顾了 88 例使用定制关节型占位器进行二期 THA 翻修的患者，17% 出现关节脱位，13.6% 发生股骨骨折，6%（5 例）出现肾毒性反应。在这项研究中，发生的脱位、股骨骨折以及肾毒性的比例比之前学者所报道得高。但之前的学者同样强调使用关节型占位器具有上述潜在的风险，需要与患者进行讨论。

影响占位器疗效的因素

占位器具有维持结构、保持功能，以及治疗的作用。从结构和功能的角度而言，占位器可保持软组织最佳长度，促进肢体活动和负重。从治疗角度来看，占位器作为局部释放抗生素的载体，骨水泥的类型、混合的方式、抗生素

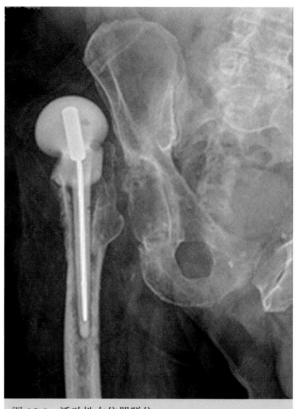

图 15.6 活动性占位器脱位

的选择及其热稳定性，以及与占位器内其他抗生素的关系，均是影响疗效的重要因素。

理想的抗生素应具有热稳定性，杀菌浓度较低，具有水溶性，同时肾毒性和肝毒性较低[10, 48]。加用液态抗生素可使 PMMA 的压缩力下降 49%，拉伸力下降 46%[49]。因此，加入的抗生素应为粉末状态，具有热稳定性和低的血清白蛋白结合能力。与全身用药相比，占位器被证明可以产生更高的局部抗生素浓度，可以降低血清和尿中抗生素的浓度，从而具有更低的全身用药的毒性风险[24, 40]。

最常用的抗生素是庆大霉素、妥布霉素、万古霉素[10, 32]。在病原菌和药敏实验明确的情况下，使用特异性抗生素最佳。很重要的一点是，由感染关节分离出的 41%~66% 的葡萄球菌对胃

肠外使用常规剂量的庆大霉素和妥布霉素不敏感[50]。使用含有抗生素的骨水泥可在局部形成非常高的抗生素浓度，这种高浓度的抗生素可能会有效。联合使用抗生素可改变抗生素的释放特性和关节液中各种药物的浓度[32]。在 40 g PMMA 骨水泥中联合使用 3.6 g 的妥布霉素和 1.5 g 万古霉素，被证明可以促进万古霉素的释放[51]。Penner 等[52] 指出，其中一种抗生素溶解和释放后，提高了 PMMA 的孔隙率，可促进其他抗生素的释放。

洗脱特性同样被证明受骨水泥的表面积和孔隙率的影响[10]。骨水泥的种类和混合方法均可影响其洗脱特性。Stevens 等[53] 报道，与 Simplex（Stryker, Warsaw, IN, USA）相比，使用 Palacos（Zimmer, Warsaw, IN, USA）骨水泥时，妥布霉素具有更好的洗脱特性。局部抗生素的浓度与加入占位器的抗生素剂量有关。

商业化的骨水泥含有低剂量的抗生素，就其本身而言，并不适用于二期翻修[32]。大部分抗生素在首个 24 h 内就释放[39, 54]，可保持浓度持续升高至置入后 4 个月。混合方式同样影响洗脱特性。非真空手工混合可使骨水泥具有更高的孔隙率，从而加快抗生素的洗脱[55, 56]。

在我们的实践中，采用多学科联合的方式来应对这些具有挑战性的病例。感染小组对所有患者进行监测。在手术间期静脉使用抗生素的选择以及之后是否继续使用，均由合作的微生物学家来决定。在术中，抗生素以粉末的形式加入骨水泥中，并手工搅拌混合。

结 论

二期翻修是被广泛接受的治疗 PJI 的标准方式。髋关节可使用关节型和非关节型占位器，在感染控制率方面两者基本相同。在手术间期，就关节的活动度、关节周围软组织的长度和张力以及二期翻修术的手术难度等方面而言，使用关节型占位器似乎更有优势。基于患者报告分析统计，目前的文献建议使用金属—聚乙烯占位器，这种占位器具有疼痛缓解率高、功能可接受度高、患者满意度好等特点。最长的随访，主要是 PROSTALAC 占位器的研究，表明感染的清除率和功能改善可维持相当长的时间。

应根据病原菌的药敏实验选择抗生素。每 40 g 骨水泥至少应加入 3.6 g 抗生素。术者应熟悉所选用抗生素的洗脱特性，在混合时应像 Clyburn 和 Qui 建议的那样，使用手工的混合方式从而提高骨水泥的孔隙率[57]。

小 结

关节型占位器的使用为关节感染二期翻修的处理提供了多种方案。这种占位器可以使患者承重，允许关节进行功能活动，同时有利于二期手术的显露。使用这种占位器时，需要充分考虑到抗生素的选择和占位器的制备方式。

参考文献

1. Charnley J. A clean-air operating enclosure. Br J Surg. 1964;51:202-5.

2. Kurtz S, Ong K, Lau E, Mowat F, Halpern M. Projections of primary and revision hip and knee arthroplasty in the United States from 2005 to 2030. J Bone Joint Surg Am. 2007;89(4):780-5.

3. Kuzyk PR, Dhotar HS, Sternheim A, Gross AE, Safir O, Backstein D. Two-stage revision arthroplasty for management of chronic periprosthetic hip and knee infection: techniques, controversies, and outcomes. J Am Acad Orthop Surg. 2014;22(3):153-64. doi: 10.5435/JAAOS-22-03-153. Review.

4. https://www.njrcentre.org.uk/njrcentre/Portals/0/Documents/England/Reports/11th annual_report/NJR%2011th%20Annual%20Report%202014.pdf. Page 83. Accessed 7 Sep 2014.

5. https://secure.cihi.ca/free_products/CJRR%202014%20Annual%20Report_EN-web.pdf. Page 48. Accessed 7 Sep 2014.

6. http://www.shpr, se/Libraries/Documents/AnnualReport_2012_Eng_WEB.sflb. ashx. Page 42.

Accessed 7 Sep 2014.

7. https://aoanjrr.dmac.adelaide.edu.au/presentations-2014.

8. Zmistowski B, Karam JA, Durinka JB, Casper DS, Parvizi J. Periprosthetic joint infection increases the risk of one-year mortality. J Bone Joint Surg Am. 2013;95(24):2177-84.

9. Hanssen AD. Local antibiotic delivery vehicles in the treatment of musculoskeletal infection. Clin Orthop Relat Res. 2005;437:91-6. Review.

10. Cui Q, Mihalko WM, Shields JS, Ries M, Saleh KJ. Antibiotic-impregnated cement spacers for the treatment of infection associated with total hip or knee arthroplasty. J Bone Joint Surg Am. 2007;89(4):871-82. Review.

11. Carlsson AS, Josefsson G, Lindberg L. Revision with gentamicin-impregnated cement for deep infections in total hip arthroplasties. J Bone Joint Surg Am. 1978;60(8):1059-64.

12. Oussedik SI, Dodd MB, Haddad FS. Outcomes of revision total hip replacement for infection after grading according to a standard protocol. J Bone Joint Surg Br. 2010;92(9):1222-6.

13. Buchholz HW, Elson RA, Engelbrecht E, Lodenkämper H, Röttger J, Siegel A. Management of deep infection of total hip replacement. J Bone Joint Surg Br. 1981;63-B(3):342-53.

14. Raut VV, Orth MS, Orth MC, Siney PD, Wroblewski BM. One stage revision arthroplasty of the hip for deep gram negative infection. Int Orthop. 1996;20(1):12-4.

15. Callaghan JJ, Katz RP, Johnston RC. One-stage revision surgery of the infected hip. A minimum 10-year followup study. Clin Orthop Relat Res. 1999;369:139 43.

16. Insall JN, Thompson FM, Brause BD. Two-stage reimplantation for the salvage of infected total knee arthroplasty. J Bone Joint Surg Am. 1983;65(8):1087-98.

17. Haddad FS, Masri BA, Campbell D, McGraw RW, Beauchamp CP, Duncan CP. The PROSTALAC functional spacer in two-stage revision for infected knee replacements. Prosthesis of antibiotic-loaded acrylic cement. J Bone Joint Surg Br. 2000;82(6):807-12.

18. Hofmann AA, Goldberg TD, Tanner AM, Cook TM. Ten-year experience using an articulating antibiotic cement hip spacer for the treatment of chronically infected total hip. J Arthroplasty. 2005;20(7):874-9.

19. Hanssen AD, Rand JA. Evaluation and treatment of infection at the site of a total hip or knee arthroplasty. Instr Course Lect. 1999;48:111-22. Review.

20. Parvizi J, Zmistowski B, Berbari EF, Bauer TW, Springer BD, Della Valle CJ, et al. New definition for periprosthetic joint infection: from the Workgroup of the Musculoskeletal Infection Society. Clin Orthop Relat Res. 2011;469(11):2992-4.

21. Fitzgerald Jr RH, Nolan DR, Ilstrup DM, Van Scoy RE, Washington 2nd JA, Coventry MB. Deep wound sepsis following total hip arthroplasty. J Bone Joint Surg Am. 1977;59(7):847-55.

22. Toms AD, Davidson D, Masri BA, Duncan CP. The management of peri-prosthetic infection in total joint arthroplasty. J B one Joint Surg Br. 2006;88(2):149-55.

23. Tsukayama DT, Estrada R, Gustilo RB. Infection after total hip arthroplasty. A study of the treatment of one hundred and six infections. J Bone Joint Surg Am. 1996;78(4):512-23.

24. Joseph TN, Chen AL, Di Cesare PE. Use of antibiotic-impregnated cement in total joint arthroplasty. J Am Acad Orthop Surg. 2003;11:38-47.

25. Hanssen AD, Spangehl MJ. Treatment of the infected hip replacement. Clin Orthop Relat Res. 2004;420:63-71.

26. Atkins BL, Athanasou N, Deeks JJ, Crook DW, Simpson H, Peto TE, et al. Prospective evaluation of criteria for microbiological diagnosis of prosthetic-joint infection at revision anthoplasty. The OSIRIS Collaborative Study Group. J Clin Microbiol. 1998;36:2932-9.

27. Gulhane S, Vanhegan IS, Haddad FS. Single stage revision: regaining momentum. J Bone Joint Surg Br. 2012;94(11 Suppl A):120-2.

28. Durbhakula SM, Czajka J, Fuchs MD, Uhl RL. Spacer endoprosthesis for the treatment of infected total hip arthroplasty. J Arthroplasty. 2004;19:760-7.

29. Scharfenberger A, Clark M, Lavoie G, Scharfenberger A, Clark M, Lavoie G, et al. Treatment of an infected total hip replacement with the PROSTALAC system. Part 2: health-related quality of life and function with the PROSTALAC implant in situ. Can J Surg. 2007;50(1):29-33.

30. Evans RP. Successful treatment of total hip and knee infection with articulating antibiotic components: a modified treatment method. Clin Orthop Relat Res. 2004;427:37-46.

31. Hsieh PH, Shih CH, Chang YH, Lee MS, Shih HN, Yang WE. Two-stage revision hip arthroplasty for infection: comparison between the interim use of antibiotic-loaded cement beads and a spacer prosthesis. J Bone Joint Surg Am. 2004;86-A(9):1989-97.

32. Jacobs C, Christensen CP, Berend ME. Static and mobile

antibiotic-impregnated cement spacers for the management of prosthetic joint infection. J Am Acad Orthop Surg. 2009;17(6):356-68. Review.

33. Takahira N, Itoman M, Higashi K, Uchiyama K, Miyabe M, Naruse K. Treatment outcome of two-stage revision total hip arthroplasty for infected hip arthroplasty using antibiotic-impregnated cement spacer. J Orthop Sci. 2003;8(1):26-31.

34. Yamamoto K, Miyagawa N, Masaoka T, Katori Y, Shishido T, Imakiire A. Clinical effectiveness of antibiotic-impregnated cement spacers for the treat-ment of infected implants of the hip joint. J Orthop Sci. 2003;8(6):823-8.

35. Barrack RL. Rush pin technique for temporary antibiotic-impregnated cement prosthesis for infected total hip arthroplasty. J Arthroplasty. 2002;17(5):600-3.

36. Koo KH, Yang JW, Cho SH, Song HR, Park HB, Ha YC, et al. Impregnation of vancomycin, gentamicin, and cefotaxime in a cement spacer for two-stage cementless reconstruction in infected total hip arthro- plasty. J Arthroplasty. 2001;16(7):882-92.

37. Pattyn C, De Geest T, Ackerman P, Audenaert E. Preformed gentamicin spacers in two-stage revision hip arthroplasty: functional results and complications. Int Orthop. 2011;35(10):1471-6. doi:10.1007/s00264-010-1172-8. PubMed PMID: 21116817, PubMed Central PMCID: PMC3174299, Epub 2010 Nov 30.

38. D'Angelo F, Negri L, Binda T, Zatti G, Cherubino P. The use of a preformed spacer in two-stage revision of infected hip arthroplasties. Musculoskelet Surg. 2011;95(2):115-20. doi: 10.1007/s 12306-011-0128-5. Epub 2011 Apr 9.

39. Bertazzoni Minelli E, Benini A, Magnan B, Bartolozzi P. Release of gentamicin and vancomycin from temporary human hip spacers in two-stage revision of infected arthroplasty. J Antimicrob Chemother. 2004;53(2):329-34. Epub 2003 Dec 19. PubMed.

40. Etienne G, Waldman B, Rajadhyaksha AD, Ragland PS, Mont MA. Use of a functional temporary prosthesis in a two-stage approach to infection at the site of a total hip arthroplasty. J Bone Joint Surg Am. 2003;85-A Suppl 4:94-6.

41. Tsung JD, Rohrsheim JA, Whitehouse SL, Wilson MJ, Howell JR. Management of periprosthetic joint infection after total hip arthroplasty using a custom made articulating spacer (CUMARS); the Exeter experience. J Arthroplasty. 2014;29(9): 1813-8. doi:10.1016/j.arth.2014.04.013. Epub 2014 Apr 18.

42. Roman ò CL, Roman ò D, Albisetti A, Meani E. Preformed antibiotic-loaded cement spacers for two-stage revision of infected total hip arthroplasty. Long-term results. Hip Int. 2012;22 Suppl 8:S46-53. doi: 10.5301/HIP.2012.9570.

43. Younger AS, Duncan CP, Masri BA. Treatment of infection associated with segmental bone loss in the proximal part of the femur in two stages with use of an antibiotic-loaded interval prosthesis. J Bone Joint Surg Am. 1998;80(1):60-9.

44. Masri BA, Panagiotopoulos KP, Oreidanus NV, Garbuz DS, Duncan CP. Cementless two-stage exchange arthroplasty for infection after total hip arthroplasty. J Arthroplasty. 2007;22(1):72-8.

45. Biring GS, Kostamo T, Garbuz DS, Masri BA, Duncan CP. Two-stage revision arthroplasty of the hip for infection using an interim articulated prostalac hip spacer: a 10- to 15-year follow-up study. J Bone Joint Surg Br. 2009;91(11):1431-7. doi:l0.1302/0301-620X.91B 11.22026.

46. Nelson CL, Evans RP, Blaha JD, Calhoun J, Henry SL, Patzakis MJ. A comparison of gentamicin-impregnated polymethylmethacrylate bead implantation to conventional parenteral antibiotic therapy in infected total hip and knee arthroplasty. Clin Orthop Relat Res. 1993;295:96-101.

47. Jung J, Schmid NV, Kelm J, Schmitt E, Anagnostakos K. Complications after spacer implantation in the treatment of hip joint infections. Int J Med Sci. 2009;6(5):265-73. PubMed PMID: 19834592, PubMed Central PMCID: PMC2755123.

48. Jiranek WA, Hanssen AD, Greenwald AS. Antibiotic-loaded bone cement for infection prophylaxis in total joint replacement. J Bone Joint Surg Am. 2006;88(11):2487-500. Review.

49. Seldes RM, Winiarsky R, Jordan LC, Baldini T, Brause B, Zodda F, et al. Liquid gentamicin in bone cement: a laboratory study of a potentially more cost-effective cement spacer. J Bone Joint Surg Am. 2005;87:268-72.

50. Anguita-Alonso P, Rouse MS, Piper KE, Jacofsky DJ, Osmon DR, Patel R. Comparative study of antimicrobial release kinetics from polymethylmethacrylate. Clin Orthop Relat Res. 2006;445:239-44.

51. Masri BA, Duncan CP, Beauchamp CP. Long-term elution of antibiotics from bone-cement: an in vivo study using the prosthesis of antibiotic-loaded acrylic cement (PROSTALAC). system. J Arthroplasty. 1998;13(3):331-8.

52. Penner MJ, Masri BA, Duncan CP. Elution characteristics of vancomycin and tobramycin combined in acrylic bone-cement. J Arthroplasty. 1996;11(8):939-44.

53. Stevens CM, Tetsworth KD, Calhoun JH, Mader JT. An articulated antibiotic spacer used for infected total knee arthroplasty: a comparative in vitro elution study of simplex and palacos bone cements. J Orthop Res. 2005;23:27-33.

54. Seyral P, Zannier A, Argenson JN, Raoult D. The release in vitro of vancomycin and tobramycin from acrylic bone cement. J Antimicrob Chemother. 1994;33(2):337-9.

55. Postak PD, Greenwald AS. Assuring cement fixation: all mixing systems are not the same. Proc Am Acad Orthop Surg. 2003;4:656.

56. Davies JP, Harris WH. Effect of hand mixing tobra-mycin on the fatigue strength of simplex P. J Biomed Mater Res. 1991;25(11): 1409-14.

57. http://www. aaos.org/news/bulletin/may07/clinical7. asp.

58. Haddad FS, Muirhead-Allwood SK, Manktelow AR, Bacarese-Hamilton I. Two-stage uncemented revision hip arthroplasty for infection. J Bone Joint Surg Br. 2000;82(5):689-94.

59. Leunig M, Chosa E, Speck M, Ganz R. A cement spacer for two-stage revision of infected implants of the hip joint. Int Orthop. 1998;22(4):209-14. PubMed PMID: 9795805, PubMed Central PMCID: PMC3619609.

16 晚期感染的处理方法

著者：Sujith Konan, Fares S. Haddad

翻译：马小远　刘培来

摘要： 对于外科医生而言，如果功能良好的关节出现晚期感染，将面临诊断和治疗上的巨大的挑战。假体周围感染（PJI）致残率较高，可对救治的医院造成巨大的经济负担。PJI 的治疗目标在于清除感染、恢复关节的功能、消除关节疼痛、降低致残率，需要通过系统的循证医学的方法来实现。本章将总结处理晚期 PJI 的相关方法。

关键词： 晚期感染，二期，一期，感染处理，内置物感染。

引　言

关节置换术给关节疾病的治疗带来了革命性的进展，为患者预后的改善提供了保证。文献[1]分析指出，到 2030 年时，美国髋关节置换（THA）将增加 174%，膝关节置换（TKA）将增加 673%。虽然关节置换并发症的发生率相对较低，但随着关节置换术在全球范围内的增多，出现并发症的患者人数很多。据估计，约 6% 的首次关节置换的患者术后 5 年内需要行关节翻修术，12% 的患者术后 10 年内需要行关节翻修术[2]。

假体周围感染（PJI）是翻修手术的常见原因之一，并带来多方面的挑战。感染是 TKA 早期翻修的首位病因，是 THA 翻修的第三位原因。与因无菌性松动行翻修术的患者相比，因感染行翻修的患者术后 5 年的死亡率更高[3]。PJI 可导致较高的致残率和患者的严重心理压力，给治疗机构带来严重的财政负担。

PJI 的控制需要多种策略并行，从一开始就需严格选择患者，并根据存在的易感危险因素做出改变。术中和术后早期应充分小心，尽可能减少病原菌的种植。然而，尽管如此，PJI 仍然无法完全避免。处理假体周围晚期感染需要遵循系统的循证医学的方法，从而获得最佳疗效并减轻经济负担。

S. Konan, MBBS, MD(res), MRCS, FRCS(Tr & Orth)

F.S. Haddad, BSc, MD(res), MCh, FRCS (Orth) (✉)

Department of Trauma and Orthopaedics,

University College London Hospitals NHS Trust,

London, UK

e-mail: sujithkonan @ yahoo. co. uk;

fsh @ fareshaddad. co. uk

© Springer International Publishing Switzerland 2016

D. Kendoff et al. (eds.), *Periprosthetic Joint Infections: Changing Paradigms,*

DOI 10.1007/978-3-319-30091-7_16

预　防

PJI 翻修术的花费高于非感染原因的翻修术，原因在于 PJI 翻修的治疗周期更长，患者失血更多，植骨的可能性更大，发生并发症的概率更高[4]。除此之外，因为治疗周期较长，尚有一些个体和社会方面的间接成本。因此，预防无疑是应对 PJI 高额花费的最经济的处理方式。预防 PJI 应注意优化患者因素和围术期因素。

免疫缺陷患者行关节置换术时面临特殊挑战。为获得最佳的疗效，应尽一切方式优化患者的围术期处理。评分系统如 NNIS（国家医院感染监测系统评分）可以评估发生手术感染的风险，可以通过评估手术过程的长度、美国麻醉师协会（ASA）术前评分、手术创伤分级来评估感染风险[5]。ASA 评分高意味着围术期并发症的发生率高，也同样提示感染的风险较高[6-9]。

当存在如类风湿关节炎、系统性免疫缺陷病、糖尿病、慢性肾疾病、恶性肿瘤等导致全身免疫功能抑制的疾病时，PJI 的发生率可增高 2.2 倍[9]。

炎性关节炎本身及其治疗都会增加发生感染的风险[10, 11]。国际共识组织指南指出，关节置换前应暂停使用抗风湿药物[12]。在关节置换围术期，继续使用非生物型缓解病情的抗风湿类药物（DMARDs）是安全的[13, 14]；当患者切口不愈合风险较高时，可停用氨甲蝶呤。建议关节置换或翻修手术期间停用肿瘤坏死因子 α 抑制剂[15, 16]。实际上，在关节置换或 PJI 的治疗中，对于生物性或者非生物性 DMARDs 的应用变化较大，建议与风湿科医生充分交流，采用个体化用药方式。

围术期控制血糖对于降低 PJI 风险极为关键，这对糖尿病患者尤为重要[8, 17-20]。在围术期，与血红素 A1c 相比，高血糖水平是一个更需要积极控制的指标[8]。术后血糖水平应维持在 110~180 mg/dL，在围术期采用标准的糖尿病治疗方案严格控制血糖将带来巨大收益[17, 21]。

体重指数（BMI）过高或者过低会增加感染的风险[6, 8, 17, 18, 20-22]。通过宣教、咨询，营养学家和外科医师的干预来优化患者的体重，对降低发生 PJI 的风险是有益的。

呼吸系统和泌尿系统等远离手术部位的围术期感染的存在，同样会增加发生 PJI 的风险[6, 18]。当存在有症状的泌尿系统感染或梗阻，同时白细胞数大于 10 000/mL 时，应优先控制感染，推迟手术治疗[23, 24]。

还有些证据认为，吸烟[18]、早期菌血症[25]、早期感染性关节炎[5]、术后手术部位的血肿、浅表感染、切口引流或裂开[5, 6, 25]等，均在 PJI 的发生中有一定的作用。注意避免过长的手术时间[5, 26, 27]和异体输血[5, 6, 28, 29]，对于预防 PJI 同样具有重要的作用。

手术部位的感染是公认的 PJI 的危险因素，术前对于皮肤葡萄球菌的检测并去定植化[30, 31]，以及围术期抗菌药物的应用[32, 33]，均可有效减少手术部位感染发生[5, 6, 25]。

抗生素预防

严格的病例对照研究表明，高风险和低风险牙科手术后 PJI 的风险无明显变化[9]。另外，牙科手术前预防性使用抗生素并不能减少随后的 PJI 的发生[9]。患者施行泌尿系统或胃肠内镜手术亦非预防性应用抗生素的指征。然而，考虑到这些手术的异质性，应根据个体差异决定是否使用抗生素。

PJI 的诊断

需要明确的是，目前没有绝对准确的 PJI 确诊方法，外科医师需要结合临床表现、影像学、血液学检测、关节液检测、假体周围微生物检测及组织病理、术中所见等多方面因素，综合评估后确诊 PJI。

诊断从高度可疑的征象开始，如功能良好的关节出现新的疼痛或症状。X 线片可显示骨溶解或假体失败的早期征象，需要进一步检查以明确 PJI 的可能。

血清学检查

血清学检查，如外周血 ESR 和 CRP 是最常用的 PJI 诊断方法。这两个指标应用广泛、价格便宜，并且可以快速获取。因为这两个指标的特异性相对较差，所以应谨慎对待。CRP 的灵敏性和特异性分别为 88% 和 74%；ESR 稍低，分别为 75% 和 70%[34]。联合使用这两个指标诊断 PJI 的灵敏性为 96%，但特异性只有 56%[35]。在临床常规诊断感染的过程中，白介素 6 和降钙素原的作用仍需时间检验。

高级影像诊断

高级影像诊断方法，如三相骨扫描、放射性 [111]In 标记的自体白细胞扫描、[18]F 氟 -2- 脱氧葡萄糖正电子发射扫描（FDG-PET）等，也可用于 PJI 的诊断。然而，这些检查结果需要专家评估，检查费用高，实施有限。当有条件采用上述高级的影像学方法时，诊断的灵敏性和特异性均较高[12, 36, 37]。对此并不常规推荐，在临床实践中应根据个体情况而定。

关节液分析

临床上高度怀疑感染，并且外周血 ESR 和 CRP 升高时，应进行关节液分析，包括关节液白细胞计数和分类，标本培养以及关节液中其他标记物的分析。

关节液白细胞计数与分类

国际共识组织将关节液中白细胞计数 3 000/μL、中性粒细胞 80% 设定为慢性感染的诊断阈值[12]。需要注意的是，在金属—金属假体置换的失败案例中，使用自动细胞计数仪可出现关节液白细胞计数假性增加。这个问题可通过手工计数的方式解决。

关节液培养

关节液采集后应立即置于血培养瓶中[38]，只要有可能，采集前应停用抗生素至少 2 周[39, 40]。关节液培养的敏感性为 72%，特异性为 95%[41]。关节液培养有助于确定病原体、毒力及药敏结果，可指导制订下一步的治疗计划。

新的关节液标志物

关节液 ESR、CRP、白细胞酯酶、抗细菌多肽的作用需要进一步进行研究。其中，关节液白细胞酯酶是被研究最广泛的，可以通过商业化的比色条进行测定。国际共识组织会议制定的 PJI 的诊断标准，关节液白细胞酯酶是支持 PJI 诊断的标准[42]。

关节液分析对于诊断 PJI 是非常好的辅助手段，并可用于指导进一步的治疗。如果多次穿刺抽吸关节液失败，那么医生应通过临床表现和外周血标志物获得 PJI 的诊断。在这种情况下，上文提及的高级影像学方法将有助于诊断。在我们的实践中，MDT 是此时最佳的诊断方式。当临床表现、实验室和影像学高度怀疑 PJI 时，应诊断为 PJI，除非有新的证据可排除此诊断。

假体周围组织活检

假体周围组织活检可为 PJI 的诊断和致病微生物的确认提供有价值的信息。术前有机会行如关节镜检查、关节冲洗等操作时，建议行组织活检术。但是，在术前并不常规行活检，原因在于活检术和关节液检查相比未见明显优势，需要额外的费用，并可能存在一些操作相关的并发症[43]。

由于细菌革兰染色灵敏度较差，不建议作为常规[44]。然而，冰冻切片检查可发挥一定作用[30]，特别是由有经验的病理学家阅片时，每个高倍视野下发现5~10个中性粒细胞可考虑PJI的诊断[45]。

组织培养虽然存在假阳性和假阴性结果，但仍作为诊断PJI的金标准。有条件时，务必取多份（3~5个）标本协助诊断[12]。同时，为了提高培养的敏感度，推荐以2~3份标本检出相同的病原体作为诊断标准[30, 46]。

假体周围组织的组织学分析

固定或冰冻标本中出现中性粒细胞浸润证实急性感染，提示PJI的诊断。PJI急性感染被定义为至少5个高倍视野中，每个视野里存在5个以上中性粒细胞[24]。最近，这一点已被包括在定义PJI的共识中[42]。

超声处理取出的假体组件

用超声可使假体表面和生物膜内的细菌释放出来。通过这种技术，低频超声可以通过假体周围的液体，产生区域性的高低压力[47]。微小的气泡在低压力期产生并在高压力期消失，在这个过程中释放能量并使假体表面的细菌分离。假体周围的液体可用于培养和分析。在有些没有超声仪的实验室里，涡旋振荡假体也可作为一种选择[48]。若干研究已证实，与假体周围组织培养相比，对超声处理后的液体进行培养具有更高的敏感性（62%~94%与54%~88%）[46, 49~54]。

PCR 测定

关节液、假体周围组织、超声处理后的液体均可用于分子诊断，以扩增基因并提高PJI的微生物学诊断的正确率[49]。通过这种方法，在假体取出前14天内使用过抗生素的患者中，可提高检出微生物的敏感性；但应仔细分析，排除假阳性的可能。

治 疗

处理晚期PJI的目的在于消除感染，重建有功能的、无痛的关节，尽可能降低致残率和致死率。根据患者的个体差异和感染微生物的种类，可以通过多种技术手段达到上述目的（图16.1）。

MDT 方法

我们已经发表了通过多学科团队协作（MDT）的方式诊治假体周围感染的方法[55]。多学科团队包括微生物学家、感染疾病专家、骨科医师、放射科医师、物理治疗师、内科医师等，团队成员共同评估患者，并在每个阶段共同讨论决定诊治方案。在疾病的早期，通过抽取关节液或组织活检分离病原体并确定药敏结果，从而选择最合适的抗生素进行治疗。术中应取多份组织标本送检，有利于指导术后选择合适的抗生素和使用时间，以指导二期手术时抗生素的使用。

清创和保留内置物（DAIR）

对于亚急性（3周以内）血源性感染，如果假体没有松动，适合行清创和保留假体的组件更换。保留假体的好处在于致残率较低，不用移除固定完好的假体。当感染持续3周以上时，

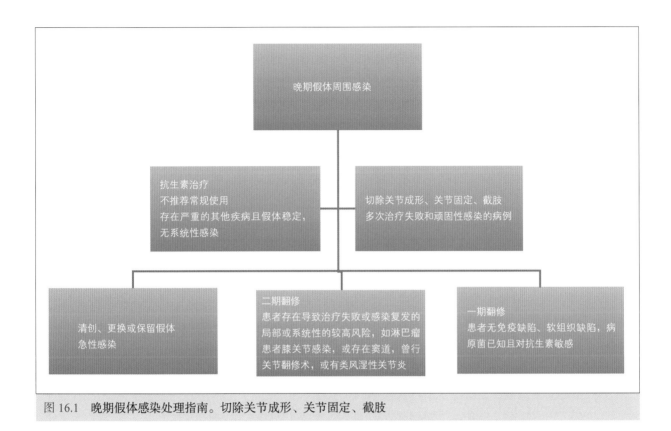

图 16.1　晚期假体感染处理指南。切除关节成形、关节固定、截肢

如果存在窦道或使用膝关节镜进行清创，这种方法的成功率较低[56]。这种方法成功与否取决于清创，术中必须仔细清创，清除所有可见的感染组织。可在局部使用抗生素珠链，从而在局部获得高浓度的抗生素释放[57]。文献中 DAIR 的治疗成功率为 31%~82%。取决于感染的类型和病原微生物的特性[56, 58~61]。

假体翻修术

在世界范围内，对最佳 PJI 翻修方案一直存在争议，两种翻修方法报道的结果基本相当[62~67]。我们中心采用了一期翻修技术，并获得了非常成功的结果。

二期翻修

一种治疗晚期 PJI 的方法是二期翻修，两次翻修手术之间采用不同疗程（通常 4~6 周）的高浓度抗生素治疗。使用含有抗生素的占位器可在局部产生高浓度的抗生素，并可在两次翻修手术间维持肢体的稳定性和长度[68]。万古霉素常用于革兰阳性菌感染，妥布霉素常用于革兰阴性菌感染。关节型占位器常用于多次处理后关节功能受限的患者，或用于避免进一步的关节功能受限。另外，关节型占位器可以使翻修手术从技术上更简单，与非关节型占位器相比，展现了明显的优势[69]。有些中心采用所谓的"便宜的"骨水泥假体作为暂时性的稳定假体置入，可以使患者获得近乎正常的关节功能，同时可以实现使用局部抗生素骨水泥占位器的所有疗效，并降低占位器断裂的风险。在膝关节，假体可以在重新消毒后，使用骨水泥固定作为关节型占位器，可获得非常好的感染清除率，同时减少花费[70, 71]。

二期翻修手术的时机基于临床评估、外周血 ESR 和 CRP 的检测的结果，如果可能的话，还应包括多次关节液检查。目前尚未有能提示预后的炎性标志物可用。虽然并无证据显示翻修术时存在残余感染，但 50% 的病例有 ESR 升高，20% 的病例有 CRP 升高[72]。有些证据表明，二期行膝关节翻修术前多次抽取关节液检查有利于降低手术失败率[73]；如有阳性发现，需要再次清创并静脉应用抗生素。

二期关节置换翻修术失败的危险因素有患者自身因素、病原体因素及治疗因素。局部或全身的患者因素包括膝关节置换感染合并淋巴瘤[74]、窦道[75, 76]，曾行翻修术[77]或类风湿性关节炎[77]。

尤其是对于那些金黄色葡萄球菌和革兰阴性厌氧杆菌感染的患者，2 周内重新置入假体的成功率较低[78]。另外，只有在二期翻修术前细菌培养结果为阴性时，假体再置入的手术方案才可能会改善治疗的结果[73]。

一期翻修

一期翻修术的优势在于致残率较低，住院总时间较短，花费较低，对患者生活质量的干扰小[79, 80]。来自欧洲的报道指出，使用骨水泥组件行一期翻修术，感染清除率达 90% 以上[79]。一期翻修获得成功的前提，包括患者无免疫缺陷，无关节周围软组织的缺陷，病原菌已确认，并且针对确认的病原菌有可用的口服和可混入骨水泥的抗生素[81, 82]（60，352t）。汇总所有的结果，一期翻修的感染清除率约为 82%[83]。

单独抗菌治疗

不推荐采用非手术治疗。仅当患者无法接受手术（如存在多发疾病）或不愿行手术治疗，假体固定尚完好，或感染病原体对口服抗生素敏

感时，才会考虑非手术治疗。相对于晚期和慢性感染，这种方式对于早期感染更为有效[84]。

尚无最佳的非手术抗菌治疗方案。一般而言，根据关节液穿刺的结果，给予 4~6 周直达病灶的静脉注射抗菌药物或口服高生物利用率的抗生素，可联合使用利福平治疗[84]。很多患者最终会采用长期的口服抗菌药物治疗。使用抗生素需考虑药物的毒性、口服利用率、花费、使用的频率、药物互相作用以及持续的治疗监测等。

切除关节成形、关节融合或截肢

对于那些不适合行重建术，或多次翻修手术失败的顽固性感染患者，可以考虑切除关节成形、关节融合或截肢。

THA 翻修手术技巧

在接下来的章节中，我们将介绍我们中心行感染性翻修术的手术技巧[85]。

使用含有异丙醇和碘的 3 MTM DruaPrepTM 溶液消毒皮肤 2 次。常规铺巾，标记之前的手术切口，皮肤表面使用 3 MTM IobanTM 抗菌贴膜。因为经验表明不使用止血带可以避免其带来的副作用，所以我们在膝关节手术并不常规使用止血带。

对于所有的髋关节手术，我们均采用后侧入路；对于所有的膝关节手术，我们均采用前正中切口和髌旁内侧入路，如有可能，可使用原手术切口。充分暴露后，彻底切除滑膜并对炎性组织进行清创，在有效止血的情况下联合使用刮除、切除等方法。

将所有浅表或深部的关节液、感染组织、骨水泥间的骨和组织、假体—骨界面处的组织等，送需氧、厌氧和微生物培养。5 份标本在数量上足够了，需要明确的是送检的标本应反映

整个手术野，因为在 3 份或更多的标本中发现同样的病原菌对感染具有重要的提示作用，灵敏性为 65%，特异性为 99.6%。而对于某些罕见的超强毒力病原菌，一份标本的阳性结果也具有重要意义。当对关节内病变存在质疑、肉眼所见与感染不相符时，才对组织标本行组织病理学检测；除非存在极端情况，否则此过程应按照术前计划进行。

根据前期的药敏实验结果，或与微生物学家讨论采用经验用药方式，使用病原菌特异性的抗生素。

使用常规或特殊设计的器械取出假体，操作应谨慎、小心，尽量减少不必要的骨丢失。存在明显的感染时，内置物往往松动，容易取出。假体取出后需要对股骨远端和胫骨干（或髋臼和股骨干近端）进行清创，清除坏死组织和生物膜。

清创后，使用 12 L 生理盐水以脉冲的方式冲洗伤口，然后将 3% 的过氧化氢溶液（双氧水）100 mL 与无菌水以 1 : 1 的比例混合，用于冲洗。已证明双氧水在减少细菌的数量方面意义不大，主要是利用其化学特性进行清创。之后用生理盐水冲洗清除残留的双氧水，然后使用 200 mL 10% 的液态聚维酮碘（1% 有效碘浓度）冲洗。聚维酮碘具有杀菌活性，并且无影响切口愈合的副作用，但对正常组织是否具有细胞毒性尚存争议。

用相同浓度的聚维酮碘浸湿纱布，并将纱布置入切口内，皮缘暂时性用 1 号薇乔线关闭。使用抗菌的切口贴膜覆盖保持切口无菌。

去除铺巾，然后手术团队在抗菌膜的保护下擦洗伤口。下一步的处理取决于采用一期还是二期翻修。二期翻修术需要在更换铺巾和器械后置入含有抗生素的骨水泥占位器（动态型或静态型均可）。

如无特殊情况，占位器一般在每 40 g 的 Palacos R 骨水泥（Schering Plough Ltd, Labo nv, Belgium）中加入 3 g 万古霉素和 2 g 庆大霉素。

对于接受一期翻修术的患者，手术团队将重新洗手消毒并打开新的无菌器械，进行下一步处理。之前使用过的器械全部换掉。手术野重新铺巾，使用 3 M ™ DuraPrep ™溶液对皮肤和覆盖伤口的抗菌贴膜进行重新消毒。

然后去除切口处的无菌贴膜、缝线及纱布。使用 200 mL 10% 的液态聚维酮碘冲洗，并用 1 L 生理盐水以脉冲的方式进行冲洗。

处理股骨、胫骨或髋臼侧，用于新假体的置入。对于骨缺失较多的患者，可能需要使用含有抗生素的骨水泥块或钽金属块。

在制备骨水泥的过程中，我们在每 40 g Simplex P 骨水泥中加入 2 g 万古霉素，并不会影响骨水泥的拉伸和压缩强度。对于高风险患者，使用诸如 6~8 g/40 g（骨水泥）的高剂量抗生素被证明是安全和有效的。使用真空装置搅拌骨水泥，当骨水泥充分搅拌后，将其自真空装置中取出，加入万古霉素粉末进行手工搅拌混合，以利于提高抗生素的洗脱特性。

如果采用非骨水泥假体，可在自体松质骨中根据质量比加入 3.64% 的万古霉素。万古霉素粉末可置于假体柄表面，或制成珠粒在关闭切口前置于手术部位周围。抗生素的选择根据病原体的药敏实验结果的不同而不同。

只有在膝关节翻修使用骨水泥时才使用止血带，这可减少局部出血，有利于骨—骨水泥界面的交锁，并使用止血带至手术结束。

关闭切口前，用 1 L 生理盐水继续冲洗。可放置引流管从而避免术后早期的血肿形成。引流管于术后 24 h 拔除，从而保证局部抗生素的高浓度。使用 2/0 VICRYL ™缝线严密缝合关闭深筋膜和皮下组织层，使用 3/0 MONOCRYL ™缝线进行连续皮内缝合。使用无菌可吸收 Mepore® 敷料覆盖，并使用多层纱布垫和 Mefix® 敷贴对切口进行加压（THEA），或使用纱布、绷带进行加压包扎（TKEA）。

小 结

晚期 PJI 对患者来说是非常严重的手术并发症，会给救治机构带来巨大的经济负担。我们基于循证医学建立了 PJI 的预防、诊断及治疗流程，认为预防 PJI 是最为关键和经济的方法。功能良好的关节出现新发疼痛或症状，应怀疑感染的可能。对于大部分患者，详细询问病史并进行相应的体格检查，联合血清 ESR、CRP 和关节液检查有助于确诊。新影像学方法或生物标记物可作为辅助手段用于诊断。应根据患者和病原微生物的不同采用个体化治疗方案。

参考文献

1. Kurtz S, Ong K, Lau E, Mowat F, Halpern M. Projections of primary and revision hip and knee arthroplasty in the united states from 2005 to 2030. J Bone Joint Surg Series A. 2007;89(4):780-5.

2. Labek G, Thaler M, Janda W, Agreiter M, Stöckl B. Revision rates after total joint replacement: cumulative results from worldwide joint register datasets. J Bone Joint Surg Series B. 2011;93B(3):293-7.

3. Zmistowski B, Karam JA, Durinka JB, Casper DS, Parvizi J. Periprosthefic joint infection increases the risk of one-year mortality. J Bone Joint Surg Series A. 2013;95(24) :2177-84.

4. Vanhegan IS, Malik AK, Jayakumar P, U1 Islam S, Haddad FS. A financial analysis of revision hip arthroplasty. J Bone Joint Surg Series B. 2012;94B(5):619-23.

5. Berbari EF Hanssen AD, Duffy MC, Steckelberg JM, Ilstrup DM, Harmsen WS, et al. Risk factors for prosthetic joint infection: case-control study. Clin Infect Dis. 1998;27(5):1247-54.

6. Pulido L, Ghanem E, Joshi A, Purtill JJ, Parvizi J. Periprosthetic joint infection: the incidence, timing, and predisposing factors. Clin Orthop. 2008; 466(7):1710-5.

7. Namba RS, Inacio MCS, Paxton EW. Risk factors associated with surgical site infection in 30 491 primary total hip replacements. J Bone Joint Surg Series B. 2012;94B(10):1330-8.

8. Namba RS, Inacio MCS, Paxton EW. Risk factors associated with deep surgical site infections after ptimary total knee arthroplasty: an analysis of 56,216 knees. J Bone Joint Surg Series A. 2013;95(9):775-82.

9. Berbari EF, Osmon DR, Carr A, Hanssen AD, Baddour LM, Greene D, et al. Dental procedures as risk factors for prosthetic hip or knee infection: a hospital-based prospective case-control study. Clin Infect Dis. 2010;50(1):8-16.

10. Pandey R, Berendt AR, Athanasou NA. Histological and microbiological findings in non-infected and infected revision arthroplasty tissues. Arch Orthop Trauma Surg. 2000;120(10):570-4.

11. Cipriano CA, Brown NM, Michael AM, Moric M, Sporer SM, Della Valle CJ. Serum and synovial fluid analysis for diagnosing chronic periprosthefic infection in patients with inflammatory arthritis. J Bone Joint Surg Series A. 2012;94(7):594-600.

12. Parvizi J, Zmistowski B, Berbari EF, Bauer TW, Springer BD, Della Valle CJ, et al. New definition for periprosthetic joint infection: from the workgroup of the musculoskeletal infection society. Clin Orthop. 2011;469(11):2992-4.

13. Tanaka N, Sakahashi H, Sato E, Hirose K, Ishima T, Ishii S. Examination of the risk of continuous leflunomide treatment on the incidence of infectious complications after joint arthroplasty in patients with rheumatoid arthritis. J Clin Rheumatol. 2003;9(2): 115-8.

14. Grennan DM, Gray J, Loudon J, Fear S. Methotrexate and early postoperative complications in patients with rheumatoid arthritis undergoing elective orthopaedic surgery. Ann Rheum Dis. 2001;60(3):214-7.

15. Ding T, Ledingham J, Luqmani R, Westlake S, Hyrich K, Lunt M, et al. BSR and BHPR rheumatoid arthritis guidelines on safety of anti-TNF therapies. Rheumatology. 2010;49(11):2217-9.

16. Saag KG, Teng GG, Patkar NM, Anuntiyo J, Finney C, Curtis JR, et al. American College of Rheumatology 2008 recommendations for the use of nonbiologic and biologic disease-modifying antirheumatic drugs in rheumatoid arthritis. Arthritis Care Res. 2008;59(6): 762-84.

17. Malinzak RA, Ritter MA, Berend ME, Meding JB, Olberding EM, Davis KE. Morbidly obese, diabetic, younger, and unilateral joint arthroplasty patients have elevated total joint arthroplasty infection rates. J Arthroplasty. 2009;24(6):84-8.

18. Peersman G, Laskin R, Davis J, Peterson M. The insall award paper: infection in total knee replace-ment: a

retrospective review of 6489 total knee replacements. Clin Orthop. 2001;392:15-23.

19. Dowsey MM, Choong PFM. Obesity is a major risk factor for prosthetic infection after primary hip arthroplasty. Clin Orthop. 2008;466(1):153-8.

20. Cazanave C, Greenwood-Quaintance KE, Hanssen AD, Karau MJ, Schmidt SM, Gomez Urena EO, et al. Rapid molecular microbiologic diagnosis of prosthetic joint infection. J Clin Microbiol. 2013;51(7):2280-7.

21. Dowsey MM, Choong PFM. Obese diabetic patients are at substantial risk for deep infection after primary TKA. Clin Orthop. 2009;467(6):1577-81.

22. Berbari EF, Osmon DR, Lahr B, Eckel-Passow JE, Tsaras G, Hanssen AD, et al. The Mayo prosthetic joint infection risk score: implication for surgical site infection reporting and risk stratification. Infect Control Hosp Epidemiol. 2012;33(8):774-81.

23. Fehring TK, McAlister Jr JA. Frozen histologic section as a guide to sepsis in revision joint arthroplasty. Clin Orthop. 1994;304:229-37.

24. Feldman DS, Lonner JH, Desai P, Zuckerman JD. The role of intraoperative frozen sections in revision total joint arthroplasty. J Bone Joint Surg Series A. 1995;77(12):1807-13.

25. Aslam S, Reitman C, Darouiche RO. Risk factors for subsequent diagnosis of prosthetic joint infection. Infect Control Hosp Epidemiol. 2010;31(3):298-301.

26. Fitzgerald Jr RH, Nolan DR, Ilstmp DM, Van Scoy RE, Washington II JA, Coventry MB. Deep wound sepsis following total hip arthroplasty. J Bone Joint Surg Series A. 1977;59(7):847-55.

27. Ong KL, Kurtz SM, Lau E, Bozic KJ, Berry DJ, Parvizi J. Prosthetic joint infection risk after total hip arthroplasty in the medicare population. J Arthroplasty. 2009;24(6): 105-9.

28. Innerhofer P, Klingler A, Klimmer C, Fries D, Nussbaumer W. Risk for postoperative infection after transfusion of white blood cell-filtered allogeneic or autologous blood components in orthopedic patients undergoing primary arthroplasty. Transfusion. 2005;45(1):103-10.

29. Rosencher N, Kerkkamp HE, Macheras G, Munuera LM, Menichella G, Barton DM, et al. Orthopedic Surgery Transfusion Hemoglobin European Overview (OSTHEO) study: blood management in elective knee and hip arthroplasty in Europe. Transfusion. 2003;43(4):459-69.

30. Schäfer P, Fink B, Sandow D, Margull A, Berger I, Frommelt L. Prolonged bacterial culture to identify late periprosthetic joint infection: a promising strategy. Clin Infect Dis. 2008;47(11):1403-9.

31. Ghanem E, Parvizi J, Clohisy J, Burnett S, Sharkey PF, Barrack R. Perioperative antibiotics should not be withheld in proven cases of periprosthetic infection. Clin Orthop. 2007;461:44-7.

32. Hill C, Mazas F, Flamant R, Evrard J. Prophylactic cefazolin versus placebo in total hip replacement: report of a multicentre double-blind randomised trial. Lancet. 1981;317(8224):795-7.

33. AlBuhairn B, Hind D, Hutchinson A. Antibiotic prophylaxis for wound infections in total joint arthroplasty: a systematic review. J Bone Joint Surg Series B. 2008;90(7):915-9.

34. Berbari E, Mabry T, Tsaras G, Spangehl M, Erwin PJ, Murad MH, et al. Inflammatory blood laboratory levels as markers of prosthetic joint infection: a system-atic review and meta-analysis. J Bone Joint Surg Series A. 2010;92(11):2102-9.

35. Austin MS, Ghanem E, Joshi A, Lindsay A, Parvizi J. A simple, cost-effective screening protocol to rule out periprosthetic infection. J Arthroplasty. 2008;23(1):65-8.

36. Kwee TC, Kwee RM, Alavi A. FDG-PET for diagnosing prosthetic joint infection: systematic review and meta-analysis. Eur J Nucl Med Mol Imaging. 2008;35(11):2122-32.

37. Teller RE, Christie MJ, Martin W, Nance EP, Haas DW. Sequential indium-labeled leukocyte and bone scans to diagnose prosthetic joint infection. Clin Orthop. 2000;373:241-7.

38. Hughes JG, Vetter EA, Patel R, Schleck CD, Harmsen S, Turgeant LT, et al. Culture with BACTEC Peds Plus/F bottle compared with conventional methods for detection of bacteria in synovial fluid. J Clin Microbiol. 2001;39(12):4468-71.

39. Ali F, Wilkinson JM, Cooper JR, Kerry RM, Hamer AJ, Norman P, Stockley I. Accuracy of joint aspiration for the preoperative diagnosis of infection in total hip arthroplasty. J Arthroplasty. 2006;21 (2):221-6.

40. Roberts P, Walters AJ, McMinn DJW. Diagnosing infection in hip replacements. The use of fine-needle aspiration and radiometric culture. J Bone Joint Surg Series B. 1992;74(2):265-9.

41. Parvizi J, Jacovides C, Zmistowski B, Jung KA. Definition of periprosthetic joint infection: is there a consensus? Clin Orthop. 2011;469(11):3022-30.

42. Parvizi J, Gehrke T, Chen AF. Proceedings of the international consensus on periprosthetic joint infection.

Bone Joint J. 2013;95B(11):1450-2.

43. Parvizi J, Heller S, Berend KR, Della Valle CJ, Springer BD. Periprosthetic joint infection: the algorithmic approach and emerging evidence. Instr Course Lect. 2015;64:51-60.

44. Mirra JM, Marder RA, Amstutz HC. The pathology of failed total joint arthroplasty. Clin Orthop. 1982;170:175-83.

45. Padgett DE, Silverman A, Sachjowicz F, Simpson RB, Rosenberg AG, Galante JO. Efficacy of intraoperative cultures obtained during revision total hip arthroplasty. J Arthroplasty. 1995;10(4):420-6.

46. Trampuz A, Piper KE, Jacobson MJ, Hanssen AD, Unni KK, Osmon DR, et al. Sonication of removed hip and knee prostheses for diagnosis of infection. N Engl J Med. 2007;357(7):654-63.

47. Trampuz A, Osmon DR, Hanssen AD, Steckelberg JM, Patel R. Molecular and antibiofilm approaches to prosthetic joint infection. Clin Orthop. 2003;414:69-88.

48. Kobayashi H, Oethinger M, Tuohy MJ, Procop GW, Bauer TW. Improved detection of biofilm-formative bacteria by vortexing and sonication: a pilot study. Clin Orthop. 2009;467(5):1360-4.

49. Achermann Y, Vogt M, Leunig M, Wüst J, Trampuz A. Improved diagnosis of periprosthetic joint infection by multiplex PCR of sonication fluid from removed implants. J Clin Microbiol. 2010;48(4): 1208-14.

50. Bori G, Muñoz-Mahamud E, Garcia S, Mallofre C, Gallart X, Bosch J, et al. Interface membrane is the best sample for histological study to diagnose pros-thetic joint infection. Mod Pathol. 2011;24(4):579-84.

51. Esteban J, Gomez-Barrena E, Cordero J, Martín-de-Hijas NZ, Kinnari TJ, Fernandez-Roblas R. Evaluation of quantitative analysis of cultures from sonicated retrieved orthopedic implants in diagnosis of orthopedic infection. J Clin Microbiol. 2008;46(2):488-92.

52. Holinka J, Bauer L, Hirschl AM, Graninger W, Windhager R, Presterl E. Sonication cultures of explanted components as an add-on test to routinely conducted microbiological diagnostics improve pathogen detection. J Orthop Res. 2011;29(4):617-22.

53. Piper KE, Jacobson MJ, Cofield RH, Sperling JW, Sanchez-Sotelo J, Osmon DR, et al. Microbiologic diagnosis of prosthetic shoulder infection by use of implant sonication. J Clin Microbiol. 2009;47(6): 1878-84.

54. Vergidis P, Greenwood-Quaintance KE, SanchezSotelo J, Morrey BF, Steinmann SP, Karau MJ, et al. Implant sonication for the diagnosis of prosthetic elbow infection. J Shoulder Elbow Surg. 2011;20(8): 1275-81.

55. Ibrahim MS, Raja S, Khan MA, Haddad FS. A multidisciplinary team approach to twostage revision for the infected hip replacement: a minimum five-year follow-up study. Bone Joint J. 2014;96B(10):1312-8.

56. Marculescu CE, Berbari EF, Hanssen AD, Steckelberg JM, Harmsen SW, Mandrekar JN, et al. Outcome of prosthetic joint infections treated with debridement and retention of components. Clin Infect Dis. 2006;42(4):471-8.

57. Wininger DA, Fass RJ. Antibiotic-impregnated cement and beads for orthopedic infections. Antimicrob Agents Chemother. 1996;40(12):2675-9.

58. Cobo J, Miguel LG, Euba G, Rodríguez D, GarcíaLechuz JM, Riera M, et al. Early prosthetic joint infection: outcomes with debridement and implant retention followed by antibiotic therapy. Clin Microbiol Infect. 2011;17(11):1632-7.

59. Konigsberg BS, Valle CJ, Ting NT, Qiu F, Sporer SM. Acute hematogenous infection following total hip and knee arthroplasty. J Arthroplasty. 2014;29(3):469-72.

60. Koyonos L, Zmistowski B, Della Valle CJ, Parvizi J. Infection control rate of irrigation and debridement for periprosthetic joint infection. Clin Orthop. 2011;469(11):3043-8.

61. Mont MA, Waldman B, Banerjee C, Pacheco IH, Hungerford DS. Multiple irrigation, debridement, and retention of components in infected total knee arthroplasty. J Arthroplasty. 1997;12(4):426-33.

62. Deirmengian C, Hallab N, Tarabishy A, Della Valle C, Jacobs JJ, Lonner J, et al. Synovial fluid biomarkers for periprosthetic infection. Clin Orthop. 2010;468(8):2017-23.

63. Azzam KA, Seeley M, Ghanem E, Austin MS, Purtill JJ, Parvizi J. Irrigation and debridement in the management of prosthetic joint infection: traditional indications revisited. J Arthroplasty. 2010;25(7):1022-7.

64. Greidanus NV, Masri BA, Garbuz DS, Wilson SD, McAlinden MG, Xu M, et al. Use of erythrocyte sedimentation rate and C-reactive protein level to diagnose infection before revision total knee arthroplasty:a prospective evaluation. J Bone Joint Surg Series A. 2007;89(7): 1409-16.

65. Odum SM, Fehring TK, Lombardi AV, Zmistowski BM, Brown NM, Luna JT, et al. Irrigation and debridement for periprosthetic infections: does the organism matter? J Arthroplasty. 2011;26:114-8.

66. Parvizi J, Jacovides C, Adeli B, Jung KA, Hozack WJ, Mark

B. Coventry award. Clin Orthop. 2012;470(1): 54-60.

67. Sherrell JC, Fehring TK, Odum S, Hansen E, Zmistowski B, Dennos A, et al. The Chitranjan Ranawat award: fate of two-stage reimplantation after failed irrigation and debridement for periprosthetic knee infection. Clin Orthop. 2011;469(1): 18-25.

68. Evans RP Successful treatment of total hip and knee infection with articulating antibiotic components: a modified treatment method. Clin Orthop. 2004;427:37-46.

69. Romanò CL, Gala L, Logoluso N, Romanò D, Drago L. Two-stage revision of septic knee prosthesis with articulating knee spacers yields better infection eradication rate than one-stage or two-stage revision with static spacers. Knee Surg Sports Traumatol Arthrosc. 2012;20(12) :2445-53.

70. Lee JK, Choi CH. Two-stage reimplantation in infected total knee arthroplasty using a re-sterilized tibial polyethylene insert and femoral component. J Arthroplasty. 2012;27(9):1701-1706.el.

71. Hofmann AA, Kane KR, Tkach TK, Plaster RL, Camargo MP. Treatment of infected total knee arthroplasty using an articulating spacer. Clin Orthop. 1995;321:45-54.

72. Kusuma SK, Ward J, Jacofsky M, Sporer SM, Della Valle CJ. What is the role of serological testing between stages of two-stage reconstruction of the infected prosthetic knee? Clin Orthop. 2011;469(4): 1002-8.

73. Mont MA, Waldman BJ, Hungerford DS. Evaluation of preoperative cultures before second-stage reimplantation of a total knee prosthesis complicated by infection. A comparison-group study. J Bone Joint Surg Series A. 2000;82(11): 1552-7.

74. Kubista B, Hartzler RU, Wood CM, Osmon DR, Hanssen AD, Lewallen DG. Reinfection after twostage revision for periprosthetic infection of total knee arthroplasty. Int Orthop. 2012;36(1):65-71.

75. Betsch BY, Eggli S, Siebenrock KA, Täiuber MG, Mühlemann K. Treatment of joint prosthesis infection in accordance with current recommendations improves outcome. Clin Infect Dis. 2008;46(8):1221-6.

76. Mortazavi SMJ, Vegari D, Ho A, Zmistowski B, Parvizi J. Two-stage exchange arthroplasty for infected total knee arthroplasty: predictors of failure. Clin Orthop. 2011;469(11):3049-54.

77. Hirakawa K, Stulberg BN, Wilde AH, Bauer TW, Secic M. Results of 2-stage reimplantation for infected total knee arthroplasty. J Arthroplasty. 1998;13(1):22-8.

78. Rand JA, Bryan RS. Reimplantation for the salvage of an infected total knee arthroplasty. J Bone Joint Surg Series A. 1983;65(8):1081-6.

79. Gehrke T, Zahar A, Kendoff D. One-stage exchange: it all began here. Bone Joint J. 2013;95B(11):77-83.

80. Sia IG, Berbari EF, Karchmer AW. Prosthetic joint infections. Infect Dis Clin North Am. 2005;19(4):885-914.

81. Osmon DR, Berbari EF, Berendt AR, Lew D, Zimmerli W, Steckelberg JM, et al. Diagnosis and management of prosthetic joint infection: clinical practice guidelines by the Infectious Diseases Society of America. Clin Infect Dis. 2013;56(1):el-25.

82. Leone S, Borrè S, Monforte A, Mordente G, Petrosillo N, Signore A, et al. Consensus document on controversial issues in the diagnosis and treatment of prosthetic joint infections. Int J Infect Dis. 2010;14:S67-77.

83. Cordero-Ampuero J, González-Fernández E, Martínez-Vélez D, Esteban J. Are antibiotics necessary in hip arthroplasty with asymptomatic bacteriuria? Seeding risk with/without treatment. Clin Orthop. 2013;471(12):3822-9.

84. Pavoni GL, Giannella M, Falcone M, Scorzolini L, Liberatore M, Carlesimo B, et al. Conservative medical therapy of prosthetic joint infections: Retrospective analysis of an 8-year experience. Clin Microbiol Infect. 2004;10(9):831-7.

85. George DA, Konan S, Haddad FS. Single-stage hip and knee exchange for periprosthetic joint infection. J Arthroplasty. 2015;30(12):2264-70.

17 髋关节晚期感染：切除关节成形术及其他方案

著者：Kevin L. Garvin, Beau S. Konigsberg, Curtis W. Hartman

翻译：卢群山　刘培来

摘要： 切除关节成形术是治疗髋关节感染时可采用的一种治疗方案。这种手术的文献记载久远，在关节置换术作为一种常规手术方式应用于临床前很长一段时间内被用于治疗其他髋关节病变。通过这种方式治疗髋关节假体感染获得了广泛欢迎，并被认为是在抗生素和重建内置物以及当代技术成熟之前，治疗髋关节感染非常必要的干预方式。本章将对这种术式进行回顾，并介绍手术技巧、手术适应证和结果。同时，本章也讨论除了髋关节重建以外的切除关节成形术的替代方案，包括保留组件的长期抗生素治疗和截肢术。

关键词： 切除关节成形术，Girdlestone，髋关节置换失败，晚期感染，适应证，结果，其他选择，假体感染，截肢术。

历史回顾

最初，切除关节成形术用于治疗急性化脓性髋关节炎，目前最常作为假体感染和再次假体置入失败的补救手术。在 19 世纪中叶，Anthony White 描述了通过切除股骨头和股骨颈来治疗感染性关节炎。1921 年，Robert Jones 描述了通过切除股骨头治疗髋关节强直；2 年后，Girdlestone 描述了切除近端股骨和髋臼外侧部来治疗进展性髋关节感染，尤其是结核感染[1]。手术指征逐渐扩大到骨关节炎的初次治疗、股骨颈不愈合、髋关节肌肉痉挛、神经疾病、髋臼内陷，以及其他与髋关节破坏相关的情况。在当时，髋关节切除成形很常见，但在治疗 Girdlestone 描述的疾病过程中手术操作可能并不精确。Girdlestone 普及了髋关节疾病的手术治疗，在 1928 年首先描述了用于处理结核性髋关节病变的切除关节成形术。随后，他又描述了用于处理髋关节严重感染的手术，并指出这种情况在和平时期比较少见[1]。由于当时没有抗生素可用，手术处理、清创、引流是非常重要的。手术原则包括广泛手术暴露，清除感染和坏死的组织（包括大量的肌肉组织），并用凡士林纱布覆盖手术切口。患者需要制动数周，并常

K.L. Garvin, MD (✉)・B.S. Konigsberg, MD

C. W. Hartman, MD

Department of Orthopaedic Surgery

and Rehabilitation, University of Nebraska

Medical Center, Omaha, NE, USA

e-mail: kgarvin @ unmc. edu

© Springer International Publishing Switzerland 2016

D. Kendoff et al. (eds.), *Periprosthetic Joint Infections: Changing Paradigms,*

DOI 10.1007/978-3-319-30091-7_17

使用人字形石膏固定。Girdlestone 通过这种方式治疗关节可活动和关节强直的患者，证明了"切除大量肌肉"的可靠性，因为髋关节无论是强直还是形成假关节，两者均不依赖切除的肌肉。

尽管这种术式在 20 世纪初曾作为救命的手术，但目前已发生了巨大的变化。Bourne 等对于 33 例因髋关节假体周围感染行 Girdlestone 关节成形术的患者进行了 6 年的随访研究[2]，91% 的患者疼痛缓解，97% 的患者感染得到了控制。功能恢复不佳，仅 42% 的患者对功能满意；85% 的患者行走时需要助行器，有 3 例患者无法使用助行器，只能卧床或坐轮椅。尽管功能受限，但多数患者（79%）对手术结果表示满意。目前，切除关节成形术只用于那些因为疾病或其他原因而无法行假体再置入的患者。本章目的在于阐述当代髋关节切除关节成形术的适应证和结果，以及其他关节假体感染的保肢手术方法。

适应证

切除关节成形术最常见的适应证包括假体周围感染，一期或者二期关节假体重新置入后的持续性或复发性感染，以及某些体质较弱的患者出现的少见的无菌性假体松动。治疗假体周围感染的首要目的在于根除感染。由于多数患者感染源已知，可以获得成功处理，并在一期或二期手术重新置入假体。然而，一小部分患者无法重新置入关节假体。一系列的原因可导致关节假体感染患者无法再置入假体，包括患者拒绝、健康条件差、耐药菌感染、不利于重建的骨缺损或者软组织损伤，或者上述因素合并存在（表 17.1）。

各项研究中患者的数量和百分比差异，反映了术者对于是否推荐重新置入假体存在不同意见。Malcolm 等将他们适用行髋关节切除关

表 17.1　目前切除关节成形的适应证

关节假体感染
身体极度虚弱
拒绝进一步手术
耐药菌慢性感染
严重的骨和 / 或软组织缺失
无菌性松动
拒绝进一步手术
身体极度虚弱
严重的骨和 / 或软组织缺失
合并多个上述因素

节成形术的非感染患者与髋关节感染患者进行了比较，发现他们的患者年龄较大，平均年龄70.5 岁，标准差为 12.3 岁。Parvizi 等评估了行全髋关节置换的患者，发现出现主要并发症的患者平均年龄比那些没有出现并发症的患者大 8 岁（$P=0.0001$）[3]。与初次进行关节置换的患者相比，这些患者的并发症更多。关于并发症、再次手术和死亡的风险，两组结果相似[4]。Berend 等研究了 202 例（205 个髋）关节假体感染并计划二期再置入假体的患者[5]，其中 14 例患者在假体再置入前死亡，2 例因为内科合并症较多未再置入假体。因此，有 16 例患者（8%）以切除关节成形术作为最终的手术方式。在他们的研究中，使用切除关节成形治疗关节假体周围感染的比例与其他文献相当[6, 7]。

考虑到切除关节成形术可导致明显的肢体不等长，患者行走时需要助行器，并可能出现持续性疼痛，以及带来的社会心理学负担，当患者可行一期或二期假体重新置入术时，很少愿意行切除关节成形术。然而，当患者为高龄、已经依赖于助行器或者轮椅，如存在免疫力降

低或者生命预期较短者，切除关节成形术可能是最佳选择。

除了切除关节成形术以外，其他可选的手术方式包括保留假体并给予长期抗生素治疗，或使用抗生素骨水泥（PROSTALAC）制作的假体，或进行截肢术。

手术技术

Girdlestone 最初的手术技术包括通过横行切口由髋关节外侧入路显露关节[1]，在髂骨近端至髋臼切除臀肌，然后切除髋臼外上缘；随后切除股骨近端，先切除大转子，然后在转子间做股骨颈截骨，切除股骨头和股骨颈。

可惜的是，Girdlestone 最初描述的手术技术因为切除了髋外展肌群而不利于保持髋关节的功能稳定性。通过多年的不断完善，目前的手术可以保留大转子和髋外展肌群，从而在术后可以提供更好的髋关节功能和稳定性。保留髋外展肌群和近端骨量可以保持关节稳定，同时保留将来进行关节置换的可能。Girdlestone 描述的切除髋臼外缘的操作有利于减少股骨切除造成的骨性撞击；然而，如果将来有可能行髋关节置换的话，则应保留髋臼外缘。有学者建议在髋臼和存留的股骨间放置软组织从而有利于形成假关节，但是其他学者报道没有软组织仍然可获得好的结果[8,9]。应常规完全切除滑膜，去除所有假体组件并充分冲洗。常采用延长大转子截骨，有利于清除股骨柄和骨水泥并预防股骨干骨折，但可能导致大转子处的骨不愈合。术后患者行骨牵引 3~6 周，然后患肢部分负重 6~8 个月，有利于减少下肢缩短和外旋挛缩的发生，但是文献报道中没有显示在功能或者主观感受上存在差异。

切除关节成形术的结果

如果以感染根除来衡量，采用切除关节成形术治疗关节假体感染的效果很佳。对于全髋关节置换术感染的治疗，切除关节成形的首要目标在于清除感染以缓解疼痛，并预防可能出现的全身性感染导致致命并发症的发生（图 17.1，图 17.2）。采用这种评价方式，大部分研究的成功率高于 90%。尽管人们希望去除所有异物以获得良好的疗效，但是几项已发表的研究表明，是否保留骨水泥对于感染的清除没有显著影响[10]。Kantor 在 1986 年的一项研究中发现 59% 的有骨水泥存留的髋关节存在持续感染，而无骨水泥存留的髋关节的持续感染率仅为 33%[11]。大部分外科医生建议去除所有异物。这些结果是可预测的，并已为大量的学者报道。

如果成功与否是按照疼痛缓解、关节功能，以及患者的活动和满意度来确定的话，那么与一期或者二期假体再置入术相比，切除关节成形的结果要差很多。切除关节成形术的疼痛缓解率无法预期。难治性的、无法缓解的、与关节假体感染相关的疼痛，在理论上可通过手术清创、去除假体、清除感染和坏死组织等得到缓解。但不幸的是，在行切除关节成形术后，髋关节仍然可能出现疼痛，这可能由相关节的摩擦界面不规则（转子间区近端与残留的髋臼骨）、肌肉疼痛、痉挛（骨盆肌群收缩保持骨盆稳定、力线和功能正常），或其他不确定的原因导致。Bourne 等报道，在因关节感染行切除关节成形术后疼痛一般可缓解[2]。在他和其他作者随访 3~13 年的 33 例患者中，30 例患者术后无疼痛或对术后的疼痛缓解表示满意。

Ballard 报道了 27 例因全髋关节置换术后感染行切除关节成形术的病例，共计 29 个肢体。其中 8 例患者（29.6%）无疼痛，14 例（51.9%）仅在疲劳时疼痛，3 例（11.1%）仅在负重时疼痛，

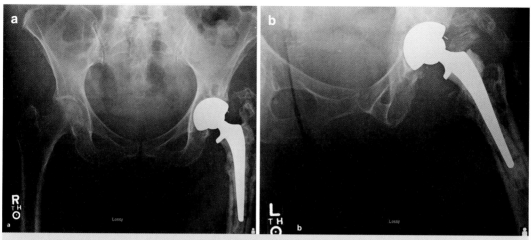

图 17.1 86 岁女性患者，左髋全髋关节置换术后约 16 年。患者有非霍奇金淋巴瘤、糖尿病、充血性心衰等多种慢性病史。目前患者诉髋部疼痛长达 18 个月以上，无法行走 6 个月。12 个月前因为摔倒和菌血症入院治疗。患者采用长疗程的胃肠外抗生素治疗后改用口服抗生素治疗，目前患者依然口服抗生素。其他重大的手术史包括双侧全膝关节置换术。患者已依赖轮椅运动达 6 个月，诉严重的髋关节疼痛和无力。患者最初的护理医生考虑患者存在假体周围感染，并且使用抗生素未能控制。患者的骨盆和左髋的 X 线片如图 17.1 所示。患者存在严重的骨溶解，并可见骨水泥壳断裂。与患者及其子女、最初的护理医师进行了长时间的病情讨论，考虑到对患者左髋并不适合进行复杂的二期重建术，最终患者决定接受左髋切除关节成形术

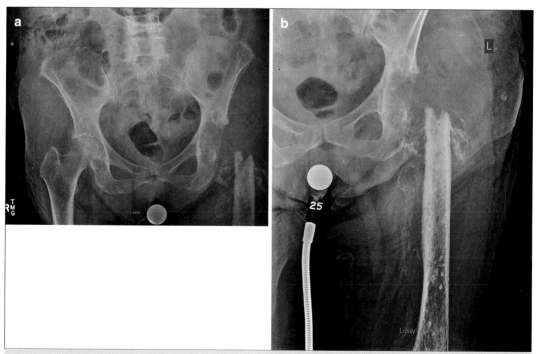

图 17.2 患者存在左髋慢性感染，术前 X 线片如图 17.1 所示。经过切除关节成形术，患者治愈，虽然患者依然需要依赖轮椅运动，但是疼痛明显减轻，并可达到临床标准的感染清除。术后的 X 线片显示稳定的切除旷置情况

2 例（7.4%）在坐或平卧时均会疼痛。患者的功能状态也是令人满意的：1 例患者可不依靠任何辅助装置行走，4 例患者行走能力不受限，平均行走距离是 2.9 个街区，仅有 1 例患者仅能在家里活动；没有患者因手术而改变职业。术后平均的 Iowa 髋关节评分为 76 分，72% 的患者对手术结果满意，59% 的患者自觉较术前有所改善[10]。

Barbaric 最近研究了 53 例因假体周围感染行关节切除成形术的患者，得到了不一致的结论[12]：7 例患者死亡，22 例存在疼痛或对手术效果不满意。基于此报告，无法找出患者不满意的原因，但高达 42% 的不满意率是需要注意的。这项研究的结果与其他作者报道的切除关节成形术后大部分（70%~80%）疼痛缓解是完全不同的（表 17.2）。

无法恢复关节功能和下肢不等长导致的不稳定，是切除关节成形术后最大的问题。基本上所有患者行走均需要帮助，如拐杖、助行器或使用鞋垫使双下肢恢复等长，从而保持平衡并承担负重。

对于那些准备行切除关节成形术的患者来说，更应让人警惕的是患者的死亡率。最近的研究显示，对切除关节成形术患者反复多次进行手术，并发症率和致死率较高与患者本身有关。与 Bourne 等在 20 世纪七八十年代报道的患者不同，现在的患者年龄更大，存在更多的合并症。Malcolm 的患者比初次髋关节置换患者年龄要大 5~10 岁，具有较高的 Charlson 同病指数（CCI），为 6.6。一项关于初次髋关节置换的研究报道 CCI 为 0，另一项研究报道 CCI 在 93% 的患者中小于 3。一项研究发现患者的死亡平均发生在术后 26 个月，男性（$P=0.01$）、有较多的合并症（$P=0.04$）可导致死亡率的增加。

切除关节成形术之外的方案

对假体周围感染的患者，使用抗生素进行长期治疗的作用尚不十分明确。在决定是否使用抗生素控制感染，或是否行手术治疗前需考虑很多因素，如患者的健康情况、手术风险、抗生素对于特定病原菌的敏感性、手术的复杂程度等。最早报道的用抗生素治疗是术中清创时使用抗生素。手术清创联合使用抗生素，对于一半以上的患者有效[18]。有意思的是，Goulet 报道之后的大部分报道中的患者数量均非常少，但均长期使用抗生素进行治疗。Rao 在 2003 年的研究中统计了 36 例关节置换感染患者，对这些患者进行了手术冲洗、清创、胃肠外使用抗生素后改用口服抗生素治疗。平均治疗 52.6 个月（6~128 个月）。3 例患者自行停药，但没有症状。5 例患者因为抗感染失败停用抗生素，均为葡萄球菌感染。平均随访超过 60 个月后（16~128 个月），剩下的 31/36 例（86%）患者的疼痛成功得到了缓解，假体功能良好[19]。在有些研究中给予利福平、利奈唑胺口服，每周静脉注射替考拉宁治疗骨和关节的葡萄球菌感染，显示了良好的效果[20-22]。然而，对于足够健康、可耐受翻修手术的患者，与长期抗生素治疗相比，我们更推荐关节置换术。

含抗生素骨水泥假体的置入与局部抗生素释放

关节假体感染治疗的第一步是彻底清创，移除关节假体，清除感染和坏死组织。手术常置入含有抗生素的骨水泥假体。股骨和髋臼假体组件含有高浓度的抗生素（10~12 g 妥布霉素和万古霉素）[23]。有时如果患者症状得到缓解，假体可以长期保持，使患者可以在免除感染和疼痛的同时获得可以接受的活动功能。

表 17.2 髋关节切除关节成形的结果

研究	患者数/总关节数	患者平均年龄	假体关节感染	无菌性内置物失败	关节疼痛缓解	感染清除	功能：可自主行走	术后 2 年内死亡	其他并发症
Clegg, 1977[13]	29/30	67（39~82）	30	0	26	N/S	0	N/S	–
Mallory, 1978[14]	10/10	63	10	0	9	10	0	0	–
Ahlgren 等, 1980[15]	27/27	64	27	0	24	27	0	0	–
Petty 和 Goldsmith, 1980[16]	21/21	58（32~82）	21	0	0	16	0	0	–
Bourne 等, 1984[2]	33/33	72（34~89）	33	0	30	32	2	N/S	–
Sharma 等, 2005[17]	43/43	76（57~94）	23	20	12	14	0	25	–
Barbaric 等, 2014[12]	53/53	63（35~87）	53	0	24	53	0	7	–
Malcolm 等, 2015[4]	36/38	71	26	12	9	9	N/S	N/S	–

截肢术

在一些罕见的病例中，采用髋关节离断术来处理严重的软组织感染。关节离断术主要用于治疗恶性肿瘤、肢体严重缺血和严重[24]。虽然很多学者报道髋关节离断术后患者可以通过假肢获得成功的康复，但大部分研究的样本较小，并且包含了所有的适应证病例（如恶性肿瘤、创伤、感染）[25, 26]。仅当患者做过多次髋关节手术失败时才考虑行髋关节离断术来治疗感染。较高的并发症发生率和死亡率，使得目前也不建议采用截肢术治疗慢性假体周围感染。

小　结

虽然在 THA 失败后患者可以通过切除关节成形术来清除感染，以获得不错的活动能力，但是手术的并发症和死亡率较高。切除关节成形术的作用和指征有限，一般常作为最后的选择。选择切除关节成形术的小部分患者常非常虚弱，并存在严重的内科疾病。

参考文献

1. Girdlestone GR. Acute pyogenic arthritis of the hip: an operation giving free access and effective drainage. Lancet. 1943;241 (6240):419-21.

2. Bourne RB, Hunter GA, Rorabeck CH, Macnab JJ. A six-year follow-up of infected total hip replacements managed by Girdlestone's arthroplasty. J Bone Joint Surg Br. 1984;66(3):340-3..

3. Parvizi J, Mui A, Purtill JJ, Sharkey PF, Hozack WJ, Rothman RH. Total joint arthroplasty: when do fatal or near-fatal complications occur? J Bone Joint Surg Am. 2007;89(1):27-32.

4. Malcolm TL, Gad B V, Elsharkawy KA, Higuera CA. Complication, survival, and reoperation rates following girdlestone resection arthroplasty. J Arthroplasty. 2015;30(7):1183-6.

5. Berend KR, Lombardi Jr AV, Morris MJ, Bergeson AG, Adams JB, Sneller MA. Two-stage treatment of hip periprosthetic joint infection is associated with a high rate of infection control but high mortality. Clin Orthop Relat Res. 2013;471(2):510-8.

6. Toulson C, Walcott-Sapp S, Hur J, Salvati E, Bostrom M, Brause B, et al. Treatment of infected total hip arthroplasty with a 2-stage reimplantation protocol: update on "our institution's" experience from 1989 to 2003. J Arthroplasty. 2009;24(7): 1051-60.

7. Lim S, Park J, Moon Y, Park Y. Treatment of periprosthetic hip infection caused by resistant microorganisms using 2-stage reimplantation protocol. J Arthroplasty. 2009;24(8): 1264-9.

8. Nelson CL. Femoral head and neck excision arthroplasty. Orthop Clin North Am. 1971;2(1): 127-37.

9. Murray WR, Lucas DB, Inman VT. Femoral head and neck resection. J Bone Joint Surg Am. 1964;46:1184-97.

10. Ballard WT, Lowry DA, Brand RA. Resection arthroplasty of the hip. J Arthroplasty. 1995;10(6):772-9.

11. Kantor GS, Osterkamp JA, Dorr LD, Perry J, Conaty JP. Resection arthroplasty following infected total hip replacement arthroplasty. J Arthroplasty. 1986;1(2):83-9.

12. Barbaric K, Aljinovic A, Dubravcic ID, Delimar D, Bicanic G. Patient satisfaction after revision hip arthroplasty or resection hip arthroplasty due to peripros-thetic infection. Coll Antropol. 2014;38(2):605-10.

13. Clegg J. The results of the pseudarthrosis after removal of an infected total hip prosthesis. J Bone Joint Surg Br. 1977;59(3):298-301.

14. Mallory TH. Excision arthroplasty with delayed wound closure for the infected total hip replacement. Clin Orthop Relat Res. 1978;137:106-11.

15. Ahlgren SA, Gudmundsson G, Bartholdsson E. Function after removal of a septic total hip prosthesis. A survey of 27 Girdlestone hips. Acta Orthop Scand. 1980;51 (3):541-5.

16. Petty W, Goldsmith S. Resection arthroplasty following infected total hip arthroplasty. J Bone Joint Surg Am. 1980;62-A:889-96.

17. Sharma H, Dreghorn CR, Gardner ER. Girdlestone resection arthroplasty of the hip: current perspectives. Curr Orthopaedics. 2005;19(5):385-92.

18. Goulet JA, Pellicci PM, Brause BD, Salvati EM. Prolonged suppression of infection in total hip arthroplasty. J Arthroplasty. 1988;3(2):109-16.

19. Rao N, Crossett LS, Sinha RK, Le Frock JL. Longterm suppression of infection in total joint arthroplasty. Clin Orthop Relat Res. 2003;414:55-60.

20. Allen J, Adams K, Thompson F, Cullen L, Barlow G. Long-term, once-weekly outpatient teicoplanin use for suppression of chronic prosthetic joint infection. Int J Antimicrob Agents. 2013;41(2):200-1.

21. Zimmerli W, Widmer AF, Blatter M, Frei R, Ochsner PE. Role of rifampin for treatment of orthopedic implant-related staphylococcal infections: a randomized controlled trial. Foreign-Body Infection (FBI) Study Group. JAMA. 1998;279(19):1537-41.

22. Bassetti M, Di Biagio A, Cenderello G, Del Bono V, Palermo A, Cruciani M, et al. Linezolid treatment of prosthetic hip infections due to Methicillin-resistant Staphylococcus aureus (MRSA). J Infect. 2001;43(2):148-9.

23. Springer BD, Lee G, Osmon D, Haidukewych GJ, Hanssen AD, Jacofsky DJ. Systemic safety of highdose antibiotic-loaded cement spacers after resection of an infected total knee arthroplasty. Clin Orthop Relat Res. 2004;427:47-51.

24. Dillingham TR, Pezzin LE, MacKenzie EJ. Limb amputation and limb deficiency: epidemiology and recent trends in the United States. South Med J. 2002;95(8):875-83.

25. Kralovec ME, Houdek MT, Andrews KL, Shives TC, Rose PS, Sim FH. Prosthetic rehabilitation after hip disarticulation or hemipelvectomy. Am J Phys Med Rehabil. 2015;94(12):1035-40.

26. Unruh T, Fisher Jr DF, Unruh TA, Gottschalk F, Fry RE, Clagett GP, et al. Hip disarticulation. An 11-year experience. Arch Surg. 1990;125(6):791-3.

第六部分

膝关节

VI

18 急性关节假体周围感染的诊断

著者：Valentin Antoci Jr., Hany Bedair, Craig J. Della Valle

翻译：郭永园　李德强

摘要： 由于正常组织愈合过程中的高炎症状态，术后6周内发生的急性感染的诊断是一大挑战。术后早期可能会出现伤口红斑、发热和肿胀，很难区分感染、深静脉血栓形成或其他诊断。诊断急性感染的第一步是避免应用抗生素，直到对假体周围感染有了一个正确的评估。

近期研究显示，虽然血清C反应蛋白在术后早期会升高，但对于明确深部感染仍然是一个非常好的监测指标。特别是C反应蛋白高于100 mg/L（正常 <10 mg/L），已经被认为是诊断术后6周内早期感染的一个指标。如疑有早期感染，需要检测C反应蛋白；如果C反应蛋白高于或接近这个值，就需要进行关节穿刺。关节滑液白细胞计数和分类，已经被证实是术后早期感染最好的检测方式，尽管其阈值水平高于诊断慢性关节假体周围感染。在慢性假体周围感染中，关节滑液白细胞计数和分类的诊断阈值分别是3 000/μL和80%；但是在术后早期感染中，我们使用白细胞计数大于10 000个/μL和分类值大于90%作为标准。如果诊断仍不明确，对抽取的关节液进行培养，以排除或者确诊关节假体周围感染的诊断。

关键词： 急性感染，假体周围感染，术后，血清学，生物标志物，伤口，引流，滑液白细胞，ESR，CRP。

引　言

关节置换是临床上应用最广泛的外科手术之一，成功率很高，大量患者从中获益匪浅。但是，在美国，每年报告超过200万例医院获得性感染病例，其中超过一半与内置物有关[1]。关节假体周围感染（PJI）是骨科中最令人畏惧

V. Antoci Jr., MD, PhD

Hip and Knee Reconstruction Surgeon University Orthopedics, Providence, RI Alpert Medical School of Brown University, Providence, RI 02903, USA

e–mail: Valentin.Antoci@gmail.com

H. Bedair, MD

Department of Orthopaedic Surgery, Massachusetts General Hospital, Harvard Medical School, Boston, MA, USA

C. J. Della Valle, MD (✉)

Department of Orthopaedic Surgery, Rush University Medical Center, Chicago, IL, USA

e–mail: craigdv@yahoo.com

© Springer International Publishing Switzerland 2016

D. Kendoff et al. (eds.), *Periprosthetic Joint Infections: Changing Paradigms,*

DOI 10.1007/978–3–319–30091–7_18

的并发症之一，通常会导致再次手术、患者痛苦和功能障碍，同时增加了花费和医疗资源的占用[2,3]。半个世纪前，John Charnley 认为 7% 的感染率是不可接受的，但直到今天，其发生率也仅仅下降到 1%~2%[4-6]。早在 1989 年，那时每年关于感染的花费就超过了 2 亿美元[7]。最近的数据显示，由于感染造成的翻修费用每个病例超过 5 万美元。财务分析估计，全关节置换术的翻修率下降 1%，将使美国医疗费用节省高达 2.11 亿美元[8]。考虑到翻修成本、额外的住院时间、功能障碍以及劳动力损失，假体周围感染的相关费用超过 10 亿美元。

急性感染的诊断

尽管感染相关诊断技术取得了长足的进展，但由于假体周围感染没有完美的检测手段，其诊断仍然很困难。Laffer 等[9]提出，45% 为早期感染，23% 为迟发感染，32% 为晚期感染[10]。Fulkerson 等[11]回顾了 146 例患者，其中 70% 为慢性感染，17% 为急性术后感染，13% 为急性血源性感染。感染起源于手术过程中内置物的细菌污染，或随后通过血行播散或局部播散[12]。根据最初的临床症状出现的时间，可以将感染分为急性、急性血源性或慢性感染，每种感染诊断都各有难点[13,14]。术后早期感染的诊断尤其困难，因为症状短暂或与正常愈合相混淆。

美国骨科医师学会（AAOS）在 2011 年提出了一系列诊断假体周围感染的指南[15]。这些建议的形成依赖于共识工作组，为疑似 PJI 病例的诊断提供决策框架，根据感染的风险和概率对做出的决定进行分层。对所有评估为可能假体周围感染的患者都应该进行体格检查、合适的影像学检查，以及包括红细胞沉降率（ESR）和 C 反应蛋白（CRP）在内的炎症指标检查。

如果出现阳性结果，有必要行关节穿刺进行评估。

急性感染的危险因素

Peel 等[16]设想根据关节置换部位确认髋、膝假体感染的可预知危险因素。他们在 8 年的时间内确诊了 63 例患者，包括 36 例髋关节感染和 27 例膝关节感染。某些合并疾病增加了感染的风险，如肥胖会使全髋关节置换患者的感染风险增加 3 倍[17]，体重指数（BMI）每增加 1（kg/m^2）将导致人工髋关节感染风险增加 10%。另外，类风湿性关节炎、糖尿病、肥胖症、镰状细胞病、牛皮癣、营养不良、免疫系统受损以及既往患肢手术史，都是假体相关感染的高风险因素[7,18~20]。与简单的骨性关节炎相比，类风湿性关节炎的感染率增加了 2.6 倍[21]。翻修手术导致感染风险几乎增加了 3 倍[22,23]。术后手术部位发生感染的患者，随后发生 PJI 的风险增加了 36 倍[16]。这些数据使外科医生能够评估检测前感染的可能性，并为诊断提供必要的支持。

患者体内有多个关节假体很常见，这会引起交叉污染和随后不同部位的感染，与以前发生的 PJI 具有同样的预测价值。超过 50% 的膝关节置换患者和 40% 的髋关节置换患者会再进行其他部位（髋或膝）的人工关节置换[24]。Murray 等[25]对 159 例关节置换术（其中 68 例发生了 PJI）进行了回顾性研究，发现出现过 PJI 的患者的第二个假体部位的感染风险为 15%。近期的全身感染会增加其他关节部位感染的风险。80% 以上的其他部位感染发生在首次感染后一年内，提示了一种常见的发病模式。

既往 PJI 也增加了将来关节置换感染的风险。Bedair 等[26]在一项回顾性配对研究中，回顾了 90 例成功治疗 PJI 并随后接受另一关节的关节置换治疗的患者，在第二次关节置换后发生感染的相对危险度为 21，显著高于没有这种病史的患者。这些结果与 Cierny 等[27] 和 McPherson 等[28] 的报道一致。因此，接受手术的患者情况在感染的严重程度和感染类型方面具有重要作用。致病微生物也很重要，正如 Bedair 等[26] 所述的那样，与其他感染微生物相比，既往葡萄球菌感染导致第二次感染的相对危险度为 4.26。在关节置换手术前，近期关节内注射可的松也可能增加关节感染率。对 224 例初次髋关节置换术前 1 年内注射可的松的患者进行的回顾性研究发现，PJI 的危险比为 3，发生感染的关节在术前 44 天内有注射史[29]。

与手术污染相关的感染发生在手术后 6~12 周[30, 31]。通过包括术前使用抗生素在内的现代预防措施和提高对无菌操作的关注，手术感染率由 1%~5% 下降到 0.5%~1%[22, 32, 33]。外科医生的经验[34, 35]、抗生素时间和剂量、手术持续时间（特别是如果超过 2.5 小时）、手术室层流系统以及手术复杂性，都是决定感染概率的重要因素[7]。

患　者

对任何出现相关症状（包括发热、引流变化或与关节相关的进行性疼痛）的患者，都应排除感染的可能。假体外露或有窦道的患者的感染诊断很简单，不需要大量的检查，这可能发生在急性术后感染伤口完全裂开时。

对伤口或窦道分泌物进行培养以获得微生物学诊断尚存争议，目前的共识不推荐[36]。外科医生担心浅表样本的可靠性、污染物的存在以及检测的诊断效度。Mousa 等[37] 在对 55 例骨感染患者的前瞻性研究中，发现窦道与骨培养之间的相关性为 88.7%，特异性为 95.7%，预测价值为 90.3%。很少有作者观察窦道或伤口标本培养与关节手术中培养结果的相关性。Cune 等[38] 检测了 56 例患者，其中包括 30 例髋和 26 例膝。在入院时采取浅表伤口标本培养与清创手术中取得的标本培养结果进行比较，有 80.3% 的病例培养结果一致，并且在髋关节和膝关节之间没有显著差异。浅表拭子培养对金黄色葡萄球菌的敏感性为 93.7%，对革兰阴性杆菌的敏感性为 90%，但对其他革兰阳性菌的敏感性只有 50%，并不具有特异性。Tetreault 等[39] 回顾性分析了 55 例患者，这些患者有伤口渗出或窦道形成，并且具有髋、膝关节的均等分布。所有患者在评估时均未使用抗生素。不幸的是，只有 47.3% 的浅表培养结果与深部培养结果一致。浅表培养结果通常是多种微生物，会导致 41.8% 的病例的抗生素治疗方案发生改变。更重要的是，浅表培养在 80% 深部感染阴性的病例中培养出了细菌。因此，作者为了预防过度治疗，不建议采用伤口或窦道处组织培养的诊断方式。

应询问患者伤口愈合情况和任何引流量变化或延迟愈合史，以及是否存在其他伤口。一般局部检查有助于区分机械性不适和全身的疼痛。受感染的膝关节会出现肿胀、温度升高以及活动范围受限。亚临床感染也是可能的，临床表现有限。蜂窝组织炎很难与深部关节感染区分。尽管如此，应该高度怀疑并采取各种措施排除 PJI。

术后并发症

术后发热和肿胀可能是除疼痛以外最常见的具有提示意义的并发症。术后高达 50% 的患者可能会出现发热反应，有时对这种反应会考虑感染，并进行进一步的检查[40]。术后发热的相关检查经常会延迟出院时间，并带来不必要的医疗成本负担[41]。发热是手术干预的正常反应，但也可能是感染、肺炎或深静脉血栓形成的表现。

血清学变化和各项检查使感染鉴别进一步复杂化。Shaw 等[42]评估了 100 例接受髋关节置换和 100 例膝关节置换术的患者，表明在术后早期因正常组织炎症反应引起的即刻发热与晚期深部感染无显著相关性。正如预期的那样，翻修手术往往会出现更高的发热曲线。Athanassious 等[40]对 341 例关节置换术后患者进行评估，发现 36% 的患者在手术后出现发热，只有 16% 的发热患者尿液分析为阳性，但随后所有患者尿培养均为阴性。所有患者均在术后 1 年进行复查，无深部感染。然而，其他人则认为发热是肺不张、血肿、伤口感染、尿路感染和脂肪栓塞的表现——所有这些并发症都明显增加发热的发病率和患者的死亡率[43]。

血液培养常是检查的一部分。Bindelglass 等[41]研究了 453 例关节置换术后感染并曾行血培养的患者。对持续性发热（至少 2 次读数大于 38.3℃）的患者进行血培养，只有 2 例患者血培养阳性。一位感染病专家认为这是标本受到污染的结果，因此没有进行治疗并且患者也没有出现活动性感染。正确的临床检查和病史采集可以做出有效鉴别，从而减少对以发热作为疾病单一标志物的依赖。目前的临床诊疗建议对仅有术后发热而无特定的体格检查发现者不应行进一步的检查，其与感染的相关性很差[44]。

发热伴有伤口渗液应该引起关注。浅表伤口感染进展至深部假体周围感染很难预估。与髋关节置换相比，有限的软组织覆盖率使得膝关节置换伤口并发症更多[45]。Gaine 等[46]回顾了 530 例髋或膝关节置换患者，发现伤口并发症发生率超过 15%。6 例患者深部伤口感染需要手术清创，2 例患者需要取出假体。伤口有持续渗出的患者术后感染发生率为 1.3%~50%[47, 48]。术后渗出与体重指数和所用抗凝剂有关。伤口渗液延长 1 天，髋关节置换患者伤口感染风险增加高达 42%，膝关节置换患者伤口感染风险增加 29%[49]。已有数据显示，深部伤口感染与浅表手术部位感染高度相关[50]，但并不能很好地预测后续出现的问题和术后 1 年的假体周围感染发生情况[51]。因此，在术后早期诊断感染非常困难。伤口并发症本身并不能证实存在深部感染，通常需要其他检查来明确诊断。

血清学

血清学检查有助于进一步筛查存在关节假体周围感染风险的患者。术后炎性指标的变化具有特征良好的曲线。Bilgen 等[52]描述了在髋膝关节置换患者中 C 反应蛋白（CRP）和红细胞沉降率（ESR）的正常分布。CRP 最高水平出现在术后第 2 天，并且在术后前 3 周快速下降，到第 3 个月结束时恢复正常。相对髋关节置换患者，膝关节置换患者在术后第 1 周内 CRP 更高表达水平，手术 1 周后此差异不再显著[53]。平均 ESR 水平在术后第 5 天达到峰值，并在之后的 1 个月内快速下降，但与术前水平相比，即使在术后 1 年时仍保持在升高水平。CRP 水平的变化反应更迅速，并且可能更有助于观察术后炎症反应。更重要的是，CRP 的反应与麻醉类型、估计的失血、手术时间、输血、药物、年龄或性别不相关[54]。因此，任何近期的炎性指标回升都应该疑有感染或其他的可能。

ESR 和 CRP 的价值可能很难在术后早期进行解释。Bedair 等[55]回顾了 11 964 例初次膝关节置换术，其中 146 例曾在术后 6 周内抽取关节液。在 146 例膝关节中，有 19 例因培养结果阳性或严重脓肿诊断为感染。虽然 CRP 平均水平在假体周围感染患者中显著升高，但 ESR 水平在感染和非感染组间没有差别。这种差异可能与 CRP 比 ESR 恢复更快有关，而 ESR 在手术后早期仍然会升高。CRP 以 95 mg/L 作为阈值（正

常值 <10 mg/L）可预测 91% 的非感染情况，因此有助于排除感染。

同样，Yi 等[56] 连续评估了 6 033 例初次髋关节置换术患者，根据 MSIS 标准确认 36 例患者在术后 6 周内发生深部感染。与 Bedair 等的研究发现不同，相对非感染组，感染组的 ESR 水平显著升高。虽然 ESR 44 mm/h 的阈值的灵敏度为 92%，但特异性却只有 53%。与 CRP 在感染组中的显著差异相比，ESR 的差异很小。以 93 mg/L 作为 CRP 的阈值，对关节假体周围感染的敏感度为 88%，特异度为 100%，阴性预测值为 83%。基于这两项研究，目前认为 CRP 是在手术后 6 周内诊断关节假体周围感染最有帮助的血清学指标。CRP 接近或高于 93~95 mg/L 时，提示需要进行关节腔穿刺。

关节穿刺

关节穿刺是诊断关节假体周围慢性感染的关键检测，其中滑液白细胞计数、分类和关节液培养均有助于确诊。根据 MSIS 标准，关节液内白细胞 ≥ 3 000/μL 和多形核细胞比例高于 80% 提示假体周围感染。然而，在术后早期，因切口周围的炎症和血肿，这些指标也可能升高。

为了明确术后 6 周内滑液白细胞分类计数的价值，Bedair 等[55] 对共计 11 964 例初次膝关节置换术 9 826 例患者进行了回顾研究。如前所述，所有膝关节穿刺都是依据体格检查结果和有关迹象实施的，包括引流增多、发热、红斑、关节积液和新发疼痛。关节液内白细胞计数是诊断术后早期感染的最佳检查。多数被诊断为关节假体周围感染的患者白细胞计数大于 10 700 个 /μL，多数未感染患者的白细胞计数小于 27 800 个 /μL。使用关节液内白细胞大于 10 700 个 /μL 作为诊断阈值，具有灵敏性为 95%，特异性为 91%，以 27 800 个 /μL 作为诊断的阈值，灵敏度为 84%，特异性为 99%。以关节液内多

形核细胞比例高于 89% 作为标准，灵敏性为 84%，特异性为 69%。该作者检验了关节液内白细胞是否需要根据术后早期抽吸液中存在的红细胞进行"校正"（术后血肿的继发表现），结果发现是没有必要的。

同样，Yi 等[56] 回顾了 6 033 例初次髋关节置换术患者，其中有 36 例因关节假体周围感染再次手术。与未感染组相比，感染组的术前平均血清 ESR、CRP 以及关节液白细胞计数和中性粒细胞百分比都显著增高。ROC 分析支持关节液白细胞计数是诊断急性感染的最佳检测的结论，阈值为 12 800 个 /μL。该阈值对于感染诊断的敏感性为 89%，特异性为 100%，阴性预测值为 88%。感染组滑液内白细胞的平均值为 84 954 个 /μL，而非感染组为 2 391/μL。以滑液内多形核细胞百分比高于 89% 作为标准，灵敏性为 81%，特异性为 90%。有趣的是，如对多形核细胞使用高于 80% 的传统诊断阈值，有超过三分之一的患者将被诊断为感染。尽管如此，当关节液白细胞计数接近但不明显高于或低于建议的阈值时，PMN% 是一种良好的辅助检测方法。

在诊断不清的情况下，临床医师可以观察穿刺培养的结果。然而，需要牢记的是，怀疑术后发生急性感染时，在对假体周围感染做出上述准确评估前，不建议给予抗生素治疗。不加区别地使用抗生素只会使诊断更加困难。尽管抗生素的应用对血清学检测和滑液成分分析没有明确的影响，但是抗生素的应用对滑液培养的结果存在明显的不利影响。

未来的检测方法

正在探索新的检验方法以改善感染的诊断。生物标志物提供了一种简便快速的检测方法，但目前对急性感染诊断的敏感性和特异性均较

低。除了临床上可用的 α - 防御素，其他潜在的标志物包括白细胞介素 -6（IL-6）、中性粒细胞弹性蛋白酶 2（ELA2）、杀菌—渗透性增强蛋白质（BPI）、中性粒细胞明胶酶相关脂质运载蛋白（NGAL）、乳铁蛋白和白细胞酯酶。Berbari 等[57]在一项荟萃分析中，回顾了 2 909 例髋膝关节翻修术患者，其中因感染进行翻修者占 32.5%，确定了白细胞介素 -6 是除 CRP 和 ESR 外最能预测感染的指标。

Parvizi 等[58]和 Deirmengian 等[59]使用简单快速的诊断方法来有效地检测关节假体周围感染，将通常用于检测脓尿的尿液检测试纸用于关节穿刺液的检测，取得了良好的结果。白细胞酯酶是一种由聚集于感染部位的中性粒细胞分泌的酶，用比色条测试这种酶可在几秒内得到结果。在一项包括 108 全膝关节翻修术的研究中，以关节穿刺培养结果作为金标准时，白细胞酯酶试纸条的敏感性为 80.6%，特异性为 100%。Omar 等[60]在一项包含 146 例关节的前瞻性研究中发现，白细胞酯酶的敏感性为 89.5%，特异性为 99.2%。尽管如此，由于任何血液或其他污染物都可能会干扰比色条的结果，因此应用存在一定的技术难度，可以通过离心的方法使结果变得更加明确。这些结果令人兴奋，因其提供了一种有效、快速和方便的检验方法，但是该检验方法尚未在术后急性期进行验证。

为了获得更多的在感染状态下升高的标志物，Deirmengian 等[59]筛选了 43 种不同的生物标志物，指出在使用 MSIS 标准诊断感染时，α 防御素、ELA-2、BPI、NGAL 和乳铁蛋白具有同金标准一样的 100% 的敏感性和 100% 的特异性。此外，研究表明这些结果优于其他可用标志物，包括白细胞酯酶[62]。但是，这些标志物诊断术后急性感染的有效性尚未被确定或描述[63]。

小　结

急性术后感染的诊断具有挑战性，因为其难以与普通的术后疼痛和切口愈合相区分。基于 Bediar 等[55]和 Yi 等[56]的工作，我们推荐对所有怀疑术后急性感染的患者进行血清 CRP 检测。血清 CRP 值接近或高于 100 mg/L（正常 <10 mg/L）的患者应立即给予关节穿刺，并将获得的滑液进行白细胞计数、分类和培养，滑液白细胞计数 >10 000 个 /uL 和 PMN%>90%[64] 时应考虑假体周围感染。

参考文献

1. Darouiche RO. Treatment of infections associated with surgical implants. N Engl J Med. 2004;350(14): 1422-9.

2. Barrack RL. Economics of revision total hip arthroplasty. Clin Orthop Relat Res. 1995;319:209.

3. Gómez J, Rodríguez M, Baños V, Martínez L, Claver MA, Ruiz J, et al. Orthopedic implant infection: prognostic factors and influence of long-term antibiotic treatment on evolution. Prospective study, 1992-1999. Enferm Infecc Microbiol Clin. 2003;21(5):232-6.

4. Charnley J, Eftekhar N. Postoperative infection in total prosthetic replacement arthroplasty of the hip-joint. With special reference to the bacterial content of the air of the operating room. Br J Surg. 1969;56(9):641-9.

5. Charnley J. Total hip replacement by low-friction arthroplasty. Clin Orthop Relat Res. 1970;72:7-21.

6. Warth LC, Callaghan JJ, Liu SS, Klaassen AL, Goetz DD, Johnston RC. Thirty-five-year results after Charnley total hip arthroplasty in patients less than fifty years old. A concise follow-up of previous reports. J Bone Joint Surg Am. 2014;96(21):1814-9.

7. Bozic KJ, Riles MD. The impact of infection after total hip arthroplasty on hospital and surgeon resource utilization. J Bone Joint Surg. 2005.

8. Kurtz S, Mowat F, Ong K, Chan N, Lau E, Halpern M. Prevalence of primary and revision total hip and knee arthroplasty in the United States from 1990 through 2002. J Bone Joint Surg Am. 2005;87(7):1487-97.

9. Laffer RR, Graber P, Ochsner PE, Zimmerli W. Outcome of prosthetic knee-associated infection: evaluation of 40 consecutive episodes at a single centre. Clin Microbiol Infect.

2006;12(5):433-9.

10. Tsukayama DT, Estrada R, Gustilo RB. Infection after total hip arthroplasty. A study of the treatment of one hundred and six infections. J Bone Joint Surg. 1996;78(4):512-23.

11. Fulkerson E, Valle CJD, Wise B, Walsh M, Preston C, Di Cesare PE. Antibiotic susceptibility of bacteria infecting total joint arthroplasty sites. J Bone Joint Surg. 2006;88(6):1231-7.

12. Trampuz A, Widmer AF Infections associated with orthopedic implants. Curr Opin Infect Dis. 2006;19(4):349-56.

13. Fitzgerald RH. Reduction of deep sepsis following total hip arthroplasty. Ann N Y Acad Sci. 1980;353:262-70.

14. Fitzgerald RH, Nolan DR, Ilstrup DM, Van Scoy RE, Washington JA, Coventry MB. Deep wound sepsis following total hip arthroplasty. J Bone Joint Surg. 1977;59(7):847-55.

15. Valle Della C, Parvizi J, Bauer TW, DiCesare PE, Evans RP, Segreti J, et al. Diagnosis of periprosthetic joint infections of the Hip and knee. J Am Acad Orthop Surg. 2010;18(12):760-70.

16. Peel TN, Dowsey MM, Daffy JR, Stanley PA, Choong PF, Buising KL. Risk factors for prosthetic hip and knee infections according to arthroplasty site. J Hosp Infect. 2011;79(2):129-33.

17. Kim YH, Cho SH, Kim RS. Drainage versus nond-rainage in simultaneous bilateral total knee arthroplasties. Clin Orthop Relat Res. 1998;347:188-93.

18. Berbari EF, Hanssen AD, Duffy MC, Steckelberg JM, Ilstrup DM, Harmsen WS, et al. Risk factors for prosthetic joint infection: case-control study. Clin Infect Dis. 1998;27(5):1247-54.

19. Garvin KL, Hanssen AD. Infection after total hip arthroplasty. Past, present, and future. J Bone Joint Surg. 1995;77(10):1576-88.

20. Wilson MG, Kelley K, Thornhill TS. Infection as a complication of total knee-replacement arthroplasty. Risk factors and treatment in sixty-seven cases. J Bone Joint Surg. 1990.

21. Poss R, Thornhill TS, Ewald FC, Thomas WH, Batte NJ, Sledge CB. Factors influencing the incidence and outcome of infection following total joint arthroplasty. Clin Orthop Relat Res. 1984;182:117.

22. Peersman G, Laskin R, Davis J, Peterson M. Infection in total knee replacement: a retrospective review of 6489 total knee replacements. Clin Orthop Relat Res. 2001;392:15.

23. Zhan C, Kaczmarek R, Loyo-Berrios N, Sangl J, Bright RA. Incidence and short-term outcomes of primary and revision hip replacement in the United States. J Bone Joint Surg Am. 2007;89(3):526-33.

24. Shao Y, Zhang C, Charron KD, MacDonald SJ, McCalden RW, Bourne RB. The fate of the remaining knee(s) or hip(s) in osteoarthritic patients under-going a primary TKA or THA. J Arthroplasty. 2013;28(10): 1842-5.

25. Murray RP, Bourne MH, Fitzgerald RH. Metachronous infections in patients who have had more than one total joint arthroplasty. J Bone Joint Surg. 1991;73(10):1469-74.

26. Bedair H, Goyal N, Dietz MJ, Urish K, Hansen V, Manrique J, et al. A history of treated peripros-thetic joint infection increases the risk of subsequent different site infection. Clin Orthop Relat Res. 2015;473(7):2300-4.

27. Ciemy GI, DiPasquale D. Periprosthetic total joint infections: staging, treatment, and outcomes. Clin Orthop Relat Res. 2002;403:23.

28. McPherson EJ, Woodson C, Holtom P, Roidis N, Shufelt C, Patzakis M. Periprosthetic total hip infection: outcomes using a staging system. Clin Orthop Relat Res. 2002;403:8.

29. Mclntosh AL, Hanssen AD, Wenger DE, Osmon DR. Recent intraarticular steroid injection may increase infection rates in primary THA. Clin Orthop Relat Res. 2006;451:50-4.

30. Zimmerli W. Prosthetic-joint-associated infections. Best Pract Res Clin Rheumatol. 2006;20(6):1045-63.

31. Fehring TK, Odum SM, Berend KR, Jiranek WA, Parvizi J, Bozic KJ, et al. Failure of irrigation and débridement for early postoperative periprosthetic infection. Clin Orthop Relat Res. 2013;471(1):250-7.

32. Ritter MA. Operating room environment. Clin Orthop Relat Res. 1999;369:103-9.

33. Ritter MA, Eitzen H, French ML, Hart JB. The operating room environment as affected by people and the surgical face mask. Clin Orthop Relat Res. 1975;111:147-50.

34. Dimick JB, Welch HG, Birkmeyer JD. Surgical mortality as an indicator of hospital quality: the problem with small sample size. JAMA. 2004;292(7):847-51.

35. Stewart GD, Stewart PC, Nott ML, Long G. Total joint replacement surgery in a rural centre. Aust J Rural Health. 2006;14(6):253-7.

36. Parvizi J, Gehrke T, Chen AF. Proceedings of the international consensus on periprosthetic joint infection. Bone Joint J. 2013;95-B(11):1450-2.

37. Mousa HA. Evaluation of sinus-track cultures in chronic bone infection. J Bone Joint Surg Br. 1997;79(4):567-9.

38. Cuñé J, Soriano A, Martínez JC, García S, Mensa J. A superficial swab culture is useful for microbiologic

diagnosis in acute prosthetic joint infections. Clin Orthop Relat Res. 2009;467(2):531-5.

39. Tetreault MW, Wetters NG, Aggarwal VK, Moric M, Segreti J, Huddleston III JI, et al. Should draining wounds and sinuses associated with hip and knee arthroplasties be cultured? J Arthroplasty. 2013;28(8):133-6.

40. Athanassious C, Samad A, Avery A, Cohen J, Chalnick D. Evaluation of fever in the immediate postoperative period in patients who underwent total joint arthroplasty. J Arthroplasty. 2011;26(8):1404-8.

41. Bindelglass DF, Pellegrino J. The role of blood cultures in the acute evaluation of postoperative fever in arthroplasty patients. J Arthroplasty. 2007;22(5):701-2.

42. Shaw JA, Chung R. Febrile response after knee and hip arthroplasty. Clin Orthop Relat Res. 1999;367:181-9.

43. Summersell PC, Turnbull A, Long G, Diwan A, Macdessi S, Cooke PJ, et al. Temperature trends in total hip arthroplasty: a retrospective study. J Arthroplasty. 2003;18(4):426-9.

44. Kennedy JG, Rodgers WB, Zurakowski D, Sullivan R, Griffin D, Beardsley W, et al. Pyrexia after total knee replacement. A cause for concern? Am J Orthop. 1997;26(8):549-52, 554.

45. Dennis DA. Wound complications in total knee arthroplasty. Orthopedics. 1997;20(9):837-40.

46. Gaine WJ, Ramamohan NA, Hussein NA, Hullin MG, McCreath SW. Wound infection in hip and knee arthroplasty. J Bone Joint Surg Br. 2000;82(4):561-5.

47. Poss R, Maloney JP, Ewald FC, Thomas WH, Batte NJ, Hartness C, et al. Six- to 11-year results of total hip arthroplasty in rheumatoid arthritis. Clin Orthop Relat Res. 1984;182:109-16.

48. Eveillard M, Mertl P, Canarelli B, Lavenne J, Fave MH, Eb F, et al. Risk of deep infection in first-intention total hip replacement. Evaluation concerning a continuous series of 790 cases. Presse Med. 2001;30(38): 1868-75.

49. Patel VP, Walsh M, Sehgal B, Preston C, DeWal H, Di Cesare PE. Factors associated with prolonged wound drainage after primary total hip and knee arthroplasty. J Bone Joint Surg. 2007;89(1):33-8.

50. Saleh K, Olson M, Resig S, Bershadsky B, Kuskowski M, Gioe T, et al. Predictors of wound infection in hip and knee joint replacement: results from a 20 year surveillance program. J Orthop Res. 2002;20(3):506-15.

51. Lidwell OM, Lowbury EJL, Whyte W, Blowers R, Stanley SJ, Lowe D. Infection and sepsis after operations for total hip or knee-joint replacement: influence of ultraclean air, prophylactic antibiotics and other factors. J Hygiene. 1984;93(03):505-29.

52. Bilgen O, Atici T, Durak K, Karaeminoğullari, Bilgen MS. C-reactive protein values and erythrocyte sedimentation rates after total hip and total knee arthroplasty. J Int Med Res. 2001;29(1):7-12.

53. White J, Kelly M, Dunsmuir R. C-reactive protein level after total hip and total knee replacement. J Bone Joint Surg Br. 1998;80(5):909-11.

54. Larsson S, Thelander U, Friberg S. C-reactive protein(CRP) levels after elective orthopedic surgery. Clin Orthop Relat Res. 1992;275:237-42.

55. Bedair H, Ting N, Jacovides C, Saxena A, Moric M, Parvizi J, et al. The Mark Coventry Award: diagnosis of early postoperative tka infection using synovial fluid analysis. Clin Orthop Relat Res. 2011;469(1):34-40.

56. Yi PH, Cross MB, Moric M, Sporer SM, Berger RA, Valle Della CJ. The 2013 Frank Stinchfield award: diagnosis of infection in the early postoperative period after total hip arthroplasty. Clin Orthop Relat Res. 2014;472(2):424-9.

57. Berbari E, Mabry T, Tsaras G, Spangehl M. Inflammatory blood laboratory levels as markers of prosthetic joint infection. J Bone Joint Surg Am. 2010;92(11):2102-9.

58. Parvizi J, Jacovides C, Antoci V, Ghanem E. Diagnosis of periprosthetic joint infection: the utility of a simple yet unappreciated enzyme. J Bone Joint Surg. 2011;93(24):2242-8.

59. Deirmengian C, Kardos K, Kilmartin P, Cameron A, Schiller K, Parvizi J. Diagnosing periprosthetic joint infection: has the era of the biomarker arrived? Clin Orthop Relat Res. 2014;472(11):3254-62.

60. Omar M, Ettinger M, Reichling M, Petri M, Lichtinghagen R, Guenther D, et al. Preliminary results of a new test for rapid diagnosis of septic arthritis with use of leukocyte esterase and glucose reagent strips. J Bone Joint Surg. 2014;96(24):2032-7.

61. Aggarwal VK, Tischler E, Ghanem E, Parvizi J. Leukocyte esterase from synovial fluid aspirate: a technical note. J Arthroplasty. 2013;28(1):193-5.

62. Deirmengian C, Kardos K, Kilmartin P, Cameron A, Schiller K, Booth Jr RE, et al. The alpha-defensin test for periprosthefic joint infection outperforms the leukocyte esterase test strip. Clin Orthop Relat Res. 2015;473(1): 198-203.

63. Springer BD. CORR Insights(®): the alpha-defensin test for periprosthefic joint infection responds to a wide spectrum of organisms. Clin Orthop Relat Res. 2015;473(7):2236-7.

64. Zmistowski B, et al. Diagnosis of periprosthetic joint infection. J Orthop Res. 2014;32:S98-107. doi: 10.1002/jor.22553.

19 保留假体的冲洗和清创

著者：Myra Trivellas, Michael B. Cross

翻译：郭永园　李德强

摘要： 关节假体周围感染是关节置换术后灾难性的并发症。尽管慢性感染患者可进行一期或二期翻修治疗，但是部分急性感染患者也是可以进行保留假体的冲洗和清创的。本章描述了保留假体组件、更换聚乙烯衬垫的冲洗清创术的适应证、禁忌证、手术技术和已发表的相关结果。

关键词： 急性，关节假体周围感染，冲洗和清创，假体组件保留，结果。

引　言

自从第一次世界大战以来，清创一直是骨科感染治疗的关键。这个术语最初意味着通过伤口引流去除异物和减轻局部张力。最初来自法语 débrider，解除马的缰绳[1]，这个词也是英语"debris"（碎片）一词的来源，随着现代技术的发展其内涵得到扩展。随着伤口感染和污染理论的发展，"debridement"这个词逐渐发展为现在公认的含义，即"无菌切除所有失活组织"[2]。目前，彻底、高质量的清创被认为是成功治疗骨科手术后深部感染的基础。

由于细菌定植、传播的侵袭特性以及细菌生物膜的形成，假体周围感染的处理具有挑战性。保留假体组件的冲洗和清创术（IDCR）是一种能够让外科医生进入关节清理感染组织并且更换模块化组件的相对保守的治疗选择，同时仍然允许患者保留牢固固定在骨上的初次置入物。快速和彻底地清除感染，在处理假体周围感染中是非常重要的，但同时也应认识到这存在额外风险和需要额外的多次手术。IDCR可以减少假体取出相关的并发症，同时仍然允许进入关节腔深部对急性感染进行充分的清创和治疗。治疗的最终目标仍然是根除感染并实现关节的无痛和功能良好。合适的治疗包括手术和药物治疗，并需要一个治疗团队来观察患者

M. Trivellas, BS

Department of Biomechanics , Hospital for Special
Surgery, New York, NY, USA

M.B. Cross, MD (✉)

Department of Adult Reconstruction Joint
Replacement , Hospital for Special Surgery,
New York, NY, USA
e-mail: crossm @ hss. edu

© Springer International Publishing Switzerland 2016

D. Kendoff et al. (eds.), *Periprosthetic Joint Infections: Changing Paradigms,*
DOI 10.1007/978-3-319-30091-7_19

病情的发展和转归。除 IDCR 之外，假体周围感染的手术选择还包括一期翻修和二期翻修术。本篇文章将回顾分析通过保留假体组件的冲洗和清创术（IDCR）来治疗急性关节假体周围感染，并讨论其优缺点、适应证、禁忌证、成功率和相关报道的结果。

赞成 IDCR 的声音

在治疗假体周围感染的手术方法里，IDCR 由于较低的手术相关并发症发生率而成为一个有吸引力的选择。首先，该手术方式保留了骨量，使患者避免了取出内置物和再次置入处理骨表面时的骨量丢失。成功的 IDCR 也缩短了住院时间、制动时间，减轻了身体和精神上的不适，以及对心理上不可估量的影响。此外，与取出假体的一期或二期翻修术相比，IDCR 的技术要求较低，因此治疗的成本明显较低。随着医疗环境的变化，能够成功清除感染的方式都是值得考虑的。

反对 IDCR 的声音

最重要的是，IDCR 的成功率低于一期或二期翻修手术[3]。由于对治疗失败的定义存在差异，研究包含了髋关节置换术和膝关节置换术。据报道，IDCR 的成功率为 15%~80%，而二期翻修的成功率通常接近 75%~90%。导致成功率降低的重要风险因素包括强毒力的致病菌（如 MRSA），症状持续时间超过 5 天（在部分研究中可达 4 周）以及肥胖[4]。此外，如果最初的 IDCR 不能根除感染，随后的二期翻修治疗感染的成功率也会下降[5]。因此，虽然在文献中 IDCR 的观点有不同程度的流行，IDCR 失败并不罕见，并且失败导致的康复时间延长和并发症增多，给患者和医疗保健系统带来更大的成本。

适应证

最适合实施 IDCR 的患者特点和细菌已经在文献中进行了描述，并且在 2013 年召开的关节假体周围感染国际共识大会上经过了国际骨科专家的讨论。过去，感染按发生的时间被分为早期感染、延迟感染或晚期感染。感染发生的时间是一个重要的因素，可以提示感染的严重程度，以往认为感染的时间分类有助于确定不同的治疗方案。早期感染（术后 4 周内）通常由最初的关节置换术引起，并且病原微生物通常毒力比较强，如金黄色葡萄球菌、革兰阴性杆菌，厌氧菌感染或混合感染。延迟或晚期的慢性感染常于手术 4 周后出现，临床表现相对较轻。感染的细菌可能是在初次关节置换术中获得的，但一般是毒力较弱的细菌，如凝固酶阴性葡萄球菌或肠球菌。晚期血行性感染（手术后 12 个月以上）通常是细菌播散、种植于关节部位引起的，常见的致病菌为金黄色葡萄球菌、β-溶血性链球菌、革兰阴性杆菌和肠杆菌[6~9]。这些感染的分类虽然因为反映了感染的微生物学和病理生理学对治疗有所帮助，但不应该仅以此为依据来决定是否保留关节假体组件。通常，IDCR 在处理初次关节置换术后急性症状或晚期血源性感染的短期症状时是可以被接受的[10]。更具体地说，在功能良好的关节置换术后出现急性症状（2~4 周内），或初次关节置换术后 2~6 周出现急性感染症状的患者可以接受 IDCR[4, 11, 12]。

此外，能够接受 IDCR 的患者，其关节假体必须达到固定牢固和位置满意等条件。这些患者应该没有窦道发生，并且软组织状态良好，能够覆盖假体表面。另一个将 IDCR 作为治疗方法的原因是，某些患者在接受更激进的手术方式时，会面临发生内科并发症的高风险[13]。在一项包括 42 例 IDCR 患者的回顾性研究中，通过分析发现，如糖尿病、恶性肿瘤、血管疾病、甲状腺疾病、结缔组织病、肺部疾病、吸烟、精神障碍、慢性肝脏疾病和 2/3 期慢性肾衰竭等合并症，并没有对 IDCR 术的结果有显著影响[4]。

禁忌证

如前所述，感染的时间有助于决定是否进行 IDCR。但是，根据症状出现的时间制定的各种感染分类/分型系统，并没有足够的证据来支持其可单独用于决定对何种感染采用相对保守治疗方法还是更加激进的治疗方法。有一项共识是，症状持续 4 周以上的感染是 IDCR 的禁忌证。当评估患者是否适合接受 IDCR 时[14]，患者同时存在的其他风险因素也必须被考虑在内。肥胖和免疫抑制状态被发现不仅会增加初次关节置换感染的风险，还是导致 IDCR 失败的独立因素[4, 6]。

病原微生物的特点也可能是 IDCR 的禁忌证，感染细菌的毒力（与发病时间有关）对 IDCR 治疗的成功与否具有显著的影响[11]。由于失败率较高，已知存在多细菌感染、窦道形成或致病菌为 MRSA 等是 IDCR 的禁忌证[6, 13, 15]。其他导致 IDCR 高失败率的致病菌还有 MRSE 和 VRE，对此类感染患者最好以二期翻修术进行治疗[16]。

由于较高的再感染率，IDCR 也不推荐用于真菌性关节假体周围感染。真菌性假体周围感染比较罕见，约占所有假体周围感染的 1%，但需要积极处理[17]。真菌感染的危险因素包括应用免疫抑制剂、中性粒细胞减少和长期使用抗生素。治疗取决于感染的严重程度、患者身体状况和现有合并疾病等。通常，切除关节成形术是清除感染的一种选择，并且也可根据患者个体因素来继续进行分期假体重新置入或关节融合术。IDCR 已经尝试用于治疗真菌性假体周围感染；然而，在一项小样本的回顾性研究中，

此种处理方法的再感染率为 67%~75%[17]。因此，二期翻修被认为是治疗的金标准，因其具有清除生物膜保护的细菌以及在感染被清除后赋予关节功能或活动度的能力[18]。需要由经验丰富的外科医生和一支能给予最佳治疗的专业团队来应对广泛清创和术后治疗的技术挑战。

IDCR 的其他禁忌证已经在先前提到，即窦道形成、假体松动和切口处皮肤覆盖不良等。患者的软组织状况必须适合康复，以便局部组织能够对抗感染。覆盖不良的切口可能会导致关节污染并发展为慢性感染；因此，由于面临失败，IDCR 不应该在上述情况下实施。对于翻修术后存在假体周围感染的患者，可以考虑行 IDCR[19]；然而，应用延长杆假体和之前二期翻修失败的患者不适合进行 IDCR。

术前准备

无论针对感染关节的治疗计划如何，均需要一个系统和细致的方法来确保最大限度地移除细菌负荷和失活组织。与所有择期手术一样，合适的 IDCR 需要患者术前状态良好。抗生素治疗的开始时间至关重要。但是，如果患者不存在脓毒血症，则 IDCR 不应被视为需要紧急进行的措施。2013 年关于假体周围感染的国际共识会议建议，改善患者术前状态的时间不应该因尽快进行手术处理而缩短[13]。关注患者任何可能导致手术并发症的合并疾病是很重要的第一步，尤其是假体周围深部感染患者可能存在系统疾病时。重要的是，患者的营养状态、高血糖、贫血和任何凝血障碍应当在术前得到控制。

术 中

在初次髋膝关节置换中，如果明确造成感染细菌的种类，术前应给予预防性抗生素，并

且不能因为担心影响培养结果而停止预防性应用抗生素[20]。研究表明，围术期使用抗生素对感染的人工关节得到准确细菌培养结果并无影响[20]。这一规则的唯一例外是培养结果阴性的感染。如果患者的感染是根据国际诊断准则得出，但细菌培养结果为阴性，那么在手术室获得足够的组织培养物前，应避免在围术期使用抗生素。

外科医生应采用无菌技术并为每份标本提供单独的无菌工具，从感染部位的深部、假体周围、浅部、关节腔、组织和滑液取5~6份标本。为了给厌氧和需氧培养获得优质的样品和术后进行直接的抗生素治疗，应从受影响最大的组织中选择不少于3种培养物，并送病理学实验室进行检验[13]。对于考虑为非典型细菌感染的患者，如免疫抑制患者，应通知实验室保存标本并进行特殊培养，使用含有多种营养成分的培养基有助于真菌的分离。

清　创

必须获得良好的手术视野，并且应当对所有腔隙进行彻底清创。彻底清创包括对先前皮肤切口的切除（早期的感染），完全切除滑膜，包括广泛清除后关节囊所有关节内坏死区域，以及切除任何关节周围脓肿窦道。然而，重要结构如膝关节侧副韧带、关节周围肌肉和髋关节周围神经血管等应该得到保护。清创后，应该用加入抗生素（抗生素种类根据医院情况决定）的9 L生理盐水以低压脉冲的形式冲洗关节。在有筋膜裂隙或通过穿刺证实存在深层囊肿的患者中，应切开筋膜，清除所有的脓液、水肿或血肿。应该取出假体的模块化组件，以便能够达到关节后部腔隙（如膝关节）并对所有的界面进行清理。应该使用Cobb骨膜剥离器或相似的工具来安全刮除后关节囊坏死或感染组织。

通过使用能够保护股骨和胫骨金属假体的带有海绵垫的板状撑开器，可改善后关节囊的手术视野。应该对保留假体的松动情况进行检查；但是由于假体是否固定良好通常在手术前就已确定，所以术中多不会进行太过激进的检查。如果任何假体组件发生松动，那么应该被取出，并且依据医生对患者感染状况的评估，采用一期或二期翻修。除了用9 L含抗生素的生理盐水冲洗外，有些医生推荐使用稀释的聚维酮碘溶液、Dakin溶液或过氧化氢溶液来冲洗关节腔和假体。此外，有些医生使用无菌刷来刮除假体的金属表面，以最大限度地清除细菌生物膜。有很多不同的方法（除了冲洗和清创）来提升治疗成功率，但由于没有任何一种方法被证实对患者有害，所以可以考虑尝试所有的方法。

细菌产生的细胞外聚合物质基质是成功治疗感染的主要障碍，因其不能为现有的抗生素和自身免疫系统穿透。要注意的是，在实验室中发现，生物膜可以在几小时内形成，因此不能单独依靠冲洗和清创来完成对生物膜的清除[21, 22]。IDCR的保守治疗应该尽可能减少局部细菌数量，以便联合后续的抗生素治疗和机体免疫系统来根除感染。

局部抗生素的使用

虽然一期翻修和二期翻修中应用含抗生素的骨水泥对假体进行翻修获得成功，但由于缺乏特异性证据证明其在IDCR中有显著的效果，因此并不推荐在IDCR中局部应用抗生素[13]。在IDCR后，通过Hickman导管向关节内注射抗生素有获得成功的案例报道[23]，但只有非常有限的证据能够证明这种方法是成功治疗感染的一项独立因素。由于其增加了花费和为了去除引流管而需要增加额外手术，以及可能存在的药物反应，因此这种方法的价值有待商榷。同样，没有随机对照试验来证明应用载有抗生素的可吸收珠链以及载有庆大霉素的明胶海绵对提高 IDCR 的成功率有明显作用。因为使用磷酸钙颗粒会增加花费并且有发生局部组织反应和切口渗出的风险，所以此产品的价值也应该被进一步评估。材料学和载药系统如羟基磷灰石颗粒的发展，需要进行进一步研究来证实其有效性，而这需要生物技术的进步。

总而言之，对于成功的 IDCR 而言，严格认真的清创是已知的最重要的一步。

IDCR 后的抗生素治疗

对假体周围感染的根治，手术治疗和药物治疗是不可分割的。IDCR 后，抗生素治疗是一项需要持续进行的重要措施。虽然没有确切证据表明抗生素治疗的最佳持续时间，一般建议静脉使用对特定病原菌敏感的抗生素 2~6 周（多数文献建议 6 周）。缩短治疗周期可以降低花费，并且会减轻患者对治疗的抵触从而获得良好的依从性。美国感染疾病学会在 2013 年发布的临床指南中建议，高生物利用度的口服抗生素治疗和静脉用药均可应用于某些假体周围感染。静脉应用抗生素具有快速、可控的特点。然而，如果符合指征，口服抗生素能够降低花费，允许患者在家治疗，并且减少因静脉穿刺引起的并发症。口服抗生素治疗的最大挑战是患者的依从性。耐药性病原菌已经被证明是导致假体周围感染治疗失败的预测因素，所以口服抗生素治疗的决定必须经过深思熟虑。

在对假体周围感染进行 IDCR 后，根据葡萄球菌种类制订的抗生素治疗方案有更具体的建议。美国感染性疾病协会推荐每天分两次口服 300~450 mg 利福平配合最初的静脉抗生素治疗。在静脉治疗后，应该继续应用利福平和另一种口服抗生素共同治疗，对于 THA 感染共需要 3 个月，对于 TKA 感染需要持续 6 个月。对敏感细菌，环丙沙星或左氧氟沙星与利福平联合口服是很好的选择[24]。因为单独使用利福平会促使细菌产生抗药性，因此推荐利福平与其他抗生素联合使用，并且只有在初始抗生素使用后才能开始。另外，如果患者存在菌血症，那么为了避免产生抗药性，应在菌血症消失后使用利福平。利福平有肝毒性和胃肠道反应等并发症，所以用药时应该严密监测[13]。

长期抑菌治疗

虽然并不很理想，治疗结果在很大程度上取决于患者自身，但仍然可以应用长期抑菌疗法。如果患者因合并疾病不愿手术，但仍存在感染的临床表现，单纯的药物治疗也是一种选择。这种选择通常提供给那些不适合或拒绝二期翻修术、切除关节成形术或截肢术的患者。长期抑菌疗法的难点在于患者的依从性、耐药菌的产生和高昂的花费。要根据分离出的细菌、药敏结果、患者有无过敏和不耐受的情况，合理选择抗生素。

IDCR 手术本身并不能清除所有的细菌，因此，很多骨科专家和感染疾病专家倾向于对能够耐受抗生素治疗的患者采用长期抑菌疗法进行治疗。然而，长期抗生素治疗会产生不良效果，因此在不准备进行更积极的手术治疗前，医生应与患者进行讨论。长期使用抗生素的危害包括肾毒性、耳毒性，损害肠道菌群自然防御机制导致胃肠道正常生物菌群的紊乱等。长期使用抗生素，可以观察到一些特殊毒性，如青霉素的神经毒性和氟喹诺酮类的肌腱损害。其他部分抗菌药物会因为活性氧的形成导致线粒体功能障碍，对 DNA、蛋白质和膜脂质造成氧化损伤[25]。此外，由于接受关节置换术的患者年龄通常较大，对参与药物代谢与清除的肝脏和肾脏的功能进行评估十分重要。除肝毒性和肾毒性外，肝脏与肾脏本身的功能不足也会降低药物的清除率，影响全身的药物浓度，从而产生毒性。因此，需要有规律地进行临床随访和实验室检查。同样，由于与其他药物间的相互作用及其通过细胞色素 P450 系统对代谢的影响，应仔细考虑患者的用药方案并做出调整。

慢性感染的处理与药物治疗需要多学科团队，包括骨科和整形外科医生、感染科专家、微生物学专家、患者的初级保健医生以及康复理疗师和职业治疗师等。

细菌培养结果阴性的假体周围感染

尽管一再重申收集足够体内标本的重要性，但高达 35% 的假体周围感染患者的培养结果为阴性[13]。在诊断工作中，除组织学和革兰染色外，还需要进行高级检验，如聚合酶链式反应（PCR）、反转录酶聚合酶链式反应（RT-PCR）、质谱法、微阵列鉴定和荧光原位杂交（FISH），有助于确定病原体。持续培养超过 14 天有助于确定低毒力病原菌，如痤疮丙酸杆菌[13]。

在致病菌难以确定的情况下，建议使用覆盖 MRSA 的广谱抗生素，覆盖范围应包括革兰阴性菌、革兰氏阳性菌、厌氧菌和可能的真菌。感染病学专家接受的观点是万古霉素与头孢曲松或氟喹诺酮类抗生素联用[13]。

后续康复

临床表现的好转并不是感染清除的可靠预测指标。同样，虽然 ESR 和 CRP 的正常化或降低对于评估患者的临床状况有所帮助，但不能据此确认患者的感染得到清除。通过这些指标判断感染消除并不完善，并且会因患者其他的合并疾病而有所变化。新的炎症标志物如降钙素原、白细胞酯酶和 IL-6 已被认为是潜在的指标，但仍需要进一步研究[13]。

如果 IDCR 治疗不成功

IDCR 治疗 PJI 最大的担忧是可能无法清除感染，因此患者可能需要其他的手术治疗。回顾性研究发现，IDCR 失败的危险因素包括葡萄球菌感染、症状持续时间超过 5 天、肥胖、术前 ESR 高于 60、美国麻醉医师协会评分较高和关节内脓肿[4, 26, 27]。在所有报道中，唯一始终有意义的因素是由葡萄球菌感染。IDCR 最初失败后，重复相同的程序已被证明成功率较低，应该避免[19]。如果 IDCR 失败，所有初始置入物应该被移除。在美国，二期翻修相比一期翻修更普遍，两种手术方法都是可以接受的。二期翻修术通常用于更严重情况的处理，如败血症、窦道形成、软组织覆盖不良、致病菌难以确定或培养出耐药菌[13]。如果患者骨量严重缺失或健康状况差，并且对于肢体功能要求的愿望不高，那么可以采用伴随关节融合的关节切除成形术。

参考文献

1. Hoover NW, Ivins JC. Wound debridement. A M A Arch Surg. 1959;79(5):701-10. doi:10.1001/archsurg. 1959. 04320110003001.

2. Huntley JS. Debridement: development of the concept. J Perioper Pract. 2011;21 (3): 104-5.

3. Shuman EK, Urquhart A, Malani PN. Management and prevention of prosthetic joint infection. Infect Dis Clin North Am. 2012;26(1):29-39.

4. Triantafyllopoulos GK, Poultsides LA, Sakellariou VI, Zhang W, Sculco PK, Ma Y, et al. Irrigation and debridement for periprosthetic infections of the hip and factors determining outcome. Int Orthop. 2015;39(6): 1203-9.

5. Sherrell JC, Fehring TK, Odum S, Hansen E, Zmistowski B, Dennos A, Kalore N. The Chitranjan Ranawat Award: fate of two-stage reimplantation after failed irrigation and

debridement for peripros-thetic knee infection. Clin Orthop Relat Res. 2011;469:18-25.

6. Lora-tamayo J, Murillo O, Iribarren JA, Soriano A, Sánchez-Somolinos M, Baraia-Etxaburu JM, et al. A large multicenter study of methicillin-susceptible and methicillin-resistant Staphylococcus aureus pros-thetic joint infections managed with implant retention. Clin Infect Dis. 2013;56(2):182-94.

7. Zimmerli W, Trampuz A, Ochsner PE. Prosthetic-joint infections. N Engl J Med. 2004;351(16):1645-54.

8. Widmer AF. New developments in diagnosis and treatment of infection in orthopedic implants. Clin Infect Dis. 2001;33 Suppl 2:S94-106.

9. Anagnostakos K, Schmid NV, Kelm J, Grün U, Jung J. Classification of hip joint infections. Int J Med Sci. 2009;6(5):227-33.

10. Odum SM, Fehring TK, Lombardi AV, Zmistowski BM, Brown NM, Luna JT, et al. Irrigation and debridement for periprosthetic infections: does the organism matter? J Arthroplasty. 2011; 26(6 Suppl): 114-8.

11. Brandt CM, Sistrunk WW, Duffy MC, Hanssen AD, Steckelberg JM, Ilstrup DM, et al. Staphylococcus aureus prosthetic joint infection treated with debridement and prosthesis retention. Clin Infect Dis. 1997;24(5):914-9.

12. Anagnostakos K, Schmitt C. Can periprosthetic hip joint infections be successfully managed by debridement and prosthesis retention? World J Orthop. 2014;5(3):218-24.

13. Parvizi J, Gehrke T, Chen AF. Proceedings of the International Consensus on periprosthetic joint infection. Bone Joint J. 2013;95-B(11):1450-2.

14. Namba RS, Paxton L, Fithian DC, Stone ML. Obesity and perioperative morbidity in total hip and total knee arthroplasty patients. J Arthroplasty. 2005;20:46-50.

15. Barberán J, Aguilar L, Carroquino G, Giménez MJ, Sánchez B, Martínez D, et al. Conservative treatment of staphylococcal prosthetic joint infections in elderly patients. Am J Med. 2006; 119(11):993.e7-10.

16. Buller LT, Sabry FY, Easton RQ, Klika AK, Barsoum WK. The preoperative prediction of success following irrigation and debridement with polyethylene exchange for hip and knee prosthetic joint infections. J Arthroplasty. 2012;27:857-64.e1-4.

17. Schoof B, Jakobs O, Schmidl S, Klatte TO, Frommelt L, Gehrke T, et al. Fungal periprosthetic joint infection of the hip: a systematic review. Orthop Rev (Pavia). 2015;7(1):5748.

18. Jakobs O, Schoof B, Klatte TO, Schmidl S, Fensky F, Guenther D, et al. Fungal periprosthetic joint infection in total knee arthroplasty: a systemic review. Orthop Rev (Pavia). 2015;7(1):5623.

19. Triantafyllopoulos G, Poultsides LA, Zhang W, Sculco PK, Ma Y, Sculco TP. Multiple irrigation and debridements for periprosthetic joint infections: facing a necessity or just prolonging the inevitable? J Arthroplasty. 2015. doi:10.1016/j.arth.2015.06.051.

20. Tetreault MW, Wetters NG, Aggarwal V, Mont M, Parvizi J, Della valle CJ. The Chitranjan Ranawat Award: should prophylactic antibiotics be withheld before revision surgery to obtain appropriate cultures? Clin Orthop Relat Res. 2014;472(1):52-6.

21. Archer NK, Mazaitis MJ, Costerton JW, Leid JG, Powers ME, Shirtliff ME. Staphylococcus aureus biofilms: properties, regulation, and roles in human disease. Virulence. 2011;2(5):445-59.

22. Fey PD, Olson ME. Current concepts in biofilm formation of Staphylococcus epidermidis. Future Microbiol. 2010;5(6):917-33.

23. Whiteside LA, Nayfeh TA, LaZear R, Roy ME. Reinfected revised TKA resolves with an aggessive protocol and antibiotic infusion. Clin Orthop Relat Res. 2012;470(1):236-43.

24. Osmon DR, Berbari EF, Berendt AR, Lew D, Zimmerli W, Steckelberg JM, et al. Diagnosis and management of prosthetic joint infection: clinical practice guidelines by the Infectious Diseases Society of America. Clin Infect Dis. 2013;56(1):e1-25.

25. Kalghatgi S, Spina CS, Costello JC, Liesa M, Morones-Ramirez JR, Slomovic S, et al. Bactericidal antibiotics induce mitochondrial dysfunction and oxidative damage in Mammalian cells. Sci Transl Med. 2013;5(192):192ra85.

26. Kim JG, Bae JH, Lee SY, Cho WT, Lim HC. The parameters affecting the success of irrigation and debridement with component retention in the treatment of acutely infected total knee arthroplasty. Clin Orthop Surg. 2015;7(1):69-76.

27. Azzam KA, Seeley M, Ghanem E, Austin MS, Purtill JJ, Parvizi J. Irrigation and debridement in the management of prosthetic joint infection: traditional indications revisited. J Arthroplasty. 2010;25:1022-7.

20 膝关节晚期感染：骨水泥一期翻修

著者：Carl Haasper, Thorsten Gehrke

翻译：郭永园　李德强

摘要：治疗膝关节置换术后感染有两个主要理念：一期翻修和二期翻修。一期膝关节翻修术的优势在于只需要一次手术操作，不需要使用占位器，能缩短住院时间，减少总体花费（特定的报销制度）和提高患者满意度。通过培养确认对特定抗生素敏感的病原微生物是成功翻修所必需的。我们相信，使用含有抗生素的骨水泥固定置入的假体是目前一期翻修术的金标准。随后给予足疗程的全身抗生素治疗，并尽可能早地开始活动。

关键词：膝关节，细菌，脓毒症，全关节，置换，翻修，关节成形术。

引　言

膝关节置换术（TKA）被认为是目前骨科手术中最成功的手术之一。然而，感染等并发症往往导致临床不良结果。文献中报道的假体周围感染的患病率，初次置换感染为1%~2%，膝关节翻修术后为3%~5%[1, 2]。膝关节置换术后假体周围感染的手术治疗仍然非常具有挑战性，不仅对于术者，对患者来说也是灾难性的。

因此，TKA的感染预防尤为重要。

治疗膝关节置换术后迟发和晚期感染的方法，包括一期翻修和二期翻修。二期翻修技术治疗晚期TKA感染已在世界范围内成为金标准，成功率为70%~90%。只有非常少的机构像我们一样关注一期翻修[2-4]。

虽然研究或临床报道较少，但在我们的机构在30多年前就开始采用一期翻修技术，所有的膝关节感染进行翻修。在过去30多年的时间里，对超过85%的膝关节置换术后感染患者通过一期翻修技术进行治疗，并且获得很高的成功率[3, 4]。

一般来说，翻修技术应根据临床实际情况、当地临床机构、外科医生的偏好和以前的专家经验进行调整。在多数二期翻修中，去除TKA置入物后进行6~8周的抗生素治疗，随后进行延迟翻修关节成形术。使用关节型占位器能够改善二期翻修术后的关节功能率，但也一直存在争议。术后的关节活动度似乎有少许提高，但没有统计学意义[5]。已经确定的与关节型占位器有关的潜在问题，包括骨量丢失、骨水泥断裂、伤口愈合问题，甚至还有占位器移位[6]。

C. Haasper, MD, PhD, MSc (✉) · T. Gehrke, MD

Department of Orthopaedic Surgery, Helios

ENDO–Klinik, Hamburg, Germany

e–mail: carl. haasper @ helios–kliniken. de

© Springer International Publishing Switzerland 2016

D. Kendoff et al. (eds.), *Periprosthetic Joint Infections: Changing Paradigms,*

DOI 10.1007/978–3–319–30091–7_20

虽然含有抗生素的占位器能在直到手术6周后的时间内持续维持有效的局部抗生素浓度，但也有证据显示这些占位器存在磨损迹象，并可在关节滑膜中检测到这些物质[7-9]。在滑膜中也能检测到氧化锆，意味着再次置入假体时需要进行更为彻底的滑膜切除术，以及更广泛的冲洗[7]。

将二期翻修技术描述为感染根除金标准的文章，在很多方面还存有争议，如抗生素治疗的持续时间、静态与活动的占位器、占位器保留时间、骨水泥固定还是非骨水泥固定。这些文章是基于Ⅲ、Ⅳ级证据的，甚至是专家意见，而不是前瞻性随机研究或对数据进行比较[4, 10]。在直接对比中，一期翻修具有一些优势，主要包括仅需要一次不使用占位器的手术，缩短住院时间，减少总体花费（特定报销制度），提高患者的满意度[1, 3]。

在本章中，作者试图建立一个实用性的指南，以此作为指导成功进行一期翻修术，并尝试明确一期翻修和二期翻修在治疗膝关节假体周围感染中的重要差异。

诊 断

根据最新的临床实践指南、我们自己的经验以及目前美国矫形外科医师学会和国际共识组织发表的证据，建议必须对每1例原因不明的膝关节置换术后疼痛的患者进行下列术前检查[11, 12]：

· 实验室CRP检测
· 对膝关节穿刺液进行微生物培养，时间延长至最少14天，患者至少停用抗生素14天[13, 14]
· 关节液分析，白细胞计数和中性粒细胞比例
· 如果出现阴性结果但是有明显的感染症状，或先前有外院的阳性培养结果，应重复进行穿刺

· 如果出现膝关节穿刺培养结果持续阴性但有明显的感染迹象，应行膝关节活检

关节穿刺

对于每1例计划进行一期翻修术的患者，术前需要且必须进行的诊断性检查是通过膝关节穿刺明确致病微生物。一期翻修需要明确抗菌谱，只有这样才能确定需要混入丙烯酸骨水泥（ALAC）中的敏感抗生素，从而使手术部位达到较高的、治疗水平的抗生素浓度[15]。

在之前的一项未发表的研究中，我们通过对膝髋关节翻修术前穿刺结果的研究发现，即使在未见临床症状或实验室检查改变的情况下，仍有4%~7%的患者的结果为阳性[16]。

影像学

在笔者所在的机构中，我们认为系列X线片和CT扫描是诊断感染最有用的影像学工具，可在系列X线片上寻找并确认感染、松动的迹象和置入物的变化等。核素显像并不作为常规检查。骨扫描，如标记白细胞显像、镓显像或PET显像虽然具有较高的敏感度，但不具有特异性[11]。这些方法可以检测生理性骨重建，或许可能会对我们产生误导。文献中只有有限证据提示可以使用PET，因此我们认为这项技术在感染诊断中是次要的，仅在有可能因感染而计划进行髋关节翻修时有所帮助。

膝关节翻修术前计划与准备

膝关节翻修术的术前准备与计划已经在其他地方进行了全面阐述。然而，针对感染需要考虑几个额外的问题，包括对患者、麻醉和手术的评估。应再次强调的是，必须获得细菌培养阳性结果和相应的药敏谱。建议应用ALAC骨水泥进行固定，可以在局部达到较高的、治

疗水平的抗生素浓度[17]。

患 者

应该评估患者相关感染的具体来源。营养不良和糖尿病是预后差的相关因素。在因感染选择进行翻修前,应首先排除具有全身表现 SIRS 和脓毒症患者。

麻 醉

一般手术风险的临床和麻醉学评估是必需的。术前应充足备血。预计手术时间较长时,术前使用纤溶抑制剂(如氨甲环酸)可能有帮助[18]。术中建议监测体温和使用加热毯。

手 术

一期翻修手术的成功依赖于去除所有内置物,以及对感染的骨和软组织的彻底清创。全滑膜切除术非常重要并且多为常规,切除范围包括膝关节囊后部。因此,如果 PCL 仍然存在,切除 PCL,甚至在罕见的情况下切除侧副韧带也是必需的,以达到彻底的软组织清创的目的。因此,术前计划应考虑使用髁限制性假体或铰链膝,这也基于外科医生的偏好和技术。对于假体的详细了解和知道如何拆卸假体是必需的(如铰链机制)。偶尔,使用内置物特异性相关器械也是必要的,从初级全髁到铰链式假体都应该准备,视重建的需要而定。如上所述,原本存在韧带功能不全时需要髁限制性假体;然而,韧带缺失也可能是术中彻底清创造成的,这在一期翻修术彻底的软组织清创过程中很常见,比例超过 90%。骨量不足,就像股骨或胫骨干骨折一样,是术中可能出现的并发症;皮质穿孔和骨窗情况在选择合适的假体时也需要加以考虑。有严重骨缺损的患者可能需要选择股骨

远端或胫骨近端置换。骨缺损通常比 X 线影像显示得更广泛。有时,也需要在术前准备好带有额外加长或缩窄的延长杆的定制假体。目前,我们也在一期翻修中使用钽金属锥,以获得翻修假体在干骺端的旋转稳定性。在一期翻修中,伸膝机制严重破坏时可能需要使用关节固定钉进行关节融合。然而,对这些罕见病例(在笔者所在机构,每年少于 0.5%),术前应进行充分的医患沟通并获得患者的知情同意。在术中,将粉末状抗生素加入骨水泥中是必需的。每例胫骨和股骨通常需要 2~3 包混合骨水泥(40~80克)。应使用较大的混合搅拌系统和适当的骨水泥枪,遇到骨干狭窄时需要使用特别细的骨水泥枪喷嘴,为的是能更好地注入骨水泥。应明确先前假体使用的骨水泥种类和添加的抗生素,因为必须要预先考虑到可能对之前使用的抗生素有抗药性。因此,应充分考虑 ALAC 的各种变化,尽管在许多情况下预制 ALAC 是合适的。

一期翻修的适应证

基本上,对于我们的一期翻修方案很少有争论,因此我们可以对超过 85% 的病例使用一期翻修技术。有经验的微生物学家对制订个体化的局部和全身抗生素治疗方案至关重要。

一期翻修的禁忌证

针对以下情况,我们采取二期翻修而非一期翻修:
·之前一期翻修失败次数≥ 2
·感染累及后方的血管神经束
·上次手术的感染细菌不明确
·没有合适可用的抗生素
·较高的抗生素耐药性

手术技术

皮肤切口和清创术

原手术瘢痕应该切除（图 20.1）。如果可能的话，应采用上次手术的切口；在有多处瘢痕的情况下，应该考虑采用最外侧切口。如果切口必须与原瘢痕相交，则尽量采用垂直于瘢痕的切口。如存在瘘管，应在设计切口时将其纳入切口内，并将其彻底切除，直到关节囊。如果瘘管偏外或偏后，应通过单独的切口将其切除。尽量保持全厚的皮瓣。在严重病例中应考虑咨询整形科、使用软组织扩张器和减张切口技术。对皮肤的操作要轻柔，这是非常重要的，皮瓣越薄越容易感染。显露困难时，可考虑斜行切断股四头肌腱、伸肌腱成形术和 / 或胫骨结节截骨术。对于骨的显露，香蕉皮样剥离（股骨侧）和胫骨骨膜下剥离配合外旋是有帮助的。

此过程应在不使用止血带的情况下进行，如此，在清创过程中更容易区分感染组织、瘢痕及出血的周围健康软组织（和骨）。所有非出血组织和相关的骨都要切除（图 20.2）。完成清创和假体去除后，应用止血带有助于最终的髓内骨水泥清除和之后的骨水泥再固定。

活 检

术中早期活检是在静脉使用抗生素前进行的，在相关部位取 5~6 个样本进行相关的微生物学和组织学评估[19]。静脉应用抗生素通常包括头孢菌素以及特异性的敏感抗生素。

假体移除和清创术

移除假体从垫片开始，随后依次是股骨假体、胫骨平台。使用锤子逆行敲打有助于移除股骨假体。对于固定良好的无骨水泥固定的假体，很少需要通过皮质骨开窗才能进入骨与假体之间的界面。高速磨钻和线锯可简化假体移除。然而，即使经验丰富的术者偶尔也会发生出现严重骨破坏的情况。另一种方法是用 Gigli 锯或小电锯来切除股骨假体周围的遮盖物和胫骨平台假体，也可使用不同厚度和宽窄的骨刀。利用多种骨刀，可以仔细分离胫骨平台内侧和外侧的骨水泥，即使有连杆，也可以逐步楔入 /

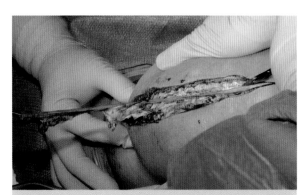

图 20.1 应切除之前手术瘢痕。如有多处瘢痕，切口应置于最外侧。切口之间应该保持足够的距离

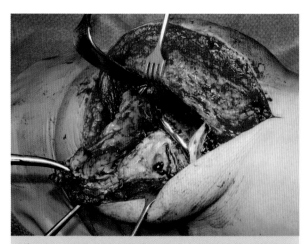

图 20.2 需要进行全滑膜切除术，包括膝关节囊最后面的部分。所有非出血组织和与骨相关的组织均需切除

挤出覆盖的骨水泥，通常比用锤子取出骨水泥的破坏性小。在用骨水泥固定的情况下，用有对称锥形刀片的窄直骨刀清除所有骨水泥不会造成进一步的骨量丢失。可用特殊的弯凿、长咬骨钳、刮匙、超长钻头和骨水泥改锥来清除残余的骨水泥。

成功的一期翻修需要彻底清除骨和后方的软组织，包括骨溶解的所有区域和死骨，因此最终的彻底清创往往超过了二期翻修的切除量（图 20.3，图 20.4）。建议在整个清创过程中采用脉冲冲洗。去除所有假体和完成清创后，髓腔内用聚己双胍聚合物浸透的棉纱布填塞。此外，在重新铺单前，应用棉纱布覆盖伤口。

随后，整个手术团队应重新刷手，同时更换新的器械重新置入假体。手术开始后 1.5 小时再次应用抗生素，或在围术期失血量超过 1 000 mL 时再次应用抗生素。在二期翻修的情况下，应该先置入骨水泥占位器，这样第一阶段的手术治疗就结束了。

重新置入假体

对于二期翻修手术来说，彻底清创在再次置入假体时是必需的。此过程与一期翻修是一样的：在干骺端骨量不足的病例中，过去我们宁愿用骨水泥填充大的缺陷而不用同种异体骨移植。尽管已经证明，可以有效、彻底地对同种异体骨进行清洗并用抗生素进行处理，可在局部产生较高的抗生素浓度，尤其是在非骨水泥固定的手术中，但是我们个人应用这项技术的经验非常有限[20]。

另外，近年来以金属钽为基础的股骨和胫骨 cone 也已经实现临床常规使用，一期翻修也是这样。不同厚度和宽度的垫块可以用于骨缺损的正确重建，具有优良的生物相容性以及与骨相似的硬度和细微结构[21]。因此，将假体和钽金属 cone 用骨水泥进行联合固定成为可能，即使对感染的病例也是如此（图 20.5）。

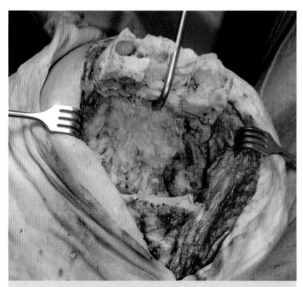

图 20.3　成功的一期翻修需要彻底清除骨和后方软组织，包括骨溶解的所有区域和死骨，因此最终的彻底清创往往超过了二期翻修的切除量

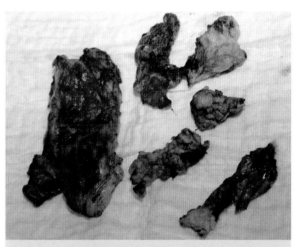

图 20.4　一期翻修手术的成功，有赖于完全清除所有的内置物以及感染的骨和软组织

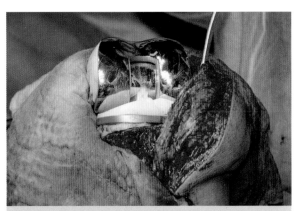

图 20.5　最后，我们采用铰链膝，用骨水泥固定假体。如有需要，可加用钽块进行固定

骨水泥

加入骨水泥中的抗生素按以下标准制备：

·合适的抗生素（抗菌谱，充足的释放特性）
·杀菌性（克林霉素除外）
·粉状（绝不使用液体抗生素）
·最大可以 10% 的比例将抗生素加入 PMMA 粉中

需要考虑的是，混入抗生素粉可能会改变骨水泥的聚合作用，导致固化加速和力学性能减弱。现代骨水泥固定技术的原则适用于所有情况。为了改善骨—骨水泥界面，使用骨水泥前应先将止血带充气。

术后抗生素治疗

术后住院 12~20 天（一般为 14 天），而相关的术后全身性抗生素应用是 10~14 天（链球菌例外）。在二期翻修中，静脉应用抗生素持续 6 周是很常见的，这一延长的合理性在研究中没有明确说明。相反，有明确证据表明术后发生全身和器官特异性并发症可能与长期使用抗生素有关[18]。

术后康复

一期翻修术后康复治疗应当个体化，即根据骨缺损、软组织损害、感染程度和患者的具体情况，为患者制订个性化治疗方案。虽然在因结构破坏而需要制动与一般希望早期活动之间需要有所平衡，但是我们建议在术后 8 天以内开始活动，负重与否取决于术中所见。因此，可以采用与初次 TKA 相同的功能锻炼计划。在没有植骨的患者中，充足的骨量和相对较少的软组织受累，使得患者术后在完全负重的情况下即刻活动将成为可能。

术后并发症

感染的持续存在或复发仍然是一期翻修最受关注的并发症。非耐药菌感染的二期翻修的失败率为 9%~20%。我们尚未发表的数据显示，一期翻修的结果类似。这是我们对接受一期翻修的患者进行了 8 年随访得到的结果（未发布的数据）[2, 6, 22]。因此，我们在与患者讨论时，应告知其存在 10%~20% 的复发或新发感染的可能性。膝关节僵硬和活动度降低是另一种术后并发症。虽然我们无法提供关于一期翻修和二期翻修的功能结果评价的比较数据，但我们坚信不使用占位器以及不进行部分或完全制动能产生更好的功能结果。

我们认为手术直接损伤神经或主要血管的风险对有经验的外科医生来说是非常低的，即使是在彻底、完全的清创术中。伸膝机制的进一步破坏主要与之前手术的次数和膝关节僵硬程度相关。极少数情况下，如果感染合并明显的膝关节僵硬，可行胫骨结节截骨。

我们没有在感染的情况下使用同种异体髌腱移植治疗伸膝机制破坏的经验。至于发生术中或术后骨折的风险，应与二期翻修或多次翻修是相当的。

小　结

成功翻修（无论一期还是二期）必须得到膝关节穿刺的阳性培养结果，以明确所需的抗菌谱。用可在局部释放治疗浓度抗生素的骨水泥固定假体是目前一期翻修的金标准。此外，手术的成功也与特定微生物学家的经验有关，包括针对特定患者的全身和局部个体化抗生素治疗方案。被感染的假体移除后，必须进行完全、彻底的局部清创。一般来说，"一期翻修是一次进行的二期翻修"，迈克尔·弗里曼教授喜欢这样说，并且两者的术前准备也是一样的。因此，一期翻修过程中置入新的骨水泥型假体成为可能，骨水泥中混有针对患者的特定敏感抗生素。

参考文献

1. Buechel FF, Femino FP, D'Alessio J. Primary exchange revision arthroplasty for infected total knee replacement: a long-term study. Am J Orthop (Belle Mead NJ). 2004;33(4): 190-8; discussion 8. Epub 2004/05/11. eng.

2. Kilgus DJ, Howe DJ, Strang A. Results of periprosthetic hip and knee infections caused by resistant bacteria. Clin Orthop Relat Res. 2002;404:116-24. Epub 2002/11/20. eng.

3. von Foerster G, Kluber D, Kabler U. Mid- to long term results after treatment of 118 cases of periprosthetic infections after knee joint replacement using one-stage exchange surgery. Orthopade.
1991;20(3):244-52. Epub 1991/06/01. Mittel- bis langfristige Ergebnisse nach Behandlung von 118 periprothetischen Infektionen nach Kniegelenkersatz durch einzeitige Austauschoperation. ger.

4. Gehrke T, Haasper C. Comment on: Two-stage revision of septic knee prosthesis with articulating knee spacers yields better infection eradication rate than one-stage or two-stage revision with static spacers. Knee Surg Sports Traumatol Arthrosc Off J ESSKA.2014;22(8): 1958-9.

5. Pietsch M, Wenisch C, Traussnig S, Trnoska R, Hofmann S. Temporary articulating spacer with antibiotic-impregnated cement for an infected knee endoprosthesis. Orthopade. 2003;32(6):490-7. Die temporare Antibiotikaspacerprothese

bei der infizierten Knieendoprothese. ger.

6. Jacobs C, Christensen CP. Berend ME. Static and mobile antibiotic-impregnated cement spacers for the management of prosthetic joint infection. J Am Acad Orthop Surg. 2009;17(6):356-68. Epub 2009/05/29. eng.

7. Fink B, Rechtenbach A, Buchner H, Vogt S, Hahn M. Articulating spacers used in two-stage revision of infected hip and knee prostheses abrade with time. Clin Orthop Relat Res. 2011;469(4):1095-102. Pubmed Central PMCID: 3048284, Epub 2010/07/29. eng.

8. Citak M, Argenson JN, Masri B, Kendoff D, Springer B, Alt V, et al. Spacers. J Arthroplasty. 2014;29(2 Suppl):93-9.

9. Citak M, Citak M, Kendoff D. Dynamic versus static cement spacer in periprosthetic knee infection: a meta-analysis. Orthopade. 2015;44(8):599-606. Dynamischer vs. statischer Zementspacer in der Knietotalendoprotheseninfektion; Eine Metaanalyse.

10. Lichstein P, Gehrke T, Lombardi A, Romano C, Stockley I, Babis G, et al. One-stage vs two-stage exchange. J Arthroplasty. 2014;29(2 Suppl): 108-11.

11. Della Valle C, Parvizi J, Bauer TW, Dicesare PE, Evans RP, Segreti J, et al. AAOS Clinical Practice Guideline Summary: diagnosis of periprosthetic joint infections of the hip and knee. J Am Acad Orthop Surg. 2010;18(12):760-70. Epub 2010/12/02. eng.

12. Parvizi J, Gehrke T, International Consensus Group on Periprosthetic Joint I. Definition of periprosthetic joint infection. J Arthroplasty. 2014;29(7):1331.

13. Frommelt L, editon Periprosthetic infection - bacteria and the interface between prosthesis and bone. New York: Springer; 2004.

14. Mont MA, Waldman BJ, Hungerford DS. Evaluation of preoperative cultures before second-stage reimplantation of a total knee prosthesis complicated by infection. A comparison-group study. J Bone Joint Surg Am. 2000;82-A(11):1552-7. Epub 2000/11/30. eng.

15. Hanssen AD, Spangehl MJ. Practical applications of antibiotic-loaded bone cement for treatment of infected joint replacements. Clin Orthop Relat Res. 2004;427:79-85. Epub 2004/11/24. eng.

16. Kordelle J, Klett R, S tahl U, Hossain H, Schleicher I, Haas H. Infection diagnosis after knee-TEP-implantation. Z Orthop Ihre Grenzgeb. 2004;142(3):337-43. Epub 2004/07/14. Infektdiagnostik nach Knie-TEP-Implantation. ger.

17. Gehrke T, Frommelt L, G. vF, editors. Pharmakokinetik study of a gentamycin/clindamycin bone cement used

in one stage revision arthroplasty. In: Bone cement and cementing technique. New York: Springer; 1998.

18. MacGillivray RG, Tarabichi SB, Hawari MF, Raoof NT. Tranexamic acid to reduce blood loss after bilateral total knee arthroplasty: a prospective, randomized double blind study. J Arthroplasty. 2011;26(1):24-8. Epub 2010/02/23. eng.

19. Zimmerli W, Trampuz A, Ochsner PE. Prostheticjoint infections. N Engl J Med. 2004;351(16): 1645-54. Epub 2004/10/16. eng.

20. Winkler H, Kaudela K, Stoiber A, Menschik F. Bone grafts impregnated with antibiotics as a tool for treating infected implants in orthopedic surgery - one stage revision results. Cell Tissue Bank. 2006;7(4):319-23. Epub 2006/05/20. eng.

21. Lachiewicz PF, Bolognesi MP, Henderson RA, Soileau ES, Vail TP. Can tantalum cones provide fixation in complex revision knee arthroplasty? Clin Orthop Relat Res. 2012;470(11):199-204. doi: 10.1007/s1 1999-011-1888-9.

22. Azzam K, McHale K, Austin M, Purtill JJ, Parvizi J. Outcome of a second two-stage reimplantation for periprosthetic knee infection. Clin Orthop Relat Res. 2009;467(7):1706-114. Pubmed Central PMCID: 2690747, Epub 2009/02/19. eng.

21 膝关节假体周围感染的非骨水泥翻修术

著者：Rhidian Morgan–Jones

翻译：郭永园　刘培来

摘要：对膝关节假体周围感染的翻修，采用非骨水泥固定技术需要讨论几个关键问题：首先，什么是系统有效的清创，以及如何实施；其次，重新认识局部重建和固定的概念，并寻找处理骨缺损的方法；最后，讨论抗生素的作用和已发表的结果。

关键词：清创术，膝关节非骨水泥翻修术，局部固定，抗生素应用。

引　言

清创术指通过手术去除伤口的异物和坏死组织，来源于最初的法语"debridement"（1835~1845），相当于"debride"，字面意思是拿走缰绳。在现代骨科感染管理中，我们必须了解清创术包含什么，具有什么可重复的步骤等。在此，我们将讨论适用于膝关节感染翻修的清创术。其重要性不言而喻，因为翻修最常见的原因是感染，概率为30%~50%[1]。彻底清创后，重建和固定应按照术前计划进行。在考虑骨缺损的重建和剩余骨量充分利用的基础上，按照术前计划进行操作，是否使用骨水泥固定并不重要[2-5]。本章将讨论不使用骨水泥固定的膝关节感染翻修术中的清创、重建和固定、抗生素应用和最终的结果。

清创术

可以延长的切口

对于膝关节感染，清创术应采用可延长的切口，同时必须考虑之前的皮肤切口或其他切口。作为一般原则，如果合适的话，可以使用以前的切口；如有需要，可以向近端和远端延长。准备好切除可妨碍活动关节的广泛瘢痕，但是对膝关节僵硬或活动受限者进行处理时应小心。切除切口处的窦道，孤立的窦道可以刮除，深部的窦道需要被彻底切除。如果感染源被移除并彻底清创，所有的窦道都将会愈合。存在潜在的无活性或坏死的皮肤缺损时，应考虑通过

R. Morgan–Jones, MBBCh, MMedSci,

FRCS (Ed/Tr&Orth)

Department of Trauma and Orthopaedics, University

Hospital of Wales, Cardiff, Wales, UK

e–mail: rhidianmj@hotmail.com

© Springer International Publishing Switzerland 2016

D. Kendoff et al. (eds.), *Periprosthetic Joint Infections: Changing Paradigms,*

DOI 10.1007/978–3–319–30091–7_21

整形手术覆盖创面，通常腓肠肌内侧旋转皮瓣或带蒂皮瓣足矣。作者支持行胫骨结节截骨以便彻底清创并置入假体，同时也保护了伸膝机制。

清创的方法 [6~8]

清创可分为浅表清创和深部清创。浅表创面清创可分为自溶性的，包括水凝胶和自溶酶；酶催化性的，包括链激酶和胶原酶；以及生物性的，包括蛆疗法。

深部创面清创同样可以分为手术方法，包括清除和锐性切除；机械性方法，包括刮匙刮除和绞刀扩大髓腔，电动冲洗和双氧水浸泡[9]；以及化学方法，包括应用乙酸[10]和蜂蜜[11, 12]。

处理膝关节成形术后感染时，应重点关注深部清创。然而，我们也应该考虑软组织覆盖，否则会导致伤口愈合不良和深层组织的继发损伤[13, 14]。

手术清创

关节成形术后感染的处理类似死骨清除术，包括必须去除所有内置物和坏死组织。锐性切除包括彻底切除滑膜、所有可见的感染的膜性组织和生物膜。只有完成清除内置物和锐性切除后，才可以开始下一步的清创。

机械清创

机械清创有若干明确的步骤。用刮匙刮除股骨和胫骨关节面以及髓腔内剩余的生物膜、无血供的死骨和骨水泥残渣。完成股骨和胫骨表面清创后，使用动力系统扩髓去除残存的包鞘和纤维结缔组织膜，这是来自南非约翰内斯堡的 Charles Lautenbach 教授[15~18]所描述的方法。完成所有部位的清创后，使用电动冲洗枪对所有关节面和髓腔进行冲洗。脉冲冲洗可清除手术区域内游离的碎屑，更重要的是，可以

使任何感染的、附着于骨面的组织膜变得水肿。水肿的组织膜更容易被看到，并随后被清除。机械清创应是重复性的，至少需要重复 2~3 次才能彻底清创。与术野的冲洗部位和如何冲洗相比，脉冲冲洗的量没有那么重要。软组织、关节表面和髓腔的冲洗必须按顺序执行。多数外科医生喜欢用普通生理盐水，如果医生喜欢，也可以在冲洗液中加入其他成分如化学药品或抗生素。

H_2O_2 被用于清创，是因为氧的释放可以产生泡沫清洗的机械作用，并能够在理论上降解生物膜并穿透细胞壁。H_2O_2 的使用仍存在争论，主要是使用 H_2O_2 有引起空气栓塞的风险，虽然使用止血带可以降低这种风险。如果使用 H_2O_2，那么应在每次机械清创后使用 H_2O_2，可以使生物膜和微生物更易于通过刮除、绞锉、冲洗等机械方法被清除。

化学清创

化学清创是深部清创的最后一步，目的是创造一个不利于感染存在的化学环境，进一步降解残留生物膜，杀灭细菌，防止细菌生长。作者更喜欢使用 3% 的乙酸[19]，它能降低局部环境的 pH，并对革兰阴性菌和革兰阳性菌都有作用。一般在重新置入假体前用乙酸浸泡 10 分钟就可以了。另一种选择是使用 SurgiHoney ™[11, 12]，它具有局部渗透作用，同时也可产生 H_2O_2。SurgiHoney 也可以作为再置入假体的抗菌涂层使用。其他可选用的清创化学试剂包括酒精、聚维酮碘 / 氯己定和次氯酸盐等。

分区固定与重建

内置物的牢固固定对假体长期存留非常重要，同时可早期进行康复和功能锻炼，与是否

使用骨水泥无关。骨缺损越大，固定越困难。固定分为三个区域：关节面或骨端（1区），干骺端（2区）和骨干（3区）。在多数膝关节置换术后翻修中，1区多被破坏，因此需要使用2区和3区进行固定。分区固定和重建的概念对胫骨和股骨均适用（图21.1，图21.2）。

1区固定：骨端固定（关节面固定）

在多数翻修和所有再翻修中，1区多因内置物失败和移除而受损。为了加强1区的固定，需要重建稳定的关节面，不能有骨水泥碎屑、死骨和纤维膜。在可能的情况下，水平切除会扩大骨缺损，但有助于提高假体的稳定性和固定效果。可以通过骨水泥、骨移植或金属块来填充骨缺损，但是1区的固定只能通过PMMA骨水泥来实现。原则上，不论哪个区存在缺损，至少需要其他在1个区达到牢固固定。偏心杆可以连接1区和3区。骨干的几何形状和骨骺

是不一致的，因此有时需要偏心杆来实现1区覆盖的最佳化，并避免出现平台内悬。

2区固定：干骺端

自从Julius Wolff于1892年描述了以他的名字命名的Wolff定律以来[20, 21]，我们了解了骨对加载负荷的反应是骨密度增加，不负重时骨会被再吸收。传统的膝关节翻修忽略了干骺端固定，而主要关注了骨干和关节面（3区和1区）固定。然而，干骺端（2区）固定可以使固定更靠近关节面，使关节线的恢复变得更容易。干骺端的几何形状和关节面类似，因此避免了在胫骨假体上使用偏心杆。同样，2区固定也可以使股骨假体后移并可以使用较短的延长杆，以减轻股骨前弓导致的假体前移。如果不能进行2区固定，可能会导致固定于1区的垫块受到无法控制的生物剪切应力，不稳定性增加，从而可能造成翻修的早期失败[22~24]。

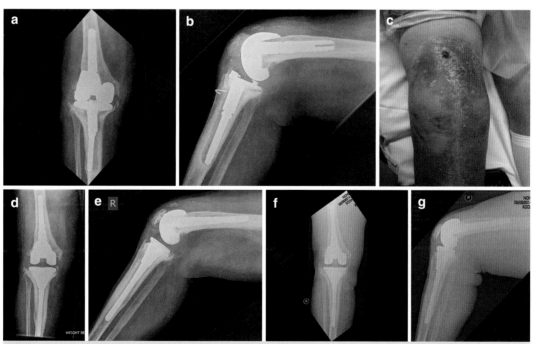

图21.1　（a，b）感染的、松动的TKA翻修，二期翻修术后18个月；（c）引流窦道和发炎软组织包膜的临床照片；（d，e）一期翻修后X线片，在2区用非骨水泥固定的干骺袖套固定，在3区用骨干柄进行固定；（f，g）翻修术后3年的X线片，固定和生理负荷导致股骨和胫骨重塑

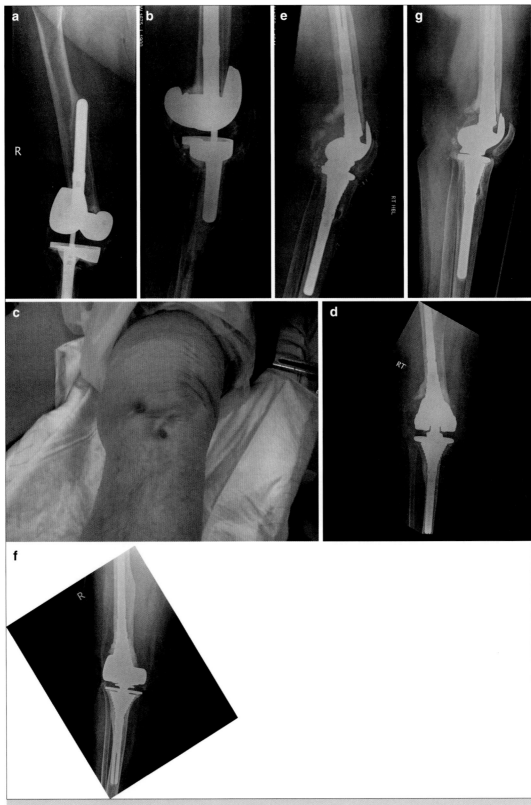

图21.2 （a，b）TKA 翻修后出现慢性感染，伴明显骨缺损。股骨和胫骨的 AORI 分型为均为3型。（c）大体照可见，TKA 翻修后的慢性感染，有多个窦道形成。（d，e）采用非骨水泥固定假体翻修术后 X 线片：2 区干骺端采用袖套，3 区骨干采用延长杆。（f，g）4 年后随访显示假体固定良好，并且负重后出现了股骨和胫骨的骨再生

目前，直接的 2 区固定只有两种方法，即骨水泥[25]或干骺端袖套（DePuy-Synthes）[26, 27]。干骺端骨水泥固定价格便宜，使用方便，骨水泥柄和非骨水泥柄均可应用。干骺端袖套固定的应用始于 1975 年，但一直作为 S-ROM Noiles 旋转铰链膝的一部分[26]，表现了良好的中期效果。干骺端袖套固定优化了负荷转移，改善了骨的再生（"Wolff 定律"）和长上[27]。即使在有皮质骨或松质骨的缺损情况下，更靠近关节的固定能提供更好的关节线恢复和轴向 / 旋转的稳定性，同时也可以替代长柄[28, 29]。干骺端袖套作为活动平台翻修系统的一部分已经应用超过 30 年，但最近才开始流行，并且早中期结果良好[4, 30, 31]。如果 1 区被充分保护并进行了可靠的骨水泥固定，或许就无须加用 3 区固定了。关于建议广泛使用无延长柄的干骺端固定的数据不多。

干骺端袖套是可同时进行骨重建和假体固定的唯一方法。完成重建后，2 区干骺端间接固定也是可能的。当 1 区使用垫块填充时，2 区重建也可以通过以下方法实现：应用骨水泥、骨移植（同种异体结构性植骨或颗粒打压植骨）[32]或使用金属骨小梁（TM）cone（Zimmer），后者作为金属骨移植并被用于环状结构的重建。金属骨小梁与松质骨具有类似的结构，有高度的生物相容性和骨传导作用[33, 34]。一旦确认干骺端重建是安全、稳定的，接下来的 2 区固定可以采用骨水泥完成。金属骨小梁具有获得容易、术中压配稳定以及允许立即负重等优点[35, 36]。即使在因感染翻修而获得的胫骨 TM 标本中，也证实了骨的长入[37]。然而，2 区重建的实现，应由可靠的 3 区固定提供支持，不论使用的是骨水泥型还是非骨水泥型延长杆。

3 区固定：骨干

在干骺端必须应用垫块时，使用骨干延长杆的 3 区固定可以分散干骺端的应力，从而保护假体—骨水泥界面，以避免发生固定失败。延长杆可以是骨水泥型或非骨水泥型的，两者都可以提供长期生存，但两者都有各自的局限性。在骨水泥固定时，随着时间的推移，干骺端会出现骨吸收[38]。使用非骨水泥型延长杆似乎对干骺端是有利的[39]。

骨干的几何形状和骨骺端的几何形状不是完全一致的，因此偶尔需要使用偏心延长杆，可以优化关节表面的覆盖。然而，目前还不清楚骨水泥固定和非骨水泥固定哪个更有优势，并且延长杆最佳长度和最佳直径也仍然不清楚[40]。在二期翻修置入假体时，与骨水泥型延长杆相比，非骨水泥型延长杆已被证实 X 线影像可见的失败征象出现率较低；尽管在非骨水泥型假体中没有使用含抗生素的骨水泥，两者的再感染率是相同的[5]。

治疗方法选择

治疗方法选择应基于骨缺损的严重程度和骨重建方法，包括骨水泥、异体骨移植、金属垫块、大号假体等。近年来，具有高孔隙率的新型合金出现并应于临床，获得了令人满意的短期结果[41, 42]。然而，应该认识到，所有治疗骨缺损的方法都有不同的利与弊[43]。选择最好的治疗方法基于多种因素，包括缺陷大小和位置、患者的年龄和健康、能够进行术后康复的能力等。干骺端袖套和多孔钽块（cone）是处理中心型、包容性或非包容性大块骨缺损的主要方法。在骨缺损的病例中使用延长杆，有助于加强固定和减轻股骨髁所承受的应力[44]。

骨水泥填充

临床应用有限，适用于 5~10 mm 的小的骨缺损。骨水泥的优势是便宜和容易获得，缺点是难以用于非包容性缺损，由于固定不良早期可出现 X 线透亮线，以及不能促进骨再生以备再次手术。然而，对于老年人、要求低的患者和作为权宜之计，骨水泥填充仍然有存在价值。骨水泥填充可与固定在骨皮质上的金属螺钉联合应用，形成混合加强结构[45]，但并没有在临床上得到广泛应用。

骨移植

进行植骨时，对宿主骨必须进行彻底清创直到有活性的层面并进行全面冲洗。移植骨必须被包容和/或进行打压，最好是两者兼而有之。只要有可能，植骨的目的就是为了形成具有固有结构稳定性的移植物，尽管总是需要采用延长杆来保护。高并发症发生率一直存在，包括移植骨—宿主骨不愈合、无菌性松动、假体周围骨折、感染和假体不稳[46]。同种异体骨移植有若干优势：可用于多种骨缺损，而且可以满足不同需要（结构性植骨或颗粒打压植骨）；如果出现骨整合，移植骨可以重建骨缺损，当然这不是能提前预知的[47, 48]。

然而，缺点也有很多：结构性植骨有优良的负荷转移能力，但是除非再血管化并发生骨整合，否则可能导致塌陷。结果则有赖于手术医生的技术，是生物学不可预测的。在许多国家和机构中，异体骨供应有限并且价格昂贵。疾病传播的风险也是真实存在的，但在统计学上可忽略不计。如未能实现再血管化和骨整合，会有发生不愈合和塌陷的风险。然而，部分研究人员已经报道了可接受的中期结果，包括结构性大块同种异体骨移植[49]和颗粒打压植骨[50]。其余报道不太支持这两种方法[51~54]。使用抗生素处理的同种异体松质骨移植，可将感染的风险降到最低[55~57]。

与同种异体骨移植相比，自体骨移植有若干优势：具有更高的生物活性，没有疾病传播的风险，轮廓容易修整，不愈合的风险更低。然而，缺点也很明显，包括来源有限、只能提供较小的骨块和有限的颗粒植骨。自体骨移植通常只适用于复杂的初次 TKR。骨替代物已实现商业化，同时具有骨传导和骨诱导功能，可以是粉状、膏状和可注射的。然而，骨替代物的使用也有很明显的缺点，如较高的成本、不确定的骨整合以及缺乏结构性选择等。

综上所述，骨移植在年龄和生理上比较年轻的患者的 TKR 翻修中占有一席之地，可以增加骨量，为不同类型的骨缺损提供了多种解决方案。同种异体骨移植可以用于大块骨缺损的结构性植骨。同种异体骨移植、自体骨移植或骨替代物适用于较小的骨缺陷。

假体垫块

多数现代翻修系统都包括一套完整的金属垫块和延长杆，用于在 1 区（关节面）和 2 区（干骺端）进行重建，在 3 区（骨干）进行支撑固定。

金属垫块获得方便，没有疾病传播的风险，不会压缩或塌陷，可提供良好的负荷转移并具有截骨导向器作用，使得应用简单、准确。缺点包括尺寸和形状有限，从而可能会导致宿主骨更多的骨损失。通常需要使用骨干延长杆进行固定。金属垫块在大块骨缺损中可能并不是一个很好的选择，模块化设计会使骨碎屑更多，不进行干骺端和骨干重建则可能会导致早期失败[2]。骨水泥型和非骨水泥型延长杆的固定仍然存在争议，但是两者的使用都得到了支持[58~62]。

新一代干骺端内置物对骨重建产生了巨大

影响。最常见的选择包括干骺端袖套（DePuy-Synthes）[2, 4]或多孔重建 cone（Zimmer）[63, 64]。金属骨小梁 cone 在术后 1 年时表现了良好的骨整合影像学内置表现，使得未来发生塌陷或移植物移位的可能性降低[65]。干骺端袖套固定的应用超过了 30 年，其生理性负荷有助于骨再生，保证了长期固定的安全性[4, 27-31, 66-69]。

综上所述，金属垫块具有通用性，允许术中根据具体情况进行选择，适合中等大小的非包容性骨缺陷。钽金属 cone 可以重建 2 区的大块骨缺损，有可预见到的骨整合，并提高了骨水泥型内置物固定的安全性。干骺端袖套提供了一个很好的选择，可用于 2 区非骨水泥固定的重建；无论是对包容性还是非包容性骨缺陷，均可提供即时的固定和重建，从而避免了植骨。

抗生素治疗重要吗？

清创术是清除感染的关键。更令人困惑的问题是抗生素在根除感染和预防感染再发中的作用。对于根除感染，抗生素被认为是手术的辅助手段，可治疗软组织包膜感染和杀灭残余的病原微生物。为此，在整个手术期间，抗生素浓度应处于杀菌水平。为了预防内置物的污染/感染，抗生素的应用有助于防止生物膜形成，因此必须在术后使用足够长的时间。翻修手术后抗生素的使用时间从 2 周至 6 个月不等，取决于手术是一期翻修、二期翻修，还是保留假体的清创，以及微生物和宿主对抗生素的敏感性和耐受性[70~72]。

抗生素可全身或局部给药，用药时间长度也不同。所有外科医生术后最初都通过静脉应用抗生素，5 天到 6 周后可转为口服，取决于宿主和微生物的变化。口服治疗的持续时间从 6 周到 6 个月不等。可以通过各种方式实现抗生素的局部给药。抗生素可以在术前预混入骨水泥，

或在术中将抗生素手工混入骨水泥。在非骨水泥膝关节翻修中，抗生素骨水泥常用于 1 区以提供固定并消除内置物与骨之间的死腔。生物可降解的内置物如硫酸钙或胶原蛋白，被用来提高关节囊内抗生素的浓度。局部应用抗生素的优点是可以提供计划剂量的抗生素并且维持较高的浓度。已有抗生素处理的移植骨成功应用于髋关节假体周围感染的一期翻修[55-57]和膝关节假体周围感染的二期翻修的报道[73]。

已发表的膝关节假体周围感染行非骨水泥假体翻修的结果

完成彻底清创后，手术医生面临的问题是：一期翻修还是二期翻修，骨缺损的重建和长期固定。遗憾的是，相关变量太多，以致无法通过随机试验进行比较。然而，感觉和经验告诉我们，可以通过多种方式获得优良的结果。因此，只要外科医生坚持正确的感染清除原则、抗生素的使用原则，以及分区重建和固定原则，就有望最终获得较好的结果。其他章节多用文献来支持其立场，在此我们同样通过回顾，对感染 TKA 进行非骨水泥固定翻修文献进行讨论。

Edwards 等[5]在回顾性研究中，比较了骨水泥和非骨水泥固定的骨干延长杆在感染关节二期翻修中的应用。非骨水泥固定的骨干延长杆影像学失败率较低，这项研究没有关注感染的残存，而是关注延长杆的保留，至少通过影像学随访 2 年。尽管在非骨水泥结构中没有应用抗生素骨水泥，但两者的再感染率相似。然而，Vince 和 Long[62]报道了 3 例二期翻修患者出现早期无菌性松动，数据来源于 13 例使用压配髓内杆固定的翻修患者。

Bourne 等[74]报道了 135 例使用非骨水泥压配延长杆翻修的患者，其中 34 例（25%）因感染而行二期翻修。在因感染而行翻修的患者中，

有 2 例出现了再感染并伴有 X 线影像的透亮线，提示有松动。Agarwal 等[4] 观察了非骨水泥固定的干骺端袖套重建和固定，随访至少 2 年，在 31 例一期感染翻修中确认无复发性感染。同样，Hanssen 等[35] 报道了骨长入多孔干骺端钽金属 cone，数据来源于 7 例二期翻修病例，骨长入未受先前感染的影响。

Whiteside[59] 使用了非骨水泥的延长杆和螺钉固定，进行了二期翻修和"抗生素处理"的骨移植。中期随访时，33 例翻修患者中有 29 例未见感染。非骨水泥固定应用于保肢手术也有报道[61]。对于未达到骨融合的患者，采用二期翻修、使用非骨水泥髓内钉治疗慢性膝关节假体周围感染。2 年随访时，89.5% 未出现感染复发。没有无菌性松动或内置物失败的报道。

小 结

清创是任何翻修的正规步骤之一，和重建软组织平衡一样重要。清创有明确的步骤，分别为外科手术性、机械性和化学性清创，需要进行彻底、重复的清创。对反复清创概念的理解也是至关重要的，因为没有一名外科医生通过一次手术就能完全清除感染。最后，清创应独立于重建，在重建前必须达到彻底清创。分区重建和固定的概念，使外科医生能够以系统的方式使用选择的假体，以达到可重复的结果。目前发表的文献虽然不多，但已经证实在膝关节假体周围感染的翻修中，非骨水泥固定与骨水泥固定的效果相当。

参考文献

1. Aggarwal VK, Goyal N, Deirmengian G, Rangavajulla A, Parvizi J, Austin MS. Revision total knee arthroplasty in the young patient: is there trouble on the horizon? J Bone Joint Surg Am. 2014;96(7):536-42.

2. Morgan-Jones R, Oussedik SIS, Graichen H, Haddad FS. Zonal fixation in revision total knee arthroplasty. Bone Joint J. 2015;97-B(2): 147-9.

3. Whiteside LA. Cementless revision total knee arthroplasty. Clin Orthop Relat Res. 1993;286:160-7.

4. Agarwal S, Azam A, Morgan-Jones R. Metal metaphyseal sleeves in revision total knee replacement. Bone Joint J. 2013;95-B(12): 1640-4.

5. Edwards PK, Fehring TK, Hamilton WG, Perricelli B, Beaver WB, Odum SM. Are cementless stems more durable than cemented stems in two-stage revisions of infected total knee arthroplasties? Clin Orthop Relat Res. 2014;472(1):206-11.

6. Leaper DJ, Harding KG, editors. Wounds: biology and management. Oxford: Oxford University Press; 1998.

7. Falanga V, Harding KG, editors. The clinical relevance of wound bed preparation. Berlin/Heidelberg/New York: Springer; 2002.

8. Cherry GW, Hughes MA, Ferguson MWJ, Leaper DJ (2000) Wound healing. In: Morris PJ, Wood WC eds. Oxford Textbook of Surgery, 2nd edn.

9. Al-Ali M, Sathorn C, Parashos P. Root canal debridement efficacy of different final irrigation protocols. Int Endod J. 2012;45(10):898-906.

10. Nagoba BS, Selkar SP, Wadher BJ, Gandhi RC. Acetic acid treatment of pseudomonal wound infections-a review. J Infect Public Health. 2013;6(6):410-5.

11. Dryden M, Milward G, Saeed K. Infection prevention in wounds with Surgihoney. J Hosp Infect. 2014;88(2):121-2.

12. Dryden M, Tawse C, Adams J, Howard A, Saeed K, Cooke J. The use of Surgihoney to prevent or eradicate bacterial colonisation in dressing oncology long vascular lines. J Wound Care. 2014;23(6):338-41.

13. Ågren MS. Wound debridement optimisation. J Wound Care. 2014;23(8):381.

14. Eckardt JJ, Wirganowicz PZ, Mar T. An aggressive surgical approach to the management of chronic osteomyelitis. Clin Orthop Relat Res. 1994;298:229-39.

15. Weber FA, Lautenbach EE. Revision of infected total hip arthroplasty. Clin Orthop Relat Res. 1986;211:108-15.

16. Caesar BC, Morgan-Jones RL, Warren RE, Wade RH, Roberts PJ, Richardson JB. Closed double-lumen suction irrigation in the management of chronic diaphyseal osteomyelitis: long-term follow-up. J Bone Joint Surg Br. 2009;91(9):1243-8.

17. Hashmi MA, Norman P, Saleh M. The management of chronic osteomyelitis using the Lautenbach method. J Bone Joint Surg Br. 2004;86(2):269-75.

18. Zalavras CG, Singh A, Patzakis MJ. Novel technique for medullary canal débridement in tibia and femur

osteomyelitis. Clin Orthop Relat Res. 2007;461:31-4.

19. Schaefer P, Baugh RF. Acute otitis externa: an update. Am Fam Physician. 2012;86(11):1055-61.

20. Wolff J. The law of bone remodelling. Berlin: Springer; 1986.

21. Richard A. Brand Biographical Sketch: Julius Wolff, 1836-1902. Clin Orthop Relat Res. 2010;468(4): 1047-9.

22. Brigstocke G, Agarwal Y, Bradley N, Crocombe A. Finite element study of augmented total knee replacement. Orthop Proc July. 2012;94-B:55.

23. Brigstocke G, Agarwal Y, Bradley N, Frehill B, Crocombe A. Finite element analysis of cement shear stresses in augmented total knee replacement. Orthop Proc July. 2012;94-B:59.

24. Frehill B, Crocombe A, Cirovic S, Agarwal Y, Bradley N. Initial stability of type-2 tibial defect treatments. Proc Inst Mech Eng H. 2010;224(1):77-85.

25. Sah AP, Shukla S, Della Valle CJ, Rosenberg AG, Paprosky WG. Modified hybrid stem fixation in revision TKA is durable at 2 to 10 years. Clin Orthop Relat Res. 2011;469(3):839-46.

26. Jones RE, Skedros JG, Chan AJ, Beauchamp DH, Harkins PC. Total knee arthroplasty using the S-ROM mobile-beating hinge prosthesis. J Arthroplasty. 2001;16(3):279-87.

27. Meftah M, Ranawat A, Ranawat CS. Osteointegration of non-cemented metaphyseal sleeves in revision total knee arthroplasty. Bone Joint J. 2013;95-B Suppl 34:492.

28. Jones RE, Barrack RL, Skedros J. Modular, mobile-bearing hinge total knee arthroplasty. CORR. 2001;392:306-14.

29. Jones RE. Mobile bearings in revision total knee arthroplasty. Instr Course Lect. 2005;54:225-31.

30. Ahmed I, Maheshwari R, Walmsley P, Brenkel I. Use of porous stepped metaphyseal sleeves during revision total knee arthroplasty. J Bone Joint Surg (Br). 2012;94-B(suppl XXIX):55.

31. Mullen M, Bell SW, Rooney BP, Leach WJ. Femoral and tibial metaphyseal sleeves in revision total knee arthroplasty. Bone Joint J. 2013;95-B(Suppl):30-45.

32. Toms AD, Barker RL, McClelland D, Chua L, Spencer-Jones R, Kuiper J-H. Repair of defects and containment in revision total knee replacement. J Bone Joint Surg Br. 2009;91 -B :271-7.

33. Meneghini RM, Lewallen DG, Hanssen AD. Use of porous tantalum metaphyseal cones for severe tibial bone loss during revision total knee replacement. Surgical technique. Joint Surg Am. 2009;91(Suppl 2 Pt 1):131-8.

34. Lachiewicz PF, Bolognesi MP, Henderson RA, Soileau ES, Vail TP. Can tantalum cones provide fixation in complex revision knee arthroplasty? Clin Orthop Relat Res. 2012;470(1):199-204.

35. Meneghini RM, Lewallen DG, Hanssen AD. Use of porous tantalum metaphyseal cones for severe tibial bone loss during revision total knee replacement. J Bone Joint Surg Am. 2008;90(1):78-84.

36. Long WJ, Scuderi GR. The use of porous tantalum for bone loss in revision total knee arthroplasty: a minimum 2 year follow-up. J Bone Joint Surg Br. 2011;93-B(Suppl IV):418-9.

37. Sambaziotis C, Lovy AJ, Koller KE, Bloebaum RD, Hirsh. DM. Kim. Histologic retrieval analysis of a porous tantalum metal implant in an infected primary total knee arthroplasty. J Arthroplasty. 2012;27 (7):1413.5-9.

38. Lonner JH, Klotz M, Levitz C, Lotke PA. Changes in bone density after cemented total knee arthroplasty: influence of stem design. J Arthroplasty. 2001;16(1): 107-11.

39. Completo A, Simões JA, Fonseca F, Oliveira M. The influence of different tibial stem designs in load sharing and stability at the cement-bone interface in revision TKA. Knee. 2008;15(3):227-32.

40. Completo A, Fonseca F, Simões JA. Strain shielding in proximal tibia of stemmed knee prosthesis: experimental study. J Biomech. 2008;41(3):560-6.

41. Beckmann J, Lüring C, Springorum R, Köck FX, Grifka J, Tingart M. Fixation of revision TKA: a review of the literature. Knee Surg Sports Traumatol Arthrosc. 2011;19(6):872-9.

42. Hongvilai S, Tanavalee A. Review article: management of bone loss in revision knee arthroplasty. J Med Assoc Thai. 2012;95 Suppl 10:S230-7.

43. Lombardi AV, Berend KR, Adams JB. Management of bone loss in revision TKA: it's a changing world. Orthopaedics. 2010;33(9):662.

44. Qiu YY, Yan CH, Chiu KY, Ng FY. Review article: treatments for bone loss in revision total knee arthroplasty. J Orthop Surg (Hong Kong). 2012;20(1):78-86.

45. Daines BK, Dennis DA. Management of bone defects in revision total knee arthroplasty. Instr Course Lect. 2013;62:341-8.

46. Scott RD. Revision total knee arthroplasty. Clin Orthop Relat Res. 1988;226:65-77.

47. Backstein D, Safir O, Gross A. Management of bone loss: structural grafts in revision total knee arthroplasty. Clin Orthop Relat Res. 2006;446:104-12.

48. Franke KF, Nusem I, Gamboa G, Morgan DA. Outcome of

revision total knee arthroplasty with bone allograft in 30 cases. TKR Acta Orthop Belg. 2013;79(4):427-34.

49. Lyall HS, Sanghrajka A, Scott G. Severe tibial bone loss in revision total knee replacement managed with structural femoral head allograft: a prospective case series from the Royal London Hospital. Knee. 2009; 16(5):326-31.

50. Engh GA, Ammeen DJ. Use of structural allograft in revision total knee arthroplasty in knees with severe tibial bone loss. J Bone Joint Surg Am. 2007;89(12) :2640- 7.

51. Naim S, Toms AD. Impaction bone grafting for tibial defects in knee replacement surgery. Results at two years. Acta Orthop Belg. 2013;79(2):205-10.

52. Ghazavi MT, Stockley I, Gilbert Y, Davis A, Gross A. Reconstruction of massive bone defects with allograft in revision TKA. J Bone Joint Surg Am. 1997;79:17-25.

53. Clatworthy MG, Ballance J, Brick GW, Chandler HP, Gross AE. The use of structural allograft for uncontained defects in revision total knee arthroplasty. A minimum five-year review. J Bone Joint Surg Am. 2001;83-A(3): 404-11.

54. Hilgen V, Citak M, Vettorazzi E, Haasper C, Day K, Amling M, Gehrke T, Gebauer M. 10-year results following impaction bone grafting of major bone defects in 29 rotational and hinged knee revision arthroplasties: a follow-up of a previous report. Acta Orthop.2013;84(4):387-91.

55. Winkler H. Rationale for one stage exchange of infected hip replacement using uncemented implants and antibiotic impregnated bone graft. Int J Med Sci. 2009;6(5):247-52.

56. Winkler H. Bone grafting and one-stage revision of THR-biological reconstruction and effective antimicrobial treatment using antibiotic impregnated allograft bone. Hip Int. 2012;22 Suppl 8:S62-8.

57. Winkler H, Stoiber A, Kaudela K, Winter F, Menschik F. One stage uncemented revision of infected total hip replacement using cancellous allograft bone impregnated with antibiotics. J Bone Joint Surg Br. 2008;90(12): 1580-4.

58. Mabry TM, Hanssen AD. The role of stems and augments for bone loss in revision knee arthroplasty. J Arthroplasty. 2007;22(4 Suppl 1):56-60.

59. Whiteside LA. Cementless reconstruction of massive tibial bone loss in revision total knee arthroplasty. Clin Orthop Relat Res. 1989;248:80-6.

60. Jazrawi LM, Bai B, Kummer FJ, Hiebert R, Stuchin SA. The effect of stem modularity and mode of fixation on tibial component stability in revision total knee arthroplasty. J Arthroplasty. 2001;16(6):759-67.

61. Scarponi S, Drago L, Roman6 D, Logoluso N, Peccati A, Meani E, Romanò CL. Cementless modular intramedullary nail without bone-on-bone fusion as a salvageprocedure in chronically infected total knee prosthesis: long-term results. Int Orthop. 2014;38(2):413-8.

62. Vince KG, Long W. Revision knee arthroplasty. The limits of press fit medullary fixation. Clin Orthop Relat Res. 1995;317:172-7.

63. Jensen CL, Winther N, Schrøder HM, Petersen MM. Outcome of revision total knee arthroplasty with the use of trabecular metal cone for reconstruction of severe bone loss at the proximal tibia. Knee. 2014;21(6):1233-7.

64. Vasso M, Beaufils P, Cerciello S, Schiavone Panni A. Bone loss following knee arthroplasty: potential treatment options. Arch Orthop Trauma Surg. 2014;134(4):543-53.

65. Rao BM, Kamal TT, Vafaye J, Moss M. Tantalum cones for major osteolysis in revision knee replacement. Bone Joint J. 2013;95-B(8):1069-74.

66. Alexander GE, Bernasek TL, Crank RL, Haidukewych GJ. Cementless metaphyseal sleeves used for large tibial defects in revision total knee arthroplasty. J Arthroplasty. 2013;28(4):604-7.

67. Accardo NJ, Noiles DG, Pena R, Accardo NJ. Noiles total knee replacement procedure. Orthopedics. 1979;2(1):37-45.

68. Flynn LM. The Noiles hinge knee prosthesis with axial rotation. Orthopaedics. 1979;2(6):602-5.

69. Barnett SL, Mayer RR, Gondusky JS, Choi L, Patel JJ, Gorab RS. Use of stepped porous titanium metaphyseal sleeves for tibial defects in revision total knee arthroplasty: short term results. J Arthroplasty. 2014;29(6): 1219-24.

70. Byren I, Bejon P, Atkins BL, Angus B, Masters S, McLardy-Smith P, Gundle R, Berendt A. One hundred and twelve infected arthroplasties treated with 'DAIR' (debridement, antibiotics and implant retention): antibiotic duration and outcome. J Antimicrob Chemother. 2009;63(6): 1264-71.

71. Hoad-Reddick DA, Evans CR, Norman P, Stockley I. Is there a role for extended antibiotic therapy in a two-stage revision of the infected knee arthroplasty? J Bone Joint Surg Br. 2005;87(2):171 4.

72. Sims AL, Baker P, Bellamy R, McMurtry IA. Outpatient parenteral antibiotic therapy in primary hip and knee arthroplasty infection managed with debridement and retention of prosthesis: a retrospective cohort study. Surg Infect (Larchmt). 2013; 14(3):293-6.

73. Whiteside LA. Treatment of infected total knee arthroplasty. Clin Orthop Relat Res. 1994;299:169-72.

74. Wood GC, Naudie DDR, MacDonald SJ, McCalden RW, Bourne RB. Results of press-fit stems in revision knee arthroplasties. Clin Orthop Relat Res. 2009; 467:810-7.

22 膝关节晚期感染：二期静态治疗方案

著者：Christopher P. Wilding, Michael C. Parry, Lee Jeys

翻译：吴云鹏 李德强

摘要： 对无法挽救的感染性膝关节置换的恰当处理仍然是一个挑战，避免膝上截肢仍然是最终目标。在本章中，我们将回顾可用于实现膝关节融合的技术，以此作为挽救肢体的手段。我们将一一阐述采用髓内钉、外固定、接骨板和带血管蒂的腓骨移植等方法，来实现关节融合的最新相关证据和临床结果，简要介绍常见的并发症及其处理。介绍关节融合患者的肢体功能，并与膝上截肢患者进行比较。最后，我们将讨论一些新的治疗方法，如针对这种复杂患者采用银涂层的关节融合钉来实现关节融合，并展示该方法的早期随访数据和我们的经验。

关键词： 关节融合，膝上截肢，髓内钉，外固定，带血管蒂的腓骨移植，接骨板，银涂层。

引 言

对于经历多次翻修、感染复发或顽固性感染患者，关节置换术后感染的治疗特别具有挑战性，常因骨质差、软组织覆盖差以及患者合并疾病多、一般状况差而使情况更加复杂。对于经历过多次翻修或因患者自身因素、微生物因素等，采用积极的保肢手术并存在较高失败风险的患者，膝关节融合术成为避免膝上截肢（AKA）的可行性选择。

自19世纪初以来，膝关节融合术成为化脓性关节炎、脊髓灰质炎、膝关节结核和全身状况较差的骨关节炎患者的治疗选择，并于1971年首次用于TKA失败的治疗[1]。自此，关节融合术成为矫形外科医生治疗方案中的一个可行性选择，用于那些无法挽救的TKA失败的复杂患者。

C. P. Wilding, MBBS, BSc (Hons)
Department of Orthopaedics, Royal Orthopaedic
Hospital, Birmingham, UK
e–mail: christopher. wilding@nhs.net

M.C. Parry, BSC, MBCHB, PGCME, MD, FRCS(✉)
Department of Oncology and Complex Arthroplasty,
Royal Orthopaedic Hospital, Birmingham, UK
e–mail: michael. parry3@nhs.net

L. Jeys, MBCHB, MSc (Ortho Eng), FRCS
Department of Orthopaedic Oncology,
Royal Orthopaedic Hospital, Birmingham, UK
e–mail: lee. jeys@btclick.com; lee. jeys@nhs.net

© Springer International Publishing Switzerland 2016
D. Kendoff et al. (eds.), *Periprosthetic Joint Infections: Changing Paradigms,*
DOI 10.1007/978–3–319–30091–7_22

本章将探讨以下与静态解决方案有关的膝关节假体周围感染治疗的相关主题：

· 关节融合术的适应证和禁忌证
· 膝关节融合的技术
· 膝关节融合术的陷阱和并发症及其处理
· 关节融合术后的功能
· 膝关节融合的新技术

关节融合术的适应证

目前，膝关节融合术在TKA术后感染治疗中的作用仍有争议，但公认的适应证是经过多次翻修感染反复发作而无法挽救的TKA，以防止进展至AKA。关于哪些TKA可以挽救、哪些需要关节融合依然存在争论，需要依靠大量病例的经验积累，并且必须在多学科团队协作下根据具体情况才能做出决定，以确保能获得最佳临床结果。

当感染的病原体为耐甲氧西林金黄色葡萄球菌或耐甲氧西林表皮葡萄球菌时，多重感染或耐药菌感染是关节翻修的风险因素之一，再感染发生率高达24%[2, 3]。其他影响关节翻修术成功的患者相关因素，包括肥胖、免疫功能减退、风湿性疾病、肝硬化和肾脏疾病等[4-6]。

在关节融合和翻修重建之间做出选择时，也需要考虑到软组织整体稳定性的不足。在这种情况下，成功的关节融合可以使下肢结构保持稳定，可以承受身体的重量，从而获得可接受的下肢功能，并使患者获得一定程度的独立活动能力[7, 8]。在这种情况下，关节融合术之外的选择是采用限制性假体；然而，与截骨量较少的低限制性假体相比，限制性假体通常会导致更大的截骨量[9]，这反过来会导致融合成功率降低至56%。相比之下，低限制性假体术后关节融合成功率为81%，这应该在决策过程中也应考虑到[10]。

TKA术后伸膝装置受损是关节置换术后并发症之一，发生率为1%~12%[11]。机制可能是髌腱断裂，股四头肌腱断裂，髌骨弹响和软组织撞击，髌骨假体周围骨折，髌股关节不稳定和髌骨骨坏死等。感染后伸膝装置受损的主要原因是感染窦道对髌腱的侵蚀或对髌腱止点的破坏。即使牺牲伸膝装置，也必须实现对窦道的彻底清创。治疗伸膝装置受损的方法包括使用支具、直接修复，或者采用邻近自体组织、同种异体物、自体移植物或合成材料来加固伸膝装置。通常不采用非手术治疗，因为伸膝装置受损将导致严重的关节功能不良。据报道，采用同种异体移植技术，在第一阶段进行彻底清创时可牺牲伸肌装置，在第二阶段翻修时重建伸膝装置，这种技术在少数人中有一定的成功率。在这种情况下，如果伸膝装置的重建具有很大的挑战性，并且功能恢复的可能性很小，可以采用关节融合术。

对于受膝关节和胫骨近端周围软组织感染或反复手术影响严重的患者，以及膝关节残余僵硬可能影响翻修后关节功能的患者，可考虑行关节融合术。此时，在保证膝关节稳定的情况下，关节融合更有可能获得较好的伤口愈合和软组织覆盖。通常，在这种情况下患者会有较严重的疼痛。考虑到这些情况，为了缓解膝关节疼痛，将膝关节于伸直位进行融合，有助于避免关节的长期慢性疼痛和不稳定。

关节融合术的禁忌证

膝关节融合术的禁忌证可以分为相对禁忌证和绝对禁忌证。在我们看来，关节融合术的唯一绝对禁忌证是合并危及生命的脓毒症的膝关节假体周围感染（PJI）。此时，膝上截肢（AKA）可能是唯一的选择。在患者咨询截肢或关节融合时，必须考虑社会和文化因素。与截肢相关的文化上的不认同可能会使患者和外科医生共同倾向于选择关节融合。在为PJI患者制订保肢或截肢的治疗方案时，必须考虑患者的愿望。

膝关节融合成功后，为实现步行，肢体会出现一定的代偿，包括患侧骨盆倾斜的增加，以及髋关节外展和踝关节背屈[12]。如果可能的话，应避免对同侧髋关节或踝关节有退变的患者进行这种关节融合，因为这会限制代偿机制的效果。同样，脊柱退变的存在可能被认为是膝关节融合术的一个相对禁忌证，因为骨盆倾斜度的增加会导致腰椎负荷加重，而加速退变性磨损[13]。

考虑到行走所需的能量消耗，对侧截肢患者可能不适合关节融合术。与正常行走步态相比，膝关节融合术后患者的行走需要多消耗约30%的能量，而截肢术比关节融合术还要高约25%[12]。由于行走的困难程度和发生心血管意外风险的增高，这种能量消耗的增加使得关节融合不适合这些患者。

最后，对无法耐受这种创伤较大的手术的患者，或者决定不采用关节融合的患者，不应考虑关节融合。

现代膝关节融合技术

髓内钉

长髓内钉固定已成为最常用的关节融合技术（图22.1）。髓内钉关节融合可提高关节的稳定性，允许更快承重，融合成功率较高。髓内钉的缺点是技术上具有挑战性，并且在存在活动性感染的情况下通常需要二期手术。曾经为了实现骨与骨融合，通常会留下不可接受的下肢长度差异。避免这种情况的一种方法是使用髓内钉作为内置假体，并采用含抗生素骨水泥或植骨来填充胫骨和股骨间的间隙[14~16]。

从技术上来讲，可经前方入路通过外翻或牵拉髌骨显露膝关节。对任何可能受到感染的软组织进行彻底清创，这对于降低关节融合术后感染复发至关重要。在第一阶段手术中出现的任何异物或骨水泥都必须清除。为了插入髓内钉，先对直径较小的胫骨进行扩髓，然后再对股骨进行扩髓，目的是防止股骨髓腔过度扩大[17]。任一髓腔的过度扩大都可能导致髓内钉固定不牢固，继而降低了关节融合的稳定性。通常使用直径小于最终铰刀直径0.5 mm的髓内钉。松质骨碎片、自体骨移植物或含抗生素的骨水泥可充填于膝关节周围，以促进骨融合并填充胫骨和股骨间的较大间隙[18]。髓内钉在股骨近端采用锁定螺钉固定，已被证实可防止近端移位，而近端移位可能是导致臀部疼痛的主要原因，继而需要移除髓内钉[19]。

表22.2总结了检索到的膝关节复发性PJI后使用髓内钉进行关节融合的相关报道。正如预期，由于需要关节融合的病例较为罕见，样本量较小，这也加大了结果间的差异。总体而言，目前的数据显示髓内钉是一种有效的膝关节融合技术，可用于治疗感染导致的膝关节置换失败，关节融合成功率为68%~100%，平均时间为4~11.6个月[17-31, 33]。关节融合术后的住院时间平均为16~23天，很可能也反映了关节融合术后允许的早期运动和负重时间[21, 28]。

并发症发生率为0~30%。这是一个很低的比例，尤其是考虑到初次TKA术后感染的二期翻修失败率高达36%[7-12, 24, 26-29, 31, 33-44]。值得注意的是，发生复发性感染时，此类患者进展至AKA的比例很高。从表22.1可以看出，尽管采用了关节融合，但仍有29例患者发生了复发性感染，其中10例进展为AKA，发生率为34.5%[15, 16, 22, 23, 26]。这可能反映了复杂患者进行关节融合，通常是AKA前的可采取的最终手段。尽管如此，根除感染仍然是使用髓内钉实现膝关节融合时最大的挑战。

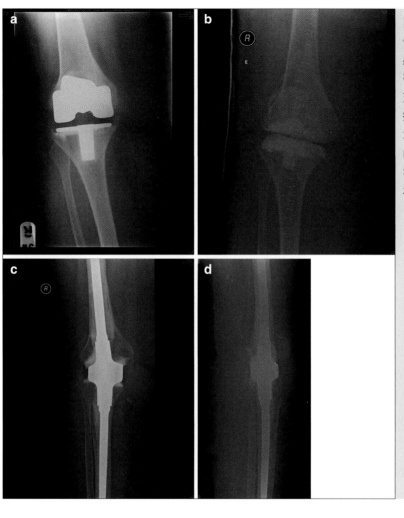

图 22.1　患者 78 岁，晚期血行性关节假体周围感染，8 年前行初次 TKA（a）。感染病原体为耐甲氧西林的金黄色葡萄球菌。患者患有糖尿病，肾功能不全，冠心病和需要定期使用类固醇的肺部疾病。因此，选择通过分期关节融合术来治疗 PJI：第一阶段用加载抗生素的关节型骨水泥间隔器（b）进行临时治疗；第二阶段使用关节髓内融合钉填充抗生素骨水泥行膝关节融合（c，d）

外固定（EF）装置

通过外固定技术实现膝关节融合，最早用于治疗晚期骨关节炎和结核性关节炎。尽管不如髓内钉常用，但是人们已经开始探索采用外固定器进行关节融合来治疗无法挽救的 TKA 术后感染[39]。使用外固定器具有如下优点：当存在足够的骨量时，通过关节融合部位的短缩，使其可以在存在感染的情况下实现关节的一期融合（图 22.2）。然而，使用外固定器通常要求一段时间不能负重，对于患者来说外固定器是一个累赘，并且具有较高的并发症发生风险，包括固定针处感染、固定针松动和骨折。

从技术上来说，外固定系统的应用取决于所选择的设计，每种设计都有其优缺点。单平面外固定系统在屈伸平面提供的稳定性最小，因此在尝试性关节融合术中，双平面构型的外固定系统被认为能够提供更高的稳定性，具有更高的融合率[40]。环形外固定架因其具有全方向固定的优点，可在骨质量较差的情况下提供最大的稳定性，可用于 TKA 失败后多次手术和感染的膝关节融合。然而，应用环形可能在技术上具有挑战性，并且由于为了适合股部软组织而需要一定的尺寸，可能导致行走困难。

表 22.1 最近发表的髓内钉用于无法挽救的 TKA 术后感染的关节融合术的相关文献

作者	年代	病例数	融合数	融合时间	平均 LLD	并发症发生率	并发症
Miralles-Muñoz[14]	2014	29	–	–	8 mm	13.7%	2 例感染复发，1 例假体周围骨折，1 例骨皮质侵蚀；全部成功翻修
Scarponi[15]	2014	38	–	–	13 mm	10.5%	4 例感染复发；2 例行 AKA，2 例行翻修
Putman[20]	2013	31	21（68%）	–	10 mm	19.4%	6 例感染复发；3 例移除金属组件，3 例行长期抑菌治疗
Iacono[16]	2013	22	–	–	45 mm	13.6%	3 例感染复发，全部行 AKA
Lee[18]	2012	9	9（100%）	9.9 个月	11 mm	0%	–
Yeoh[21]	2008	11	10（91%）	4.4 个月	–	9.1%	1 例骨不连
De Vil[22]	2008	19	14（74%）	–	45 mm	26.3%	4 例感染复发；3 例行 AKA，1 例为非化脓性骨不连
Senior[23]	2008	14	13（93%）	4 个月	>20 mm	14.2%	1 例感染性骨不连，行 AKA；1 例出现腓神经麻痹，5 个月后缓解
Garcia-Lopez[24]	2008	20	16（80%）	9 个月	24.5 mm	30%	4 例假关节形成，1 例发生术中骨折，1 例腓神经麻痹
Mabry[25]	2007	24	23（96%）	–	–	8.3%	2 例感染复发
Bargiotas[26]	2006	12	10（83%）	5.5 个月	55 mm	16.7%	1 例感染复发，行 AKA；1 例 3 年后出现断钉
McQueen[27]	2005	7	7（100%）	18.7 周	–	28.6%	2 例感染复发，导致愈合延迟
White[28]	2003	5	5（100%）	11.6 个月	–	0%	–
Gore[29]	2003	16	12（75%）	13.5 周	–	25%	1 例非化脓性骨不连，1 例皮肤移植；2 例感染复发，1 例翻修后愈合，1 例移除内置物，使用支具

表 22.1（续）

作者	年代	病例数	融合数	融合时间	平均 LLD	并发症发生率	并发症
Waldman[17]	1999	21	20（95%）	6.3 个月	–	9.5%	1 例骨不连，行骨移植；1 例伤口裂开，需要肌瓣覆盖
Lai[30]	1998	33	30（91%）	5.2 个月	26 mm	9.1%	2 例骨不连，1 例感染复发；清创＋融合
Jørgensen[31]	1995	5	5（100%）	4.8 个月	–	0%	–
Knutson[32]	1985	11	10（91%）	–	40.1 mm	18.2%	1 例骨不连，1 例翻修

表 22.2 为使用外固定器进行膝关节融合的相关研究结果。作为一种使用不太广泛的技术，几乎没有研究专门评估外固定式膝关节融合技术在无法挽救的 TKA 中的使用。然而，可以看出，采用外固定器进行膝关节融合时，持续或反复感染的发生率很低，有 6 篇文献报道感染根治的成功率为 100%[16, 41~44, 49]。同样，只有 1 例患者在使用外固定器进行关节融合术后失败而行膝上截肢[50]。因此，为再次感染风险特别高的患者选择关节融合术时，与髓内钉相比，外固定器的使用可能是一种更谨慎的预防进展至 AKA 的治疗策略。

针道感染是外固定式关节融合术常见的并发症，但通常采用局部护理和口服抗生素进行处理[16, 41, 43, 47, 49, 51, 53, 54]。其他常见并发症为固定针松动，需要更换固定针或更换外固定装置。虽然并不经常提到，但使用涂有羟基磷灰石的固定针已被广泛接受，以降低深部针头的感染和固定针松动的风险，这些风险常导致外固定装置的翻修[55]。

Yeoh 等报道的外固定式关节融合术后平均住院时间为 76 天，与使用髓内钉相比，住院时间要长[21]。该研究还表明，与外固定相比，使用髓内钉术后融合成功率更高。然而，需要指出的是，该研究中外固定融合成功率极低，仅为 29%[21]。Iacono 也直接比较了髓内钉和外固定器，发现融合成功率并没有差异，但外固定关节融合患者表现明显的下肢短缩（LLD），而髓内钉关节融合患者发生复发性深层感染的风险增加[16]。

接骨板

理论上，使用接骨板是实现关节融合的可行选择，因为它不依赖胫骨或股骨髓腔的形态，并且可以在骨质量较差的情况下提供坚强固定（图 22.3）。然而，只有少数证据支持接骨板用于膝关节融合术，在 TKA 后感染的情况下则几乎没有。1961 年，Lucces 和 Murray 报道了 18 例膝关节融合术，使用两块接骨板在股骨和胫骨的前侧和内侧彼此成 90° 角。采用这种方法，融合成功率达 94%，仅 1 例失败，再进行接骨板内固定翻修后也达到了可靠的关节融合[57]。已证明膝关节融合术也可以使用张力带—接骨板系统，包含一块较宽的前方动力加压接骨板并用螺钉固定作为张力带。通过这种手术，所有 26 例患者在 2 年的随访中都实现骨性结合，并且

表 22.2 应用内固定进行膝关节融合的文献证据

作者	年代	EF 类型	病例数	融合例数	平均融合时间	平均 LLD	针道感染率	并发症发生率	并发症
Iacono[16]	2013	Hoffman II	12	9（75%）	5.6 个月	45 mm	33.3%	0%	—
Raskolnikov[41]	2013	Taylor 空间支架	7	5（71%）	8.4 个月	—	71.4%	14.3%	1 例伤口裂开，需要皮瓣覆盖
Corona[46]	2013	单侧 EF	21	17（81%）	10.3 个月	—	—	27.3%	3 例感染复发
Reddy[47]	2011	Ilizarov 支架	16	15（94%）	28.3 周	—	31.3%	12.5%	1 例假关节形成，1 例感染复发
Spina[45]	2010	Ilizarov 支架	17	13（76%）	9.3 个月	38 mm	—	23.5%	2 例化脓性骨不连，2 例无法耐受支架
Riouallon[48]	2009	单支架斯氏针	8	8（100%）	3.5 个月	—	12.5%	25%	1 例踝下骨折＋固定钉移位，1 例血肿
Eralp[49]	2008	单侧支架	11	11（100%）	8 个月	16 mm	45.5%	9.1%	1 例行下肢延长术
Yeoh[21]	2008	Orthofix（4）Hoffman II（3）	7	2（29%）	4.3 个月	—	—	71.4%	1 例血肿，4 例感染复发；2 例行进一步冲洗
Parratte[42]	2007	两条单侧支架	18	16（89%）	5 个月	—	—	5.6%	1 例非化脓性骨不连
Ulstrup[43]	2007	Sheffield 固定环	10	6（60%）	3.6 个月	60 mm	70%	40%	4 例骨不连，1 例采用髓内钉治疗后融合，3 例持续使用支具
Johannsen[50]	2005	Ilizarov 支架	8	6（75%）	—	—	—	25%	1 例 AKA，1 例早期死亡
VanRyn[44]	2002	Hybrid 支架	2	2（100%）	10 周	—	—	0%	—
David[51]	2001	Ilizarov 支架	13	13（100%）	27.6 周	37 mm	38.5%	7.7%	1 例伤口浅表感染
Manzotti[52]	2001	Ilizarov 支架	6	6（100%）	6.8 个月	—	—	0%	—
Garberina[53]	2001	环状 EF	19	13（68%）	4 个月	—	52.6%	31.6%	6 例非化脓性骨不连
Oostenbroek[54]	2001	Ilizarov 支架	15	14（93%）	28 周	40 mm	100%	53.3%	3 例针道骨髓炎，1 例骨不连，2 例骨折，2 例支架松动

所有患者都可以在没有辅助的情况下活动[58]。有2篇文献报道了分别在34例和11例患者中使用双重接骨板内固定技术，在膝关节内侧和外侧各安放1块加压接骨板，融合率分别为80%和100%[59，60]。3例无法挽救的 TKA 术后感染的患者均成功使用锁定加压接骨板实现关节融合，达到骨性愈合[56]。

在这些小样本的文献中，有1篇文献报道了28%的患者因疼痛和金属内置物突出导致内置物的移除，另一文献报道11例中有2例患者

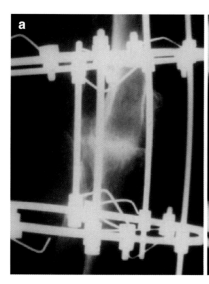
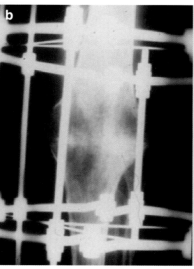

图 22.2　膝关节侧位片（a）和正位片（b）显示膝关节成功融合，表明 Spina 等应用 Ilizarov 外固定架进行膝关节融合后，有新生骨小梁连续通过关节间隙

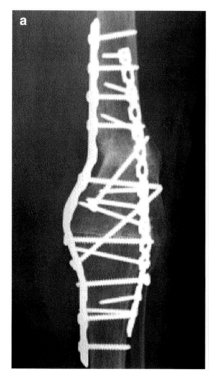
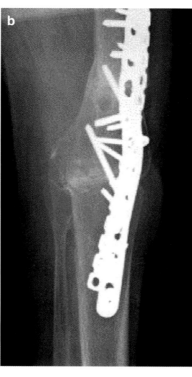

图 22.3　正位片（a）和侧位片（b）显示，双钢板内固定膝关节达到了成功的融合。接骨板位于内侧和前外侧

存在股骨骨折和持续性感染[56, 60]。接骨板内固定式关节融合术后常需要一段时间的保护性限制负重，有时甚至长达 6 个月[56, 57]。

带血管的腓骨移植

腓骨移植用于膝关节融合术，常见于切除股骨远端肿瘤导致较大骨缺损的情况。在无法挽救的 TKA 术后感染的情况下，多次手术和感染可能导致严重的节段性骨缺损，此时腓骨移植技术可能有助于避免 AKA（图 22.4）。使用带血

管的腓骨旋转转位可实现生物学重建，但在初期需要髓内钉、外部固定器或接骨板的机械支持，来实现移植物的适应和生长。据报道，带血管的腓骨移植的关节融合成功率为 75%~93%，但术后并发症发生率较高[61~63]。腓骨移植常见的并发症包括移植物骨折、感染和不愈合。然而，由于文献大多与肿瘤病例相关，因此高感染率和融合不良可能与为取得最佳治疗效果而采取的针对肿瘤的辅助治疗有关。

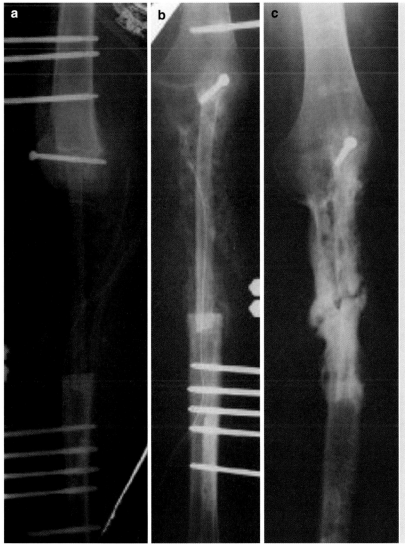

图 22.4　Nouri 等报道了用带血管蒂的腓骨移植进行膝关节切除成形术后的关节融合[61]。开始采用单平面外固定架维持移植物的稳定（a）；随着在移植物周围的骨长入，移植物达到稳定固定（b）；但是在去除外固定架后，随着逐渐负重，移植物出现应力性骨折（c）

关节融合术后并发症与处理

如前所述，对于复杂的失败 TKA 患者，膝关节融合术是一种有效的治疗选择，可恢复合理的肢体功能。然而，并发症可能会发生，接下来将着重介绍与关节融合相关的风险以及发生后如何更好地处理。

复发性感染

TKA 术后感染的关节融合术的主要风险是复发性感染。研究表明，再感染发生率高达 50%[20, 64, 65]。在这些情况下，清除感染的金属内置物并进行彻底清创尤为重要。随后可以考虑插入有抗生素涂层的髓内针并应用合适抗生素进行治疗。然而，尝试性关节融合后再出现感染，就有很大的可能性需要进行 AKA 手术[15, 16, 22, 26]。

对于复发性感染导致的髓内钉关节融合失败，建议使用腓骨移植[66]。推荐治疗方案是三期翻修：第一阶段包括去除髓内钉，清创和插入骨水泥占位器，必要时用同侧腓肠肌皮瓣覆盖软组织；第二阶段包括去除骨水泥占位器，并采用对侧腓骨骨皮瓣移植，同时用外固定器进行支撑；第三阶段包括移除外固定器，改为内固定。有研究显示，以该方案作为截肢前最终选择的 5 例患者取得了理想结果，所有病例在 6~8 个月内获得了骨性融合。并发症包括 1 例腓骨移植物应力性骨折和第三阶段的 2 例深部感染，通过进一步清创和抗生素治疗均成功治愈，下肢平均短缩（LLD）3.8 cm。重要的是，没有患者截肢，所有患者都可借助单拐独立行走。

骨不连

在尝试膝关节融合术的患者中，骨不连的发生率为 10%~80%，仍然是一种处理困难的并发症[21, 25, 33]。关节融合后不愈合的治疗通常为骨移植，也可用接骨板或更换髓内钉进行固定[67]。辅助接骨板内固定已广泛用于长骨骨折后骨不连的治疗，多联合骨不连部位的植骨[68]。这种方法具有抗旋转、抗弯曲和抗扭转的优点，并且在髓内钉不能放置或在无法额外增加稳定性的情况下能够有效地实现牢固的骨愈合[69, 70]。更换髓内钉对骨不连的治疗是有利的，因为在手术过程中，髓腔被扩大，能插入更大直径的髓内钉来提高整个骨不连部位的刚性和强度[71]。此外，铰刀扩髓的过程可促进新骨生长，能促进更坚强的固定和更快的愈合，这是更换髓内钉的一大生理优势[72, 73]。

下肢不等长

尽管关节融合后下肢不等长在预料之中，早期步行时的下肢短缩也是可以接受的，但是有症状的下肢不等长仍然需要进行相应的干预。增高鞋是最常见的非手术干预手段；然而，随着矫形程度的增加，下肢差异也会相应增加，患者对此的接受程度和下肢的平衡就会成为问题[74]。如果在关节融合后需要手术干预，可以通过更换更长的髓内钉或含内延长装置的髓内钉来实现牵拉成骨[67]。已证实通过髓内钉延长下肢长度是实现牵拉成骨的有效方法。其中，髓内钉可为新产生的骨提供支撑，并因此缩短了原位外固定的时间[75, 76]。如果选择这种方法来缩小下肢长度的差异，应特别注意预防可能导致深部髓内感染的针道感染[77]。也可以考虑将原位髓内钉更换为含内部延长装置的髓内钉。这种髓内钉减轻了外固定伴发针道感染的风险，已证实可以降低关节挛缩的风险，并可以缩短恢复正常功能所需的时间[78, 79]。尽管有报道称控制牵拉程度有一定困难，虽然有争议，但目前的证据表明，通过髓内钉实现下肢延长是一种较好的治疗方案[80, 81]。

关节融合术后的功能

对于无法挽救的失败 TKA，治疗的选择是关节融合或 AKA，因此必须对两者之间的术后功能进行比较。保肢和截肢之间的抉择更常见于骨肿瘤科，虽然这方面的临床证据比失败 TKA 的相关证据稍强，但方案的选择问题依然存在。

步行能力

就步行状态而言，文献报道膝关节融合患者表现良好的下肢活动性。在成功进行膝关节融合术后，有报道称 84%、95% 和 100% 的患者实现了行走功能[14, 82~84]。虽然这些患者的确经常需要步行辅具，然而许多患者有了在社区内独立行走的能力[24, 49, 51]。与此形成鲜明对比的是，TKA 失败后如通过 AKA 进行治疗，仅 20%~50% 的患者拥有"极为有限"的活动能力[85, 86]。显然，截肢后这种功能降低无法避免，并在患者日后的生活中始终存在。

疼痛

融合成功后，部分患者仍然存在膝关节及其周围的疼痛，虽然通过评分可发现，与术前相比这种情况通常得到了改善[16]。Talmo 等报道成功进行膝关节融合后，28% 的患者存在融合膝关节疼痛，28% 的患者存在同侧髋关节疼痛，8% 存在对侧髋关节疼痛[82]。Röhner 等的研究的临床结果更差，发现 73% 的融合患者存在持续性疼痛，疼痛视觉模拟评分大于 3 分[64]。然而，与 Smith 等报道的 AKA 相比，这仍然是一个可接受的结果：AKA 术后 4 个月内只有 9.2% 的患者没有感到疼痛，而一半以上的时间内 36.7% 的患者存在幻肢痛，40.2% 的患者存在残肢痛[87]。

健康状况

就患者的总体健康状况而言，采用 SF-12 评分系统进行评估时，关节融合术后患者具有相对较优的身体健康水平，平均评分为 51.4，而 AKA 患者的评分平均为 26.0[85]。与膝关节翻修术后的患者相比，关节融合术后患者的 SF-12 评分表现同样良好，中位评分为 29.9，而对照组为 28.4[8]。

心理健康

膝关节融合术后患者的心理健康状况也明显优于 AKA，SF-12 的心理部分得分分别为 60.4 和 44.4[85]。同样，与膝关节翻修术后患者相比，关节融合术后患者表现良好，中位评分为 45.1，而对照组为 36.5[8]。

患者满意度

膝关节融合成功的患者通常有较高的满意度：高达 82% 的膝关节成功融合患者表示非常满意或比较满意，而 75% 的未实现融合的患者表示非常不满意[46]。Rud 等报道关节融合术后满意率达到 80%，同时 78% 的患者在关节融合术后可重返工作岗位[88]。

关节融合术的新技术

近年来，置入式、非关节式关节固定器械得到了更多的应用。这种技术面临的最大挑战之一是发生复发性感染和随后需要 AKA 的风险。目前正在评估的一种方法是使用有银涂层的关节融合（SCA）钉，以降低感染复发的概率。

银离子由于能够附着于细菌 DNA 从而阻止蛋白质合成，因此已被证实可以提高对细菌感染和细菌定植的抵抗力[89, 90]。Hardes 等在肿瘤学领域支持镀银假体的使用。文献研究指出，感染率从对照组的 17.6% 降至涂银组的 5.9%[91]。同样的研究还表明，在术后发生感染时，38.5% 的非涂层假体患者需要截肢，而银涂层假体患者则无须截肢。

在我们的 8 例经过多次膝关节翻修治疗感染仍无法挽救的患者中，使用有银涂层的关节融合（SCA）钉行关节融合术后，平均随访 16 个月（5.2~35.5 个月），无患者行截肢术（图 22.5）。由于复发性深部感染，1 例患者在置入 SCA 钉后 30 天重新入院，进一步清创后成功控制感染。1 例患者发生浅表伤口感染，经切开、引流和延迟伤口闭合处理后成功治愈。在最新的随访中，平均牛津膝关节评分（Oxford Knee Scores，OKS）为 25.6，与术前平均 OKS（为 16.7）相比有了极大改善。尽管随访时间较短并且样本例数较小，但应用 SCA 钉实现膝关节融合可能会成为降低深部感染率和 AKA 的有效手段。

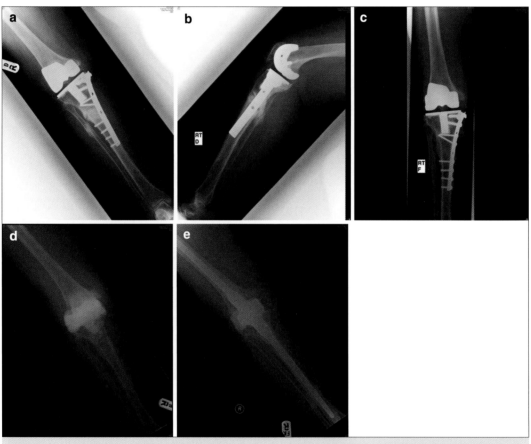

图 22.5　一例 65 岁的患者同时接受了关节外截骨矫正胫骨干骨折引起的内翻畸形和初次 TKA（a，b）。由于胫骨近端软组织条件较差，在截骨处出现了假体周围感染（c）。采用二期翻修进行治疗，一期先置入静态型抗生素骨水泥间隔器（d），二期再置入银涂层的关节融合髓内钉（e）。患者未再出现感染，并且恢复了较高的功能水平

小　结

　　虽然因多次感染而无法挽救的 TKA 对关节外科医生来说仍然是一个具有挑战性的难题，但膝关节融合术仍然是可行的治疗选择。有许多技术可以实现关节融合，目前最常用的是髓内钉；如果这种方法不可行，则可考虑其他替代策略。与任何手术治疗一样，进行关节融合也会发生并发症，在无法根除感染的情况下不可避免地需要考虑 AKA。从功能上讲，与 AKA 相比，行膝关节融合的肢体始终保留了更大的活动能力。镀银内置物的使用已在骨科肿瘤学领域展现了一定的应用前景，并且根据我们自己的经验，在关节融合钉中添加银，在预防进展至截肢方面有良好的应用前景。随着世界范围内接受 TKA 患者数量的增加，多次翻修后的 TKA 患者的发病率也不可避免地增高了。因此，无法挽救的、多次翻修后的感染 TKA 的有效处理，无疑将成为未来更紧迫的问题。

参考文献

1. Nelson CL, Evans CM. Arthroplasty and arthrodesis of the knee joint. Orthop Clin North Am. 1971;2(1):245-64.

2. Mittal Y, Fehring TK, Hanssen A, Marculescu C, Odum SM, Osmon D. Two-stage reimplantation for periprosthetic knee infection involving resistant organisms. J Bone Joint Surg Am. 2007;89(6):1227-31.

3. Pelt CE, Grijalva R, Anderson L, Anderson MB, Erickson J, Peters CL. Two-Stage Revision TKA Is Associated with High Complication and Failure Rates. Adv Orthop. 2014;2014:659047.

4. Watts CD, Wagner ER, Houdek MT, Osmon DR, Hanssen AD, Lewallen DG, et al. Morbid obesity: a significant risk factor for failure of two-stage revision total knee arthroplasty for infection. J Bone Joint Surg Am. 2014;96(18):e154.

5. Jiang SL, Schairer WW, Bozic KJ. Increased rates of periprosthetic joint infection in patients with cirrhosis undergoing total joint arthroplasty. Clin Orthop Relat Res. 2014;472(8):2483-91.

6. Luque R, Rizo B, Urda A, Garcia-Crespo R, Moro E,

Marco F, et al. Predictive factors for failure after total knee replacement revision. Int Orthop. 2014;38(2):429-35.

7. Benson ER, Resine ST, Lewis CG. Functional outcome of arthrodesis for failed total knee arthroplasty. Orthopedics. 1998;21 (8):875-9.

8. Barton TM, White SP, Mintowt-Czyz W, Porteous AJ, Newman JH. A comparison of patient based outcome following knee arthrodesis for failed total knee arthroplasty and revision knee arthroplasty. Knee. 2008; 15(2):98-100.

9. Behr JT, Chmell SJ, Schwartz CM. Knee arthrodesis for failed total knee arthroplasty. Arch Surg. 1985;120(3):350-4.

10. Brodersen MP, Fitzgerald RH, Peterson LF, Coventry MB, Bryan RS. Arthrodesis of the knee following failed total knee arthroplasty. J Bone Joint Surg Am. 1979;61(2):181-5.

11. Parker DA, Dunbar MJ, Rorabeck CH. Extensor mechanism failure associated with total knee arthroplasty: prevention and management. J Am Acad Orthop Surg. 2003;11(4):238-47.

12. Conway JD, Mont MA, Bezwada HP. Arthrodesis of the knee. J Bone Joint Surg Am. 2004;86-A(4): 835-48.

13. Damron TA, McBeath AA. Arthrodesis following failed total knee arthroplasty: comprehensive review and meta-analysis of recent literature. Orthopedics. 1995;18(4):361-8.

14. Miralles-Muñoz FA, Lizaur-Utrilla A, Manrique-Lipa C, López-Prats FA. Arthrodesis without bone fusion with an intramedullary modular nail for revision of infected total knee arthroplasty. Rev Esp Cir Ortop Traumatol. 2014;58(4):217-22.

15. Scarponi S, Drago L, Romanò D, Logoluso N, Peccati A, Meani E, et al. Cementless modular intramedullary nail without bone-on-bone fusion as a salvage procedure in chronically infected total knee prosthesis: long-term results. Int Orthop. 2014;38(2):413-8.

16. Iacono F, Francesco I, Raspugli GF, Francesco RG, Bruni D, Danilo B, et al. Arthrodesis After Infected Revision TKA: Retrospective Comparison of Intramedullary Nailing and External Fixation. HSS J. 2013;9(3):229-35.

17. Waldman BJ, Mont MA, Payman KR, Freiberg AA, Windsor RE, Sculco TP, et al. Infected total knee arthroplasty treated with arthrodesis using a modular nail. Clin Orthop Relat Res. 1999;367:230-7.

18. Lee S, Jang J, Seong SC, Lee MC. Distraction arthrodesis with intramedullary nail and mixed bone grafting after failed infected total knee arthroplasty. Knee Surg Sports Traumatol Arthrosc. 2012;20(2):346-55.

19. Donley BG, Matthews LS, Kaufer H. Arthrodesis of the

knee with an intramedullary nail. J Bone Joint Surg Am. 1991;73(6):907-13.

20. Putman S, Kern G, Senneville E, Beltrand E, Migaud H. Knee arthrodesis using a customised modular intramedullary nail in failed infected total knee arthroplasty. Orthop Traumatol Surg Res. 2013;99(4):391-8.

21. Yeoh D, Goddard R, Macnamara P, Bowman N, Miles K, East D, et al. A comparison of two techniques for knee arthrodesis: the custom made intramedullary Mayday nail versus a monoaxial external fixator. Knee. 2008;15(4):263-7.

22. De Vil J, Almqvist KF, Vanheeren P, Boone B, Verdonk R. Knee arthrodesis with an intramedullary nail: a retrospective study. Knee Surg Sports Traumatol Arthrosc. 2008;16(7):645-50.

23. Senior CJ, da Assunção RE, Barlow IW. Knee arthrodesis for limb salvage with an intramedullary coupled nail. Arch Orthop Trauma Surg. 2008;128(7):683-7.

24. Garcia-Lopez I, Aguayo MA, Cuevas A, Navarro P, Prieto C, Carpintero P. Knee arthrodesis with the Vari-Wall nail for treatment of infected total knee arthroplasty. Acta Orthop Belg. 2008;74(6):809-15.

25. Mabry TM, Jacofsky DJ, Haidukewych GJ, Hanssen AD. Comparison of intramedullary nailing and external fixation knee arthrodesis for the infected knee replacement. Clin Orthop Relat Res. 2007;464: 11-5.

26. Bargiotas K, Wohlrab D, Sewecke JJ, Lavinge G, Demeo PJ, Sotereanos NG. Arthrodesis of the knee with a long intramedullary nail following the failure of a total knee arthroplasty as the result of infection. J Bone Joint Surg Am J Bone Joint Surg Inc. 2006;88(3): 103-10.

27. McQueen DA, Cooke FW, Hahn DL. Intramedullary compression arthrodesis of the knee: early experience with a new device and technique. J Arthroplasty. 2005;20(1):72-8.

28. White SP, Porteous AJ, Newman JH, Mintowt-Czyz W, Barr V. Arthrodesis of the knee using a custommade intramedullary coupled device. J Bone Joint Surg Br. 2003;85(1):57-61.

29. Gore DR, Gassner K. Use of an intramedullary rod in knee arthrodesis following failed total knee arthroplasty. J Knee Surg. 2003;16(3):165-7.

30. Lai KA, Shen WJ, Yang CY. Arthrodesis with a short Huckstep nail as a salvage procedure for failed total knee arthroplasty. J Bone Joint Surg Am J Bone Joint Surg Inc. 1998;80(3):380-8.

31. Jørgensen PS, Tørholm C. Arthrodesis after infected knee arthroplasty using long arthrodesis nail. A report of five cases. Am J Knee Surg. 1995;8(3):110-3.

32. Knutson K, Lindstrand A, Lidgren L. Arthrodesis for failed knee arthroplasty. A report of 20 cases. J Bone Joint Surg Br. 1985;67(1):47-52.

33. Knutson K, Hovelius L, Lindstrand A, Lidgren L. Arthrodesis after failed knee arthroplasty. A nationwide multicenter investigation of 91 cases. Clin Orthop Relat Res. 1984;191:202-11.

34. Barrack RL, Butler RA, Andrews P, Rorabeck CH, Engh G. Managing the infected knee: as good as it gets. Orthopedics. 2000;23(9):991-2.

35. Wasielewski RC, Barden RM, Rosenberg AG. Results of different surgical procedures on total knee arthroplasty infections. J Arthroplasty. 1996; 11 (8):931-8.

36. Kubista B, Hartzler RU, Wood CM, Osmon DR, Hanssen AD, Lewallen DG. Reinfection after two-stage revision for periprosthetic infection of total knee arthroplasty. Int Orthop. 2012;36(1):65-71.

37. Suarez J, Griffin W, Springer B, Fehring T, Mason JB, Odum S. Why do revision knee arthroplasties fail? J Arthroplasty. 2008;23(6 Suppl 1):99-103.

38. Hossain F, Patel S, Haddad FS. Midterm assessment of causes and results of revision total knee arthroplasty. Clin Orthop Relat Res. 2010;468(5):1221-8.

39. Charnley J, Lowe HG. A study of the end-results of compression arthrodesis of the knee. J Bone Joint Surg Br. 1958;40-B(4):633-5.

40. Brooker AF, Hansen NM. The biplane frame: modified compression arthrodesis of the knee. Clin Orthop Relat Res. 1981;160:163-7.

41. Raskolnikov D, Slover JD, Egol KA. The use of a multiplanar, multi-axis external fixator to achieve knee arthrodesis in a worst case scenario: a case series. Iowa Orthop J. 2013;33:19-24.

42. Parratte S, Madougou S, Villaba M, Stein A, Rochwerger A, Curvale G. Knee arthrodesis with a double mono-bar external fixators to salvage infected knee arthroplasty: retrospective analysis of 18 knees with mean seven-year follow-up. Rev Chir Orthop Reparatrice Appar Mot. 2007;93(4):373-80.

43. Ulstrup AK, Folkmar K, Broeng L. Knee arthrodesis with the Sheffield external ring fixator: fusion in 6 of 10 consecutive patients. Acta Orthop. 2007; 78(3):371-6.

44. VanRyn JS, Verebelyi DM. One-stage débridement and knee

fusion for infected total knee arthroplasty using the hybrid frame. J Arthroplasty. 2002;17(1): 129-34.

45. Spina M, Gualdrini G, Fosco M, Giunti A. Knee arthrodesis with the Ilizarov external fixator as treatment for septic failure of knee arthroplasty. J Orthop Traumatol. 2010;11 (2):81-8.

46. Corona PS, Hernandez A, Reverte-Vinaixa MM, Amat C, Flores X. Outcome after knee arthrodesis for failed septic total knee replacement using a monolateral external fixator. J Orthop Surg (Hong Kong). 2013;21(3):275-80.

47. Reddy VG, Kumar RV, Mootha AK, Thayi C, Kantesaria P, Reddy D. Salvage of infected total knee arthroplasty with Ilizarov external fixator. Indian J Orthop. 2011;45(6):541-7.

48. Riouallon G, Molina V, Mansour C, Court C, Nordin J-Y. An original knee arthrodesis technique combining external fixator with Steinman pins direct fixation. Orthop Traumatol Surg Res. 2009;95(4):272-7.

49. Eralp L, Kocaoğlu M, Tuncay I, Bilen FE, Samir SE. Knee arthrodesis using a unilateral external fixator for the treatment of infectious sequelae. Acta Orthop Traumatol Turc. 2008;42(2):84-9.

50. Johannsen HG, Skov O, Weeth ER. Knee arthrodesis with external ring fixator after infected knee arthroplasty. Ugeskr Laeger. 2005;167(35):3295-6.

51. David R, Shtarker H, Horesh Z, Tsur A, Soudry M. Arthrodesis with the Ilizarov device after failed knee arthroplasty. Orthopedics. 2001;24(1):33-6.

52. Manzotti A, Pullen C, Deromedis B, Catagni MA. Knee arthrodesis after infected total knee arthroplasty using the Ilizarov method. Clin Orthop Relat Res. 2001;(389):143-9.

53. Garberina MJ, Fitch RD, Hoffmann ED, Hardaker WT, Vail TP, Scully SP. Knee arthrodesis with circular external fixation. Clin Orthop Relat Res. 2001;382:168-78.

54. Oostenbroek HJ, van Roermund PM. Arthrodesis of the knee after an infected arthroplasty using the Ilizarov method. J Bone Joint Surg Br. 2001;83(1):504.

55. Pommer A, Muhr G, Dávid A. Hydroxyapatite-coated Schanz pins in external fixators used for distraction osteogenesis: a randomized, controlled trial. J Bone Joint Surg Am. 2002;84-A(7):1162-6.

56. Kuo AC, Meehan JP, Lee M. Knee fusion using dual platings with the locking compression plate. J Arthroplasty. 2005;20(6):772-6.

57. Lucas DB, Murray WR. Arthrodesis of the knee by double-plating. J Bone Joint Surg J Bone Joint Surg Inc. 1961;43(6):795-808.

58. Pritchett JW, Mallin BA, Matthews AC. Knee arthrodesis with a tension-band plate. J Bone Joint Surg Am J Bone Joint Surg Inc. 1988;70(2):285-8.

59. Munzinger U, Knessl J, Gschwend N. Arthrodesis following knee arthroplasty. Orthopade. 1987; 16(4): 301-9.

60. Nichols SJ, Landon GC, Tullos HS. Arthrodesis with dual plates after failed total knee arthroplasty. J Bone Joint Surg Am J Bone Joint Surg Inc. 1991;73(7): 1020-4.

61. Nouri H, Meherzi MH, Jenzeri M, Daghfous M, Hdidane R, Zehi K, et al. Knee arthrodesis using a vascularized fibular rotatory graft after tumor resection. Orthop Traumatol Surg Res. 2010;96(1): 57-63.

62. Wada T, Usui M, Nagoya S, Isu K, Yamawaki S, Ishii S. Resection arthrodesis of the knee with a vascu-Iarised fibular graft. Medium- to long-term results. J Bone Joint Surg Br. 2000;82(4):489-93.

63. Rasmussen MR, Bishop AT, Wood MB. Arthrodesis of the knee with a vascularized fibular rotatory graft. J Bone Joint Surg Am. 1995;77(5):751-9.

64. Röhner E, Windisch C, Nuetzmann K, Rau M, Arnhold M, Matziolis G. Unsatisfactory outcome of arthrodesis performed after septic failure of revision total knee arthroplasty. J Bone Joint Surg Am. 2015;97(4):298-301.

65. Schwarzkopf R, Kahn TL, Succar J, Ready JE. Success of different knee arthrodesis techniques after failed total knee arthroplasty: is there a preferred technique? J Arthroplasty. 2014;29(5):982-8.

66. Cavadas PC, Thione A, Perez-Garcia A, Lorca-García C, Aranda-Romero F. Salvage of infected intramedullary knee arthrodesis with vascularized free fibula and staged fixation. Injury. 2014;45(11):1772-5.

67. Wood JH, Conway JD. Advanced concepts in knee arthrodesis. World J Orthop. 2015;6(2):202-10.

68. AO Surgery Reference. https://www2.aofoundation.org/wps/portal/surgery.

69. Choi YS, Kim KS. Plate augmentation leaving the nail in situ and bone grafting for non-union of femoral shaft fractures. Int Orthop. 2005;29(5):287-90.

70. Birjandinejad A, Ebrahimzadeh MH, Ahmadzadeh-Chabock H. Augmentation plate fixation for the treatment of femoral and tibial nonunion after intramedullary nailing. Orthopedics. 2009;32(6):409.

71. Hak DJ, Lee SS, Goulet JA. Success of exchange reamed intramedullary nailing for femoral shaft nonunion or delayed union. J Orthop Trauma. 2000;14(3):178-82.

72. Pape H-C, Giannoudis P. The biological and physiological

effects of intramedullary reaming. J Bone Joint Surg Br. 2007;89(11):1421-6.

73. Chapman MW. The effect of reamed and nonreamed intramedullary nailing on fracture healing. Clin Orthop Relat Res. 1998;355(Suppl):S230-8.

74. Danbcrt RJ. Clinical assessment and treatment of leg length inequalities. J Manipulative Physiol Ther. 1988;11 (4):290-5.

75. Simpson AH, Cole AS, Kenwright J. Leg lengthening over an intramedullary nail. J Bone Joint Surg Br. 1999;81 (6): 104 1-5.

76. Chaudhary M. Limb lengthening over a nail can safely reduce the duration of external fixation. Indian J Orthop. 2008;42(3):323-9.

77. Kim S-J, Cielo Balce G, Huh Y-J, Song S-Y, Song H-R. Deep intramedullary infection in tibial lengthening over an intramedullary nail. Acta Orthop Belg. 2011;77(4):506-15.

78. Rozbruch SR, Birch JG, Dahl MT, Herzenberg JE. Motorized intramedullary nail for management of limb-length discrepancy and deformity. J Am Acad Orthop Surg. 2014;22(7):403-9.

79. Karakoyun O, Küçükkaya M, Sökücü S. Intramedullary skeletal kinetic distractor in lower extremity lengthening. Acta Orthop Traumatol Turc. 2014;48(3):307-12.

80. Lee DH, Ryu KJ, Song HR, Han S-H. Complications of the Intramedullary Skeletal Kinetic Distractor (ISKD) in distraction osteogenesis. Clin Orthop Relat Res. 2014;472(12):3852-9.

81. Mahboubian S, Seah M, Fragomen AT, Rozbruch SR. Femoral lengthening with lengthening over a nail has fewer complications than intramedullary skeletal kinetic distraction. Clin Orthop Relat Res. 2012;470(4):1221-31.

82. Talmo CT, Bono JV, Figgie MP, Sculco TP, Laskin RS, Windsor RE. Intramedullary arthrodesis of the knee in the treatment of sepsis after TKR. HSS J. 2007;3(1):83-8.

83. Watanabe K, Minowa T, Takeda S, Otsubo H, Kobayashi T, Kura H, et al. Outcomes of knee arthrodesis following infected total knee arthroplasty: a retrospective analysis of 8 cases. Mod Rheumatol. 2014; 24(2):243-9.

84. Chen AF, Kinback NC, Heyl AE, McClain EJ, Klatt BA. Better function for fusions versus above-the-knee amputations for recurrent periprosthetic knee infection. Clin Orthop Relat Res. 2012;470(10):2737-45.

85. Fedorka CJ, Chen AF, McGarry WM, Parvizi J, Klatt BA. Functional ability after above-the-knee amputation for infected total knee arthroplasty. Clin Orthop Relat Res. 2011;469(4):1024-32.

86. Sierra RJ, Trousdale RT, Pagnano MW. Above-the-knee amputation after a total knee replacement: prevalence, etiology, and functional outcome. J Bone Joint Surg Am. 2003;85-A(6): 1000-4.

87. Smith DG, Ehde DM, Legro MW, Reiber GE, del Aguila M, Boone DA. Phantom limb, residual limb, and back pain after lower extremity amputations. Clin Orthop Relat Res. 1999;361:29-38.

88. Rud B, Jensen UH. Function after arthrodesis of the knee. Informa UK Ltd UK; 2009.

89. Park H-J, Kim JY, Kim J, Lee J-H, Hahn J-S, Gu MB, et al. Silver-ion-mediated reactive oxygen species generation affecting bactericidal activity. Water Res. 2009;43(4): 1027-32.

90. Kim JS, Kuk E, Yu KN, Kim J-H, Park S J, Lee HJ, et al. Antimicrobial effects of silver nanoparticles. Nanomedicine. 2007;3(1):95-101.

91. Hardes J, von Eiff C, Streitbuerger A, Balke M, Budny T, Henrichs MP, et al. Reduction of periprosthetic infection with silver-coated megaprostheses in patients with bone sarcoma. J Surg Oncol. 2010; 101(5):389-95.

23　膝关节晚期感染：二期关节翻修方法

著者：O. Brant Nikolaus, Matthew P. Abdel

翻译：吴云鹏　李德强

摘要： 二期翻修手术是北美治疗慢性膝关节置换术（TKA）后感染的金标准。混合高剂量抗生素的骨水泥占位器已成功用于二期翻修的中间阶段，非关节型占位器和关节型占位器均有报道。含抗生素的关节型占位器的优点包括保留完整伸膝装置、适当的软组织覆盖、充分保留骨量等，感染根除率约可达90%。与非关节型占位器相比，使用关节型占位器术后具有更大的关节活动度和更低的并发症发生率。对于合适的膝关节置换术后感染患者，关节型占位器是进行二期翻修处理的有效且安全的选择。

关键词： 全膝关节置换（TKA），假体周围感染（PJI），二期翻修，关节型占位器，非关节型占位器。

引 言

全膝关节置换术（TKA）是最成功的骨科手术之一，能极为有效地缓解疼痛和恢复关节功能[1~3]。但是，围术期并发症仍然存在并且治疗困难。关节假体周围感染（PJI）是最具破坏性且治疗花费高昂的并发症之一，TKA 术后的发生率为 1%~2%[4-7]。PJI 是 TKA 失败的三大原因之一，占所有 TKA 术后翻修的 40%[8-12]。

20 世纪 80 年代早期首次描述了 TKA 术后感染的二期翻修治疗，现在被认为是北美地区治疗慢性 PJI 的金标准。1983 年，Insall 等[13]报道了 11 例术后感染的二期翻修病例，原感染病原体无复发，其中 1 例患者存在其他病原体导致的急性血源性感染。虽然移除假体和关节清理有助于根除感染，但在两次手术间的过渡时期通常存在膝关节疼痛，只允许有限的负重和运动。考虑到膝关节骨质差和两次手术之间形成的关节粘连，再置入假体通常很困难。另外，由于清创损失了大量含血管的滑膜，难以将抗生素送达关节内。

为了解决这些问题，在两次翻修手术的间期，将混合有抗生素的聚甲基丙烯酸甲酯（PMMA，骨水泥）占位器置于关节内。最早使用的占位器是非关节型的，其中包含混合有抗生素的骨水泥珠粒。随后出现了骨水泥占位

O.B. Nikolaus, MD・M. P. Abdel, MD (✉)

Department of Orthopedic Surgery, Mayo Clinic,

200 First Street SW, Rochester, MN 55905, USA

e–mail: nikolaus. oliver @ mayo. edu; Abdel. Matthew @ mayo. edu

© Springer International Publishing Switzerland 2016

D. Kendoff et al. (eds.), *Periprosthetic Joint Infections: Changing Paradigms,*

DOI 10.1007/978–3–319–30091–7_23

器[14~16]。此类占位器的主要优点是高剂量抗生素的局部释放[17]。此外，非关节型占位器通过维持侧副韧带和周围软组织的张力来保持关节间隙，从而防止关节挛缩影响后续假体的再置入。此外，非关节型占位器有助于维持骨量。然而，非关节型占位块的使用也带来了许多问题，包括股四头肌变短、关节纤维化、伸膝装置破坏、占位器移动、严重的骨质流失，以及继发于关节挛缩的手术野显露困难[18-23]。此外，在两次翻修手术间期，患者膝关节锁定在接近完全伸直状态，将带来严重的关节功能障碍[18, 24]。

为了克服这些缺陷，20世纪90年代中期推广了关节型占位器[25]。从那以后，文献中描述了许多不同的关节型占位器，包括骨水泥—骨水泥、骨水泥—聚乙烯和金属—聚乙烯关节。这些关节型占位器的潜在优势包括：①保留了关节空间，允许将高剂量抗生素送达局部组织；②膝关节活动度更大；③两次翻修手术间期允许部分负重，患者舒适度更佳；④由于股四头肌和韧带挛缩发生率降低，关节纤维化减少和骨量流失降低，因此随后的假体再置入相对更容易[18, 24, 26, 27]。

适应证和禁忌证

使用关节型占位器的主要适应证是慢性膝关节假体周围感染，并具备足够骨量［Anderson Orthopaedic Research Institute（AORI）[28]分类2A型及以下］，伸膝装置完整，有足够的软组织覆盖。此外，关节型占位器可用于计划行两期手术的初次TKA的第一阶段，用于治疗原发性顽固性脓毒性关节炎伴继发性终末期关节破坏的患者。

使用关节型占位器的绝对禁忌证是缺乏完整的伸膝装置。相对禁忌证包括严重骨缺失（AORI分类2B型及以上）；较大的软组织缺损，如需要皮瓣覆盖的病变；病理性肥胖；侧副韧带功能不全；非适应证患者；以及既往已行二期翻修但失败的慢性PJI患者[27]。

抗生素缓释的关节型占位器技术

上文中我们已经描述了用于关节型占位器的多种可行技术。根据内置物关节面的不同，可以大致分为三个不同的组别：骨水泥—骨水泥，聚乙烯—骨水泥和聚乙烯—金属。

应用骨水泥—骨水泥型股骨—胫骨型关节占位器治疗感染的临床效果良好[18, 29, 30]。然而，对骨水泥—骨水泥抗生素占位器的最佳制作技术并没有达成共识，形成了许多不同的技术。第一种技术可以归类为定制的骨水泥占位器。这些占位器被制造并安装于主骨，随后用高速磨钻将占位器个体化整合为功能性关节部件[29, 31~33]。第二种技术的骨水泥—骨水泥型关节型占位器允许术中制作成形。部分作者报道使用重铝箔制作骨端模具，以更好地匹配骨缺损[34]。也有人报道了使用切除的股骨和胫骨组件的关节部分来制造不同材料的定制模具，制作模具的材料为骨水泥[35, 36]或由聚二甲基硅氧烷和二氧化硅组成的混合基质[37]。也有研究使用了金属模具[18, 38]、聚丙烯模具[39]或硅胶模具[40]。第三种技术为使用目前在市场中销售的术中模具，如StageOne Spacer Mold（Biomet Orthopaedics, Inc; Warsaw, IN）[30, 41, 42]。最后一种骨水泥—骨水泥型关节占位器涉及市场上使用的成品股骨和胫骨组件，由混有庆大霉素和/或万古霉素的丙烯酸骨水泥制成，预成形为形状匹配良好的膝关节假体（InterSpace Knee, Exactech Inc., Gainesville, FL; Spacer-K, TECRES SPA, Verona, Italy）。此类骨水泥垫片已被美国食品与药物监督管理局（FDA）批准用于感染TKA的二期翻修手术。然而，这些组件中庆大霉素的剂量范围为 0.8~1.7 g/40 g（骨水泥），远低于 3.6 g/40 g（骨水泥）的推荐剂量[27, 43]。无论如何，这些占位器已通过生物力学测试，被证实足以满足临床应用[44~48]。

骨水泥—骨水泥型占位器具有膝关节内组织与含抗生素的骨水泥之间接触面积大的优点；同时，还具有其他明显的优势，如允许可调节抗生素剂量、添加抗生素种类组合，以及在需要时添加抗真菌剂[21]。然而，这也导致了潜在的机械性问题，即高摩擦系数的骨水泥—骨水泥的关节活动导致磨损碎片的增加和骨水泥模块的碎裂。另外，骨水泥对骨水泥型膝关节占位器没有后稳定（PS）柱[49]，不能提供足够的稳定性。定制的和术中成形的占位器的另一个缺点是需要额外的时间在手术室中制作塑形[21]。

第二类关节型占位器采用聚乙烯—骨水泥的界面。只有一项研究描述了这种技术[49]。在这项研究中，作者报告使用手工制作的骨水泥股骨组件或一次性股骨模具制造骨水泥股骨组件，然后将一个 PS 型胫骨假体聚乙烯衬垫置于胫骨骨水泥上。

第三类也是最受欢迎的关节型占位器是金属—聚乙烯结构。Hoffmann 等[25]在 1995 年介绍了这种技术。这种技术包括原有股骨髁假体的消毒和重新置入。术中将消毒后的股骨髁假体和新的胫骨侧聚乙烯衬垫用混有高剂量抗生素的骨水泥固定。在美国，大部分机构目前限制这种消毒后的原有股骨组件的使用。因此，最常用的技术是使用新的无菌股骨髁假体，其大小与去除胫骨平台的聚乙烯衬垫相匹配，两者均用混合有高剂量抗生素的骨水泥固定[50, 51]。另一种技术为加载抗生素的丙烯酸骨水泥（PROSTALAC）膝关节占位器系统（DePuy; Warsaw, IN），包括由混有抗生素的骨水泥组成的独立的股骨和胫骨组件。此外，它还有一个不锈钢双髁股骨组件，与 PS 型聚乙烯胫骨衬垫[52, 53]相关节。Carulli

等最近报道了类似的技术[54]，使用两个 Oxford Ⅲ 型单髁假体（Biomet）和 StageOne 占位器模具系统（Biomet）。金属—聚乙烯关节型占位器的优点是关节表面更光滑。此外，它还允许调节骨水泥中抗生素的剂量，添加其他抗生素，并在需要时添加抗真菌剂[21]。使用新的股骨髁假体和胫骨平台衬垫可以缩短手术的时间，并且还可以通过使用更多的限制系统，如后稳定组件等，来提高整体的关节稳定性。但是，这也可能会限制可用的混有抗生素的骨水泥的表面积，而这对骨水泥中的抗生素释放是十分重要的。该方法会使金属和聚乙烯表面暴露于受污染的伤口，这可能导致令人担忧的进一步感染的风险[49]。此外，因为需要使用新假体组件，该方法也比其他技术更昂贵[55]。

作者的首选技术和提示

有经验的医生（MPA）采用关节型占位器时，首选技术是使用新的股骨髁假体和新的胫骨侧聚乙烯衬垫组成金属—聚乙烯关节型占位器，两者均用含高剂量抗生素的骨水泥固定。该技术简单可靠，同时允许局部抗生素的高剂量释放，在两次翻修手术间期保持膝关节运动和活动功能，在再次手术中再置入假体时易于显露关节。

去除股骨、胫骨和髌骨假体组件后，必须积极进行冲洗和清创，清除所有异物和碎屑，包括之前关节置换术中的所有骨水泥，以及任何坏死骨和软组织，直至出血表面。应确保股骨和胫骨上的所有骨表面都变得新鲜和血供丰富。然后将股骨试模放置在股骨上，并将衬垫试模置于胫骨平台，确定最佳尺寸，以允许膝关节完全伸直且屈曲可达约 120°，并且在整个屈伸运动中具有内外方向上的稳定性。彻底、反复地冲洗和清创并轻柔刮除髓腔内软组织后，对股骨和胫骨轻柔扩髓至骨皮质出血。数据显示，在感染的 TKA 中，高达三分之一的患者的髓腔可能存在感染[56]。但是，应避免过度扩髓，否则不利于再置入假体时骨水泥的固定。

由于髓腔内可能有细菌定植，我们倾向于在髓腔中使用含高剂量抗生素的骨水泥填充。骨水泥可以通过骨水泥枪用喷嘴进行注射填充。由于每支骨水泥枪喷嘴容纳约 20 g 水泥，一包含 3 g 万古霉素和 3.6 g 庆大霉素的 40 g 骨水泥与亚甲蓝混合足以形成两个锥形骨水泥柱（图 23.1）。每根骨水泥柱的末端都安放一个骨水泥塞，以防止水泥过度扩散。翻修时髓内骨水泥柱末端颗粒可能非常难以除去。我们认为，这种骨水泥柱末端颗粒在慢性 PJI 患者的治疗中没有作用。

充分冲洗清创和髓内填充骨水泥柱后（图 23.2），可以开始制作关节占位器。我们倾向于分两步进行骨水泥固定。第一步，将一包含有 3 克万古霉素、3.6 克庆大霉素以及亚甲蓝的骨水泥涂抹于胫骨平台表面和将要安放股骨组件的股骨髁表面。如果需要抗真菌感染，则在每 40 克骨水泥中加入 150 克两性霉素 B。需要特别指出的是，如此大量的抗生素和骨水泥粉末进行混合是相当困难的。为了促进混合，可先将聚甲基丙烯酸甲酯单体和骨水泥粉末混合在一起，形成液态骨水泥后再添加抗生素粉末。另外，为了促进抗生素释放，可以使大的抗生素结晶颗粒保持完好，以便在骨水泥中形成更多的孔隙[43]。

随后在骨水泥凝固过程中在水泥表面制作小凹坑（图 23.3）。第一轮涂抹骨水泥允许宏观交错而不是微交错，便于在再置入假体时去除骨水泥。

在此期间，基于先前的测量，打开新的股骨髁假体和聚乙烯衬垫，然后用高速磨头在聚乙烯衬垫的背面进行刻划（图 23.4）。一旦第一轮骨水泥硬化，与上述相同比例的 PMMA 和抗生素混合，准备进行第二轮骨水泥的涂抹。先放置股骨髁假体，随后是聚乙烯衬垫（图 23.5）。胫骨侧衬垫应垂直于胫骨长轴放置，并与胫骨嵴对齐，以利于假体的旋转。额外的骨

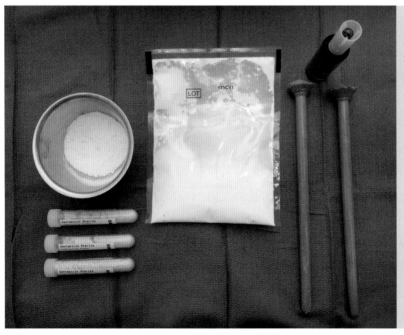

图 23.1　一包 40 g 骨水泥中，加入 8 g 万古霉素、3.6 g 庆大霉素和亚甲蓝，采用 2 个骨水泥松喷嘴制作髓内骨水泥杆

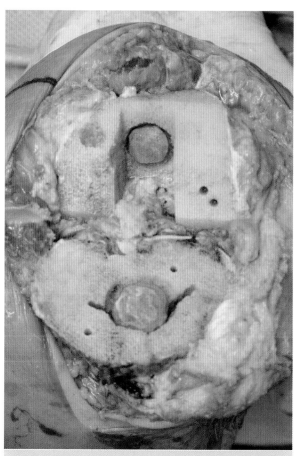

图 23.2 扩髓、彻底清创和冲洗后，置入含高剂量抗生素的髓内骨水泥杆。骨水泥杆末端膨大，可使其易于取出并防止其向髓腔深部移位

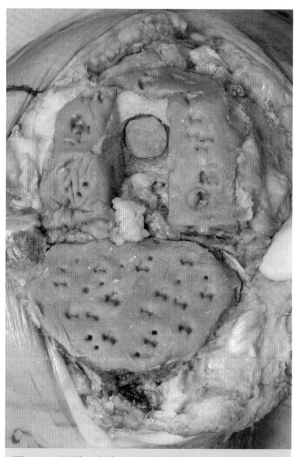

图 23.3 用另一包含 3 g 万古霉素、3.6 g 庆大霉素和亚甲蓝的 40 g 骨水泥，覆盖于胫骨平台和股骨髁表面

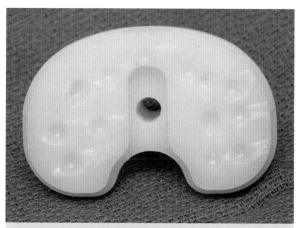

图 23.4 用高速磨钻将聚乙烯垫片的背面打磨粗糙，有利于与骨水泥结合固定

水泥包绕覆盖聚乙烯衬垫周缘（图 23.6 ）。

用稀释的碘伏[57]和生理盐水通过脉冲方式彻底冲洗膝关节。放置两根关节内引流管，通常在术后第一天取出。使用较粗的可吸收单股缝线缝合关节囊，用较细的可吸收单股缝合线缝合皮下。最后用不可吸收的单股缝线以垂直间断褥式缝合法缝合皮肤，用 Dermabond（ Ethicon Inc; Somerville, NJ, USA ）关闭切口。最重要的是获得无渗漏的组织闭合且切口对合良好，利于保留足够的软组织以促进伤口愈合。

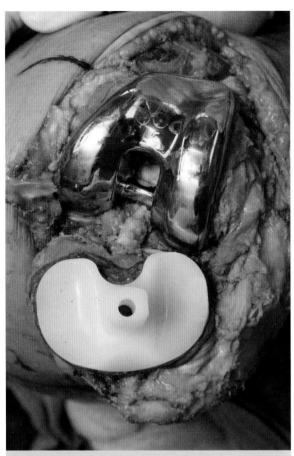

图 23.5　最后安装股骨髁假体和聚乙烯垫片。需要用第 3 包上述骨水泥

术后康复方案允许患者在手术当天下地并部分负重。绝大多数情况下，术后第一天开始轻微的膝关节活动度锻炼。根据细菌培养和药敏试验，通常静脉给予敏感抗生素治疗 6 周。在整个过程中监测炎症标志物，包括 C- 反应蛋白（CRP）和红细胞沉降率（ESR）。如果指标改善，6 周后停用抗生素。术后 9 周随访时复查 CRP 和 ESR，进行临床评估。如果患者无症状且体检结果良好，结合炎症指标改善或恢复正常，术后 12 周时进行再次翻修。再次手术前一天重复检测 CRP 和 ESR。值得注意的是，与感染科专家的密切合作是非常重要的，以确保抗生素使用正确（恰当，足量）。

结　果

最初引入关节型占位器是为了解决非关节型占位器常见的关节功能丧失问题。目前有多种不同类型的关节型占位器，感染根除率为 88%~100%[18, 29, 32~34, 39, 40, 42, 45, 49, 52, 53, 58~62]。虽然尚无任何非关节型和关节型占位器的随机对照试验结果发表，但已有多项发表的对比研究（表 23.1）。

Fehring 等[18] 对 25 例非关节型静态关节占位器与 30 例全骨水泥关节型占位器患者进行了比较，结果显示静态占位器组感染根除率为 88%，而关节型占位器组为 93%，差异无统计学意义。此外，两种占位器在临床评分、关节活动度或延长切口等方面无显著差异。然而，研究表明，15 例（60%）采用非关节型占位器的患者存在因固定的占位器导致的股骨或胫骨骨丢失。与之相比，采用关节型占位器的患者无明显骨丢失。同样，Emerson 等[24] 比较了 22 例接受非关节占位器治疗的患者和 22 例接受关节型占位器治疗的患者（使用原始股骨髁假体和聚乙烯衬垫）。非关节型占位器组手术的时间在 1995 年之前，而由于临床技术的改变，关节型占位器组手术的时间在 1995 年之后。由于这种时间差异，对非关节型占位器组的随访比关节型组更长，因此报道了术后较短时间（3.6 年）的感染根除率。作者发现，使用非关节型占位器的感染根除率为 92%，而使用关节型占位器的感染根除率为 91%（差异无统计学意义）。然而，关节型占位器组确实在膝关节屈曲方面具有统计学上的显著优势（108° 对 94°；P=0.01）。

Chiang 等[63] 还报道了在耐甲氧西林金黄色葡萄球菌（MRSA）和耐甲氧西林凝固酶阴性葡萄球菌（MRCNS）患者中关节型和非关节型占位器的比较，包括 22 例接受非关节型占位器治疗的患者与 23 例接受关节型骨水泥占位器治

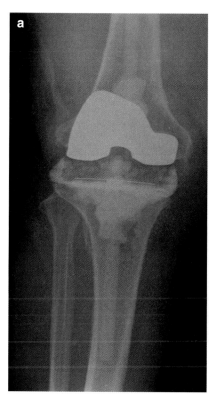
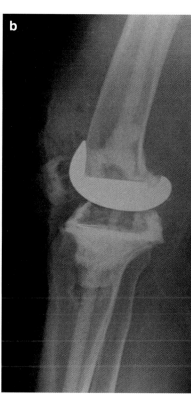

图 23.6　正位（a）和侧位（b）X 线片示一名 56 岁男性患者，右膝关节置换术后发生感染，采用含抗生素的关节型占位器进行翻修后的情况

疗的患者（术中用特殊制造的模具制作骨水泥占位器，该模具成分为聚二甲基硅氧烷和二氧化硅）。在关节型占位器组中，有 19 例 MRSA和 4 例 MRCNS；而在非关节型占位器组中，有 20 例 MRSA 和 2 例 MRCNS。关节型占位器组仅有 1 例再感染，感染根除率为 96%；静态组为 91%（差异无显著性）。然而，术后平均随访 40 个月的功能结果显示，关节型占位器组具有显著更好的 HSS 评分和术后关节活动度增加（分别为 113° 和 85°；$P \leqslant 0.05$）。非关节型占位器组在再次翻修时需要延长切口，其中6 例患者行股四头肌斜切，1 例患者行股四头肌V–Y 成形术，而关节型占位器组无须延长切口。此外，文献还指出，在二期翻修的间期，关节型占位器组患者的满意率显著较高。总之，该项研究显示虽然在耐药菌的感染根除率上相似，但关节型占位器的使用显著改善了功能结果。

在比较文献时，很明显的是，在根除感染方面关节型占位器至少与非关节型占位器一样有效。但是，关于如何制作占位器共识尚未达成。关节型占位器有骨水泥—骨水泥、骨水泥—聚乙烯和金属—聚乙烯等多种类型。迄今为止可获得的临床数据最多的类型为金属—聚乙烯。Hofmann 等[25] 于 1995 年首次报道了该技术，将移除的股骨髁假体重新消毒后再置入，并使用了新的聚乙烯胫骨平台衬垫。最初的研究报告了 26 例患者，他们采用这种技术对 TKA 感染进行二期翻修，在两次手术间期作为临时关节占位器使用。平均随访 31 个月，26 例患者无再发感染。随后，作者在 2005 年报告了他们新的研究结果[60]，包括 50 例患者，平均随访74 个月，感染根除率为 88%，感染复发平均发生在翻修术后 35 个月。还有一些其他研究报道了使用这种特殊技术的关节型占位器的结果（表

表 23.1 关节型和非关节型间隔器的文献比较

研究	占位器类型	占位器数量	随诊（月，范围）	感染清除率	结果
Choi 等[70]	AS	14（M/PE）	43（17~102）	10/14（71%）	再置入术后 ROM：NAS=97，AS=100 临床结果：NR
	NAS	33	63（14~118）	22/33（66%）	可延伸入路：NAS=75%，AS=29% 其他：28% 的 AS 接受二期再置入
Fehring 等[18]	AS	15（C/C）	27（24~36）	14/15（93%）	再置入术后 ROM：NAS=98，AS=105 临床结果：HSS 评分，NAS=84，AS=83
	NAS	25	36（24~72）	22/25（88%）	可延伸入路：无差别 其他：60% w/NAS 有明显骨丢失 [a]
Hsu 等[39]	AS	21（C/C）	58（27~96）	19/21（91%）	再置入术后 ROM：NAS=78，AS=95[a] 临床结果：KSS 评分，NAS=81.4，AS=88.9[a]
	NAS	7	101（63~120）	6/7（86%）	可延伸入路：NAS=28%，AS=5% 其他：100% NAS 有骨丢失，骨缺损大于 AS；28.7% AS 有股骨骨丢失，47.6% 有胫骨骨丢失
Emerson 等[24]	AS	22（M/PE）	46（31~77）	20/22（91%）	再置入术后 ROM：NAS=93.7，AS=107.8[a] 临床结果：NR
	NAS	26	90（34~153）	24/26（92%）	可延伸入路：无差别
Johnson 等[68]	AS	34（C/C 和 M/PE）	27（12~72）	28/34（83%）	再置入术后 ROM：NAS=95，AS=99 临床结果：KSS 评分，NAS=84，AS=83
	NAS	81	66（12~121）	67/81（83%）	可延伸入路：NR 其他：12% AS 占位器发生机械性失败，NAS 无
Park 等[71]	AS	16（C/C）	29（24~45）	15/16（93%）	再置入术后 ROM：NAS=92，AS=108[a] 临床结果：HSS 评分，NAS=80，AS=87[a]；KSS 评分，NAS=42，AS=76[a]
	NAS	20	36（24~62）	17/20（85%）	可延伸入路：NAS=15 例，AS=11 例 其他：75% NAS 股骨或胫骨有骨缺损，AS 无
Freeman 等[59]	AS	48（C/C）	62（26~120）	44/48（92%）	再置入术后 ROM：NR 临床结果：KSS 评分，58% NAS、36% AS 评分为优良，42% NAS、64% AS 评分为差
	NAS	28	87（24~196）	25/28（91%）	
Chiang 等[63]	AS	23（C/C）	41（24~61）	22/23（96%）	再置入术后 ROM：NAS=85，AS=113[a] 临床结果：HSS 评分，NAS=82，AS=90[a]
	NAS	22	40（24~59）	21/22（95%）	可延伸入路：NAS=32%，AS=0 其他：33% NAS 最终出现低位髌骨，AS 无；满意率，NAS=32%，AS=91%[a]

[a] 有统计学意义；AS，关节型占位器；NAS，非关节型占位器；ROM，活动度；HSS，美国纽约特种外科医院；KSS，膝关节学会评分；NR，未见报道；C/C，骨水泥—骨水泥界面间隔器，M/PE，金属—聚乙烯界面占位器

23.2）。Lee 和 Choi[64] 报道平均随访 65 个月时感染根除率为 95%，并且还指出在翻修术后患者的 KSS 评分得到了显著改善。Anderson 等[58] 还报道了使用 Hoffmann 等描述的技术，平均随访 54 个月，感染根除率为 96%[25]。

另一种类似的金属—聚乙烯关节型占位器技术，使用了新的股骨髁假体而不是对移除的股骨髁假体进行消毒后再置入。Scott 等[65] 报道了使用消毒的股骨髁假体并置入含抗生素的骨水泥珠链。将骨水泥珠链插入所有开放的髓腔、组织和膝关节腔后，松散地插入消毒的膝关节假体以充当占位器。在该研究中，7 例患者无感染复发。此后，其他研究者也报道了使用新的股骨髁假体作为关节占位器的相关研究。Prasad 等[51] 评估了 60 例接受去除假体并插入关节型占位器的患者，占位器由新的股骨髁假体和新的胫骨侧旋转平台聚乙烯衬垫组成。选择这种特定的衬垫是因为旋转平台部分可以作为“龙骨”增加胫骨侧置入物的稳定性。用 Palacos 骨水泥与庆大霉素（Palacos R; Zimmer, UK）的混合物对这些置入物进行粘合，骨水泥混合物中加入 1 g 万古霉素。这些患者中有 34 例（57%）接受了完整的二期翻修，其余 26 例患者（43%）在该手术的第二阶段退出。在平均随访 60 个月时，34 例接受再置入的患者中有 2 例发生再次感染（感染根除率为 94%）。26 例患者选择不进行第二阶段翻修，平均随访 48 个月，其中 3 例发生再次感染（感染根除率为 89%）。上述感染根除率的差异无统计学意义。后一组中还有另外 2 例患者由于不稳定而接受了后续翻修手术。Trezies 等[50] 报道了 11 例患者，使用这种新的股骨髁假体和胫骨衬垫技术作为关节型占位器。在这 11 例患者中，有 1 例发生再感染（感染根除率为 91%）。在他们的研究中，选择放弃第二阶段手术的患者比例也更高，11 例中有 8 例（73%）选择退出。

在 Prasad 等和 Trezies 等的研究中，患者选择放弃第二阶段翻修再置入假体手术的比例很高。这些患者选择不进行第二次手术，因为他们没有感染，并且他们在置入临时假体后有了一个有功能和无痛的膝关节。另外，Choi 等[66] 专门研究了感染性髋膝关节置换术取出假体后的保留关节型占位器的结局。在这项研究中，有 18 个髋膝关节保留了关节型占位器。其中，16 例患者选择放弃第二阶段翻修手术，因为他们对无痛和有功能的关节感到满意；另外 2 例患者由于总体健康状况不佳而无法进行第二阶段手术。该研究中有 7 个膝关节金属—聚乙烯垫片型占位器得以保留。有一个膝关节占位器在随访 50 个月后出现松动，随后用骨水泥型膝关节假体翻修替代了占位器。剩下的 6 例患者平均随访 43 个月，KSS 评分平均为 92 分，功能评分 88 分。虽然将关节型占位器长期保留于原位并不是标准做法，但该研究以及 Prasad 等和 Trezies 等的研究都表明，这可以作为某些特定患者群体的可行性选择。

虽然关节型占位器有多种类型选择，但很少有研究直接对不同类型的关节型占位器进行比较[55, 67]。Kalore 等[55] 报道了三种不同关节型占位器在 53 个膝关节中的效果：15 例患者使用再次消毒的股骨髁假体加新的聚乙烯衬垫，16 例患者使用新的聚乙烯和新的股骨组件，22 例患者使用了在术中用模具成形的骨水泥—骨水泥的关节型占位器（模具为 StageOne Knee Cement Spacer Molds, Biomet）。所有这些关节型占位器技术都使用了 3~4 包骨水泥以及 4 克妥布霉素粉末和 6 克万古霉素粉末。此外，每例患者都使用了髓内骨水泥柱或珠链。如果以需再次手术治疗感染作为再感染的定义时，平均随访时间 39 个月，总体再感染率为 9.4%。他们发现任意两组间的再感染率无显著差异，再次消毒组在术后平均随访 73 个月时感染根除

表 23.2 关节型间隔器的文献回顾

占位器类型	研究	膝关节例数	平均随访时间（月，范围）	感染清除率	占位器平均屈曲（度，范围）	最终随访占位器平均屈曲（度，范围）	临床结果	并发症
	Castelli 等[44]	50	84（24~156）	46/50（92%）	77（10~100）	94（0~120）	占位器存在时，KSS 评分自 73 改善至最终随访时的 75	1 例占位器脱位，1 例伤口延迟愈合
	Durbhakula 等[40]	24	33（28~51）	22/24（92%）	NR	104（89~122）	最终随访时 KSS 评分为 82（63~96）	无
	Ha 等[36]	12	>24（24~42）	12/12（100%）	85（40~130）	102（75~140）	KSS 评分自术前的 30 改善至最终随访的 87	无
	Pascale 等[33]	14	12	14/14（100%）	NR	120（97~130）	最终随访时 KSS 评分 84	NR
骨水泥—骨水泥	Pitto 等[45]	21	24（12~43）	21/21（100%）	77（10~100）	94（0~120）	占位器存在时，KSS 评分自 74（50~83）改善至最终随访时的 81（30~92）；同期患者报告生活质量 16% 优秀，68% 良好，16% 差	NR
	Shaikh 等[72]	15	48（24~84）	15/15（100%）	87（60~135）	115（75~150）	术前至最终随访，KSS、WOMAC 和 VAS 评分持续改善	NR
	Van Thiel 等[42]	60	35（24~51）	53/60（88%）	91（10~125）	101（0~130）	KSS 评分自术前的 53（10~100）改善至最终随访时的 79（37~100）	2 例出现伤口问题，1 例占位器断裂
	Villanueva 等[32]	30	36（24~60）	30/30（100%）	80（55~100）	107（90~120）	KSS 评分，25 例患者为优或良（70~100），4 例患者为一般或差（<70）	2 例占位器脱位，1 例占位器断裂
骨水泥—聚乙烯	Evans 等[49]	31	>24	29/31（94%）	Arc of Motion 10~82	ROM 2~111	NR	1 例占位器半脱位，2 例占位器碎裂
金属—聚乙烯	Anderson 等[58]	25	54（24~108）	24/25（96%）	Arc of Motion 5~112	ROM 2~115	HSS 评分自术前 60（27~80）改善至占位器存在的 68（35~80），至最终改善为 91（65~100）	无

表 23.2（续）

占位器类型	研究	膝关节例数	平均随访时间（月，范围）	感染清除率	占位器平均屈曲（度，范围）	最终随访占位器平均屈曲（度，范围）	临床结果	并发症
	Anderson 等[58]	25	54（24~108）	24/25（96%）	运动弧 5~112	ROM 2~115	HSS 评分自术前 60（27~80）改善至占位器存在的 68（35~80），至最终随访时改善为 91（65~100）	无
	Lee 等[64]	20	67（50~81）	19/20（95%）	运动弧 9~73	ROM 3~108	KSS 评分自保留占位器的 52（34~78）改善至 86（50~99）	无
	Gooding 等[53]	115	108（60~144）	101/115（88%）	NR	93.2（30~140）	最终随访时，平均 WOMAC、牛津评分、UCLA 和患者满意度均改善	3 例伤口问题，2 例占位器断裂，1 例术中骨折，1 例膝关节脱位，1 例胫骨骨组件脱位
金属—聚乙烯	Haddad 等[52]	45	48（20~112）	41/45（91%）	76（20~115）	95（20~135）	HSS 评分自术前 42 改善至手术间期改为 56，至最终随访时改善至 72	1 例伤口问题，4 例不稳，2 例髌腱断裂，4 例膝关节脱位，1 例股骨骨折
	Hofmann 等[60]	50	74（24~150）	44/50（88%）	运动弧 6~91	ROM 4~104	HSS 评分自术前的 64（30~85）改善至最终随访时的 89（70~100）；患者报告 90% 优良率	1 例不稳，1 例髌骨脱位
	Prasad 等[51]	60	#1: 60（24~96）#2: 48（24~64）	#1: 32/34（94%）#2: 24/26（88%）	NR	#1: 98°（70~115）#2: 95°（range 80~115）	人群分为两组，一组接受 2 期再置入手术，一组不接受	NR
	Trezies 等[50]	11	33.6（7~116）	10/11（91%）	NR	NR	总 KSS 评分 167（115~193）	1 例股四头肌腱断裂
	Cuckler 等[73]	44	65（24~120）	43/44（98%）	110（45~125）	120（60~130）	KSS 评分自术前的 36（7~48），到再置入术后的 84（45~98）一年改善为 84	NR

NR，未见报道；HSS，美国纽约特种外科医院；KSS，膝关节学会评分；VVOMAC，西文大略麦克马斯特大学关节炎评分；VAS，视觉模拟疾病评分

率为 87%，而新股骨髁假体组和水泥对水泥模具组在术后平均随访 32 个月时的感染根除率为 91%。在再置入手术前或最终随访时，三种不同技术之间的关节活动范围也无显著差异：骨水泥—骨水泥组在假体再置入前的关节平均屈曲为 77°，新股骨髁假体组为 78°，再次灭菌组为 79°；完成假体再植入并控制感染后，在最终随访时，骨水泥—骨水泥组膝关节的平均屈曲为 96°，新股骨髁假体组为 98°，再次灭菌组为 94°。该研究还进行了成本分析，每种技术的直接成本包括骨水泥、抗生素、置入物成本或硅胶模具成本。报告指出，骨水泥—骨水泥硅模塑形关节占位技术的总直接成本为 3 945 美元，新股骨髁假体关节占位技术为 3 589 美元，再次灭菌关节占位技术为 932 美元。总的来说，他们发现没有特定种类的关节型占位器技术优于其他类型。

并发症

有许多关于关节型占位器并发症的报道，包括占位器半脱位 / 脱位、关节纤维化、关节融合、伸膝延迟、伸膝装置破坏、占位器断裂、截肢、假体周围骨折、切口愈合不良、屈曲挛缩和关节不稳定[68]。然而，关键是确定这些并发症是否与治疗深部 PJI 有关，并通过使用关节型占位器来尽量减少这些并发症。最近有部分研究系统评价比较了使用含抗生素的关节型和非关节型占位器的并发症发生情况[26, 69]。在考虑任何类型的并发症时，Guild 等[26]认为，与非关节型占位器组相比，关节型占位器组的不良事件在统计学上更少（16% 对 20%；$P \leq 0.04$）。然而，当进一步具体分析评估可能归因于占位器的机械并发症时，两组之间没有显著差异。Pivec 等[69]将关节型占位器分为复杂组和简单组。他们发现，与关节型占位器复杂组和简单组相比，非关节型占位器的整体并发症发生率

确实更高，但在统计学上无明显差异。还有报道，当使用关节型占位器时，可以通过更好的骨水泥固定技术来减少相关并发症的发生，特别是半脱位和脱位[68]。

小 结

在关节感染二期翻修的间期，采用关节型占位器治疗感染 TKA 已超过 20 年。虽然没有任何已发表的非关节型和关节型占位器的随机对照比较研究，但已有多项比较研究。此外，在此期间有大量研究报道了不同占位器的临床效果。根据现有文献，与非关节型占位器相比，关节型占位器已被证明具有相同的感染根除率。在二期翻修间期，采用关节型占位器的患者具有更好的关节功能和更高的满意度；重新置入假体后，最后随访时也被证明具有更好的关节活动度。因此，虽然文献中没有一致认为关节型占位器是优越的，但至少在治疗感染的 TKA 时，已证明其用于二期翻修间期是有效且安全的。

参考文献

1. Lavernia CJ, Guzman JF, Gachupin-Garcia A. Cost effectiveness and quality of life in knee arthroplasty. Clin Orthop Relat Res. 1997;345:134-9.

2. Jenkins PJ, Clement ND, Hamilton DF, Gaston P, Patton JT, Howie CR. Predicting the cost-effectiveness of total hip and knee replacement: a health economic analysis. Bone Joint J. 2013;95-B(1): 115-21.

3. Jones CA, Beaupre LA, Johnston DW, Suarez-Almazor ME. Total joint arthroplasties: current concepts of patient outcomes after surgery. Rheum Dis Clin North Am. 2007;33(1):71-86.

4. Pulido L, Ghanem E, Joshi A, Purtill JJ, Parvizi J. Periprosthetic joint infection: the incidence, timing, and predisposing factors. Clin Orthop Relat Res. 2008;466(7): 1710-5.

5. Kurtz SM, Lau E, Schmier J, Ong KL, Zhao K, Parvizi J. Infection burden for hip and knee arthroplasty in the United

States. J Arthroplasty. 2008;23(7):984-91.

6. Kurtz SM, Ong KL, Lau E, Bozic KJ, Berry DJ, Parvizi J. Prosthetic joint infection risk after TKA in the medicare population. Clin Orthop Relat Res. 2009;468(1):52-6.

7. Jämsen E. Risk factors for infection after knee arthroplasty. A register-based analysis of 43,149 cases. J Bone Joint Surg Am. 2009;91(1):38.

8. Mortazavi SM, Molligan J, Austin MS, Purtill JJ, Hozack WJ, Parvizi J. Failure following revision total knee arthroplasty: infection is the major cause. Int Orthop. 2011;35(8):1157-64.

9. Sierra RJ, Cooney WP, Pagnano MW, Trousdale RT, Rand JA. Reoperations after 3200 revision TKAs. Clin Orthop Relat Res. 2004;425:200-6.

10. Hossain F, Patel S, Haddad FS. Midterm assessment of causes and results of revision total knee arthroplasty. Clin Orthop Relat Res. 2010;468(5):1221-8.

11. Bozic KJ. The epidemiology of revision total hip arthroplasty in the United States. J Bone Joint Surg Am. 2009;91(1):128.

12. Sharkey PF, Hozack WJ, Rothman RH, Shastri S, Jacoby SM. Insall award paper. Why are total knee arthroplasties failing today? Clin Orthop Relat Res. 2002;(404):7-13.

13. Insall JN, Thompson FM, Brause BD. Two-stage reimplantation for the salvage of infected total knee arthroplasty. J Bone Joint Surg Am. 1983;65(8):1087-98.

14. Booth RE, Lotke PA. The results of spacer block technique in revision of infected total knee arthroplasty. Clin Orthop Relat Res. 1989;248:57-60.

15. Borden LS, Gearen PF. Infected total knee arthroplasty. A protocol for management. J Arthroplasty. 1987;2(1):27-36.

16. Cohen JC, Hozack WJ, Cuckler JM, Booth RE. Two-stage reimplantation of septic total knee arthroplasty. Report of three cases using an antibiotic-PMMA spacer block. J Arthroplasty. 1988;3(4):369-77.

17. Salvati EA, Callaghan JJ, Brause BD, Klein RF, Small RD. Reimplantation in infection. Elution of gentamicin from cement and beads. Clin Orthop Relat Res. 1986;207:83-93.

18. Fehring TK, Odum S, Calton TF, Mason JB. Articulating versus static spacers in revision total knee arthroplasty for sepsis. The Ranawat Award. Clin Orthop Relat Res. 2000;380:9-16.

19. Hanssen AD, Rand JA, Osmon DR. Treatment of the infected total knee arthroplasty with insertion of another prosthesis. The effect of antibiotic-impregnated bone cement. Clin Orthop Relat Res. 1994;309:44-55.

20. Pietsch M, Hofmann S, Wenisch C. Treatment of deep infection of total knee arthroplasty using a two-stage procedure. Oper Orthop Traumatol. 2006;18(1):66-87.

21. Burnett RS, Kelly MA, Hanssen AD, Barrack RL. Technique and timing of two-stage exchange for infection in TKA. Clin Orthop Relat Res. 2007;464:164-78.

22. Struelens B, Claes S, Bellemans J. Spacer-related problems in two-stage revision knee arthroplasty. Acta Orthop Belg. 2013;79(4):422-6.

23. Calton TF, Fehring TK, Griffin WL. Bone loss associated with the use of spacer blocks in infected total knee arthroplasty. Clin Orthop Relat Res. 1997;345:148-54.

24. Emerson RH, Muncie M, Tarbox TR, Higgins LL. Comparison of a static with a mobile spacer in total knee infection. Clin Orthop Relat Res. 2002;404:132-8.

25. Hofmann AA, Kane KR, Tkach TK, Plaster RL, Camargo MP. Treatment of infected total knee arthroplasty using an articulating spacer. Clin Orthop Relat Res. 1995;321:45-54.

26. Guild 3rd GN, Wu B, Scuderi GR. Articulating vs. static antibiotic impregnated spacers in revision total knee arthroplasty for sepsis. A systematic review. J Arthroplasty. 2014;29(3):558-63.

27. Jacobs C, Christensen CP, Berend ME. Static and mobile antibiotic-impregnated cement spacers for the management of prosthetic joint infection. J Am Acad Orthop Surg. 2009;17(6):356-68.

28. Engh GA, Parks NL. The management of bone defects in revision total knee arthroplasty. Instr Course Lect. 1997;46:227-36.

29. McPherson EJ, Lewonowski K, Dorr LD. Techniques in arthroplasty. Use of an articulated PMMA spacer in the infected total knee arthroplasty. J Arthroplasty. 1995;10(1):87-9.

30. Lombardi AV, Karnes JM, Berend KR. A motion maintaining antibiotic delivery system. J Arthroplasty. 2007;22(4 Suppl 1):50-5.

31. Villanueva M, Ríos A, Pereiro J, Chana F, FahandezSaddi H. Hand-made articulating spacers for infected total knee arthroplasty: a technical note. Acta Orthop. 2006;77(2):329-32.

32. Villanueva-Martínez M, Ríos-Luna A, Pereiro J, Fahandez-Saddi H, Villamor Á. Hand-made articulating spacers in two-stage revision for infected total knee arthroplasty: good outcome in 30 patients. Acta Orthop. 2008;79(5):674-82.

33. Pascale V, Pascale W. Custom-made articulating spacer in two-stage revision total knee arthroplasty. An early follow-up of 14 cases of at least 1 year after surgery. HSS J. 2007;3(2):159-63.

34. Goldstein WM, Kopplin M, Wall R, Berland K. Temporary articulating methylmethacrylate antibiotic spacer (TAMMAS). A new method of intraoperative manufacturing of a custom articulating spacer. J Bone Joint Surg Am. 2001;83-A(Suppl 2 Pt 2):92-7.

35. Shen H, Zhang X, Jiang Y, Wang Q, Chen Y, Wang Q, et al. Intraoperatively-made cement-on-cement antibiotic-loaded articulating spacer for infected total knee arthroplasty. Knee. 2010; 17(6):407-11.

36. Ha C-W. A technique for intraoperative construction of antibiotic spacers. Clin Orthop Relat Res. 2006;445:204-9.

37. Su Y-P, Lee OK, Chen W-M, Chen T-H. A facile technique to make articulating spacers for infected total knee arthroplasty. J Chin Med Assoc. 2009;72(3): 138-45.

38. Kohl S, Evangelopoulos DS, Kohlhof H, Krueger A, Hartel M, Roeder C, et al. An intraoperatively moulded PMMA prostheses like spacer for two-stage revision of infected total knee arthroplasty. Knee. 2011;18(6):464-9.

39. Hsu YC, Cheng HC, Ng TP, Chiu KY. Antibioticloaded cement articulating spacer for 2-stage reimplantation in infected total knee arthroplasty: a simple and economic method. J Arthroplasty. 2007;22(7): 1060-6.

40. Durbhakula SM, Czajka J, Fuchs MD, Uhl RL. Antibiotic-loaded articulating cement spacer in the 2-stage exchange of infected total knee arthroplasty. J Arthroplasty. 2004;19(6):768-74.

41. Jaekel DJ, Day JS, Klein GR, Levine H, Parvizi J, Kurtz SM. Do dynamic cement-on-cement knee spacers provide better function and activity during two-stage exchange? Clin Orthop Relat Res. 2012;470(9):2599-604.

42. Van Thiel GS, Berend KR, Klein GR, Gordon AC, Lombardi AV, Valle Della CJ. Intraoperative molds to create an articulating spacer for the infected knee arthroplasty. Clin Orthop Relat Res. 2010;469(4) :994-1001.

43. Hanssen AD, Spangehl MJ. Practical applications of antibiotic-loaded bone cement for treatment of infected joint replacements. Clin Orthop Relat Res. 2004;427:79-85.

44. Castelli CC, Gotti V, Ferrari R. Two-stage treatment of infected total knee arthroplasty: two to thirteen year experience using an articulating preformed spacer. Int Orthop. 2014;38(2):405-12.

45. Pitto RP, Castelli CC, Ferrari R, Munro J. Pre-formed articulating knee spacer in two-stage revision for the infected total knee arthroplasty. Int Orthop. 2005;29(5):305-8.

46. Villa T, Carnelli D. Experimental evaluation of the biomechanical performances of a PMMA-based knee spacer. Knee. 2007; 14(2): 145-53.

47. Mutimer J, Gillespie G, Lovering AM, Porteous AJ. Measurements of in vivo intra-articular gentamicin levels from antibiotic loaded articulating spacers in revision total knee replacement. Knee. 2009;16(1):39-41.

48. Wan Z, Karim A, Momaya A, Incavo SJ, Mathis KB. Preformed articulating knee spacers in 2-stage total knee revision arthroplasty. J Arthroplasty. 2012;27(8): 1469-73.

49. Evans RP. Successful treatment of total hip and knee infection with articulating antibiotic components: a modified treatment method. Clin Orthop Relat Res. 2004;427:37-46.

50. Trezies A, Parish E, Dixon P, Cross M. The use of an articulating spacer in the management of infected total knee arthroplasties. J Arthroplasty. 2006;21 (5):702-4.

51. Prasad N, Paringe V, Kotwal R, Ghandour A, Morgan Jones R. Two-stage revision for infected total knee arthroplasty: our experience with interval prosthesis. Eur J Orthop Surg Traumatol. 2014;24(7):1279-83.

52. Haddad FS, Masri BA, Campbell D, McGraw RW, Beauchamp CP, Duncan CP. The PROSTALAC functional spacer in two-stage revision for infected knee replacements. Prosthesis of antibiotic-loaded acrylic cement. J Bone Joint Surg Br. 2000;82(6):807-12.

53. Gooding CR, Masri BA, Duncan CP, Greidanus NV, Garbuz DS. Durable infection control and function with the PROSTALAC spacer in two-stage revision for infected knee arthroplasty. Clin Orthop Relat Res. 2011;469(4):985-93.

54. Carulli C, Villano M, Civinini R, Matassi F, Nistri L, Innocenti M. A novel technique to preserve range of motion in two-stage revision of infected total knee arthroplasty. Int Orthop. 2013;37(6):1069-74.

55. Kalore NV, Maheshwari A, Sharma A, Cheng E, Gioe TJ. Is there a preferred articulating spacer technique for infected knee arthroplasty? A preliminary study. Clin Orthop Relat Res. 2011;470(1):228-35.

56. Mont MA, Waldman BJ, Hungerford DS. Evaluation of preoperative cultures before second-stage reimplantation of a total knee prosthesis complicated by infection. A comparison-group study. J Bone Joint Surg Am. 2000;82-A(11):1552-7.

57. Brown NM, Cipriano CA, Moric M, Sporer SM, Valle Della CJ. Dilute betadine lavage before closure for the prevention of acute postoperative deep periprosthetic joint infection. J Arthroplasty. 2012;27(1):27-30.

58. Anderson JA, Sculco PK, Heitkemper S, Mayman DJ,

Bostrom MP, Sculco TP. An articulating spacer to treat and mobilize patients with infected total knee arthroplasty. J Arthroplasty. 2009;24(4):631-5.

59. Freeman MG, Fehring TK, Odum SM, Fehring K, Griffin WL, Mason JB. Functional advantage of articulating versus static spacers in 2-stage revision for total knee arthroplasty infection. J Arthroplasty. 2007;22(8):1116-21.

60. Hofmann AA, Goldberg T, Tanner AM, Kurtin SM. Treatment of infected total knee arthroplasty using an articulating spacer. Clin Orthop Relat Res. 2005;(430): 125-31.

61. Jämsen E, Stogiannidis I, Malmivaara A, Pajamäki J, Puolakka T, Konttinen YT. Outcome of prosthesis exchange for infected knee arthroplasty: the effect of treatment approach. Acta Orthop. 2009;80(1):67-77.

62. Ocguder A, Firat A, Tecimel O, Solak S, Bozkurt M. Two-stage total infected knee arthroplasty treatment with articulating cement spacer. Arch Orthop Trauma Surg. 2010;130(6):719-25.

63. Chiang E-R, Su Y-P, Chen T-H, Chiu F-Y, Chen W-M. Comparison of articulating and static spacers regarding infection with resistant organisms in total knee arthroplasty. Acta Orthop. 2011;82(4):460-4.

64. Lee JK, Choi CH. Two-stage reimplantation in infected total knee arthroplasty using a re-sterilized tibial polyethylene insert and femoral component. J Arthroplasty. 2012;27(9):1701-1706.el.

65. Scott IR, Stockley I, Getty CJ. Exchange arthroplasty for infected knee replacements. A new two-stage method. J Bone Joint Surg Br. 1993;75(1):28-31.

66. Choi HR, Freiberg AA, Malchau H, Rubash HE, Kwon YM. The fate of unplanned retention of prosthetic articulating spacers for infected total hip and total knee arthroplasty. J Arthroplasty. 2014;29(4):690-3.

67. Jämsen E, Sheng P, Halonen P, Lehto MU, Moilanen T, Pajamäki J, et al. Spacer prostheses in two-stage revision of infected knee arthroplasty. Int Orthop. 2006;30(4):257-61.

68. Johnson AJ, Sayeed SA, Naziri Q, Khanuja HS, Mont MA. Minimizing dynamic knee spacer complications in infected revision arthroplasty. Clin Orthop Relat Res. 2011;470(1):220-7.

69. Pivec R, Naziri Q, Issa K, Banerjee S, Mont MA. Systematic review comparing static and articulating spacers used for revision of infected total knee arthroplasty. J Arthroplasty. 2014;29(3):553-557.el.

70. Choi HR, Malchau H, Bedair H. Are prosthetic spacers safe to use in 2-stage treatment for infected total knee arthroplasty? J Arthroplasty. 2012;27(8):1474-1479.el.

71. Park S-J, Song E-K, Seon J-K, Yoon T-R, Park G-H. Comparison of static and mobile antibioticimpregnated cement spacers for the treatment of infected total knee arthroplasty. Int Orthop. 2009;34(8):1181-6.

72. Shaikh AA, Ha C-W, Park Y-G, Park Y-B. Two-stage approach to primary TKA in infected arthritic knees using intraoperatively molded articulating cement spacers. Clin Orthop Relat Res. 2014;472(7):2201-7.

73. Cuckler JM. The infected total knee: management options. J Arthroplasty. 2005;20(4 Suppl 2):33-6.

24　膝关节晚期感染：关节融合或其他治疗方法

著者：Eduardo García–Rey, Enrique Gómez–Barrena, Eduardo García–Cimbrelo

翻译：李学州　李德强

摘要： 一期或二期翻修是目前治疗膝关节假体周围感染最好的方式，同时能够最佳保留膝关节功能，但在控制感染方面或关节重建失败后需要其他治疗措施。本章将讨论其他可选择的翻修方式，从患者接受清创术并延长敏感抗生素治疗到其他保肢手术。其中，切除关节成形术或截肢术的适应证有限，多数患者可能不能很好地接受，因此膝关节融合术的作用得到了重视。目前，膝关节融合术被认为是另一种保肢手术。在采用此种手术方式之前，对于存在严重软组织和骨缺损、需要保留肢体功能、不接受截肢并要求生活自理的患者曾尝试过一期或两期翻修。外科医生必须了解不同的外固定器和髓内钉（IMN）、已发表的研究结果，以及手术后可能出现的较多潜在并发症。由于膝关节处骨和软组织的状态不佳，因此很难实现确切的骨性愈合。最近，由于 IMN 无须在融合部位达到骨性愈合，因此受到了大家的关注；而这些复杂重建的研究和创新，可能会在未来提供其他解决方案。

关键词： 慢性膝关节感染，保肢手术，抗生素抑制，膝关节切除成形术，膝上截肢，外固定架，膝关节融合术，非骨水泥髓内钉，骨水泥髓内钉，膝关节融合术后的融合，再次感染。

引　言

　　全膝关节置换术（TKR）在改善患者生活质量方面是最具成本效益的方法[1]，特别是在近年来患者的术后死亡率大大降低的情况下[2]。然而，术后感染仍然是最具破坏性的并发症[3]。为了根除感染，多数患者需要通过翻修去除假体，从而影响了临床疗效。迄今为止，TKR 翻修术日益增多，其术后感染率高于初次 TKR，而且预后通常很差。尽管手术环境、手术技术和抗生素预防措施都有所改善，但注册数据显示，在过去的几年里，由感染引起的翻修率并没有降低[4, 5]。如上所述，许多国家初次和翻修 TKR 的增加也导致了更多感染的发生，特别是免疫功能受损的患者[6]。虽然机械原因是造

E. García–Rey, MD, PhD, EBOT (✉)

E. Gómez–Barrena, MD, PhD・E. García–Cimbrelo, MD, PhD

Department of Orthopaedic Surgery, Hospital La

Paz–Idi PaZ, Pº Castellana 261, Madrid 28046, Spain

e–mail: edugrey@yahoo.es; egomezbarrena@gmail. com;

gcimbrelo@yahoo. es

© Springer International Publishing Switzerland 2016

D. Kendoff et al. (eds.), *Periprosthetic Joint Infections: Changing Paradigms,*

DOI 10.1007/978–3–319–30091–7_24

成需要翻修手术的首要原因，但在许多三级医疗中心，感染是初次手术后 2 年左右行翻修 TKR 最常见的病因[7]。

因此，根据感染的类型、患者的活动状态和/或年龄、身体状况（免疫状况，用药，糖尿病，肥胖）、骨关节状态（骨质疏松，软组织状态，不稳）的不同，治疗方案也各不相同。

用于 TKA 术后慢性感染治疗的其他方法

由于关节假体周围感染（PJI）的诊断可能很困难，因此临床医师必须警惕可能存在感染。在过去的几年里，已报道的不同标准有助于确诊 PJI[8-12]。一旦感染被确诊，由于在内置物处会有生物膜形成[13-18]，移除假体是最佳治疗选择。但是，某些患者需要考虑其他治疗方法。对于因伴有其他疾病而不能接受标准治疗的虚弱患者，保留假体的长期抑菌治疗是可以接受的。虽然与抗生素抑制相关的并发症发生率并不低，但对于某些患者来说，延长抑制性抗生素治疗并结合迅速的手术清创是可以接受的[19, 20]。因为根除感染的成功率可能非常低，而延迟可能会影响标准的二期翻修手术[21, 22]，所以对是否保留内置物是有争议的。如果术后发生深部感染或血源性 PJI 时假体是稳定的，不考虑感染出现的时间或症状持续时间，Geurts 等报道了保留假体的研究结果[23]。他们发现，清创、保留假体与局部和全身应用抗生素相结合效果良好，并强调在症状出现 4 周内开始治疗的重要性。他们指出，症状出现可能难以确定。他们将良好的结果归因于使用了含庆大霉素的骨水泥珠链（在 2 周后的第二次手术中除去）或胶原，在 TKR 感染治疗中作为抗生素载体，在清创过程中不更换或不更换聚乙烯垫片。但是，多数作者不建议采用这种方法，因为无法根除

感染的比例很高[24]。

膝上截肢（AKA）的应用很少。Sierra 等报道，多数 AKA 是由于 TKR 并发症以外的原因而进行的。这意味着 TKR 相关的 AKA 发生率约为 0.14%。然而，25 例中有 19 例是由于无法控制的感染[25]。尽管晚期感染的 TKR 患者在接受 AKA 术后相对满意，但功能结果很差。当适用 AKA 时，通常与耐药菌或革兰阴性细菌的反复出现、多次手术失败、多种内科合并症和伤口愈合问题相关[26]。其他问题包括相对较高的死亡率，以及有些患者很难适应 AKA 后的假肢。虽然定制设备在过去几年中提供了更多选择，但在感染 TKR 后 AKA 的功能结果很差，能够行走的患者比例较低。

对于严重的多关节残疾和晚期感染 TKR 患者，可以采用膝关节切除关节成形术来治疗（图 24.1）。此种手术可一期消除感染，尽管功能结果很差，但其中部分患者可以行走[27]。如果患者不能忍受日常活动的残疾，可以进行如关节融合术这样的二期手术。然而，手术切除关节成形术的功能结果很差，患者的能量消耗大于 AKA 患者[28]。应用骨水泥填充膝关节剩余腔隙，即所谓的"牛肉汉堡"手术，这样的膝关节切除关节成形术被描述为关节融合术或 AKA 的替代方法[29]。在随访 5 年的 13 例患者中，有 8 例无须进一步手术，3 例接受骨融合术，2 例进行了 AKA。虽然结果不令人满意，但该手术方法可以解决患者的关节感染问题[30]。

膝关节融合术

John Charnley 首次描述了膝关节加压融合术，显示了良好的骨性融合结果。这一技术使用两枚在压力作用下紧固的特殊螺钉夹连接斯氏针，这种装置被置于 Thomas 架内作为外固定，以对抗导致伸展和屈曲的力[31]。他报道说，"加

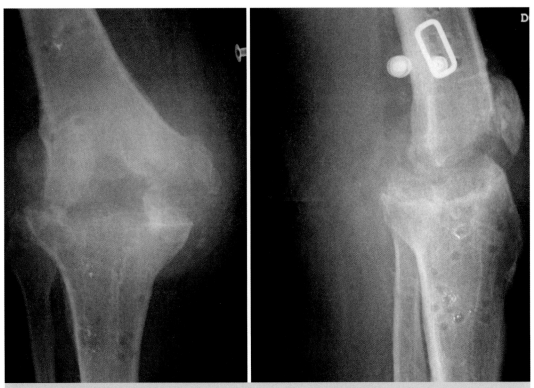

图 24.1　感染复发后行膝关节切除成形术。注意，术后需要佩戴矫形器

压使松质骨表面简单地嵌插，直到骨小梁交错长入"，并且假设这种高压缩力的两种可能机制：通过细胞活性达到局部骨基质的转移而不是通过化学性的骨化机制，以及成骨细胞对继发于压缩引起的动态愈合过程的反应[32]。这种用于膝关节融合的加压方法在其他人报道的骨整合中也被证实了效果良好[33]。就骨整合和功能结果而言，最好的结果与 Charnley 的方法相关，特别是骨愈合所需的时间。融合后的膝关节功能结果需要重点考虑。与其他挽救性手术如截肢或切除关节成形术相比，关节融合可以获得更好的身体活动和稳定性，但膝关节融合后在坐位受影响更大[34]。

对于慢性 PJI，如果常规治疗（1 期或 2 期翻修）失败，膝关节融合术是合适的患者有可能接受的方法。如前所述，较少被提及的膝关节切除关节成形术的功能结果很差。治疗 TKR 术后复发性 PJI 时，膝上截肢术与关节融合术的结果相似，但是文献报道在其他疾病如创伤和肿瘤中，关节融合的结果更差。然而，对于感染，膝关节融合术可以获得更好的功能结果和满意度[35]。因此，随着 TKR 的广泛使用，膝关节融合术最常见的指征可能是作为治疗复发性感染的一种抢救性手段。许多情况下（表 24.1），一些症状如严重骨缺损、膝关节伸膝机制障碍、之前的反复手术、多重耐药菌感染和关节僵硬目前被认为是适应证。多数可能适用于膝关节融合的患者已经做过多次手术，并且通常需要多种药物治疗，因为存在严重合并症时感染发生率较高。皮肤条件以及其他局部或全身状况不佳可以明显的影响手术结果，因此对患者的全面评估是必需的。如 Cierny 分类这样的系统在治疗开始时可能会有所帮助，并且必须对局部骨缺损的情况进行评估[36]。对于后者，与占位器相比，确保去除先前的内置物非常重要。尤其是在 TKR 中多采用的是翻修的加长置入物和骨水泥，这会显著增加术前计划时的骨缺损。

尽管许多作者建议行二期关节融合术，在确定融合手术前 4~6 周先取出内置物，清创并

放置水泥占位器[37-39]；其他人建议根据骨缺损进行融合[40]；还有作者建议一期进行关节融合术，无论骨缺损大小[41-43]。

目前使用了两种不同的固定技术：外固定（EF）和髓内钉固定（IMN）。存在感染时，用接骨板进行内固定已被摒弃。Mabry 等报道了 EF 和 IMN 手术并发症较多，虽然使用 IMN 的融合率更高，但再感染率亦高于外固定[44]。在他们的对比研究中，61 个膝关节中有 41 个应用外固定达到了融合，再感染率为 4.9%；24 个膝关节中有 23 个应用 IMN 达到了融合，感染率为 8.3%。尽管如此，作者强调，虽然膝关节融合术适合作为感染 TKR 的抢救性手术，但并发症较多。此外，Vlasak 等报道了 IMN 融合率更高，并称有 6 例患者在外固定后发生骨不连，在应用 INM 后成功融合[45]（表 24.2）。

一些关于膝关节置换失败后膝关节融合术

表 24.1　TKA 发生感染后，进行关节融合的适应证

保肢治疗	内科病允许
	患者拒绝其他治疗
微生物	多重耐药革兰阳性菌
	革兰阴性菌
	混合细菌感染
骨关节状态	髋关节功能良好
	中—重度骨缺损
	伸膝装置毁损

表 24.2　TKA 失败后进行关节融合的不同文献报道

作者	病例数	固定	愈合率	备注
Mabry 等[44]	61	EF	67%	再感染率高
	24	IMN	95.8%	融合率高
Vlasak 等[45]	13	EF	38%	二期手术
	12	IMN	100%	
Brodersen 等[46]	40	EF	81%	对感染推荐 EF
Knutson 等[48]	7	EF	71.4%	二期手术
	10	IMN	90%	
Oostenbroeck 和 Van Roermund 等[43]	15	EF	93%	Ilizarov 一期手术
Salem 等[50]	21	EF	95.2%	Ilizarov，无骨移植
Puranen 等[41]	33（TKR 失败后 15）	IMN	87.8%	无感染
Ellingsen 和 Rand 等[51]	18	IMN	88.9%	并发症多见
Bargiotas 等[38]	12	IMN	83.3%	二期手术，骨末端凹凸塑形准备
McQueen 等[52]	44	IMN-C	100%	3 例感染，并发症发生率为 20%
Scarponi 等[39]	38	IMN-M	-	再感染率 11%，无疼痛，无机械性并发症
Putman 等[55]	31	IMN-M	-	再感染率 19%，无机械性失败

的早期报道，包括使用外固定术，特别是对于感染翻修[46]。尽管外固定器的使用基于 Charnley 提出的加压机制，不管使用何种类型的装置，在外部双重框架固定后可以获得更高的融合率[47-49]（图 24.2）。Ilizarov 外固定架的使用也显示了较高的融合率，并且无须植骨，甚至在存在慢性活动性感染的情况下有也成功的报道[40, 43, 50]。虽然 Ilizarov 外固定架有一些缺点，包括治疗时间长、需要患者协作、与固定针相关的并发症、学习曲线较长，但环形外固定可以纠正下肢的对线不良，甚至在融合过程中允许延长下肢，避免双下肢不等长。

IMN 具有治疗持续时间短于外固定的优点，并且下肢长度差异较小。但是，必须根除感染才可以获得股骨与胫骨的融合。据报道，如果骨间接触良好，使用长髓内钉具有较高的融合率[38]。

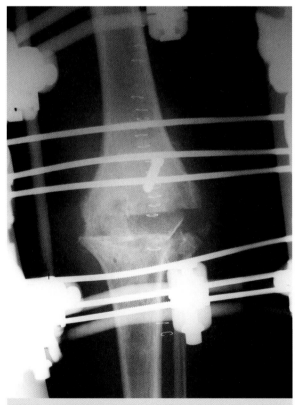

图 24.2　关节融合过程中采用外固定架，可以进行加压

虽然在不同系列报道中评估的病例数不多，但是多数融合术成功获得融合，虽然再次干预和大出血相对较多[38, 41, 51]。新型加压髓内钉的融合率很高，并被认为是可靠的融合手段且学习曲线较短。然而，再感染率仍然是 IMN 的主要缺点[52]。

严重时，骨水泥型组配式髓内钉被认为可以挽救肢体，并且无论 X 线影像显示的融合状况如何，都可以获得可接受的功能结果[53]。可能的优点是不需要良好的骨愈合，下肢长度差异较小。在二期手术中，可以在扩髓后于股骨和胫骨处以压配方式插入非骨水泥组合钉，并在膝关节线处连接。使用含有抗生素的骨水泥替代骨移植，可立即开始部分负重[39]。尽管文献资料不足，但最近一项包括 22 例患者的研究证明，当严重的骨缺损和软组织损伤可能妨碍膝关节骨融合时，该方法在保肢方面具有可行性和有效性[54]。我们自己的经验也证实了这种技术处理复杂病例的能力（图 24.3），特别是采用髓内骨水泥固定的假体进行翻修后再进行重建时。一定要警惕，再次感染的风险总是存在的（Neuerburg 等，22 例中有 3 例），并且应力遮挡可能影响膝关节周围的骨骺、干骺端（图 24.4）。到目前为止，根除感染仍然是最重要的[55]。

最近，有报道称翻修 TKR 后用 IMN 进行膝关节融合的结果很差，半数膝关节表现为持续性感染，疼痛和功能障碍的发生率很高[56]。

最后的评论

慢性迟发性膝关节感染可能导致治疗失败，特别是由于耐药微生物感染和软组织条件较差导致严重的局部并发症时，并且常见于伴有多种合并症的虚弱患者。在这些情况下，还需要其他替代和挽救性治疗。因为患者的病情和治

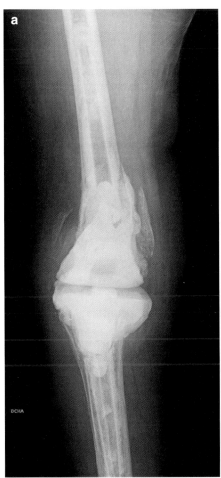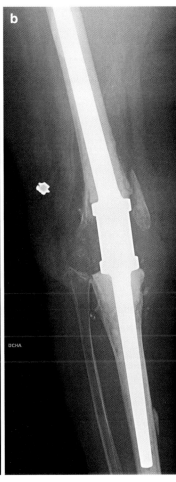

图 24.3　膝关节感染复发后出现明显骨缺损（当时采用的带骨水泥型延长杆的限制型假体进行翻修），感染治愈后，应用骨水泥型髓内钉进行关节融合。（a）去除假体后，采用间隔器进行治疗感染。（b）置入骨水泥型髓内钉后 3 年的随访

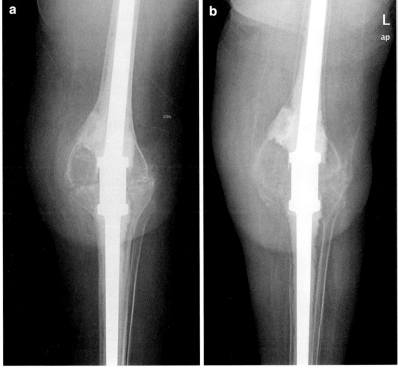

图 24.4　膝关节感染后，采用骨水泥型髓内钉进行关节融合。（a）手术 6 周后，可见股骨和胫骨之间明显的骨接触。（b）4 年后，可见稳定性得到有效维持，但是有股骨和胫骨的骨吸收

疗中的感染变得更加复杂，需要进一步强调在本章中讨论的关节融合术和挽救肢体手术的经验。因为骨融合并不总是可行的，所以需要更多的治疗方法与可接受的保肢方案相结合，同时保持足够的功能以允许独立的站立和行走。更多的研究和创新，将有望强化这种困难的下肢重建技术。

参考文献

1. Lavernia CJ, Guzman JF, Gachupin-Garcia A. Cost effectiveness and quality of life in knee arthroplasty. Clin Orthop Relat Res. 1997;345:134-9.

2. Hunt LP, Ben-Shlomo Y, Clark EM, Dieppe P, Judge A, MacGregor AJ, Tobias JH, Vernon K, Blom AW, National Joint Registry for England and Wales. 45-day mortality after 467,779 knee replacements for osteoarthritis from the National Joint Registry for England and Wales: an observational study. Lancet. 2014;384(9952):1429-36.

3. Blom AW, Brown J, Taylor AH, Pattison G, Whitehouse S, Bannister GC. Infection after total knee arthroplasty. J Bone Joint Surg Br. 2004;86(5):688-91.

4. Jämsen E, Huotari K, Huhtala H, Nevalainen J, Konttinen YT. Low rate of infected knee replacements in a nationwide series—is it an underestimate? Review of the Finnish Arthroplasty Register on 38,676 operations performed in 1997 through 2003. Acta Orthop. 2009;80(2):205-12.

5. Sundberg M, Lidgren L, Dahl A, Robertsson O. The Swedish Arthroplasty Register—Annual Report 2013. Lund: Elvins Grafiska AB, Helsingborg; 2013.

6. Leta TH, Lygre SH, Skredderstuen A, Hallan G, Fumes O. Failure of aseptic revision total knee arthroplasties. Acta Orthop. 2015;86(1):48-57.

7. Hossain F, Patel S, Haddad FS. Midterm assessment of causes and results of revision total knee arthroplasty. Clin Orthop Relat Res. 2010;468(5): 1221-8.

8. Berbari EF, Hanssen AD, Duffy MC, Seckelberg JM, Ilsturp DM, Harmsen WS, et al. Risk factors for prosthetic joint infection: case-control study. Clin Infect Dis. 1998;27(5):1247-54.

9. Ghanem E, Parvizi J, Burnett RS, Sharkey PF, Keshavarzi N, Aggarwal A, et al. Cell count and differential or aspirated fluid in the diagnosis of infection at the site of total knee arthroplasty. J Bone Joint Surg Am. 2008;90:1637-43.

10. Parvizi J, Zmistowski B, Berbari EF, Bauer TW, Springer BD, Della Vale CJ, et al. New definition for periprosthetic joint infection: from the Workgroup of the Musculoskeletal Infection Society. Clin Orthop Relat Res. 2011;469:2992-4.

11. Fink B, Makowiak C, Fuerst M, Berger I, Schäfer P, Frommelt L. The value of synovial biopsy, joint aspiration and C-reactive protein in the diagnosis of late periprosthetic infection of total knee replacements. J Bone Joint Surg Br. 2008;90:874-8.

12. Parvizi J, Gehrke T, Chen AE Proceedings of the international consensus on periprosthetic joint infection. Bone Joint J. 2013;95-B(11):1450-2.

13. Gristina AG, Costerton JW. Bacterial adherence and the glycocalix and their role in musculoskeletal infection. Orthop Clin North Am. 1984;15:517-35.

14. Trampuz A, Osmon DR, Hanssen AD, Steckelberg JM, Patel R. Molecular and antibiofilm approaches to prosthetic joint infection. Clin Orthop Relat Res. 2003;414:69-88.

15. G6mez-Barrena E, Esteban J, Medel F, Molina-Manso D, Ortiz-Pérez A, Cordero-Ampuero J, et al. Bacterial adherence to separated modular components in joint prostheses: a clinical study. J Orthop Res. 2012;30:1634-9.

16. Tsukayama DT, Goldberg VM, Kyle R. Diagnosis and management of infection after total knee arthroplasty. J Bone Joint Surg Am. 2003;85-B:75-80.

17. Cordero-Ampuero J, Esteban J, García-Rey E. Results after late polymicrobial, gram-negative, and methicilin-resistant infections in knee arthroplasy. Clin Orthop Relat Res. 2010;468:1229-36.

18. Haddad FS, Sukeik M, Alazzwai S. Is single-stage revision according to a strict protocol effective in treatment of chronic knee arthroplasty infections? Clin Orthop Relat Res. 2015;473:8-14.

19. Segreti J, Nelson JA, Trenholme GM. Prolonged suppressive antibiotic therapy for infected orthopaedic prostheses. Clin Infect Dis. 1998;27:711-3.

20. Rao N, Crossett LS, Sinha RK, Le Frock JL. Long-term suppression of infection in total joint arthroplasty. Clin Orthop Relat Res. 2003;414:55-60.

21. Marculescu CE, Berbari EF, Hanssen AD, Steckelberg JM, Harmsen SW, Mandrekar JN, et al. Outcome or prosthetic joint infection treated with dóbridement and retention of the components. Clin Infect Dis. 2006;42:471-8.

22. Sherrell JC, Fehring TK, Odum S, Hansen E, Zmistowski B, Dennos A, et al. The Chitranjan Ranawar Award: fate of two-stage reimplantation after failed irrigation and

debridement for peripros-thetic knee infection. Clin Orthop Relat Res. 2011;469:18-25.

23. Geurts JA, Janssen DM, Kessels AG, Walenkamp GH. Good results in postoperative and hematogenous deep infections of 89 stable total hip and knee replacements with retention of prosthesis and local antibiotics. Acta Orthop. 2013;84:509-16.

24. Vanhegan IS, Morgan-Jones R, Barrett DS, Haddad FS. Developing a strategy to treat stablished infection in total knee replacement. J Bone Joint Surg Br. 2012;94-B:875-81.

25. Sierra RJ, Trousdale RT. Above-the-knee amputation after total knee replacement. J Bone Joint Surg Am. 2003;85-A:1000-4.

26. Fedorka CJ, Chen AF, McGarry WM, Parvizi J, Klatt BA. Functional ability after above-the-knee amputation for infected total knee arthroplasty. Clin Orthop Relat Res. 2011;469:1024-32.

27. Falahee MH, Matthews LS, Kaufer H. Resection arthroplasty as a salvage procedure for a knee with infection after total arthroplasty. J Bone Joint Surg Am. 1987;69:1013-21.

28. Kantor GS, Osterkamp JA, Dorr LD, Fischer D, Perry J, Conaty JP. Resection arthroplasty following infected total hip replacement arthroplasty. J Arthroplasty. 1986;1:83-9.

29. Jones WA, Wroblewski BM. Salvage of failed total knee arhtroplasty: the "Beefburger" procedure. J Bone Joint Surg Br. 1989;71-B:856-7.

30. Scott SJ, Hennessey MS, Parkinson RW, Molloy AP. Long-term outcome of the "Beefburger" procedure in patients unsuitable for two-stage revision following infected total knee arthroplasty. Knee. 2001;8:281-6.

31. Charnley J. Possitive pressure in arthrodesis of the knee joint. J Bone Joint Surg Br. 1948;30-B:478-86.

32. Charnley J, Baker SL. Compression arthrodesis of the knee. A clinical and histologic study. J Bone Joint Surg Br. 1952;34-B:187-99.

33. Salenius P, Kivilaakso R. Follow-up examination of a series of arthrodesis of the knee-joint. Acta Orthop Scand. 1968;39:91-100.

34. Harris IE, Left AR, Gitelis S, Simon MA. Function after amputation, arthrodesis, or arthroplasty for tumours about the knee. J Bone Joint Surg Am. 1990;72-A:1477-85.

35. Chen AF, Kinback NC, Heyl AE, McClain EJ, Klatt BA. Better function for fusions versus above-the-knee-amputations for recurrent periprosthetic knee infection. Clin Orthop Relat Res. 2012;470:2737-45.

36. Cierny G, DiPasquale D. Periprosthetic total joint infections: staging, treatment, and outcomes. Clin Orthop Relat Res. 2002;403:23-8.

37. Waldman BJ, Mont MA, Payman KR, Freiberg AA, Windsor RE, Sculco TP, Hungerford DS. Infected total knee arthroplasty treated with arthrodesis using a modular nail. Clin Orthop Relat Res. 1999;367:230-7.

38. Bargiotas K, Wohlrab D, Sewecke JJ, Lavinge G, Demeo PJ, Sotereanos NG. Arthrodesis of the knee with a long intramedullary nail following the failure of a total knee arthroplasty as the result of infection. J Bone Joint Surg Am. 2006;88-A:553-8.

39. Scarponi S, Drago L, Romanò D, Logoluso N, Peccati A, Meani E, Romanò CL. Cementless modular intramedullary nail without bone-on-bone fusion as a salvage procedure in chronically infected total knee prosthesis: long-term results. Int Orthop. 2014;38:413-8.

40. Spina M, Gualdrini G, Fosco M, Giunti A. Knee arthrodesis with the Ilizarov external fixator as treatment for septic failure of knee arthroplasty. J Orthop Traumatol. 2010;11:81-8.

41. Puranen J, Kortelainen P, Jalovaara P. Arthrodesis of the knee with intramedullary nail fixation. J Bone Joint Surg Am. 1990;72-A:433.

42. Conway JD, Mont MA, Bezwada HP. Arthrodesis of the knee. J Bone Joint Surg Am. 2004;86-A:835-48.

43. Oostenbroeck HJ, Van Roermund PM. Arthrodesis of the knee after an infected arthroplasty using the Ilizarov method. J Bone Joint Surg Br. 2001;83-B:50-4.

44. Mabry TM, Jacofsky DJ, Haidukewych GJ, Hanssen AD. Comparison of intramedullary nailing and external fixation knee arthrodesis for the infected knee replacement. Clin Orthop Relat Res. 2007;464:11-5.

45. Vlasak R, Gearen PF, Petty W. Knee arthrodesis in the treatment of failed total knee replacement. Clin Orthop Relat Res. 1995;321:138-44.

46. Brodersen MP, Fitzgerald Jr RH, Peterson LF, Coventry MB, Bryan RS. Arthrodesis of the knee following failed total knee arthroplasty. J Bone Joint Surg Am. 1979;61-A: 181-5.

47. Fidler MW. Knee arthrodesis following prosthesis removal. Use of the Wagner apparatus. J Bone Joint Surg Br. 1983;65-B:29-31.

48. Knutson K, Hovelius L, Lindstrand A, Lidgren L. Arthrodesis after failed knee arthroplasty. A nationwide multicenter investigation of 91 cases. Clin Orthop Relat Res. 1984; 191:201-11.

49. Knutson K, Lindstrand A, Lidgren L. Arthrodesis of the knee arthroplasty. A report of 20 cases. J Bone Joint Surg Br. 1985;67:47-52.

50. Salem KH, Keppler P, Kinzl L, Schmelz A. Hybrid external fixation for arthrodesis in knee sepsis. Clin Orthop Relat Res. 2006;451:113-20.

51. Ellingsen DE, Rand JA. Intramedullary arthrodesis of the knee after failed total knee arthroplasty. J Bone Joint Surg Am. 1994;76-A:870-7.

52. McQueen DA, Cooke FW, Hahn DL. Knee arthrodesis with the Wichita Fusion Nail: an outcome comparison. Clin Orthop Relat Res. 2006;446:132-9.

53. Sundgren K. Cemented modular intramedullary nail in failed knee arthroplasty-a report of 2 cases. Acta Orthop Scand. 1999;70:305-7.

54. Neuerburg C, Bieger R, Jung S, Kappe T, Reichel H, Decking R. Bridging knee arthrodesis for limb salvage using an intramedullary cemented nail: a retrospective outcome analysis of a case series. Arch Orthop Trauma Surg. 2012;132:1183-9.

55. Putman S, Kern G, Senneville E, Beltrand E, Migaud H. Knee arthrodesis using a customised modular intramedullary nail in failed infected total knee arthroplasty. Orthop Traumatol Surg Res. 2013;99(4):391-8.

56. Röhner E, Windisch C, Nuetzmann K, Rau M, Arnhold M, Matziolis G. Unsatisfactory outcome of arthrodesis performed after septic failure of revision total knee arthroplasty. J Bone Joint Surg Am. 2015;18:298-301.

25　膝关节晚期感染：局部抗生素治疗

著者：Leo A. Whiteside

翻译：李学州　李德强

摘要： 在全关节置换术后发生感染时，静脉给药或使用含有抗生素的骨水泥占位器难以实现局部抗生素浓度达到杀菌水平并长期保持的效果。部分研究显示，通过关节置管向关节内注射抗生素是有效的。本章描述了膝关节置换术后发生感染时关节内注射方案，并总结了 1 项药代动力学研究和 2 项临床随访研究的结果，尤其是对于治疗困难的病例（耐甲氧西林金黄色葡萄球菌感染的全膝关节置换，或者二期翻修失败的病例）。在药代动力学研究中，11 例患者关节液内万古霉素峰浓度平均为 9 242 μg/ mL ± 7 608 μg/mL（范围为 3 956~32 150 μg/ mL）；同时，获得了较高的血清浓度[4.2~25.2 μg/mL（平均 12.3 μg/mL）]，高于最低抑制浓度。两个具有挑战性的临床组的成功率超过了 95%。关节内注射抗生素是安全和有效的，并且被认为是治疗全关节置换后感染的第一选择。

关键词： 全膝关节置换术，感染，关节内，抗生素注射，万古霉素，假体周围感染。

引　言

全膝关节置换术（TKA）后感染的翻修通常分两个阶段进行，首先取出受感染的内置物并用抗生素治疗（通常用混有抗生素的骨水泥占位器），6~12 周后置入最终的内置物[1-5]。关节内（IA）高浓度的抗生素被认为是有效治疗关节细菌感染的关键。聚甲基丙烯酸甲酯骨水泥占位器中的抗生素可以在膝关节内释放相当高浓度的抗生素，但随着抗生素从骨水泥占位器的表层渗出，抗生素在 3 天内会迅速减少[4,6,7]。静脉注射抗生素也可以使关节液中的抗生素浓度超过对易感微生物的最小抑制浓度（MIC），但水平并不很高，并且高于 MIC 的持续时间较短[8,9]，这可以解释为什么静脉注射抗生素似乎不会干扰自 TKA 感染患者的术中组织中分离出病原菌[10]。糖苷类抗生素的有效性与其浓度和浓度维持在致死水平的时间成正比[11]。这个问题对于关节置换的管理十分重要，无论抗生

L.A. Whiteside, MD

Department of Surgery, Des Peres Hospital,
St. Louis, MO, USA

Missouri Bone and Joint Center, Missouri Bone and
Joint Research Foundation, St. Louis, MO, USA
e-mail: whiteside@whitesidebio. com

© Springer International Publishing Switzerland 2016

D. Kendoff et al. (eds.), *Periprosthetic Joint Infections: Changing Paradigms,*
DOI 10.1007/978-3-319-30091-7_25

素是用于非感染病例的预防还是根除感染病例组织中的细菌。

复发很常见，在耐药细菌感染的病例中复发率为24%~82%[12-15]。二期感染翻修后再感染的治疗尤其令人望而生畏，并发症发生率高，包括反复再感染[16-18]、假体松动的重复翻修、疼痛和感染（有研究报道达到52%[17]）。在因再感染而进行翻修且感染确实得到控制的患者中，50%的患者有慢性疼痛[18]。

为了在感染关节的滑液中持续获得较高的抗生素水平，在手术治疗感染时向关节腔置入Hickman导管建立了将抗生素直接注入关节的通道[19, 20]。在兽医临床中，直接关节内（IA）注射抗生素已被有效用于治疗关节感染达几十年的时间了[8, 21-23]，并且IA给药所达到的浓度比IV给药所达到的浓度高数百倍[9]。关节内直接注射抗生素也被成功用于治疗急性和慢性感染性TKA[19, 20, 24-27]。膝关节感染可能不局限于局部区域，也可能涉及邻近组织或远处部位，如局部淋巴结。因此，通过直接IA注射可以达到的血清抗生素浓度也很重要。先前的研究报道了平均血清峰值（4.1~6.1 μg/mL）和谷值（3.2~3.3 μg/mL）浓度[19, 20]。

本章介绍了一种技术，通过即刻更换关节假体，使用非骨水泥内置物和IA注射抗生素治疗TKA术后感染，并在3项队列研究中总结临床发现：在IRB批准的一项基础药代动力学研究中评估该技术，以确定关节和血清中的抗生素浓度。该方案也应用于耐甲氧西林金黄色葡萄球菌（MRSA）患者和TKA术后感染二期翻修失败的再感染患者。

三个研究组的总结

药代动力学研究[11]

在一项研究中，我们招募了11例膝关节置

换术后感染的患者（11个膝），以评估IA注射后关节内和血清的万古霉素浓度。术中将2根Hickman导管（Bard Access Systems, Inc., Salt Lake City, UT; 图25.1）插入关节内，以允许直接注射万古霉素。此导管是具有纤维袖口的硅管，允许纤维组织向内生长以密封，防止液体在导管周围的流入和流出。另外，此种导管有一个Luer-lock模块和帽（ALARIS Medical Systems, Inc., San Diego, CA），允许用注射器进行注射。

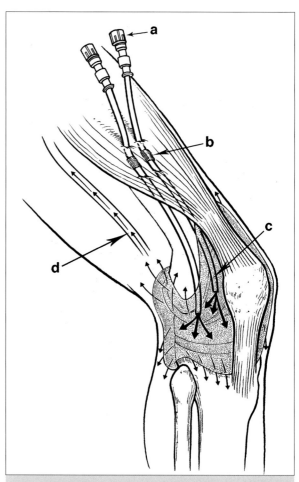

图25.1 图示位于皮肤的注射入口（a），距真皮深约5 mm的纤维箍（b），膝关节滑膜腔外侧的导管（c）以及抗生素通过滑膜进入区域静脉（d）。纤维袖口可密封导管，使污染物不会进入膝关节，关节液也不会漏出（引自Springer Science + Business Media: Clinical Orthopaedics and Related Research, Whiteside et al.[19]）

使用2根导管，可以确保在6周内有效进行注射。2根导管仅用于注射；抗生素自关节移除唯一的出口是局部静脉和淋巴系统。

如果切口干燥，术后第一天晚上开始使用抗生素。开始剂量很小（3 mL 无菌水中 100 mg 万古霉素），并在3~5天内逐渐增至每3 mL 无菌注射用水中加入250~500 mg 万古霉素，每12 h 或24 h 应用一次。当 IA 途径建立后（3~5天），停止静脉应用抗生素。使用荧光偏振免疫阵列（FPIA）测量万古霉素的血清峰值和谷值[28, 29]，在第三次给药后每周测量2次。如果血清水平过高，可以降低其浓度。在每12小时接受500 mg 万古霉素的3例患者中，报道血清浓度谷值超过 20 μg/mL；将其剂量减少到 250 mg，谷值水平下降至低于 10 μg/mL。治疗结束时（6周），在门诊手术室于局部麻醉下取出 Hickman 导管。在导管周围做椭圆形切口，于周围皮下组织中切开纤维袖，随后轻轻提出导管。取出由软硅制成的导管时要小心，以避免切断并发尖端遗落于膝关节内。

移除 Hickman 导管时，在除去导管之前应留取关节滑液样品以确定谷值浓度；最后一次的关节内注射抗生素后，立即留取滑液样本以确定抗生素峰值浓度。对每一例患者，术后1个月随访时通过关节穿刺获得关节液样本。将这些样品分别稀释10、100、1 000 和 5 000 倍，从而达到可以通过 FPIA 方法测量的浓度。万古霉素关节内给药的消除半衰期（$t_{1/2}$）通过双室模型和双指数方程来测量，并有分布阶段和消除阶段[30-32]。对于每对 IA 峰值（C_{max}）和谷值（C_{min}），可以计算关节液中万古霉素的消除常数 β（其与清除率成比例）和消除半期（$t_{1/2}$，以小时为单位）：

$$\beta = \{\ln(C_{max}) - \ln(C_{min})\} / t_i \qquad (25.1)$$

$$t_{1/2} = \ln(2) / \beta \qquad (25.2)$$

消除常数 β 也可以通过指数曲线拟合的斜率来测量，以来自不同患者的比率 C_{min}/C_{max} 作为每例患者最后一次给药后的时间函数来做图时，允许通过方程25.2来计算平均消除半衰期（$t_{1/2}$）[30]。

接受万古霉素关节内注射治疗的 TKA 感染患者的关节内万古霉素水平非常高。研究中，行关节内注射后，11 例患者平均滑液万古霉素峰值水平为 9 242 μg/mL ± 7 608 μg/mL（范围为 3 956~32 150 μg/mL），谷浓度（平均为 377 μg/mL，范围为 8.4~1 610 μg/mL）随时间变化，但在所有样品中均超过 MIC。血清谷浓度范围为 4.2~25.2 μg/mL（平均 12.3 μg/mL；为关节谷值的 9.6%），超过 MIC。在不同的患者中，万古霉素的消除半衰期（$t_{1/2}$）为 1.61~4.70 h（平均 3.22 h）。在所有患者中，以 β 作为指数回归曲线的斜率，$t_{1/2}$ 为 3.06 h（$r^2 = 0.52$，$P<0.001$）（图 25.2）。没有报告不良事件。然而，11 例患者中有 3 例患者的血清万古霉素水平谷值较高，因此将其注射剂量减少。没有患者出现血清 BUN 或肌酐浓度升高。

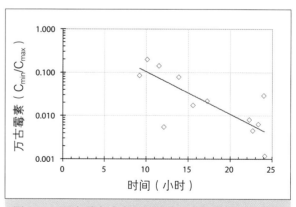

图 25.2 万古霉素浓度，以峰值浓度分数表达，自之前 IA 注射后以对数标度绘图。点线图是指数回归曲线（$r^2=0.52$），斜率是消除常数 β = 0.226 5 h^{-1}，消除半衰期（$t_{1/2}$）可以计算为 3.06 h（引自 Roy et al[11]. Copyright 2014, with permission from Elsevier）

耐药微生物研究 [19]

一项前瞻性研究评估了在 2001 年 1 月至 2007 年 1 月的 18 例患者（18 例 TKA）直接注射万古霉素治疗 MRSA 的疗效。所有患者均确诊为持续 3 个月以上的慢性感染，11 例为女性，7 例为男性。平均年龄为 69 岁 ±6 岁（58~84 岁）。所有患者均有重要合并症：9 例有 II 型糖尿病，12 例有慢性依赖性水肿和瘀血性皮炎，9 例有病态肥胖，15 例有营养不良和低白蛋白血症。18 例患者中的 17 例有两种或更多的合并症。其中，4 例患者进行过二期翻修，采用抗生素骨水泥占位器和抗生素骨水泥翻修假体。7 例患者接受初次全膝关节置换术，感染通过切开引流术后接受 2~6 周静脉注射抗生素来治疗。初次 TKA 术后，有 4 例患者因髌腱撕裂或髌骨半脱位接受手术治疗。

所有患者均接受了包括清创术，使用非骨水泥假体进行 TKA 翻修和关节内注射抗生素的方案。11 例患者的骨水泥成分被去除，包括股骨和胫骨中骨水泥固定的延长杆。最少随访 27 个月（平均 62 个月，范围为 27~96 个月），没有患者失访。

手术治疗包括彻底清除不可吸收缝线，完全切除滑膜；必要时行血管化的骨膜瓣切除，以显露骨干部位骨水泥护套，使用咬骨钳咬除，然后用刮匙刮除，最后用高扭矩绞刀去除所有暴露于骨水泥的骨表面。在清创过程中，反复用含有万古霉素（1 g/L）、多黏菌素 B（250 000 单位 / L）和杆菌肽（50 000 单位 / L）的生理盐水溶液进行灌洗。清创后，清洁手术区域并重新铺单，更换手术衣和手套，并将新的无菌器械放入无菌区域。翻修膝关节假体具有多孔涂层表面，可以直接接触骨，并使用骨干接触钛合金延长杆。没有使用骨水泥进行固定，也没有使用骨移植来填补缺陷。术中患者静脉注射

1 g 万古霉素，术后给予相同剂量 2 次，间隔 12 h。如果切口干燥并密封，则在手术后第一天通过 Hickman 导管将万古霉素（在 100 mL 无菌水中加入 100 mg 万古霉素）开始注入膝关节，然后以 100 mg/L 的浓度增至将 500 mg 万古霉素溶于 5 mL 无菌水中。一旦膝关节腔内的万古霉素达到稳定剂量，即停止静脉应用万古霉素。

在 6 周的关节内注射期间，18 个膝关节中的 7 个用于 IA 给药的两根 Hickman 导管中的一根失效，但是没有病例两根导管都失效。第三次给药后，采用 FPIA 每周两次测量血清万古霉素的峰值和谷值 [28, 29]，直到导管被去除。6 周后，手术去除 Hickman 导管并对关节液进行培养。2 周后拆除缝线，并且在 3 个月时评估局部有无压痛、红斑和硬结。随后每年进行评估。在 3 个月时评估血清 C- 反应蛋白和 ESR，C- 反应蛋白水平升高不超过正常值的 25%、ESR 升高低于正常值的 50%，被认为是感染消退的迹象。

在最终的随访时，18 例患者中的 17 例没有感染的临床迹象。除 1 例外，所有患者在术后 3 个月时均有实验室证据表明感染消退。去除导管时所采集的关节滑液，通过培养未见细菌。1 例患者术后 3 个月时 ESR 和 C- 反应蛋白浓度升高，并在初次翻修和清创后 5 个月时再次发生 MRSA 感染。再次手术，发现股骨前表面有 2~3 cm 的坏死骨碎片残留。重新彻底清创并更换聚乙烯部件，保留了金属部件。插入 Hickman 导管，采用万古霉素关节内注射治疗 6 周。术后 42 个月，该膝关节没有感染的临床表现。没有病例因内置物松动翻修。

术后 2 周血清万古霉素峰浓度平均为 6.1 µg/mL ±4.1 µg/mL，血清万古霉素平均谷浓度为 3.2 µg/mL ±1.0 µg/mL。由于血清万古霉素浓度升高，5 例患者需要减少剂量至 500 mg 每天 1 次，1 例患者则需要停用抗生素 4 天。3 例患者因万古霉素局部积累形成局部炎性反应，因此需要停用

抗生素 2~3 天。6 例患者（6 个膝关节，33%）在输注抗生素的 6 周内血尿素氮和肌酐水平升高，需要暂时停止万古霉素关节内注射 2 天，然后以较低剂量重新开始注射。没有病例需要完全停用万古霉素超过 4 天。

再感染的翻修研究[20]

一项回顾性研究对 1999 年 1 月至 2008 年 1 月期间因关节置换术后感染行二期翻修失败的 18 例（18 个膝关节，12 例女性，6 例男性）患者，对采用积极治疗方案的成功率进行了评估。手术方案包括在僵硬的膝关节中进行胫骨结节截骨以便显露术野，避免广泛的软组织剥离，股骨胫骨劈开式截骨去除骨水泥包鞘，然后用非骨水泥材料进行固定，用肌皮瓣和深筋膜皮瓣来处理关节囊和局部皮肤的严重缺损，并应用 Hickman 导管行抗生素关节内注射治疗。

手术距离初次翻修的平均时间为 7 个月（1.5~13 个月），距离再次翻修的平均时间为 5 个月（1~18 个月）。所有膝关节均被原有微生物再次感染，包括：耐甲氧西林金黄色葡萄球菌（11 例患者 /11 个膝关节），耐甲氧西林表皮葡萄球菌（2 例患者 /2 个膝关节），甲氧西林敏感金黄色葡萄球菌（2 例患者 /2 个膝关节）以及混合奇异变形杆菌和大肠杆菌（3 例患者 / 3 个膝关节）。所有葡萄球菌对浓度为 2~5 μg/mL 的万古霉素敏感，3 种大肠杆菌和奇异变形杆菌对浓度为 2 μg/mL 的庆大霉素敏感。最少随访为 2.3 年（平均 6.1 年，范围为 2.3~ 12.0 年），没有病例失访。

对 10 个膝关节（56%）进行了一期翻修（图 25.3）。5 个膝关节（28%）进行了清创，置入骨水泥占位器，3~4 个月后进行二期翻修；对 3 个膝关节（16%）采用多种方式进行软组织重建，包括使用组织扩张器形成足够的皮肤来闭合切口，以及使用外固定架以保证最终翻修前下肢

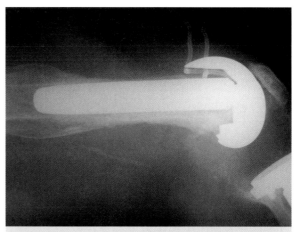

图 25.3 侧位 X 线片，使用非骨水泥假体进行翻修，通过 Hickman 导管输注抗生素 6 周后。感染得到解决，患者达到完全负重（引自 Springer Science + Business Media: Clinical Orthopaedics and Related Research, Whiteside et al[20].）

达到足够的长度。2 例患者（2 个膝关节）需要对肌肉瓣边缘清创并在术后第一周内再次闭合伤口。3 例患者（3 个膝关节）在术后 2 周内对血肿行开放引流并重新关闭伤口。如果骨和软组织血液循环良好，以维持愈合，并且有足够的软组织可用于闭合，那么我们使用非多孔的、有凹槽的、与骨干结合的钛杆以及直接与骨相结合的多孔涂层内置物进行 TKA 翻修。没有使用骨水泥将内置物固定于骨，也没有通过骨移植来填充骨缺损。如果剩余骨和软组织以维持内置物稳定，则不应置入假体，应置入 Hickman 导管来向关节内注射抗生素，并用皮肤和肌瓣完成闭合。如有必要，可以缩短肢体。通过处理，这些患者术后实现截骨融合，恢复下肢长度并成功关闭切口。3 例患者（3 个膝关节）行外固定以逐渐延长下肢来恢复原来长度，并且使用了深筋膜软组织扩张器以提供用于闭合切口的皮肤。

在所有膝关节中，置入两根 Hickman 导管用于将抗生素送入关节。术后患者每 12 小时静

脉注射 1 g 万古霉素或 80 mg 庆大霉素，至少应用 48 h。关节内注射抗生素在术后第一天晚上开始，并停用 IV 抗生素。以在 3mL 无菌水中加入 100 mg 万古霉素，或在 3 mL 盐水中的 20 mg 庆大霉素作为测试剂量，如果伤口保持密封并且稳定，则抗生素的浓度每日都会增高。

18 个膝关节中有 17 个感染得以控制。1 例患者在一期清创、翻修和膝关节初步闭合 13 个月后出现反复感染。对此膝关节再次清创，注入万古霉素 6 周，未保留内置物，并在导管移除 6 周后重新置入非骨水泥内置物。随访 28 个月，CRP 和红细胞沉降率在假体再次置入时正常，没有感染迹象。1 个膝关节未能获得软组织闭合，存在窦道，最终在开始治疗 2 个月后行膝上截肢。17 例患者中有 16 例的 CRP 和 ESR 在 2 年随访期内均保持在正常范围。1 例患有慢性牙龈炎、瘀血性皮炎和冠状动脉疾病的患者在术后 1 年随访时 CRP 升高 24%，并且 ESR 加快。其膝关节无症状且状况较好。抽取的关节滑液中未见白细胞。没有患者需要长期应用抑制性抗生素。

血清万古霉素水平在适当范围内，提示了关节内抗生素注射的安全性和有效性。术后 1 个月，血清万古霉素峰值水平平均为 4.1 μg/mL ± 1.2 μg/mL，谷值水平平均为 3.3 μg/mL ± 1 μg/mL。庆大霉素血清峰值平均水平为 1.1 μg/mL ± 1 μg/mL，谷值平均水平为 0.2 μg/mL ± 0.1 μg/mL。3 例应用万古霉素患者和 1 例输注庆大霉素的患者因抗生素水平过高或血尿素氮和肌酐水平升高，需要暂时停用抗生素并降低剂量。

讨 论

采用上述方案进行治疗的每个队列中，较高比例的患者的感染得到了有效控制。关节内注射抗生素产生的浓度峰值比静脉给药高出多个数量级，并且浓度谷值水平的抗生素仍具有治

疗作用并可保持 24 小时，抗生素的血清的水平也达到了治疗浓度。药代动力学研究中的 11 例患者，滑液中的万古霉素浓度为 3 956~ 32 150 μg/mL。这些数值与 Perry 等报道的阿米卡星的关节内高水平相当[25]。通过静脉给药获得的滑液药物浓度水平，可能在 6 小时后降至有效治疗浓度以下；而关节内给药可使膝关节内万古霉素浓度维持至高于 MIC 的水平至少 24 小时。静脉应用万古霉素所形成的关节内药物浓度平均为血清水平的 35%，而关节内给药所形成的关节内药物峰值浓度平均为血清浓度的 750 倍。此外，关节内注射万古霉素后，其血清浓度谷值仍然是具有治疗作用的，均值大于 10 μg/mL 以避免产生耐药性[33]。

滑液中极高的抗生素浓度在治疗涉及金属内置物的关节内感染方面具有明显的优势。抑制细胞壁和 RNA 合成的抗生素如万古霉素的杀伤力与浓度—时间曲线下的面积成正比[33~36]，并且对于根除内置物表面形成假膜的微生物尤其重要[37]。由于形成变异小菌落需要较长的繁殖周期，并且会导致抗生素耐药性形成[38, 39]，因此每天关节内注射抗生素可在关节内获得持续高浓度的抗生素，对于治疗有金属内置物的关节感染很重要。

直接向关节腔内注射抗生素、一期翻修以及使用多孔表面内置物，可安全有效地根除 MRSA，并可实现内置物的良好固定，避免了使用含抗生素占位器和二次手术的不便。研究中，18 例患者中有 17 例在首次手术后感染即得到有效控制；另外 1 例经过再次清创，感染也得到有效控制。在这种情况下，可以考虑通过采用静脉应用抗生素和使用含抗生素的 PMMA 占位器将抗生素送入关节的二期翻修，被认为是相对保守的手术方法[3, 4, 16, 40]，但临床结果令人失望。据报道，通过二期清创后再置入假体治疗这些疑难病例，复发率为 11%~24% 不等[12,

13, 15, 41]。

翻修手术中用骨水泥固定假体,成功率一直不如初次置换高[16, 42~46];如果存在由惰性细菌导致的持续感染,处理会更困难。在髋、膝关节翻修术中使用非骨水泥固定的多孔假体的成功比例很高,并已成为 THA 翻修的主要方式[47~49]。使用非骨水泥固定对感染 TKA 进行翻修的结果与非骨水泥 THA 翻修类似[50],并且相对骨水泥固定有明显的优势。

对于二期翻修治疗感染 TKA 失败后再感染的队列研究,说明了这种二期翻修方式尚存不足之处,需要更大的手术范围来控制感染。此研究证明了手术与关节内注射抗生素联合应用时,具有较高的成功率,18 个膝关节中有 17 个感染控制成功。该研究中的病例无法仅通过关节内高浓度抗生素来有效处理,也需要充分显露和肢体挽救技术,并且通常需要多次手术才能最终实现假体的再置入。

与静脉输注相比,每日关节内注射抗生素,在整个给药间隔期内可以实现并维持滑液中极高的抗生素浓度。目前,一期翻修手术,包括清创和通过 Hickman 导管向关节内注射抗生素是我们的标准方案,即使在面对复杂病例和高耐药性的病原微生物中也是如此。

致 谢

作者感谢 M.E. Roy, PhD, Michael Peppers, PhD, Renee LaZear, RN,Tariq Nayfeh, MD, PhD 收集和分析数据;Diane J. Morton, MS 绘制图片;以及 William C. Andrea, CMI 帮助统稿。

参考文献

1. Buchholz HW, Elson RA, Engelbrecht E, Lodenkamper H, Rottger J, Siegel A. Management of deep infection of total hip replacement. J Bone Joint Surg Br. 1981;63:342-53.

2. Buchholz HW, Elson RA, Heinert K. Antibioticloaded acrylic cement: current concepts. Clin Orthop Relat Res. 1984;190:96-108.

3. Insall JN, Thompson FM, Brause BD. Two-stage reimplantation for the salvage of infected total knee arthroplasty. J Bone Joint Surg Am. 1983;65:1087-98.

4. Salvati EA, Callaghan JJ, Brause BD, Klein RF, Small RD. Reimplantation in infection: elution of gentamicin from cement and beads. Clin Orthop Relat Res. 1986;207:83-93.

5. Windsor RE, Insall JN, Uts WK, Miller DV, Brause BD. Two-stage reimplantation for the salvage of total knee arthroplasty complicated by infection: further follow-up and refinement of indications. J Bone Joint Surg Am. 1990;72:272-8.

6. van de Belt H, Neut D, Uges DR, Schenk W, van Horn JR, van der Mel HC, et al. Surface roughness, porosity, wettability of gentamicin-loaded bone cements and their antibiotic release. Biomaterials. 2000;21:1981-7.

7. Anguita-Alonso P, Rouse MS, Piper KE, Jacofsky DJ, Osmon DR, Patel R. Comparative study of antimicrobial release kinetics from polymethylmethacrylate. Clin Orthop Relat Res. 2006;445:239-44.

8. Lloyd KC, Stover SM, Pascoe JR, Baggot JD, Kurpershoek C, Hietala S. Plasma and synovial fluid concentrations of gentamicin in horses after intraarticular administration of buffered and unbuffered gentamicin. Am J Vet Res. 1988;49:644-9.

9. McLaren A. Alternative materials to acrylic bone cement for delivery of depot antibiotics in orthopaedic infections. Clin Orthop Relat Res. 2004;427:101-6.

10. Ghanem E, Parvizi J, Clohisy J, Burnett S, Sharkey PF, Barrack R. Perioperative antibiotics should not be withheld in proven cases of periprosthetic infection. Clin Orthop Relat Res. 2007;461:44-7.

11. Roy ME, Peppers MP, Whiteside LA, LaZear RM. Vancomycin concentration in synovial fluid: direct injection into the knee vs. intravenous infusion. J Arthroplasty. 2014;29:564-8.

12. Kilgus DJ, Howe DJ, Strang A. Results of periprosthetic hip and knee infections caused by resistant bacteria. Clin Orthop Relat Res. 2002;404:116-24.

13. Mittal Y, Fehring TK, Hanssen A, Marculescu C, Odum S, Osmon D. Two-stage reimplantation for periprosthetic knee infection involving resistant organisms. J Bone Joint Surg Am. 2007;89:1227-31.

14. Salgado CD, Dash S, Cantey JR, Marculescu CE. Higher risk of failure of methicillin-resistant Staphylococcus aureus prosthetic joint infections. Clin Orthop Relat Res.

2007;461:48-53.

15. Volin SJ, Hinrichs SH, Garvin KL. Two-stage reimplantation of total joint infections: a comparison of resistant and non-resistant organisms. Clin Orthop Relat Res. 2004;427:94-100.

16. Hanssen AD, Trousdale RT, Osmon DR. Patient outcome with reinfection following reimplantation for the infected total knee arthroplasty. Clin Orthop Relat Res. 1995;321:55-67.

17. Stuart MJ, Larson JE, Morrey BF. Reoperation after condylar revision total knee arthroplasty. Clin Orthop Relat Res. 1993;286:168-73.

18. Wang CJ, Huang TW, Wang JW, Chen HS. The often poor clinical outcome of infected total knee arthroplasty. J Arthroplasty. 2002;17:608-14.

19. Whiteside LA, Peppers MP, Nayfeh T, Roy ME. Methicillin-resistant Staphylococcus aureas in TKA treated with revision and direct intraarticular antibiotic infusion. Clin Orthop Relat Res. 2011;469:26-33.

20. Whiteside LA, Nayfeh TA, LaZear R, Roy ME. Reinfected revised TKA resolves with an aggressive protocol and antibiotic infusion. Clin Orthop Relat Res. 2012;470:236-43.

21. Schneider RK. Treatment of posttraumatic septic arthritis. AAEP Proc. 1988;44:167.

22. Adams SB, Lescun TB. How to treat septic joints with constant intra-articular infusion of gentamicin or amikacin. AAEP Proc. 2000;46:188.

23. Werner L, Hardy J, Bertone A. Bone gentamicin concentration after intra-articular injection or regional intravenous perfusion in the horse. Vet Surg. 2003;32:559-65.

24. Davenport K, Traina S, Perry C. Treatment of acutely infected arthroplasty with local antibiotics. J Arthroplasty. 1991;6:179-83.

25. Perry C, Hulsey R, Mann F, Miller GA, Pearson RL. Treatment of acutely infected arthroplasfies with incision drainage, and local antibiotics delivered via an implantable pump. Clin Orthop Relat Res.1992;281:21 6-23.

26. Shaw JA. The use of long-term indwelling catheters for local antibiotic administration into infected joints: a concept report. J Orthop Tech. 1995;3:181-4.

27. Fukagawa S, Matsuda S, Miura H, Okazaki K, Tashiro Y, Iwamoto Y. High-dose antibiotic infusion for infected knee prosthesis without implant removal. J Orthop Sci. 2010;15:470-6.

28. Dandliker WB, Feigen GA. Quantification of the antigen-antibody reaction by the polarization of fluorescence. Biochem Biophys Res Commun. 1961;5:299-304.

29. National Committee for Clinical Laboratory Standards. Interference testing in clinical xhemistry; Tentative guideline. NCCLS Publication EP7-T. Villanova: National Committee for Clinical Laboratory Standards; 1986.

30. Greenblatt DJ, Koch-Weser J. Clinical pharmacokinetics. N Engl J Med. 1975;293:964-70.

31. Rotschafer JC, Crossley K, Zaske DE, Mead K, Sawchuk RJ, Solem LD. Pharmacokinetics of vancomycin: observations in 28 patients and dosage recommendations. Antimicrob Agents Chemother. 1982;22:391-4.

32. Marsot A, Boulamery A, Bruguerolle B. Vancomycin: a review of population and morphologic effects of intraarticular ceftiofur sodium in horses. Vet Surg. 2000;29:398-406.

33. Schilling A, Neuner E, Rehm SJ. Vancomycin: a 50-something-year-old antibiotic we still don't understand. Cleve Clin J Med. 2011;78:465-71.

34. Cheung RP, DiPiro JT. Vancomycin: an update. Pharmacotherapy. 1986;6:153-69.

35. Hermans PE, Wilhelm MP. Vancomycin. Mayo Clin Proc. 1987;62:901-5.

36. Rybak MJ. The pharmacokinetic and pharmacodynamic properties of vancomycin. Clin Infect Dis. 2006;42(Suppl 1):S35-9.

37. Wymenga AB, Van Dijke BJ, Van Horn JR, Slooff TJ. Prosthesis-related infection. Etiology, prophylaxis and diagnosis (a review). Acta Orthop Belg. 1990;56:463-75.

38. Rusthoven JJ, Davies TA, Lerner SA. Clinical isolation and characterization of aminoglycoside-resistant small colony variants of Enterobacter aerogenes. Am J Med. 1979;67:702-6.

39. Neut D, Hendriks JG, van Horn JR, van der Mei HC, Busscher HJ. Pseudomonas aeruginosa biofilm formation and slime excretion on antibiotic-loaded bone cement. Acta Orthop. 2005;76:109-14.

40. Haleem AA, Berry DJ, Hanssen AD. Mid-term to long-term followup of two-stage reimplantation for infected total knee arthroplasty. Clin Orthop Relat Res. 2004;428:35-9.

41. Hirakawa K, Stulberg BN, Wilde AH, Bauer TW, Secic M. Results of two-stage reimplantation for infected total knee arthroplasty. J Arthroplasty. 1998;13:22-8.

42. Shannon BD, Klassen JF, Rand JA, Berry DJ, Trousdale RT. Revision total knee arthroplasty with cemented components

and uncemented intramedullary stems. J Arthroplasty. 2003;18 Suppl 1:27-32.

43. Whiteside LA. Treatment of infected total knee arthroplasty. Clin Orthop Relat Res. 1994;299:169-72.

44. Whiteside LA. Cementless fixation issues in revision total knee arthroplasty. Instr Course Lect. 1999;48:177-82.

45. Whiteside LA. Two-stage exchange for infected TKA—opposes. Semin Arthroplasty. 2008;19:121-5.

46. Whiteside LA, Bicalho PS. Radiologic and histologic analysis of morselized allograft in revision total knee replacement. Clin Orthop Relat Res. 1998;357:149-56.

47. Garazzino S, Aprato A, Baietto L, D'Avolio A, Maiello A, DeRosa FG, et al. Glycopeptide bone penetration in patients with septic pseudoarthrosis of the tibia. Clin Pharmacokinet. 2008;47:793-805.

48. Hamilton WG, Cashen DV, Ho H, Hopper Jr HR, Engh CA. Extensively porous-coated stems for femoral revision: a choice for all seasons. J Arthroplasty. 2007;22(4 suppl 1): 106-10.

49. Parvizi J, Azzam K, Ghanem E, Austin MS, Rothman RH. Periprosthetic infection due to resistant staphylococci: serious problems on the horizon. Clin Orthop Relat Res. 2009;467:1732-9.

50. Whiteside LA. Major femoral bone loss in revision total hip arthroplasty treated with tapered, porouscoated stems. Clin Orthop Relat Res. 2004;429:222-6.

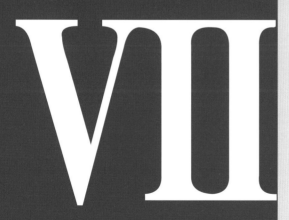

第七部分

围术期优化

VII

26　围术期优化

著者：Aaron Tande, Elie Berbari

翻译：李学州　卢群山

摘要： 关节置换术后，关节假体周围感染（PJI）是一种灾难性并发症。通过在术前和围术期仔细对患者进行优化，可以降低发生PJI的风险。适当对营养状况、肥胖和糖尿病进行处理，在患者的整体健康和围术期等方面都会获益。术前戒烟，可降低术后伤口并发症的发生率。调整免疫抑制药物以有效控制潜在的炎症，同时将感染风险降至最低。存在感染时，应推迟择期手术，直至治愈。对金黄色葡萄球菌携带者的选择性筛查和去定植降低了手术部位感染率，同时也降低了社区范围内莫匹罗星耐药性的发生率。适当的围术期预防性应用抗菌药物和抗凝治疗至关重要。在有明显软组织缺损的患者中，术前应该进行整形手术咨询，并制订协作手术计划。对接受关节置换术的患者术前进行多学科的全面评估，有利于改善患者预后。

关键词： 手术部位感染，关节假体周围感染，骨髓炎，抗生素预防，预防，危险因素，糖尿病，葡萄球菌感染，营养不良，肥胖，类风湿性关节炎。

引　言

关节置换可以缓解关节疼痛，恢复关节功能，改善患者的生活质量。2010年，仅在美国就进行了超过一百万例的髋膝关节置换术[1]。通常，关节置换是一种择期手术。因此，应尽一切努力优化患者的一般健康状况，以防止潜在的并发症。与PJI相关的很大一部分风险因素是可以被改善的。手术部位浅表感染（SSI）和深部器官间隙感染，或称为假体或假体周围感染（PJI），呈现发病率较高，花费也较高[2]。术后伤口愈合异常是SSI和PJI的明确危险因素。已经确定了许多与SSI、PJI以及伤口愈合相关的可改善的和不可改善的因素。认识并优化这些因素，将降低这些灾难性并发症的发生率。

营　养

在拥有足够资源的发达国家进行的关节置

A. Tande, MD (✉)・E. Berbari, MD, FIDSA

Division of Infectious Diseases, Mayo Clinic,

Rochester, MN, USA

e–mail: Tande. Aaron@mayo. edu; Berbari. Elie@
mayo. edu

© Springer International Publishing Switzerland 2016

D. Kendoff et al. (eds.), *Periprosthetic Joint Infections: Changing Paradigms*,

DOI 10.1007/978–3–319–30091–7_26

换，营养不良反而成为接受关节置换患者的一个普遍现象。然而，超过四分之一的初次接受关节置换的患者[3]和三分之一以上因非感染原因进行翻修的患者[4]有营养不良的生化证据。由于相关的慢性炎症状态，发生 PJI 的患者的营养不良患病率甚至可能更高。先前的许多研究表明，低蛋白血症[4-6]、低转铁蛋白[7]、淋巴细胞减少[4, 6, 8, 9]或低 BMI[10]所定义的营养不良与切口愈合不良的风险有关，并发症包括 PJI 等。识别营养不良患者的其他方法包括使用更复杂的拟人化测量，这对于临床实践来说可能过于繁琐。因此，临床医生对此多依赖于上述血液检查。营养不良与切口愈合不良之间的学关系是复杂的，可能涉及伤口愈合所必需的组织构建受阻，也包括炎性损害。

虽然有点违反直觉，由于摄入热量高但缺乏营养的饮食，营养不良可能与肥胖共存。肥胖人群和接受关节置换的总人口中营养不良人群的比例似乎相似[4, 7]。除了营养不良对切口愈合的影响外，肥胖的存在又引发了其他一些独特的问题，最终可导致切口愈合困难。切口处的机械张力增加可导致切口裂开，并形成感染。肥胖可能导致血液流向不匹配的组织，导致相对组织低灌注。最后，死腔可能会增加，从而为手术部位深部感染创造了潜在的空间。虽然可以尝试术前减轻体重以尽量减少这些机械性并发症，但必须小心，避免以减少足够的营养摄入为代价来实现减重。

关节置换前对营养不良和肥胖的评估方法尚不明确，但可以考虑采用合乎逻辑的方法。首先，全血细胞计数（绝对淋巴细胞计数 <1 500 个 /μL）、白蛋白（<3.5 mg/dL）和 / 或转铁蛋白（<200 mg/dL）是合理的筛查试验，以对怀疑营养不良的患者进行评估，包括肥胖患者。如果这些检测中的任何一项结果异常，则应考虑是否存在慢性感染未控制或控制不佳（如类

风湿性关节炎）。在营养不良的患者中，供餐者应该与患者就其目前的饮食进行深入讨论，可以考虑膳食补充剂和转诊给营养师进行咨询。对于存在营养不良的肥胖患者，转诊给对处理同时存在肥胖的营养不良患者经验丰富的减重专家是合适的，应就术前行胃旁路术或胃束带术的作用一同展开讨论。

糖尿病

大量研究表明，多达四分之一的接受初次全膝髋关节置换的患者患有糖尿病[11, 12]。糖尿病和高血糖患者可能存在白细胞功能受损以及微血管功能障碍，都可能导致术后感染的发生。糖尿病是 PJI 公认的一个风险因素[12-16]。此外，无糖尿病患者的围术期高血糖也被认为是一个危险因素[17]。该观察结果可能与实验观察到的在较高葡萄糖浓度下生物膜的形成增加有关[18]。目前尚不清楚术前血糖控制的程度是否与发生 SSI 相关。糖化血红蛋白是血糖控制的常用标志物之一，反映了前 3 个月的平均血糖水平。对于糖化血红蛋白是否可预测切口并发症和感染，则存在一定的争论[15, 19-21]。然而，术后血糖升高的程度可明确预测切口并发症或感染[19]。迄今为止的研究（包括非整形外科手术）确定了术后血糖升高程度与感染的可能性之间的剂量相关性[21]。无论用术前糖化血红蛋白预测随后感染控制的效果如何，术前血糖控制良好的糖尿病患者在术后可能更容易控制血糖水平。因此，我们的做法是在术前准备中使血糖控制达最佳水平。

围术期优化血糖控制，需要与患者的初级保健医生和糖尿病专家密切合作。在术前访视时，应询问患者在家中血糖数值的平均值和范围、糖尿病药物治疗方案以及最近的糖化血红蛋白水平。如果怀疑血糖控制不佳，应延迟手

术并对患者定期随访。一旦确定手术日期，就应着手制订术后糖尿病治疗计划。最佳术后血糖水平尚不清楚，因为强化血糖控制（随机血糖 <120~150 mg/dL）组未显示出优于标准对照（140~200 mg/dL）组的效果。强化血糖控制会增加低血糖发作的风险[22]。因此，血糖 <200 mg/dL 的目标是合理的。最后，接受糖皮质激素治疗的患者在围术期需要调整皮质类固醇剂量，也可能需要调整胰岛素治疗方案。

吸 烟

除了对人类健康的多种副作用外，吸烟还与影响切口愈合和随后的发生 SSI 的风险增加有关[14, 16, 23]。这些不良反应不仅是因为吸烟引起氧合作用的降低，也可能与尼古丁直接导致血流减少相关[24, 25]。有许多不同的戒烟技术，包括咨询技术、尼古丁替代疗法、伐尼克兰和安非他酮。高质量的随机对照试验数据显示，与安慰剂相比，择期髋膝关节置换术前 6~8 周开始随机接受咨询和尼古丁替代治疗的患者的切口并发症减少了 83%[23]。这些研究结果以及对各种外科手术的荟萃分析结果表明[26]，在尝试戒烟时应推迟关节成形术。每周咨询有经验的戒烟辅导员，同时结合尼古丁替代疗法似乎是一种可行的方法。

免疫抑制药物管理

类风湿性关节炎患者的关节置换可以达到显著的功能改善，特别是当保守治疗无效时。不幸的是，用于控制类风湿性关节炎的选择性免疫调节疗法也与发生 SSI 的风险增加有关[8, 16, 27]。在用于控制类风湿性关节炎的药物中，通过抑制肿瘤坏死因子 α（TNF-α）或白细胞介素 -6（IL-6）来发挥作用的生物性抗风湿药

（DMARDs）与其他 DMARDs 相比，似乎显著增加了发生 SSI 的风险[28~30]。因此，美国风湿病学会和英国风湿病学会建议在关节置换术或翻修期间停用 TNF-α 抑制剂[31, 32]，典型方法是在术前减少生物性 DMARDs 一个周期。如果切口愈合按预期进展，则可在关节成形术后 1~2 周恢复使用这些药物。

关于关节置换期间持续使用非生物性 DMARDs 的安全性数据比较混乱[33~35]。对于中重度类风湿性关节炎患者，来氟米特和氨甲蝶呤最常用的，并已评估了其对术后感染的影响。在 201 例接受选择性骨科手术的类风湿性关节炎或银屑病关节炎患者中，与接受氨甲蝶呤治疗的患者相比，接受来氟米特治疗的患者围术期的切口并发症发生率明显更高[36]。相比之下，对 82 例接受关节置换的患者的研究发现，手术前后 2 周内停用来氟米特的患者与手术前后持续使用的患者之间的感染发生情况无差异[37]。然而，考虑到来氟米特的活性代谢物的半衰期超过 14 天[38]，该研究设计可能不足以观察这两种策略之间的任何真正差异。氨甲蝶呤的半衰期较短，使得在手术期间暂停应用这种药物更加可行。氨甲蝶呤的最佳数据来自对 160 例接受择期骨科手术的类风湿性关节炎患者的研究。这些患者在手术前后被前瞻性随机分为术前 2 周停用或围术期持续使用两组[34]。此外，还将这些患者与接受其他非生物性 DMARDs 的类风湿性关节炎患者进行了比较。令人惊讶的是，与其他任何一组相比，持续应用氨甲蝶呤组的感染或切口并发症的发生率明显较低。此外，持续应用氨甲蝶呤组的疾病发作明显减少，而使用氨甲蝶呤可能会增加皮质类固醇的使用，也会潜在增加感染风险。一些较小的回顾性研究发现氨甲蝶呤与 SSI 无关[39~42]；而其他研究表明，停用氨甲蝶呤时 SSI 减少[43, 44]。

选择继续使用 DMARDs 必须个体化考虑，

并与可能需要加用皮质类固醇的风险相权衡。如果预期或发生急性起病，糖皮质激素有时在DMARDs暂时停用期间用作"桥接剂"。在一项大型研究中，观察到皮质类固醇比生物性DMARDs具有更高的院内感染风险[45]。如果需要使用皮质类固醇，应尽一切努力维持泼尼松剂量≤10 mg/d[46]。与患者的风湿病医生合作，对于制定合理的策略来减少不必要的免疫抑制剂的使用至关重要，同时可实现对潜在疾病的有效控制。

去定植化和减少细菌负荷

金黄色葡萄球菌感染占早期PJI的近40%[2]。多数SSI以及早期和延迟的PJI是由于手术时细菌污染了关节假体。因此，识别金黄色葡萄球菌携带者并在术前尝试根除细菌是合理的策略。这些策略通常包括单独或组合使用莫匹罗星和氯己定。一项大型、高质量、随机双盲安慰剂对照试验证明，使用PCR筛选金黄色葡萄球菌鼻腔定植的标准方案，随后采用每天两次使用鼻用莫匹罗星软膏和每日洗必泰洗沐浴5天的方案，可使许多不同类型的手术中深部SSI减少近80%[47]。考虑到感染率基线低平，这些结果是否也会导致关节置换后PJI的减少尚不清楚。类似的术前使用鼻用莫匹罗星软膏和氯己定沐浴方案，在主要关节置换术当天减少了鼻腔金黄色葡萄球菌的定植[48]。一篇系统性综述介绍了包括在骨科手术中使用各种根除方案的19项研究，发现SSI发生率下降了13%~200%[49]。然而，这是一组非同质研究，包括使用选择性和普通（非选择性）的去定植化方法。最近的SSI预防指南建议使用莫匹罗星鼻用软膏治疗金黄色葡萄球菌鼻腔定植[50]。鉴于对金黄色葡萄球菌分离株中莫匹罗星抗性增加的担忧，最近研究了鼻腔应用聚维酮碘去定植，并发现其与莫匹罗星鼻腔的去定植效果相似[51]。

非选择性根治策略避免了术前筛查金黄色葡萄球菌携带者的烦琐，但增加了药物成本和需要治疗患者的数量，并可能导致莫匹罗星耐药的增加。普通莫匹罗星和氯己定的使用似乎在其他环境中是成功的，如预防重症监护病房住院患者的感染[52]。在接受各种不同手术的患者中，与安慰剂相比，普遍使用莫匹罗星并未显著降低SSI的总体发生率[53]。然而，它确实降低了院内金黄色葡萄球菌感染的发生率。

基于较低的总体感染率，缺乏支持非选择性根治策略和支持金黄色葡萄球菌筛查的明确数据。选择性筛查和根治金黄色葡萄球菌携带者的实验室服务是作者的优选策略。可以在术前访视时进行鼻腔筛查，同时自动递送处方并有服务人员提供标准化资讯。

术前活动性感染的筛查和治疗

在术前访视时，应进行仔细的病史采集和体格检查，以发现任何提示远离关节置换术部位存在活动性感染的迹象。如果疑有感染，应进行适当的评估和管理，成功处理后再行置换手术。牙齿健康是在整个关节成形术期间预防假体关节感染的重要部分。对于接受关节置换术患者，牙科手术中是否预防性使用抗菌药物的争论仍然存在。我们机构最近进行的一项研究未发现牙科手术与PJI风险之间存在关联[54]。然而，为了所有患者的健康和预防明显的牙齿感染，应建议对接受关节置换的所有患者进行常规、主动的牙科护理。

在没有迹象表明其他部位存在活动性感染的情况下，关于实验室筛查感染的作用，特别是通过尿液分析评估无症状菌尿或脓尿的问题一直存在争议。对无症状性菌尿和PJI风险的相关性存在较大争议[55~59]。值得注意的是，无症状性菌尿的发现可能仅仅是与PJI明显相关的其他合并症的替代指标，如肥胖或糖尿病。对无症状性菌尿的治疗似乎不会降低 PJI 风险[58]。术前访视的目标之一是确定有症状的尿路感染（如发热、腹痛、排尿困难或尿频）的患者。对所有无症状患者的尿液进行常规筛查可能是不合理的。

围术期抗生素的使用

围术期抗菌药物预防的决定取决于 SSI 的可能性以及发生这种感染的后果。虽然关节置换的总体感染风险较低，但 SSI 可能与死亡率和治疗成本增加显著相关，考虑到风险—收益平衡，因此推荐常规进行预防性抗菌治疗。有很好的数据支持关节置换围术期使用抗菌药物进行预防性治疗[60]。抗菌药物的选择取决于药物的活性、药效学、药代动力学，以及安全性、成本，并且应给药方便。因此，第一代头孢菌素如头孢唑啉，是理想的选择。头孢唑啉具有短暂的静脉输注持续时间，可迅速达到血药浓度峰值[61, 62]，具有优异的抗葡萄球菌活性，广泛可用，安全且价廉。这些因素导致了若干专业组织推荐使用头孢唑啉[50]。虽然第二代和第三代头孢菌素没有被证明效果不佳，但往往更昂贵并且可能与梭状芽孢杆菌感染的发病率增加有关[63]。

患者在术前就诊时就表明自己对 β-内酰胺类抗生素过敏，可以尽早获得优化的机会。先前青霉素皮肤试验阳性，或有对 β-内酰胺类抗生素的Ⅰ型超敏反应（过敏反应、血管性水肿、支气管痉挛或荨麻疹）、剥脱性皮疹的患者，不应使用头孢唑啉或其他 β-内酰胺类抗生素。然而，多数有自限性皮疹或对 β-内酰胺类抗生素的非过敏性副作用史的患者可以安全地接受头孢唑啉治疗。对术前就诊时自我报告青霉素过敏患者的大型研究表明了这一点，其中 85% 在咨询后被认为采用头孢唑啉预防是

安全的[64]。同一研究表明，同日进行的过敏咨询可以减少不适当的万古霉素使用。

当 β-内酰胺类抗生素不能用于预防时，常用的其他药物包括万古霉素或克林霉素，尽管这些药物缺少对革兰阴性菌的活性。对于已知耐甲氧西林金黄色葡萄球菌（MRSA）定植的患者，使用万古霉素是合理的。然而，一项研究发现，与 β-内酰胺类抗生素预防相比，使用万古霉素时，没有 MRSA 鼻腔定植的患者手术部位感染总数增加[65]。该数据和其他数据[66]表明，万古霉素对预防甲氧西林敏感的金黄色葡萄球菌（MSSA）感染的效果可能较差，应选择性地用于那些不能接受 β-内酰胺类抗生素的患者。在 MRSA 鼻腔定植的患者中，用头孢唑啉和万古霉素双重预防可能是合适的，但缺乏指导这种做法的数据[67]。有限的回顾性数据表明，与单用头孢唑啉相比，在联合应用万古霉素和头孢唑啉的患者中，急性肾损伤增加[68]。万古霉素需要较长的输注时间，并且必须调整给药时间，以在切口时获得足够的血液和组织浓度。

抗生素的剂量是至关重要的，特别是在肥胖人群中。单次 1 g 剂量的头孢唑啉在胃成形术后的病理性肥胖患者的组织和血清中的浓度不理想；使用 2 g 剂量的头孢唑啉时，SSI 会显著减少[69]。然而，在 BMI>50 的患者中，2 g 头孢唑啉可能不足以在整个手术过程中维持足够的组织和血清浓度[70]。鉴于有利的治疗窗口，对体重 >80 kg 的患者给予 2 g 头孢唑啉，对体重 >120 kg 的患者给予 3 g 头孢唑啉静脉注射是合理的[50]。万古霉素应根据实际体重给药。

有效预防需要从皮肤切口开始直到闭合切口，持续维持抗生素的有效血液和组织浓度。在接受单次 1 g 剂量的头孢唑啉[61]后 15 min 内，头孢唑啉的血清浓度远高于甲氧西林敏感性葡萄球菌的最低抑菌浓度（MIC），同时骨中

的浓度也足够[71]。然而，没有令人信服的数据表明做切口前 30 min 内给药优于做切口前 30~60 min 给药[72, 73]。因此，推荐在切口前 1 小时内给予头孢唑啉。万古霉素需要更长的输注时间，应在切口前 60~120 min 开始使用[50]。头孢唑啉通常在止血带充气前至少 10 min 使用，以便在诱导缺血前使抗生素充分渗透到手术组织。数学模型研究表明，头孢唑啉给药的最佳时间是止血带充气前 10~30 min[74]。然而，有人质疑，如果在止血带释放后形成血肿，那么在止血带充气前给予预防性抗生素是否会导致亚治疗浓度的血清抗生素，从而形成易感染的窗口。另一种策略是手术结束时在释放止血带前给予抗生素。在一项关于膝关节置换术的大型随机试验中，与止血带充气前给药相比，这种方法被发现具有相同的抗菌效果[75]。然而，在有更多数据支持这种方法之前，建议在止血带充气前 10~60 min 给予抗生素。

手术期间重复使用抗生素，主要取决于术前给予的抗生素的清除时间。药物清除可能受药物的实际半衰期或显著的失血影响，导致药物清除率增高。鉴于失血与头孢唑啉的血清和组织浓度之间的相关性[76]，如果失血量大于 1 500 mL，应给予额外剂量的抗生素[50]。在延长手术期间，如果手术持续时间超过药物半衰期的 2 倍，则应给予重复剂量的抗生素。考虑到头孢唑啉的半衰期约为 2 小时，初诊给药约 4 小时后应重新给予头孢唑啉，这种做法似乎会降低手术持续时间超过 4 小时的 SSI 发生率[72]。肾功能异常和抗生素清除率降低的患者，可能不需要以相同频率重复给药。

为了最大限度地降低成本和减少不良反应，术后预防性应用抗生素的时间要尽量短，如梭状芽孢杆菌感染[77]。越来越多的证据表明，术后不需要给予额外的剂量[73, 78, 79]。目前的建议是用于预防感染时，抗生素的围术期使用仅

限于 24 小时或更短时间内，无论手术引流管是否拔除[50]。

抗凝管理

接受髋膝关节置换术的患者存在发生静脉血栓栓塞（VTE）的显著风险，因此多会通过药物来预防 VTE。此外，经历过术后心房颤动或心肌梗死的患者有时会接受治疗性抗凝治疗。谨慎管理抗凝治疗是必要的，以避免术后血肿形成，这与 PJI 风险增加有关[8, 54, 80]。此外，在病例对照研究中，术后国际标准化比率（INR）高于出院时的目标与 PJI 风险增加有关[80]。药物抗凝的选择包括普通肝素或低分子肝素、磺达肝素或华法林。在接受华法林治疗的患者中，需要注意几个重要的因素，以避免 INR 的意外增加，可能会导致血肿发展：首先，华法林与其他药物之间存在大量药物间相互作用，而这些药物通常在术后使用；其次，许多抗生素会改变胃肠道微生物菌群和维生素 K 的代谢，从而会间接增加 INR；第三，术后发生肠梗阻或营养状况差的患者对华法林的反应可能不能准确预测，因此应密切监测；最后，从未接受过华法林治疗的患者可能有以前未被认识到的会改变其新陈代谢的遗传多态性。华法林的使用应由经验丰富者进行，以避免给予非治疗剂量，这也是（美国）国家指南的建议[81]。

整形手术和软组织覆盖

慢性 PJI 患者，特别是那些经历过多次翻修的患者，可能具有与关节置换相关的广泛的软组织缺陷。使用重建技术充分覆盖关节，对于成功处理 PJI、获得良好的关节功能和避免截肢至关重要。重建技术也有助于死腔的处理，尤其是髋关节慢性 PJI[82]。应与整形或重建外

科医生密切合作，并且术前应预计到需要进行重建。

已经描述了几种用于软组织覆盖的技术，也可用于关节成形术后感染的处理。游离皮瓣或微血管组织转移，涉及整个组织的完全游离以及来自身体供区的血供，以及在受区的替换。通过显微外科技术在受区重建转移组织的血液循环。相反，带蒂或保留组织蒂的局部皮瓣的血供完好，仅将软组织转移到受区。技术的选择是复杂的，整形外科医生需要根据可用的组织、血液供应和所需的覆盖范围来决定，可能需要额外的皮肤移植技术。膝关节 PJI [83, 84] 和髋关节 PJI [82] 使用游离皮瓣和带蒂技术均获得了成功。

小 结

尽管在关节置换术后预防 SSI 方面获得了明显进步，但仍然存在重大挑战。本章概述了在关节置换前后的一些实用优化策略，可能会进一步降低发生 SSI 的风险。有很好的证据支持通过戒烟、细菌去定植和围术期抗生素的应用来预防。需要进一步的研究来描述管理营养状况、肥胖和血糖控制对发生 SSI 的风险的影响。随着这些可变风险因素的增加，制定可控的、基于证据的策略来调整干预措施，以降低接受关节置换术患者的 SSI 风险，将变得越来越重要。

参考文献

1. CDC. National hospital discharge survey: 2010 table, procedures by selected patient characteristics. Available at: http://www.cdc.gov/nchs/data/nhds/4procedures/2010pro4_numberprocedureage.pdf. Accessed 18 Jan 2014.

2. Tande AJ, Patel R. Prosthetic joint infection. Clin Microbiol Rev. 2014;27(2):302-45.

3. Pruzansky JS, Bronson MJ, Grelsamer RP, Strauss E, Moucha CS. Prevalence of modifiable surgical site infection risk factors in hip and knee joint arthroplasty patients at an urban academic hospital. J Arthroplasty. 2014;29(2):272-6.

4. Yi PH, Frank RM, Vann E, Sonn KA, Moric M, Della Valle CJ. Is potential malnutrition associated with septic failure and acute infection after revision total joint arthroplasty? Clin Orthop Relat Res. 2015;473(1):175-82.

5. Zhu Y, Zhang F, Chen W, Liu S, Zhang Q, Zhang Y. Risk factors for periprosthetic joint infection after total joint arthroplasty: a systematic review and metaanalysis. J Hosp Infect. 2014;89:82-9 ［Epub ahead of print］.

6. Lavernia CJ, Sierra RJ, Baerga L. Nutritional parameters and short term outcome in arthroplasty. J Am Coll Nutr. 1999;18(3):274-8.

7. Huang R, Greenky M, Kerr GJ, Austin MS, Parvizi J. The effect of malnutrition on patients undergoing elective joint arthroplasty. J Arthroplasty. 2013;28(8 Suppl):21-4.

8. Berbari EF, Hanssen AD, Duffy MC, Steckelberg JM, Ilstrup DM, Harmsen WS, et al. Risk factors for prosthetic joint infection: case-control study. Clin Infect Dis. 1998;27(5):1247-54.

9. Marin LA, Salido JA, Lopez A, Silva A. Preoperative nutritional evaluation as a prognostic tool for wound healing. Acta Orthop Scand. 2002;73(1):2-5.

10. Berbari EF, Osmon DR, Lahr B, Eckel-Passow JE, Tsaras G, Hanssen AD, et al. The Mayo prosthetic joint infection risk score: implication for surgical site infection reporting and risk stratification. Infect Control Hosp Epidemiol. 2012;33(8):774-81.

11. Namba RS, Inacio MC, Paxton EW. Risk factors associated with surgical site infection in 30,491 primary total hip replacements. J Bone Joint Surg Br. 2012;94(10):1330-8.

12. Namba RS, Inacio MC, Paxton EW. Risk factors associated with deep surgical site infections after primary total knee arthroplasty: an analysis of 56,216 knees. J Bone Joint Surg Am. 2013;95(9):775-82.

13. Malinzak RA, Ritter MA, Berend ME, Meding JB, Olberding EM, Davis KE. Morbidly obese, diabetic, younger, and unilateral joint arthroplasty patients have elevated total joint arthroplasty infection rates. J Arthroplasty. 2009;24(6 Suppl):84-8.

14. Everhart JS, Altneu E, Calhoun JH. Medical comorbidities are independent preoperative risk factors for surgical infection after total joint arthroplasty. Clin Orthop Relat Res. 2013;471(10):3112-9.

15. Iorio R, Williams KM, Marcantonio AJ, Specht LM, Tilzey JF, Healy WL. Diabetes mellitus, hemoglobin A1C, and the incidence of total joint arthroplasty infection. J Arthroplasty.

2012;27(5):726-9 el.

16. Peersman G, Laskin R, Davis J, Peterson M. Infection in total knee replacement: a retrospective review of 6489 total knee replacements. Clin Orthop. 2001;392:15-23.

17. Mraovic B, Suh D, Jacovides C, Parvizi J. Perioperative hyperglycemia and postoperative infection after lower limb arthroplasty. J Diabetes Sci Technol. 2011;5(2):412-8.

18. Seneviratne CJ, Yip JW, Chang JW, Zhang CF, Samaranayake LP. Effect of culture media and nutrients on biofilm growth kinetics of laboratory and clinical strains of Enterococcus faecalis. Arch Oral Biol. 2013;58:1327-34.

19. Stryker LS, Abdel MP, Morrey ME, Morrow MM, Kor DJ, Morrey BF. Elevated postoperative blood glucose and preoperative hemoglobin A1C are associated with increased wound complications following total joint arthroplasty. J Bone Joint Surg Am. 2013;95(9):808-14 S1-2.

20. Jamsen E, Nevalainen P, Kalliovalkama J, Moilanen T. Preoperative hyperglycemia predicts infected total knee replacement. Eur J Intern Med. 2010;21 (3): 196-201.

21. King Jr JT, Goulet JL, Perkal MF, Rosenthal RA. Glycemic control and infections in patients with diabetes undergoing noncardiac surgery. Ann Surg. 2011;253(1): 158-65.

22. Buchleitner AM, Martinez-Alonso M, Hernandez M, Sola I, Mauricio D. Perioperative glycaemic control for diabetic patients undergoing surgery. Cochrane Database Syst Rev. 2012;9:CD007315.

23. Moller AM, Villebro N, Pedersen T, Tonnesen H. Effect of preoperative smoking intervention on postoperative complications: a randomised clinical trial. Lancet. 2002;359(9301): 114-7.

24. Sorensen LT, Jorgensen S, Petersen LJ, Hemmingsen U, Bülow J, Loft S, et al. Acute effects of nicotine and smoking on blood flow, tissue oxygen, and aerobe metabolism of the skin and subcutis. J Surg Res. 2009; 152(2):224-30.

25. Hopf HW, Hunt TK, West JM, Blomquist P, Goodson 3rd WH, Jensen JA, et al. Wound tissue oxygen tension predicts the risk of wound infection in surgical patients. Arch Surg. 1997;132(9):997-1004; discussion 5.

26. Thomsen T, Villebro N, Moller AM. Interventions for preoperative smoking cessation. Cochrane Database Syst Rev. 2014;3:CD002294.

27. Peel TN, Dowsey MM, Daffy JR, Stanley PA, Choong PF, Buising KL. Risk factors for prosthetic hip and knee infections according to arthroplasty site. J Hosp Infect. 2011;79(2):129-33.

28. Giles JT, Bartlett SJ, Gelber AC, Nanda S, Fontaine K, Ruffing V, et al. Tumor necrosis factor inhibitor therapy and risk of serious postoperative orthopedic infection in rheumatoid arthritis. Arthritis Rheum. 2006;55(2):333-7.

29. Momohara S, Kawakami K, Iwamoto T, Yano K, Sakuma Y, Hiroshima R, et al. Prosthetic joint infection after total hip or knee arthroplasty in rheumatoid arthritis patients treated with nonbiologic and biologic disease-modifying antirheumatic drugs. Mod Rheumatol. 2011;21(5):469-75.

30. Kawakami K, Ikari K, Kawamura K, Tsukahara S, Iwamoto T, Yano K, et al. Complications and features after joint surgery in rheumatoid arthritis patients treated with tumour necrosis factor-alpha blockers: perioperative interruption of tumour necrosis factoralpha blockers decreases complications? Rheumatology (Oxford). 2010;49(2):341-7.

31. Ding T, Ledingham J, Luqmani R, Westlake S, Hyrich K, Lunt M, et al. BSR and BHPR rheumatoid arthritis guidelines on safety of anti-TNF therapies. Rheumatology (Oxford). 2010;49(11):2217-9.

32. Saag KG, Teng GG, Patkar NM, Anuntiyo J, Finney C, Curtis JR, et al. American College of Rheumatology 2008 recommendations for the use of nonbiologic and biologic disease-modifying antirheumatic drugs in rheumatoid arthritis. Arthritis Rheum. 2008;59(6):762-84.

33. Pieringer H, Stuby U, Biesenbach G. Patients with rheumatoid arthritis undergoing surgery: how should we deal with antirheumatic treatment? Semin Arthritis Rheum. 2007;36(5):278-86.

34. Grennan DM, Gray J, Loudon J, Fear S. Methotrexate and early postoperative complications in patients with rheumatoid arthritis undergoing elective orthopaedic surgery. Ann Rheum Dis. 2001;60(3):214-7.

35. Akkara Veetil BM, Bongartz T. Perioperative care for patients with rheumatic diseases. Nat Rev Rheumatol. 2012;8(1):32-41.

36. Fuerst M, Mohl H, Baumgartel K, Ruther W. Leflunomide increases the risk of early healing complications in patients with rheumatoid arthritis undergoing elective orthopedic surgery. Rheumatol Int. 2006;26(12):1138-42.

37. Tanaka N, Sakahashi H, Sato E, Hirose K, Ishima T, Ishii S. Examination of the risk of continuous leflunomide treatment on the incidence of infectious complications after joint arthroplasty in patients with rheumatoid arthritis. J Clin Rheumatol. 2003;9(2):115-8.

38. Rozman B. Clinical pharmacokinetics of leflunomide. Clin Pharmacokinet. 2002;41 (6):421-30.

39. Perhala RS, Wilke WS, Clough JD, Segal AM. Local

infectious complications following large joint replacement in rheumatoid arthritis patients treated with methotrexate versus those not treated with methotrexate. Arthritis Rheum. 1991;34(2):146-52.

40. Kasdan ML, June L. Postoperative results of rheumatoid arthritis patients on methotrexate at the time of reconstructive surgery of the hand. Orthopedics. 1993; 16(11): 1233-5.

41. Jain A, Witbreuk M, Ball C, Nanchahal J. Influence of steroids and methotrexate on wound complications after elective rheumatoid hand and wrist surgery. J Hand Surg Am. 2002;27(3):449-55.

42. Sany J, Anaya JM, Canovas F, Combe B, Jorgensen C, Saker S, et al. Influence of methotrexate on the frequency of postoperative infectious complications in patients with rheumatoid arthritis. J Rheumatol. 1993;20(7):1129-32.

43. Carpenter MT, West SG, Vogelgesang SA, Casey Jones DE. Postoperative joint infections in rheumatoid arthritis patients on methotrexate therapy. Orthopedics. 1996; 19(3):207-10.

44. Bridges Jr SL, Lopez-Mendez A, Han KH, Tracy IC, Alarcon GS. Should methotrexate be discontinued before elective orthopedic surgery in patients with rheumatoid arthritis? J Rheumatol. 1991;18(7):984-8.

45. Smitten AL, Choi HK, Hochberg MC, Suissa S, Simon TA, Testa MA, et al. The risk of hospitalized infection in patients with rheumatoid arthritis. J Rheumatol. 2008;35(3):387-93.

46. Stuck AE, Minder CE, Frey FJ. Risk of infectious complications in patients taking glucocorticosteroids. Rev Infect Dis. 1989;11(6):954-63.

47. Bode LG, Kluytmans JA, Wertheim HF, Bogaers D, Vandenbroucke-Grauls CM, Roosendaal R, et al. Preventing surgical-site infections in nasal carriers of Staphylococcus aureus. N Engl J Med. 2010;362(1):9-17.

48. Chen AF, Heyl AE, Xu PZ, Rao N, Klatt BA. Preoperative decolonization effective at reducing staphylococcal colonization in total joint arthroplasty patients. J Arthroplasty. 2013;28(8 Suppl): 18-20.

49. Chen AF, Wessel CB, Rao N. Staphylococcus aureus screening and decolonization in orthopaedic surgery and reduction of surgical site infections. Clin Orthop. 2013;471(7):2383-99.

50. Bratzler DW, Dellinger EP, Olsen KM, Perl TM, Auwaerter PG, Bolon MK, et al. Clinical practice guidelines for antimicrobial prophylaxis in surgery. Am J Health Syst Pharm. 2013;70(3):195-283.

51. Phillips M, Rosenberg A, Shopsin B, Cuff G, Skeete F, Foti A, et al. Preventing surgical site infections: a randomized, open-label trial of nasal mupirocin ointment and nasal povidone-iodine solution. Infect Control Hosp Epidemiol. 2014;35(7):826-32.

52. Huang SS, Septimus E, Kleinman K, Moody J, Hickok J, Avery TR, et al. Targeted versus universal decolonization to prevent ICU infection. N Engl J Med. 2013;368(24):2255-65.

53. Peri TM, Cullen JJ, Wenzel RP, Zimmerman MB, Pfaller MA, Sheppard D, et al. Intranasal mupirocin to prevent postoperative Staphylococcus aureus infections. N Engl J Med The. 2002;346(24):1871-7.

54. Berbari EF, Osmon DR, Carr A, Hanssen AD, Baddour LM, Greene D, et al. Dental procedures as risk factors for prosthetic hip or knee infection: a hospital-based prospective case-control study. Clin Infect Dis. 2010;50(1):8-16.

55. Bouvet C, Lubbeke A, Bandi C, Pagani L, Stern R, Hoffmeyer P, et al. Is there any benefit in pre-operative urinary analysis before elective total joint replacement? Bone Joint J. 2014;96-B(3):390-4.

56. Cordero-Ampuero J, Gonzalez-Fernandez E, Martinez-Velez D, Esteban J. Are antibiotics necessary in hip arthroplasty with asymptomatic bacteriuria? Seeding risk with/without treatment. Clin Orthop. 2013;471:3822-9.

57. Glynn MK, Sheehan JM. The significance of asymptomatic bacteriuria in patients undergoing hip/knee arthroplasty. Clin Orthop. 1984;185:151-4.

58. Sousa R, Munoz-Mahamud E, Quayle J, Dias da Costa L, Casals C, Scott P, et al. Is asymptomatic bacteriuria a risk factor for prosthetic joint infection? Clin Infect Dis. 2014;59(1):41-7.

59. Gou W, Chen J, Jia Y, Wang Y. Preoperative asymptomatic leucocyturia and early prosthetic joint infections in patients undergoing joint arthroplasty. J Arthroplasty. 2014;29(3):473-6.

60. AlBuhairan B, Hind D, Hutchinson A. Antibiotic prophylaxis for wound infections in total joint arthroplasty: a systematic review. J Bone Joint Surg Br. 2008;90(7):915-9.

61. Meter JJ, Polly Jr DW, Brueckner RP, Tenuta JJ, Asplund L, Hopkinson WJ. Effect of intraoperative blood loss on the serum level of cefazolin in patients managed with total hip arthroplasty. A prospective, controlled study. J Bone Joint Surg Am. 1996;78(8):1201-5.

62. Yamada K, Matsumoto K, Tokimura F, Okazaki H, Tanaka S. Are bone and serum cefazolin concentrations adequate

for antimicrobial prophylaxis? Clin Orthop Relat Res. 2011;469(12):3486-94.

63. GuliharA, Nixon M, Jenkins D, Taylor GJ. Clostridium difficile in hip fracture patients: prevention, treatment and associated mortality. Injury. 2009;40(7):746-51.

64. Park M, Markus P, Matesic D, Li JT. Safety and effectiveness of a preoperative allergy clinic in decreasing vancomycin use in patients with a history of penicillin allergy. Ann Allergy Asthma Immunol. 2006;97(5):681-7.

65. Gupta K, Strymish J, Abi-Haidar Y, Williams SA, Itani KM. Preoperative nasal methicillin-resistant Staphylococcus aureus status, surgical prophylaxis, and risk-adjusted postoperative outcomes in veterans. Infect Control Hosp Epidemiol. 2011;32(8):791-6.

66. Bull AL, Worth LJ, Richards MJ. Impact of vancomycin surgical antibiotic prophylaxis on the development of methicillin-sensitive staphylococcus aureus surgical site infections: report from Australian Surveillance Data (VICNISS). Ann Surg. 2012;256(6): 1089-92.

67. Sewick A, Makani A, Wu C, O'Donnell J, Baldwin KD, Lee GC. Does dual antibiotic prophylaxis better prevent surgical site infections in total joint arthroplasty? Clin Orthop. 2012;470(10):2702-7.

68. Courtney PM, Melnic CM, Zimmer Z, Anari J, Lee G. Addition of vancomycin to cefazolin prophylaxis is associated with acute kidney injury after primary joint arthroplasty. Clin Orthop. 2014;473:2197-203.

69. Forse RA, Karam B, MacLean LD, Christou NV. Antibiotic prophylaxis for surgery in morbidly obese patients. Surgery. 1989;106(4):750-6; discussion 6-7.

70. Edmiston CE, Krepel C, Kelly H, Larson J, Andris D, Hennen C, et al. Perioperative antibiotic prophylaxis in the gastric bypass patient: do we achieve therapeutic levels? Surgery. 2004;136(4):738-47.

71. Cunha BA, Gossling HR, Pasternak HS, Nightingale CH, Quintiliani R. The penetration characteristics of cefazolin, cephalothin, and cephradine into bone in patients undergoing total hip replacement. J Bone Joint Surg Am. 1977;59(7):856-9.

72. Steinberg JP, Braun BI, Hellinger WC, Kusek L, Bozikis MR, Bush AJ, et al. Timing of antimicrobial prophylaxis and the risk of surgical site infections: results from the Trial to Reduce Antimicrobial Prophylaxis Errors. Ann Surg. 2009;250(1): 10-6.

73. van Kasteren ME, Mannien J, Ott A, Kullberg BJ, de Boer AS, Gyssens IC. Antibiotic prophylaxis and the risk of surgical site infections following total hip arthroplasty:

timely administration is the most important factor. Clin Infect Dis. 2007;44(7):921-7.

74. Bicanic G, Crnogaca K, Barbaric K, Delimar D. Cefazolin should be administered maximum 30 min before incision in total knee arthroplasty when tourniquet is used. Med Hypotheses. 2014;82(6):766-8.

75. Soriano A, Bori G, Garcia-Ramiro S, Martinez-Pastor JC, Miana T, Codina C, et al. Timing of antibiotic prophylaxis for primary total knee arthroplasty performed during ischemia. Clin Infect Dis. 2008;46(7): 1009-14.

76. Swoboda SM, Merz C, Kostuik J, Trentler B, Lipsett PA. Does intraoperative blood loss affect antibiotic serum and tissue concentrations? Arch Surg. 1996;131(11):1165-71; discussion 71-2.

77. Starks I, Ayub G, Walley G, Orendi J, Roberts P, Maffulli N. Single-dose cefuroxime with gentamicin reduces Clostridium difficile-associated disease in hip-fracture patients. J Hosp Infect. 2008;70(1):21-6.

78. Gillespie WJ, Walenkamp GH. Antibiotic prophylaxis for surgery for proximal femoral and other closed long bone fractures. Cochrane Database Syst Rev. 2010; (3): CD000244.

79. Southwell-Keely JP, Russo RR, March L, Cumming R, Cameron I, Brnabic AJ. Antibiotic prophylaxis in hip fracture surgery: a metaanalysis. Clin Orthop Relat Res. 2004;419:179-84.

80. Parvizi J, Ghanem E, Joshi A, Sharkey PF, Hozack WJ, Rothman RH. Does "excessive" anticoagulation predispose to periprosthetic infection? J Arthroplasty. 2007;22(6 Suppl 2):24-8.

81. Holbrook A, Schulman S, Witt DM, Vandvik PO, Fish J, Kovacs MJ, et al. Evidence-based management of anticoagulant therapy: Antithrombotic Therapy and Prevention of Thrombosis, 9th ed: American College of Chest Physicians Evidence-Based Clinical Practice Guidelines. Chest. 2012; 141(2 Suppl):e 152S-84.

82. Jones NF, Eadie P, Johnson PC, Mears DC. Treatment of chronic infected hip arthroplasty wounds by radical debridement and obliteration with pedicled and free muscle flaps. Plast Reconstr Surg. 1991;88(1):95-101.

83. Manoso MW, Boland PJ, Healey JH, Cordeiro PG. Limb salvage of infected knee reconstructions for cancer with staged revision and free tissue transfer. Ann Plast Surg. 2006;56(5):532-5; discussion 5.

84. Suda AJ, Cieslik A, Grutzner PA, Munzberg M, Heppert V. Flaps for closure of soft tissue defects in infected revision knee arthroplasty. Int Orthop. 2014;38(7):1387-92.

285

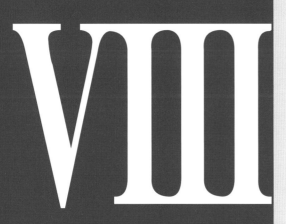

第八部分

长期展望

VIII

27　不断变化的经典治疗方法：长期展望

著者：Michael Parry, Clive P. Duncan

翻译：张　帅　卢群山

摘要： 虽然下肢关节置换术已被证明是治疗髋、膝关节终末期关节炎的高效方法，关节假体周围感染（PJI）对患者来说可能是一种毁灭性的并发症，对于那些负责治疗的医生来说也是一种艰巨挑战。这种并发症的手术和药物治疗受到了极大关注，一般通过短期效果和感染复发率进行评估来界定疗效，很少有人关注这类患者的远期疗效，包括发病率和死亡率，以及翻修假体的长期功能。本章旨在回顾在这些方面的有效证据，以尽可能确定关节假体周围感染的长期影响。我们的目标侧重于因髋膝关节假体周围感染而接受治疗的患者的发病率和功能结局，以及假体周围感染的死亡率，重点关注长期的结果而非不同治疗方法的短期疗效。

关键词： 关节假体周围感染、发病率、生存率、功能结果、远期生存、患者报告的结果评估。

引　言

全髋、全膝关节置换术不仅已经成为最常用骨科手术之一，而且在改善关节功能方面也是最成功的[1, 2]，患者满意度和经济效益均较高[3, 4]。关节假体周围感染（PJI）虽然少见[5]，却是一种严重并发症，治疗具有挑战性[1]（图 27.1）。

PJI 给负责护理照顾这些患者的机构带来了巨大的经济和后勤负担[6, 7]，而且随着全髋关节置换术（THA）和全膝关节置换术（TKA）的需求明显增加，预计在未来几年里 PJI 的治疗需求也会明显增加[8]。

虽然 PJI 的治疗得到极大的关注，尤其是关于手术方法和一期 / 二期翻修的应用[9, 10]，但全髋或全膝关节 PJI 患者的长期疗效信息仍然相对缺乏。虽然对结果的关注集中感染复发的情

M. Parry, BSC, MBCHB, PGCME, MD, FRCS (✉)
Department of Oncology and Complex Arthroplasty,
Royal Orthopaedic Hospital, Birmingham, UK
e–mail: michael.parry3@nhs.net

C.P. Duncan, MB, MSc, FRCSC
Department of Orthopaedics , Vancouver General and
University Hospitals, University of British Columbia,
Vancouver, BC, Canada
e–mail: cpduncan@gmail.com

© Springer International Publishing Switzerland 2016
D. Kendoff et al. (eds.), *Periprosthetic Joint Infections: Changing Paradigms*,
DOI 10.1007/978–3–319–30091–7_27

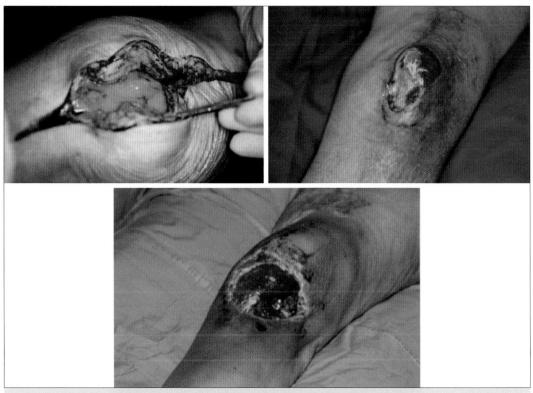

图 27.1 虽然感染比较罕见，但可对下肢关节置换术后的患者造成破坏性影响，并对医护人员提出了严峻挑战

况，但对关节功能、发病率和死亡率的影响则有所忽略，有关结果评估的文献中也很少有此类的证据可用。事实上，确有有限证据表明，即使在假体感染被彻底清除后，其关节功能也比未感染的初次置换后的关节功能较差。

因此，本章的目的在于探讨关于髋膝关节PJI的长期情况和结果，以研究这种潜在的毁灭性并发症对患者的影响，以及对内置物保留与否和功能的影响，同时确定以再感染和抗生素使用情况为指标化的长期结果。

关节假体周围感染的死亡率

PJI对患者死亡率的影响是多方面的，而且要考虑到患者的合并症以及重复手术和麻醉的影响。已有文献描述了PJI对短期和长期死亡率的影响[11]，并且毫无意外地发现与非感染因素导致的翻修患者相比，PJI导致90天、1年、2年和5年的死亡率明显增高。在控制混杂变量后，如患者的年龄、性别、合并疾病、手术分期（一期或二期翻修）或受累关节，与非感染性翻修相比，PJI的死亡风险增加了5倍[11]。对PJI治疗期间或随后的死亡率的报道极少，更多的是关于治疗过程中感染的复发率或根治率的结果报道。Berend等[12]报道了与髋关节PJI二期翻修术相关的死亡率，一期手术后发现90天死亡率为7%，假体再次置入术前死亡率为4%。45%的患者死于治疗后平均4.7年，在复发感染的病例中增加到50%。这与Toulson等[13]描述的2年内25.8%的死亡率基本一致，但比其他人描述的死亡率要高，很可能反映了随访时间较长[14~18]。

对一期翻修和二期翻修进行比较时，几乎没有证据可以证明何者的死亡率更高[19, 20]。但是，这两种方法中显然各有部分混杂变量。手术方法的选择不仅取决于患者，还取决于软组织覆盖情况、骨丢失情况、致病菌和抗生素。在一篇文献荟萃分析中，Wolf 等使用 Markov 决策分析模型，对二期置换与一期置换进行了比较[21]，发现与一期置换相比，虽然二期置换根除感染的概率更高，但是死亡风险也更高。

与对抗生素敏感的病原菌相比，耐药菌所致感染的死亡率更高。Nixon 等[22] 证实，在接受治疗的股骨干骨折患者中，感染耐甲氧西林金黄色葡萄球菌（MRSA）的患者 1 年内的死亡率会增高 1 倍。Leung 等[23] 报道，在平均 5 年的随访期间内，因 MRSA 感染行二期翻修的 PJI 患者的死亡率约为 24%。与对甲氧西林敏感的金黄色葡萄球菌（MSSA）相比[11]，MRSA 导致的 PJI 患者 1 年死亡率显著增高，再次强调了感染 MRSA 的 PJI 患者预后不佳[24]。

多重细菌感染和革兰阴性菌感染的患者死亡风险更高[11]，可能与年龄较大[25, 26] 和整体健康状况不佳有关。事实上，由于革兰阴性菌感染患者在再次置入假体前死亡率较高（26%），因此通过二期翻修来根治感染的成功率很低[27]。

所以，问题仍然是：与 PJI 有关的死亡发生率增加是健康状况不良的结果吗？PJI 的危险因素已得到了广泛研究，包括男性、高龄、肥胖、并发症数量增加和膝关节置换[7, 28~30]。这些风险因素至少能部分解释 PJI 后出现的死亡率增高，但 Zmistowski 等不支持这一观点[11]。在控制这些风险因素后，他认为 PJI 是死亡的显著预测因子。然而，作者证实的死亡率的独立预测因子包括高龄、多种并发症、心脏疾病和脑血管疾病；尽管多次手术与死亡率增高无关，可能是因为接受多次手术的患者的整体健康水平较高。虽然很容易将患者因素与 PJI 的发病率联系起来，随后可将这些患者的死亡率增高与其潜在的健康状态联系起来，但这似乎也只能部分解释这一情况。传统教学告诉我们，对于很多患者来说，手术和外部因素会增加发生 PJI 的风险。然而，将这些相同的因素与对生存有害的影响联系起来，似乎只能部分解释这些发现。

毫无疑问，对 PJI 的治疗也会使死亡率增高。这种死亡率的增高不仅反映了患者健康状况的下降，而且似乎也受 PJI 的直接影响。虽然在 PJI 的诊断、控制感染、降低发病率和制定管理策略方面已经做出了很大的努力，但这不应以对慢性疾病的严格控制为代价。围术期营养、吸烟和一般健康状况的优化无疑还会使 PJI 的发病率进一步降低，同时也会使其发病率和治疗相关的死亡率下降。

关节假体周围感染后的功能

与死亡率一样，在对治疗结果进行观察时，人们往往关注的是其他评估结果（如再感染）而不是 PJI 治疗后的功能结果。然而，虽然实现关节有功能且无痛是所有翻修手术的目的，但对于 PJI 患者，患者报告的结果或功能评估的结果似乎不如根除感染重要，然而在因其他原因进行翻修手术时会更重视功能评估[31]。

在评估 PJI 治疗后的功能结果时，必须考虑许多因素，包括关节、评估策略，以及在二期翻修时是否置入关节型或非关节型占位器，成功消除感染和患者功能要求，还要综合考虑患者年龄、性别、需求和期望（图 27.2）。毋庸置疑，与这些结果相关的证据是异质性的，之间难以进行比较。

为了评估髋膝关节一期或二期翻修后的功能，许多报告使用了多种不同的功能评估和患者报告结果的测评方法。Jamsen 等[32] 为了明确一期或二期翻修方法的优越性，报道了在 25 项

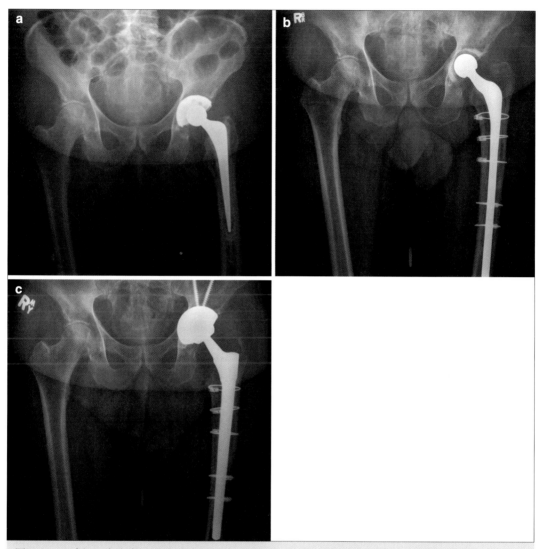

图 27.2 一例 76 岁患者，在成功全髋置换术后 9 年出现左髋晚期血源性关节假体周围感染（a）。采用二期翻修对患者进行治疗，通过大转子远端截骨取出内置物并插入临时的负载抗生素的关节占位器（b）。二期手术在静脉注射抗生素 3 个月后进行，先通过血液中的感染标记物和髋关节穿刺确认感染已经根除后，再重新插入非骨水泥型髋关节翻修假体（c）。患者在其余生中没有再出现感染，但功能不如初始 THA 置换术后。患者使用拐杖行走，提示功能低于初次关节置换术后

系列中研究了两种方法的评估结果。纳入的 20 项研究报告了术后功能，有 23 项研究报告了术后关节活动范围。然而，纳入研究的随访时间平均为 12~90 个月。尽管最常使用的是膝关节协会（KSS）评分或特种外科医院（HSS）评分，但由于评估方法不一致，使得结果的比较变得非常复杂。功能评分在两种方法之间没有差异，但使用关节型占位器的二期翻修术后观察到的关节运动范围最大。Castelli 等[33] 报道了膝关节 PJI 二期翻修后使用膝关节协会（KSS）评分对关节功能进行评估的情况，中位随访时间为 7年。KSS 评分从开始的 35.4 分（临床）和 37.96分（功能），分别提高至假体再置入后的 75.38分（临床）和 80.58 分（功能）。Freeman 等[34]

对膝关节 PJI 二期翻修术进行评估时发现，不论是置入静态型还是关节型占位器，假体再次置入后患者疼痛评分并无明显差异，但置入关节型占位器的患者的远期功能恢复更好。对于使用关节型占位器进行二期翻修的患者，已经有学者报道使用 Qxford 评分和 WOMAC 评分对术后功能和患者满意度进行了评估，发现两者均较高[35~37]。这些研究结果得到其他研究的支持。研究表明，在二期翻修术[38~45]或一期翻修术[46]中，假体再置入后，患者的膝关节功能评分得到有效改善。然而，应该指出的是，这些研究的特征是功能依赖于感染的根除。对于小部分发生再感染或二期翻修未能清除感染的患者，无论采用哪种方法，评分都较低。

感染会影响全膝关节置换术后关节的运动范围吗？似乎合乎逻辑的是，关节运动范围会因为感染的存在而减小，并且在感染根除后得到改善。Gooding 等[35]报道在二期翻修中再置入假体后，膝关节屈曲活动度从 86.2° 改善至 93.2°，其他研究也支持这一结论[36, 43, 45]。但并非总是如此。Hirakawa 等[39]证实，最终再置入假体后关节活动范围会减小，推测可能是反复手术的结果。根据目前可获得的有限证据来看，与二期翻修相比，一期翻修后膝关节的屈曲活动度似乎没有明显改善[46, 47]。

髋关节 PJI 翻修术后的功能结果也显示了类似的情况。虽然有时会有大量证据支持治疗策略，并且表明对再感染的治疗取得成功，但往往未能提供可供测量的功能结果。在对髋关节翻修术后患者报告结果的荟萃分析中，Saleh 等[48]报道了 28 项研究中 Harris 髋关节评分（HHS）的改善，包括术前和术后评分，以及 18 项全球髋关节评估测量结果的研究，值得注意的是，没有描述关节翻修的指征。Oussedik 等[49]报道了一期和二期翻修术后 5 年 HHS 均有改善，一期翻修的效果明显优于二期翻修。作者还证明

了一期翻修术后 5 年的视觉模拟量表（VAS）评分得到更加显著的改善。De Man 等[50]报道了不论是一期翻修还是二期翻修，术后患者的 HHS 都得到改善，而一期翻修术后患者的评分只比二期翻修患者高了 4 分，与其他那些显示术后平均 HHS 评分为 72~91 的报告结果一致[51, 52]。这些报告的一致特征是，与感染治疗成功的患者相比，那些感染未能完全清除或发生再感染的患者，其术后功能不佳。

关节融合、截肢或关节切除成形术，只限于由于抗生素抵抗导致的先前多次控制感染的尝试失败的患者。虽然手术通常被认为是治疗 PJI 的金标准，但保守治疗是否会改善功能结果呢？人们可能会认为，如果患者不适合接受进一步手术治疗，非手术治疗可能会改善功能。然而，PJI 的保守治疗，最常应用于一般情况较差的患者，以避免手术可能带来的生命危险，但也经常因慢性感染导致疼痛和残疾者[53]。通常，这种方法可以与有限的手术干预相结合，作为成功控制感染的一种方法[54]，多能缓解疼痛和维持功能状态，但长期抗生素治疗的效果不能令人满意。这种方法在功能结果方面没有确实的证据，因为这些患者仅为较大的病例系列研究中的少数几例，治疗比较困难，而这种保守治疗方法往往仅用于那些不能接受更积极、确切的手术治疗的患者。

对于那些因感染不能控制而有生命危险却不适合长期抑菌治疗，同时也不适合进行更具侵袭性的重建手术的患者，可考虑行切除关节成形术，去除假体和所有异物。虽然这种方法在根除感染方面效果良好，但术后关节功能非常差，某些情况下会令人难以接受[55~57]。

如果所有其他方法都失败，可以选择关节融合或截肢术，在膝关节 PJI 为膝上截肢术（AKA），在髋关节为髋关节离断，来控制感染。尽管有这些治疗方案，但通常仅在感染危

及生命、感染假体周围有明显骨丢失或使用大型假体进行重建的情况下才考虑。膝关节融合仍然是一个合理的选择，因为它可以保留下肢，为行走提供稳定的平台（图 27.3）。如果成功根除感染，膝关节融合的患者通常能进行比较剧烈的体育活动。当然，由于膝关节活动范围的丧失，坐下会变得困难[58]。

当将膝关节融合术与 AKA 作为膝关节 PJI 翻修失败的补救措施进行比较时，接收 AKA 患者的行走能量消耗比关节融合患者更高[59, 60]并且行走能力也降低[59, 60]。Chen 等[61] 比较了

膝关节 PJI 治疗失败后接受 AKA 或关节融合术患者的行走状态和身心功能。关节融合患者的社区活动程度更高，这也为其他研究证实[62-64]。与接受 AKA 的患者相比，接受关节融合术的患者的精神状态和身体功能更好[65, 66]。

在考虑根除感染失败后对膝关节采取补救措施时，为了改善患者的心理和身体机能以及术后行动能力，可以考虑对经过恰当甄选的患者采取这种技术。但是，在不能接受这种治疗方案的地区应当考虑社会和文化方面的因素，此时可以认为长期抑菌治疗是更合适的策略。

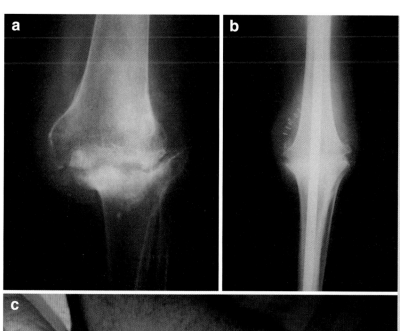
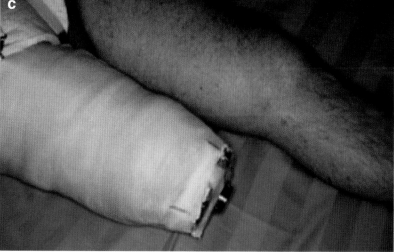

图 27.3　重新翻修后未能根除感染时该怎么办？切除关节成形术和假关节形成（a）似乎意味着功能差且患者满意度低，而关节融合术（b）允许患者保留肢体，在许多情况下，可以恢复良好的功能水平。然而，这些结果取决于是否根除感染。如果不能根除感染，则患者只能选择功能水平较低的截肢术（c）

远期疗效

如前所述，广泛的研究已经开始尝试寻找髋膝关节 PJI 最好的手术治疗方案（图 27.4），并集中精力研究哪种手术策略可以更好地根除感染。对于膝关节，在 24 个月至 17 年的随访范围内，二期翻修术的再感染率或治疗失败率为 3%~28%[19]。一期翻修术的再感染率为 0~11%，随访期为 12 个月到 10 年[46, 47, 67, 68]。汇总数据表明，对于髋关节，一期翻修术

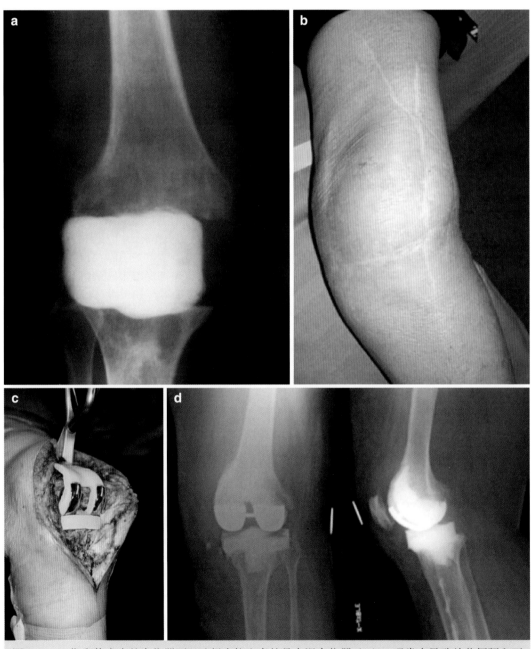

图 27.4　二期翻修术中的占位器可以选择含抗生素的骨水泥占位器（a），通常会导致关节僵硬和不稳定性（b）；也可选择含抗生素的关节占位器（c），这种间隔器在二期翻修中再置入假体时会使关节具有更高的稳定性和灵活性（d）

在最少 2 年随访期内的再感染率为 8.6%，二期翻修术为 10.2%[20, 69]。这些研究包括荟萃分析都存在显著的选择偏倚，使得很难对结果直接进行比较。宿主状况不佳、耐药菌株或未知病原体所致感染，以及显著的骨质流失或软组织条件不佳等，常迫使外科医生采用二期翻修方案，以避免一期翻修常见的再次感染。

从长远来看，可以用再感染或重建失败来界定结果。Mahmud 等[41]对 253 例膝关节 PJI 患者进行了长期随访，旨在确认二期翻修失败患者的长期结果。作者证明，10 年时感染控制率为 78%，与其他研究相当[38, 70]。随访期间，在功能和患者报告结果评估等方面均有改善，这种改善依赖于根除感染。对于二期翻修失败，包括重复进行二期翻修的患者，治疗包括长期抗生素抑制治疗或关节融合术。有 25% 接受长期抗生素抑制治疗的患者会由于表现不佳而需要行关节融合术，其他研究也证实了这一特点[71~73]。该策略仅可以用于抑制感染而非根除感染，因此仅适用于那些不愿接受进一步手术干预或存在围术期死亡风险的患者。

因此，仅可以选择关节融合术或截肢术来治疗感染造成的膝关节成形术翻修失败。Mahmud 等[41]在 10 年时间内报告了 16 例失败的二期翻修术患者，包括 1 例需要额外抗生素抑制的关节融合患者，1 例成功的关节融合患者和 3 例 AKA 患者。Hanssen 等[74]描述了他们对 24 例因膝关节 PJI 控制失败而接受治疗的患者的处理：10 例患者采用关节融合术治疗，5 例采用长期应用抗生素的抑菌治疗，4 例行膝关节以上截肢，4 例形成永久性假关节，1 例行切除关节成形术；1 例在置入假体后未发生感染。

从长远看来，这对于那些通过翻修手术成功根除感染的内置物生存有什么影响呢？Haleem 等[38]发现，无菌性失败的假体保留率与膝关节 PJI 翻修后出现感染性失败的假体保留

率相当。无感染的 TKA 内置物的保留率在 5 年时为 93.5%，在 10 年时为 85%；而未因机械故障翻修的保留率在 5 年时为 96.2%，10 年时为 91%。中长期随访中的失败率通常是由固定失败造成的，特别在使用非骨水泥柄时，并强调在二期关节成形术或在更换假体时内置物固定牢靠的重要性。虽然因数量太少而无法评估假体固定的效果，但骨水泥假体翻修的失败率可能与非骨水泥假体的失败率不同，可能与骨水泥内抗生素有关。当然，内置物再次置入时混合固定可以带来两种方法的共同优势。

对髋关节 PJI 返修后的长期结果评估有类似的结果。Sanchez-Sotelo 等[75]对于采用多种不同假体对髋关节进行分期翻修进行了研究，评估了其中长期的假体保留情况。平均随访 7 年，再感染率为 7.1%，因机械故障的翻修率为 14.2%。然而，在 10 年时，无感染的保留率为 87.5%，因非机械故障而翻修的保留率为 75.2%。正如所有关于长期保留假体的研究一样，病例数往往较少，难以得出有意义的结论。研究包括不同的策略和内置物，反映了内置物设计随时间的变化。例如，从历史上来看，感染治疗后的假体再置入一直依赖骨水泥固定，至少股骨组件是这样的，因为通常认为使用抗生素骨水泥可以降低随后发生再感染的风险[76]。通过外推，我们可以认为这是早期采用非骨水泥型股骨组件再置入后感染率相对较高的原因[77]。再置入时使用非骨水泥型股骨组件的现代方案，至少其在中期阶段的再感染率是可以接受的[78]。Masri 等[79]报告称，在 29 例应用关节型占位器和非骨水泥型股骨组件进行分期再置入的患者中，感染率为 10.3%。患者不需要因假体机械故障进行翻修的平均时间为 4 年，反映了内置物设计的改进，特别是非骨水泥型股骨组件固定的改进。

髋关节 PJI 翻修后以机械失败率来反映再感

染翻修导致失败的趋势，强调了外科医生在再置入假体时牢固固定的重要性，无论是一期翻修术还是二期翻修术。

小　结

关节置换术后假体感染仍然是一种毁灭性的并发症，随着人口的增长和老龄化，这一情况将继续加重，与多重耐药病原体的持续进展一起，将不可避免地为治疗 PJI 的医生带来新的挑战。尽管目前重点研究了各种治疗策略的结果，对于 PJI 及其治疗对患者功能、内置物保留以及最终患者存活的影响等方面的关注还较少。感染治疗失败的翻修又带来了一系列挑战，这不仅依赖于根除感染，而且还依赖于如何将翻修组件牢固固定于经常是受损或存在缺损的骨和软组织上。这种情况导致治疗 PJI 时置入的翻修部件的中长期生存率较低。有可信证据表明，PJI 不仅为外科医生带来了挑战，还造成了感染者的死亡率高于预期，也高于因无菌性假体松动进行翻修患者的预期死亡率。当然，原因是多方面的，并且提示患者、手术和致病因素之间存在复杂的相互作用。随着时间的推移和 PJI 的预计发病率继续上升，预计相关对干预措施的研究会进一步加强，特别是对更积极的顽固性感染解决方案需求预计会明显增加，包括膝关节的关节融合术，以及膝上截肢或经髋关节截肢。如果关节融合术可以根除感染并实现关节融合，则肯定能够提供优于截肢的功能优势。然而，应该注意的是，无论选择保留假体、保肢、截肢，还是慢性抗生素抑制作为最终解决方案，都只能通过控制感染和避免重复手术干预来实现功能效果。

参考文献

1. Ethgen O, Bruyère O, Richy F, Dardennes C, Reginster J-Y. Health-related quality of life in total hip and total knee arthroplasty: a qualitative and systematic review of the literature. J Bone Joint Surg Am. 2004;86(5):963-74.

2. Learmonth ID, Young C, Rorabeck C. The operation of the century: total hip replacement. Lancet. 2007;370(9597): 1508-19.

3. Daigle ME, Weinstein AM, Katz JN, Losina B. The cost-effectiveness of total joint arthroplasty: a systematic review of published literature. Best Pract Res Clin Rheumatol. 2012;26(5):649-58.

4. Chang RW. A cost-effectiveness analysis of total hip arthroplasty for osteoarthritis of the hip. JAMA. 1996;275(11):858.

5. Andersson AE, Bergh I, Karlsson J, Nilsson K. Patients' experiences of acquiring a deep surgical site infection: an interview study. Am J Infect Control. 2010;38(9):711-7.

6. Kurtz SM, Lau E, Watson H, Schmier JK, Parvizi J. Economic burden of periprosthetic joint infection in the United States. J Arthroplasty. 2012;27(S):61-1.

7. Kurtz SM, Lau E, Schmier J, Ong KL, Zhao K, Parvizi J. Infection burden for hip and knee arthroplasty in the United States. J Arthroplasty. 2008;23(7):984-91.

8. Kurtz S, Ong K, Lau E, Mowat F, Halpern M. Projections of primary and revision hip and knee arthroplasty in the United States from 2005 to 2030. J Bone Joint Surg Am. 2007;89(4):780-5.

9. Hanssen AD, Spangehl MJ. Treatment of the infected hip replacement. Clin Orthop Relat Res LWW. 2004;420:63-71.

10. Zimmerli W, Trampuz A, Ochsner PE. Prosthetic-joint infections. N Engl J Med Mass Medical Soc. 2004;351 (16):1645-54.

11. Zmistowski B, Karam JA, Durinka JB. Casper DS, Parvizi J. Periprosthetic joint infection increases the risk of one-year mortality. J Bone Joint Surg Am. 2013;95(24):2177.

12. Berend KR, Lombardi AV, Morris MJ, Bergeson AG, Adams JB, Sneller MA. Two-stage treatment of hip periprosthetic joint infection is associated with a high rate of infection control but high mortality. Clin Orthop Relat Res. 2012;471(2):510-8.

13. Toulson C, Walcott-Sapp S, Hur J, Salvati E, Bostrom M, Brause B, et al. Treatment of infected total hip arthroplasty with a 2-stage reimplantation protocol. J Arthroplasty. 2009;24(7): 1051-60.

14. McDonald DJ, Fitzgerald RH, Ilstrup DM. Two-stage reconstruction of a total hip arthroplasty because of infection. J Bone Joint Surg Am. 1989;71(6):828-34.

15. Tsukayama DT, Estrada R, Gustilo RB. Infection after total

hip arthroplasty. A study of the treatment of one hundred and six infections. J Bone Joint Surg Am. 1996;78(4):512-23.

16. Younger AS, Duncan CP, Masri BA, McGraw RW. The outcome of two-stage arthroplasty using a custom-made interval spacer to treat the infected hip. J Arthroplasty. 1997;12(6):615-23.

17. Nusem I, Morgan DA. Structural allografts for bone stock reconstruction in two-stage revision for infected total hip arthroplasty: good outcome in 16 of 18 patients followed for 5-14 years. Acta Orthop. 2006;77(1):92-7.

18. Stockley I, Mockford BJ, Hoad-Reddick A, Norman P. The use of two-stage exchange arthroplasty with depot antibiotics in the absence of long-term antibiotic therapy in infected total hip replacement. J Bone Joint Surg Br. 2008;90-B(2): 145-8.

19. Masters JP, Smith NA, Foguet P, Reed M, Parsons H, Sprowson AP. A systematic review of the evidence for single stage and two stage revision of infected knee replacement. BMC Musculoskelet Disord. 2013;14(1):1-1.

20. Beswick AD, Elvers KT, Smith AJ, Gooberman-Hill R, Lovering A, Blom AW. What is the evidence base to guide surgical treatment of infected hip prostheses? Systematic review of longitudinal studies in unselected patients. BMC Medicine BioMed Central Ltd. 2012; 10(1): 18-28.

21. Wolf CF, Gu NY, Doctor JN, Manner PA, Leopold SS. Comparison of one and two-stage revision of total hip arthroplasty complicated by infection. J Bone Joint Surg Am. 2011;93(7):631-9.

22. Nixon M, Jackson B, Varghese P, Jenkins D, Taylor G. Methicillin-resistant Staphylococcus aureus on orthopaedic wards: incidence, spread, mortality, cost and control. J Bone Joint Surg Br. 2006;88(6):812-7.

23. Leung F, Richards CJ, Garbuz DS, Masri BA, Duncan CP. Two-stage total hip arthroplasty: how often does It control methicillin-resistant infection? Clin Orthop Relat Res. 2010;469(4):1009-15.

24. Parry MC, Duncan CP. The challenge of methicillin resistant staphylococcal infection after total hip replacement: overlooked or overstated? Bone Joint J. 2014;96-B(11 Supple A):60-5.

25. McGarry SA, Engemann JJ, Schmader K, Sexton DJ, Kaye KS. Surgical-site infection due to Staphylococcus aureus among elderly patients: mortality, duration of hospitalization, and cost. Infect Control Hosp Epid. 2004;25(6):461-7.

26. Marculescu CE, Cantey JR. Polymicrobial prosthetic joint infections: risk factors and outcome. Clin Orthop Relat Res. 2008;466(6): 1397-404.

27. Zmistowski B, Fedorka CJ, Sheehan E, Deirmengian G, Austin MS, Parvizi J. Prosthetic joint infection caused by gram-negative organisms. J Arthroplasty. 2011;26(6 Suppl): 104-8.

28. Pulido L, Ghanem E, Joshi A, Purtill JJ, Parvizi J. Periprosthetic joint infection: the incidence, timing, and predisposing factors. Clin Orthop Relat Res ［Internet］. 2008;466(7):1710-5. Available from:http://link.springer.com/article/10.1007/s11999-008-0209-4.

29. Berbari EF, Hanssen AD, Duffy MC, Steckelberg JM, Ilstrup DM, Harmsen WS, et al. Risk factors for prosthetic joint infection: case-control study. CLIN INFECT DIS. 1998;27(5): 1247-54.

30. Bozic KJ. The impact of infection after total hip arthroplasty on hospital and surgeon resource utilization. J Bone Joint Surg Am. 2005;87(8):1746-51.

31. Wylde V, Blom AW. The failure of survivorship. J Bone Joint Surg Br. 2011;93(5):569-70.

32. Jämsen E, Stogiannidis I, Malmivaara A, Pajamäki J, Puolakka T, Konttinen YT. Outcome of prosthesis exchange for infected knee arthroplasty: the effect of treatment approach. Acta Orthop. 2009;80(1):67-77.

33. Castelli CC, Gotti V, Ferrari R. Two-stage treatment of infected total knee arthroplasty: two to thirteen year experience using an articulating preformed spacer. Int Orthop. 2014;38(2):405-12.

34. Freeman MG, Fehring TK, Odum SM, Fehring K, Griffin WL, Mason JB. Functional advantage of articulating versus static spacers in 2-stage revision for total knee arthroplasty infection. J Arthroplasty. 2007;22(8): 1116-21.

35. Gooding CR, Masri BA, Duncan CP, Greidanus NV, Garbuz DS. Durable infection control and function with the PROSTALAC spacer in two-stage revision for infected knee arthroplasty. Clin Orthop Relat Res. 2010;469(4):985-93.

36. Meek RD, Masri BA, Dunlop D, Garbuz DS, Greidanus NV, McGraw R, et al. Patient satisfaction and functional status after treatment of infection at the site of a total knee arthroplasty with use of the PROSTALAC articulating spacer. J Bone Joint Surg Am. 2003;85(10): 1888-92.

37. Haddad FS, Masri BA, Campbell D, McGraw RW, Beauchamp CP, Duncan CP. The PROSTALAC functional spacer in two-stage revision for infected knee replacements.

Prosthesis of antibiotic-loaded acrylic cement. J Bone Joint Surg Br. 2000;82(6):807-12.

38. Haleem AA, Berry DJ, Hanssen AD. Mid-term to long-term followup of two-stage reimplantation for infected total knee arthroplasty. Clin Orthop Relat Res. 2004;428:35-9.

39. Hirakawa K, Stulberg BN, Wilde AH, Bauer TW, Secic M. Results of 2-stage reimplantation for infected total knee arthroplasty. J Arthroplasty. 1998;13(1):22-8.

40. Johnson AJ, Sayeed SA, Naziri Q, Khanuja HS, Mont MA. Minimizing dynamic knee spacer complications in infected revision arthroplasty. Clin Orthop Relat Res. 2011;470(1):220-7.

41. Mahmud T, Lyons MC, Naudie DD, MacDonald SJ, McCalden RW. Assessing the gold standard: a review of 253 two-stage revisions for infected TKA. Clin Orthop Relat Res. 2012;470(10):2730-6.

42. Mont MA, Waldman BJ, Hungerford DS. Evaluation of preoperative cultures before second-stage reimplantation of a total knee prosthesis complicated by infection. A comparison-group study. J Bone Joint Surg Am. 2000;82-A(11):1552-7.

43. Van Thiel GS, Berend KR, Klein GR, Gordon AC, Lombardi AV, Valle Della CJ. Intraoperative molds to create an articulating spacer for the infected knee arthroplasty. Clin Orthop Relat Res. 2010;469(4):994-1001.

44. Westrich GH, Bornstein L, Brause BD. Historical perspective on two-stage reimplantation for infection after total hip arthroplasty at hospital for special surgery, New York City. Am J Orthop (Belle Mead NJ). 2011;40(11):E236-40.

45. Hofmann AA, Goldberg T, Tanner AM, Kurtin SM. Treatment of infected total knee arthroplasty using an articulating spacer. Clin Orthop Relat Res. 2005;430:125-31.

46. Singer J, Merz A, Frommelt L, Fink B. High rate of infection control with one-stage revision of septic knee prostheses excluding mrsa and mrse. Clin Orthop Relat Res. 2011;470(5):1461-71.

47. Goksan SB, Freeman MA. One-stage reimplantation for infected total knee arthroplasty. J Bone Joint Surg Br. 1992;74(1):78-82.

48. Saleh KJ, Celebrezze M, Kassim R, Dykes DC, Gioe TJ, Callaghan JJ, et al. Functional outcome after revision hip arthroplasty. Clin Orthop Relat Res. 2003;416:254-64.

49. Oussedik SIS, Dodd MB, Haddad FS. Outcomes of revision total hip replacement for infection after grading according to a standard protocol. J Bone Joint Surg Br.

2010;92(9):1222-6.

50. De Man FHR, Sendi P, Zimmerli W, Maurer TB, Ochsner PE, Ilchmann T. Infectiological, functional, and radiographic outcome after revision for prosthetic hip infection according to a strict algorithm. Acta Orthop. 2011;82(1):27-34.

51. Lai K-A, Shen W-J, Yang C-Y, Lin R-M, Lin C-J, Jou I-M. Two-stage cementless revision THR after infection: 5 recurrences in 40 cases followed 2.5-7 years. Acta Orthop. 1996;67(4):325-8.

52. Haddad FS, Muirhead-Allwood SK, Manktelow AR, Bacarese-Hamilton I. Two-stage uncemented revision hip arthroplasty for infection. J Bone Joint Surg Br. 2000;82(5):689-94.

53. Toms AD, Davidson D, Masri BA, Duncan CP. The management of peri-prosthetic infection in total joint arthroplasty. J Bone Joint Surg Br. 2006;88(2):149-55.

54. Rao N, Crossett LS, Sinha RK, Le Frock JL. Long-term suppression of infection in total joint arthroplasty. Clin Orthop Relat Res. 2003;414:55-60.

55. Bourne RB, Hunter GA, Rorabeck CH, Macnab JJ. A six-year follow-up of infected total hip replacements managed by Girdlestone's arthroplasty. J Bone Joint Surg Br. 1984;66(3):340-3.

56. Castellanos J, Flores X, Llusà M, Chiriboga C, Navarro A. The Girdlestone pseudarthrosis in the treatment of infected hip replacements. Int Orthop. 1998;22(3): 178-81.

57. Scott SJ, Hennessey MS, Parkinson RW, Molloy AP. Long-term outcome of the "Beefburger" procedure in patients unsuitable for two-stage revision following infected total knee replacement. Knee.2001;8(4):281-6.

58. Harris IE, Left AR, Gitelis S, Simon MA. Function after amputation, arthrodesis, or arthroplasty for tumors about the knee. J Bone Joint Surg Am. 1990;72(10): 1477-85.

59. Conway JD, Mont MA, Bezwada HP. Arthrodesis of the knee. J Bone Joint Surg Am. 2004;86(4):835-48.

60. Waters RL, Perry J, Antonelli D, Hislop H. Energy cost of walking of amputees: the influence of level of amputation. J Bone Joint Surg Am. 1976;58(1):42-6.

61. Chen AF, Kinback NC, Heyl AE, McClain EJ, Klatt BA. Better function for fusions versus above-the-knee amputations for recurrent periprosthetic knee infection. Clin Orthop Relat Res. 2012;470(10):2737-45.

62. Pring DJ, Marks L, Angel JC. Mobility after amputation for failed knee replacement. J Bone Joint Surg Br. 1988;70(5):770-1.

63. Isiklar ZU, Landon GC, Tullos HS. Amputation after failed total knee arthroplasty. Clin Orthop Relat Res LWW. 1994;299:173-8.

64. Fedorka CJ, Chen AF, McGarry WM, Parvizi J, Klatt BA. Functional ability after above-the-knee amputation for infected total knee arthroplasty. Clin Orthop Relat Res. 2010;469(4): 1024-32.

65. Klinger H-M, Spahn G, Schultz W, Baums MH. Arthrodesis of the knee after failed infected total knee arthroplasty. Knee Surg Sports Traumatol Arthrosc. 2005;14(5):447-53.

66. Benson ER, Resine ST, Lewis CG. Functional outcome of arthrodesis for failed total knee arthroplasty. Orthopedics. 1998;21(8):875-9.

67. Freeman MA, Sudlow RA, Casewell MW, Radcliff SS. The management of infected total knee replacements. J Bone Joint Surg Br. 1985;67(5):764-8.

68. Buechel FF, Femino FP, D'Alessio J. Primary exchange revision arthroplasty for infected total knee replacement: a long-term study. Am J Orthop (Belle Mead NJ). 2004;4:190-8; discussion 198.

69. Leonard HAC, Liddle AD, Burke ó, Murray DW, Pandit H. Single- or two-stage revision for infected total hip arthroplasty? A systematic review of the literature. Clin Orthop Relat Res. 2013;472(3):1036-42.

70. Goldman RT, Scuderi GR, Insall JN. 2-stage reimplantation for infected total knee replacement. Clin Orthop Relat Res. 1996;331:118-24.

71. Johnson DP, Bannister GC. The outcome of infected arthroplasty of the knee. J Bone Joint Surg［Br］. 1986;68(2):289-91.

72. Woods GW, Lionberger DR, Tullos HS. Failed total knee arthroplasty: revision and arthrodesis for infection and noninfectious complications. Clin Orthop Relat Res. 1983;173:184.

73. Grogan TJ, Dorey F, Rollins J, Amstutz HC. Deep sepsis following total knee arthroplasty. Ten-year experience at the University of California at Los Angeles Medical Center. J Bone Joint Surg Am. 1986;68(2):226-34.

74. Hanssen AD, Trousdale RT, Osmon DR. Patient outcome with reinfection following reimplantation for the infected total knee arthroplasty. Clin Orthop Relat Res. 1995;321:55-67.

75. Sanchez-Sotelo J, Berry DJ, Hanssen AD, Cabanela ME. Midterm to long-term followup of staged reimplantation for infected hip arthroplasty. Clin Orthop Relat Res. 2009;467(1):219-24.

76. Duncan CP, Masri BA. The role of antibiotic-loaded cement in the treatment of an infection after a hip replacement. Instr Course Lect. 1995;44:305-13.

77. Nestor BJ, Hanssen AD, Ferrer-Gonzalez R, Fitzgerald RH. The use of porous prostheses in delayed reconstruction of total hip replacements that have failed because of infection. J Bone Joint Surg Am. 1994;76(3):349-59.

78. Kraay MJ, Goldberg VM, Fitzgerald SJ, Salata MJ. Cementless two-staged total hip arthroplasty for deep periprosthetic infection. Clin Orthop Relat Res. 2005;441:243-9.

79. Masri BA, Panagiotopoulos KP, Greidanus NV, Garbuz DS, Duncan CP. Cementless two-stage exchange arthroplasty for infection after total hip arthroplasty. J Arthroplasty. 2007;22(1):72-8.

28 抗菌涂层的改变：局部预防的短期疗效

著者：Carlo Luca Romanò, Delia Romanò, Sara Scarponi, Lorenzo Drago
翻译：张　帅　卢群山

摘要：根据目前的知识，在内置物相关的感染形成过程中，最关键的致病因素很可能是生物膜形成。该过程在细菌黏附于内置物上后便立即开始，并不可逆地发展。

因此，从理论上来说，预防生物材料相关感染应侧重于抑制细菌黏附和生物膜形成。尽管如此，目前可用的预防措施尽管在减少手术部位感染方面部分有效，但并非基于生物膜相关感染的发病机理，感染性并发症发生率特别高，特别是在高风险患者和手术中。

传统上，一旦涉及生物相容性，骨科内置物便被认为应是惰性医用器械，对于周围骨或软组织来说，其生物学反应被认为是稳定固定的伴随反应。然而，在过去的十年中，部分研究调查了通过内置物界面改良来减少可能的不良事件的可能性，包括内置物相关感染。虽然建议和临床实施的策略之间存在很大差异，但是为了尽量减少细菌黏附、抑制生物膜形成并提供有效的杀菌作用以保护置入的生物材料，目前正研发若干界面处理方法。

在本章中，我们对正在研究或已经上市的各种技术做了简要概述，并进行了初步分类，特别是基于可快速吸收的水凝胶涂层。该方法可以改变长效抗菌内置物的保护模式，短期抗菌效果更易实现，从而以可接受的成本－效益比来实现长期干扰内置生物材料功能和将细菌耐药性诱导的风险降至最低。

关键词：骨科，内置物，生物材料，假体，关节，表面，生物膜，感染，涂层，防粘剂，抗菌，预防，处理，银，水凝胶，分类。

Electronic supplementary material The online version of this chapter (doi: 10.1007/978–3–319–30091–7 _ 28) contains supplementary material, which is available to authorized users.

C.L. Romanò, MD (✉) · D. Romanò, MD
S. Scarponi, MD
Department of Reconstructive Surgery of Bone and Joint Infections, Galeazzi Orthopedic Institute IRCCS, Milan, Italy
e–mail: carlo. romano@grupposandonato. it

L. Drago, PhD
Department of Biomedical Sciences for Health, IRCCS Galeazzi Hospital, University of Milan, Milan, Italy

引　言

即使抗生素预防等各种围术期预防感染方法的引入已被证明可有效减少手术部位感染（SSI），但初次髋膝关节置换术高达 2.5% 的感染率，和关节翻修术 20% 的感染率依然居高不下[1]。这些数字仍是可能被低估的结果，并且目前仍在上升[2]。多重耐药性病原体经常会被检出[3]。假体周围感染通常需要移除内置物，导致并发症发生率甚至死亡率的增加[4]，以及高额的相关费用[5]。

内置物相关感染的发生是各种不同因素相互作用的结果，包括手术部位的细菌附着或污染、宿主类型、手术和技术，内置物类型以及全身和局部抗生素预防。

事实上，即使择期手术也不能在完全无菌的环境中进行，因为手术室在每天投入使用的前几个小时内已经受到污染[6, 7]。虽然手术中最终存在极少量的细菌附着，可以通过宿主的免疫防御和全身预防性应用抗生素而被控制[8]，但部分患者最终还是可能出现手术部位感染，特别是风险较高的人群，如糖尿病、慢性肾功能不全和其他相关疾病患者，可能使 SSI 的相对风险增加 10 倍以上[9~11]。同样，复杂的手术过程和技术更容易导致败血症等严重并发症[12]。在这种情况下，包括大小、形状、材料、形态和预期用途在内的内置物特征也起着重要作用[13]，而使用含抗生素的骨水泥或骨移植物进行局部预防，已显示可减少内置物相关感染的发生[8, 14]。最近召开的一次关于关节假体周围感染的国际共识会议强烈建议开发有效的抗菌界面，以防止细菌黏附和定植于内置物表面以及增殖、进入周围组织[15]。

本章的目的是简要概述保护骨科内置物以减少感染的在研技术，同时给出初步分类，并特别关注了最近开发的可再吸收水凝胶涂层，

这可能会提供短期局部抗菌预防的新方法。本文作者于 2013 年首次提出了上述方法。

抗菌涂层

理论基础

对置入骨科内置物的患者预防性全身使用抗生素，以防止围术期感染在临床实践中已经成为常规[8]。然而，抗生素的全身给药有许多潜在的缺点，包括需要正确的给药时机、目标部位的药物浓度相对较低以及杀灭最终存在于内置物表面或嵌入生物膜中的细菌的能力有限。

当 Anthony Gristina 在 30 多年前首次提出"表面竞争"的概念时，他描述了一个简化的内置物相关感染模型，即宿主细胞和细菌在内置物表面的竞争，决定了内置物的最终结果[16]。根据该模型，当宿主细胞首先定植于内置物表面时，细菌附着的可能性则非常低；反之亦然。虽然这个概念刺激了技术进步和内置物表面改性，以便有利于宿主细胞黏附和防止细菌黏附的想法，但其中许多变量仍然很难理解或完全未知。具体而言，它没有详细描述细菌与宿主细胞在内置物表面定植的动态过程，并且不能预测宿主细胞与内置物表面的细菌的相对覆盖度。

最重要的因素可能是细菌具有非常成功和多样化的策略，能在几乎所有天然材料和合成材料表面上黏附和存活[17, 18]。细菌细胞膜含有各种类型的黏附素，可与广泛的生物材料表面受体位点发生联系。生物材料所处的环境和表面特性，如表面粗糙度、疏水性和静电荷仅起到辅助作用[19]，而几种介导自由浮动的细菌与生物材料表面的受体之间发生黏附的配体，在置入内置物后立即在内置物表面形成了一层条件性蛋白质膜[20-22]。这种条件性蛋白膜的主要成分是补体、白蛋白以及几种其他宿主蛋白

和脂质[23-25]。细菌黏附过程可分为两个基本阶段：可逆性阶段和不可逆性阶段。前者在机械性和生物学上不如后者稳定，依赖内置物表面和细菌黏附素之间的非特异性相互作用。第二个阶段是由分子和细胞相互作用介导的，与生物膜特异性基因簇在可逆性附着细菌中的表达密切相关[26~29]。

在宿主部位，对内置物与骨组织和软组织结合的细节也知之甚少[30, 31]。根据 Gristina 提出的模型，认为宿主细胞一旦附着在固定的假体表面，就会在假体周围产生骨再生和重塑，从而防止细菌定植[32]。然而，内置物的非固定部分，既没有骨整合也没有纤维组织包裹，因此不能阻止细菌微集落的长期存活。此外，内置物周围的纤维屏障可以阻止宿主免疫前哨细胞与细菌分子之间的接触，已经证明置入的医疗装置会损害先天的局部宿主反应，并可能促使内置物相关感染的发生[33~35]。

因此，强烈需要内置物表面本身具有抗菌功能来解决内置物引起的局部免疫应答缺陷，阻止细菌快速黏附在内置物基质上并立即产生对保护性生物膜屏障的破坏能力，为宿主细胞提供对抗污染微生物的竞争优势。这对于潜在免疫力低下[36]和接受感染风险相对增加的翻修手术[37]的患者尤为重要。同时，任何涂层技术在短期和长期内都应被证明是安全的，从长远看不应该干扰骨整合或诱导细菌耐药性。而且，从内置物表面的微生物黏附到形成成熟生物膜，所有细菌定植过程可能只需要几个小时（图 28.1）[38]，因此任何内置物抗菌功能都应该自其由无菌包装中取出时开始发挥作用，至少延续到将其置入体内和皮肤闭合后的几个小时；换句话说，作用应一直持续到细菌可能黏附在内置物上并开始形成生物膜时。

这些研究数据表明，需要一种能够在手术时可立即提供对内置物表面完全保护的涂层，并且最终能够在几小时或几天后完全消失，以防止长期不必要地干扰置入的生物材料与骨和软组织整合。

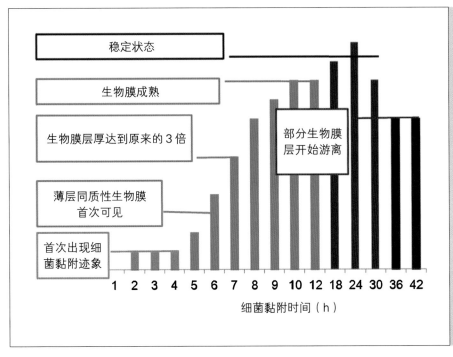

图 28.1　表皮葡萄球菌生物膜形成动力学（重绘引自 Hola 等[38]）。根据目前的数据，防止细菌黏附和生物膜形成的时间窗口在置入后 2~6 小时

与传统的永久或长效表面抗菌涂层相比，这种基于短期局部保护内置物的抗菌新方法对宿主细胞和细菌的长期影响不可预测，是其临床应用和市场化受限的因素之一。

临床前和临床实验所显示的短期局部对内置物的抗菌保护的安全性和有效性可能会改变抗菌涂层的应用方式，开启大规模的联合局部和系统短期预防的方法，可以进一步减少与生物膜相关的术后和创伤后感染的影响。

分 类

局部内置物抗菌保护作用可以通过许多不同的方式获得，目前没有一种普遍接受的涂层技术分类，甚至这些技术的验证迄今尚未标准化，从临床需求和期望来看，其在监管方面似乎尚存不足。

表28.1总结了"理想"涂层技术需要满足广泛临床应用的基本要求。

我们建议的分类基于不同涂层的一般作用机制（表28.2）；根据示意图，这种分类有助于不同技术之间的比较，在临床应用和监管方面也是有用的，可以有效区分不同的涂层。

根据建议的分类，从理论上讲，内置物的局部抗菌保护作用至少可以通过三种方式实现：

1. 被动表面修饰/改良。被动式涂层不会向周围组织释放杀菌剂，作用是通过表面化学和/或结构改性来防止或减少细菌黏附，包括改性的二氧化钛表面或聚合物涂层。

2. 主动表面修饰/改良。活性涂层中预先加入具有药理学活性的杀菌剂，如抗生素、防腐剂、金属离子或其他有机和无机化合物，以减少内置物相关感染。当前临床应用获得成功的"接触杀死"活性表面是银或碘涂层的关节内置物。

3. 围术期局部抗菌载体或涂层。手术期间将可生物降解或不可生物降解的局部抗菌载体或涂层，在内置物置入前或置入的同时应用于其表面或周围组织，具有直接或协同的抗菌活性，或者可局部释放高浓度的一种或多种负载抗菌剂。负载抗生素的聚甲基丙烯酸甲酯是首个成功的应用案例，具有不可降解、药物洗脱、局部载体和关节假体包被等特点。

表28.1 "理想"抗菌内置物涂层策略的要求

要求	采纳的条件			
安全性	无短期局部毒性	无短期全身毒性	对骨愈合没有不利影响	没有不必要的长期副作用
体外活性	无细胞毒性或遗传毒性	对各种病原体和不同表面的杀菌和抗菌活性	广谱	不造成耐药性
有效性	体内验证	案例系列	多中心临床试验	随机试验
易于使用	易操作	多功能	耐压配插入	存储
市场	可接受的成本	广泛的适用性	易于制造	克服监管问题

表 28.2 抗菌内置物防护机制的分类

机制	特征	示例	发展阶段	局限性
被动表面修饰／改良	预防黏附和吸附	亲水性表面	临床前期	有限的抗菌和抗生物活性 可能干扰骨整合 长期影响未知 监管问题
		超疏水表面		
		抗粘合聚合物		
		纳米图案表面		
		白蛋白		
		水凝胶		
		生物表面活性剂		
主动表面修饰／改良	无机物	金属离子和纳米粒子：银	市场	涂层不完整 长期毒性可疑 有限的多功能性和适用性 有限的大规模应用 可能的细菌耐药性 成本
		其他金属（铜，锌，二氧化钛等）	临床前期	可疑的长期毒性 监管问题
		非金属：碘	临床	涂层不完整 长期毒性可疑 挑战性的大规模应用 监管问题
		其他非金属离子（硒，石墨烯等）	临床前期	研究较少的化合物 涂层不能压配插入 长期毒性可疑 挑战性的大规模应用 监管问题
	有机物	含抗生素涂层	市场	独特的螺钉涂层 对骨整合长期影响 抗生素单一（庆大霉素）
		共价连接抗生素	临床前期	涂层不完整 长期毒性可疑 挑战性的大规模应用 监管问题
		抗菌肽		没有关于体内或临床效果的数据 涂层不耐受压配插入 长期毒性可疑 挑战性的大规模应用 监管问题

表28.2（续）

机制	特征	示例	发展阶段	局限性
主动表面修饰/改良		细胞因子		
		酶和生物膜阻断剂		
		壳聚糖衍生物		
	合成物	非抗生素抗微生物化合物		
		"智能"涂层		
	联合	多层涂层		
围手术期局部抗菌载体或涂层	不可生物降解	含抗生素的聚甲基丙烯酸甲酯	市场	抵抗性和小菌落变异诱导性 无抗生物膜效果 涂层不完整 不可用于非骨水泥型内置物
	可生物降解	含抗生素的骨移植物和替代品	市场	获取有限 作为涂层的有效性尚未得到证实 成本
		快速吸收的水凝胶	市场	早期临床应用

被动表面修饰/改良

通过化学或物理方法改变现有生物材料的表面（如氧化或机械改性，后者如糙化、抛光、纹理化），可以实现大体积内置物表面化学特性和/或结构的改变。

内置物的表面特征，如粗糙度、化学性质、亲水性、表面能、表面电位和电导率等，在初始细菌黏附于内置物表面和随后的生物膜形成中起着至关重要的作用。修饰内置物的物理化学表面特性，是对抗细菌定植的相对简单和经济的方式。

例如，紫外线照射可导致二氧化钛"自发"润湿性的增加，可抑制细菌黏附而不损害钛合金内置物的致成骨作用[39, 40]。细菌抗黏表面也可以通过改变表面氧化层的晶体结构来实现[41]。

除了生物材料表面的物理化学特性的改性之外，某些聚合物涂层（如亲水性聚甲基丙烯酸、聚环氧乙烷或蛋白质抗性聚乙二醇）可以应用于钛制内置物表面，并可明显抑制细菌黏附[42~44]。虽然其中某些涂层可能会损害在内置物表面局部的成骨细胞功能，但通过附加的生物活性分子如丝胶蛋白、RGD 基序以及固定技术，可以恢复甚至改善受损的细胞功能[43]。另一方面，疏水和超疏水表面处理技术已经在临床前研究中显示了较好的抗菌效果[45, 46]。

其他研究已经显示了如何通过改变表面结构和设计来控制生物材料的生物反应[47, 48]。在这方面，目前许多研究集中于在纳米水平改变内置物表面效果，其中，细菌黏附不仅仅取决于表面粗糙度，而且还取决于其他变量，如吸附蛋白质的量。在纳米水平上，当粗糙度增加时，在这种内置物表面上形成厚蛋白层实际上可以抑制细菌黏附[49]。

处理蛋白质表面和/或蛋白质—细菌相互作用，也可能是抑制细菌黏附于特定生物材料表面的成功策略[50]。蛋白质如白蛋白、纤连蛋白、纤维蛋白原、层粘连蛋白、变性胶原和部分血浆/组织脂质，是最早与生物材料表面结构相互作用的宿主物质。通过改变内置物表面物理化学特性和 / 或表面微观形态，可以减少条件性脂蛋白层的形成[51]。Friedman 等使用兔模型，证明纯钛样品表面的细菌黏附减少，并且涂有交联白蛋白的内置物的感染率降低[52]。

最近，新的策略包括形成自组装单层或多层表面移植物或水凝胶，或使用具有优异抗黏附特性的生物表面活性剂和微生物两性分子化合物[53, 54]。

总而言之，迄今为止，为了不同的目的已经提出了许多抗黏附策略。然而，只有少数策略满足了骨科内置物所需的基本特征。特别是强大的抗黏附层不能用于全关节置换术的固定表面，因为它也可能会妨碍宿主骨的骨整合并导致早期机械固定的失败[46, 47]。抗黏附技术设计的另一个挑战是当前无法发展一种可应用于所有表面、所有细菌种类和所有（骨长入和非骨长入）内置物的通用策略。此外，只要其抗菌能力强到足以防止生物膜形成，应该优选被动涂层。然而，被动涂层降低细菌黏附的有效性有限，取决于细菌种类[55]。

此外，目前对这些新技术对宿主细胞和细菌耐药性的长期影响知之甚少，需要在临床应用和市场推广前进一步研究。

主动表面修饰 / 改良

表面修饰 / 改良包括预先加入具有药理活性的抗菌剂或化合物，如抗生素、防腐剂、金属离子和有机分子等。这种具有药理活性的涂层可以使内置物从被动的惰性生物材料转变为新的药物载体，但其长期效应目前难以预测并对现有的常规策略形成挑战，而这些常规策略对其他有应用前景技术的临床应用的发展也形成了阻碍。

从历史上来看，有效的抗菌表面处理主要策略有两种，即"接触杀灭"或药物涂层；而在耐久性方面，则可以分为可降解和不可降解的涂层。这两种策略杀灭细菌的机制不同，可能干扰细胞呼吸或分裂、细胞壁形成或细菌信号传导网络（如群体感应），以及抑制细菌由浮游表型转为固定附着表型[56]。该策略旨在延长预防性抗生素活性和宿主免疫应答的窗口期。

表面抗菌技术可以使用金属元素（如银、锌、铜等）、非金属元素（如碘、硒）、有机物质（如抗生素、抗感染肽、壳聚糖及其他物质）及其组合。

多数金属涂层的抗菌活性与离子或纳米形式而不是与物体材料密切相关[57]。银是生物医学应用中最普遍的金属。溶解的阳性银离子是干扰细菌细胞膜渗透性和细胞代谢的生化活性剂。银还有助于形成活性氧和其他可能影响原核细胞的机制[58]。然而，人们一直担心银离子的毒性，即使微量水平的银也会对周围细胞产生不利影响，并导致远距离的潜在有害累积[59]。研究工作集中于银涂层技术的开发，以减少甚至消除其毒性，同时保持有效的抗菌效果[60, 61]。尽管最近的比较研究显示了临床有效性和安全性[62, 63]，但常规使用银包覆内置物的情况仍然相当有限。妨碍这种技术进一步推广的主要原因是其对骨细胞的细胞毒性，直到现在都不能应用于假体的髓内部分。另外，成本问题以及无法将该技术应用于各种假体内置物和装置的问题，进一步妨碍了其在肿瘤学或高选择性病例以外的应用。

铜和锌对多种细菌也有有效的抗菌作用[64, 65]，但其潜在毒性副作用仍然是一个重点关注的问题[66]。目前提出的解决方案包括铜和锌基纳米材料，或者控制性释放[67]。细菌对金属涂层的抵抗性，仍然是限制其广泛使用的潜在问题[68]。还有人担心内置物纳米涂层的力学性能，因为在置入过程中可能会发生损伤，特别是通过压配方法置入非骨水泥型内置物时[69]。

另一个引人关注的技术是常用合金的改良，如钛。二氧化钛层的抗感染能力已被广泛研究，并证明在体外单独[70]或与其他物质组合[71]应用的有效性。

其他如氢、氯、碘或氧之类的非金属元素，由于其抗感染性质而在生物医学领域经常使用。已经显示硒共价结合于钛或钛合金椎间盘的表面，可以防止金黄色葡萄球菌和表皮葡萄球菌附着，而不影响成骨细胞活力[72]。硒催化超氧自由基的形成，并随后抑制细菌黏附和活力。此外，硒纳米粒子可以抑制细菌生长和生物膜形成[73]。

另外，对石墨烯或碳纳米管等碳物质的临床适用性也正在进行研究，其可以被合成多功能层[74]；然而，目前正在研究的关于非金属元素的最令人感兴趣的技术可能是钛合金的碘涂层，最近在连续222例患者中证实了临床疗效，并取得了优异的结果[75]。

几种具有抗菌性能的有机化合物也有赋予内置物表面抗菌性能的潜在可能。大量研究观察了共价连接抗生素涂层界面的有效性[76~80]。这种内置物的临床有效性很可能局限于由对特定抗生素敏感的细菌引起的感染。另外，强力的共价结合使其对微弱的外部刺激反应敏感程度不足[81]。事实上，尽管非洗脱系统在理论上具有优势，但这个概念受限于涂层的易碎性和杀灭非内置物邻近部位细菌的能力有限。为了克服这些问题，抗生素与其他化合物的组合已经被单独提出或与特定的控制释放机制联合使用[82]。例如，已将如庆大霉素、万古霉素等抗生素负载于钛制内置物的多孔羟基磷灰石（HA）涂层中。与标准HA涂层相比，抗生素–HA涂层在体内预防感染的效果得到显著改善，但仍然存在许多未解决的问题，如HA涂层中抗生素掺入方法、最佳释放动力学，以及在压配置入时涂层脱落等问题。

可生物降解的聚合物和溶胶—凝胶涂层也可应用于钛制内置物上，形成抗生素控释涂层[83, 84]。最近报道了抗生素负载D–聚乳酸/庆大霉素涂层的髓内钉的临床应用，早期效果确切[85]。

部分抗菌剂如氯己定、氯二甲苯酚或聚六亚甲基双胍已被证明有效，并可能是避免细菌耐药风险的替代方法。氯己定可以吸附在钛制内置物表面的二氧化钛层上，并在几天内逐渐释放[86]。其释放模式类似抗生素负载涂层的初始快速释放，随后的释放缓慢而持续[87]。

另一种有应用前景的方法涉及应用抗微生物肽、细胞因子或其他对细菌侵袭宿主反应至关重要的分子来包被内置物。试验已证明这种异质性物质组合对多种病原体的有效性[88]。抗菌肽作用与抗生素相似，通过破坏细胞壁和抑制关键的细菌蛋白质合成而起作用。另外，它们对炎症、组织愈合和凋亡也有影响[89]。报道显示，细菌对抗菌肽的耐药性比抗生素要低[90]。最初的实验表明，附着于合金表面的薄层抗菌肽层对与PJI有关的典型病原体的抗菌效果出色[91]。

壳聚糖（CS）是由几丁质衍生而来的阳离子聚合物，具有抗菌和抗真菌活性。对其确切的作用机制仍然知之甚少。有证据表明，CS衍生物可以牢固固定于钛合金，无论单独应用或与其他抗菌物质如抗生素或抗微生物肽联合应用，都显示出对抗某细菌所致感染的保护作用[92, 93]。作为预防钉道感染的方法，研究人员已经对包被在体外固定钉上的CS衍生物进行了研究[94]。迄今为止，未见相关临床研究数据发表。

内置物采用含从未局部或全身应用过的抗生素和其他有机化合物的永久涂层的长期影响，确实引起了人们对可能诱发细菌耐药性的关注。出于对局部和全身毒性以及可能存在的对内置物骨整合的不利影响的担忧，临床应用尚未实现。

更复杂的方法涉及多功能表面层的开发，如功能性聚合物涂层，结合了抗粘连和抗菌物质以及其他能够强化组织整合的化合物[95]；而"智能涂层"对各种刺激敏感并发生应答，包括细菌的存在[96]，是另一个吸引人的未来研究途径。它提出了许多开放性问题，如可行的涂层制造工艺，体内非有害性反应，机械耐受性，以及如何在整个使用过程中保持装置的有效功能等。

围术期抗菌载体或涂层

除了预处理表面改良，无论是否含有药理活性剂，另一种保护内置物免于细菌定植的方法，可能是在手术时为传统内置物提供抗菌载体或涂层。手术时将内置物从保护溶液中取出，可以降低控制要求并且增强通用抗菌涂层对现有内置物和生物材料的适用性。

局部应用抗生素研究在骨科领域一直备受关注。Buchholz 等首先应用并推广在聚甲基丙烯酸甲酯（PMMA）骨水泥中掺入抗生素，用于在骨水泥型全关节置换术中的局部抗生素预防[97]。临床研究表明，含抗生素的骨水泥与抗生素全身给药联合应用时，可以降低骨水泥型全髋关节置换术的深部感染率，同时也使所谓的"无菌"松动导致的翻修率降低[98]。这一方案在效果和经济方面表现不俗，特别是对高危患者[99, 100]。但是，PMMA 在设计时并没有考虑作为抗生素的局部释放载体，这可能会带来一些局限性：含抗生素的 PMMA 可能无法防止生物膜的形成，并可能与抗生素耐药的"小菌落变异体"的发展相关[101, 102]。因此，全球非骨水泥型内置物的应用逐渐增加，特别是在髋关节，使得这种骨水泥假体的应用有限。

其他用于局部抗生素给药的多孔材料如胶原海绵[103]、松质骨[104]和磷酸钙水泥[105, 106]，都没有专门设计用于保护置入的生物材料，因此它们在关节假体中用于常规感染预防的作用有限，也没有足够的体外、体内和临床证据来证明这种特殊应用的有效性。这些材料无法用于所有内置物的表面涂层，成本相对较高，并且可能会对主要内置物固定和长期骨整合产生干扰。

在这些材料的基础上，为了克服其局限性，可以采用一种具有挑战性的选择，设计特殊、有效和易于使用的抗菌涂层。这种涂层可以由外科医生在术中使用，预载或在术中载入抗菌剂。从这方面考虑，生物相容性水凝胶确实是一种可能的、有吸引力的解决方案，因为它们已经展示了局部释放药理学试剂的能力，并且可以设计为被赋予厚望的洗脱型材料[107]。最近，欧洲市场引入了一种可快速再吸收的水凝胶涂层，这种涂层可以在术中载入各种抗菌剂[108]，可能为我们在抗菌涂层领域开创了一个新的视角。

可快速再吸收的含抗生素水凝胶涂料：模式转变？

对内置物进行了被动和主动的表面改性的研究，为带涂层器械提供长期或永久的抗菌保护。然而，生物膜相关感染的发病机制指出，在细菌定植方面，取决于内置物置入体内后的最初几小时，这也解释了为何短期和长期全身性 PJI 预防效果一致[109]。另一方面，长期或永久性的抗菌涂层也增加了可能的不需要的长期副作用，包括导致局部和全身毒性反应或细菌耐药性等风险，难以预测和控制；这些副作用对抗菌原则产生了明显的影响，使这种策略难以广泛接受，需要进一步的验证研究，而这些研究既昂贵又难以执行。

相反，短期的局部给药系统可能会满足赢得"表面赛跑"的要求，并同时限制可能的不良副作用。原则上来说，理想的抗生素给药涂层应该以最佳的杀菌水平释放抗生素达足够长的时间以防止潜在的感染；对于术后感染来说，也就是手术后的几小时，随后的抗生素释放应该迅速停止以消除形成抗生素耐药的风险。此外，应当尽量减少抗生素对内置物组织整合的任何不良影响[110]。

近来，上述要求在一种新型快速吸收性水凝胶涂层中得到实现。该涂层由共价连接的乙酰透明质酸和聚 D，L– 丙交酯组成，名为"防御性抗菌涂层"（Novagenit Srl，Mezzolombar，Italy；DAC）（图 28.2），可以在体内完全水解降解，并且能够在 48~72 小时内完全释放 2%~10% 的各种不同抗菌剂，包括糖肽、氨基糖苷、氟喹诺酮等（表 28.3）。水凝胶显示了与各种抗生素的协同抗菌活性，并且在体外实验中证明了涂抹于不同基质上的抗菌效果，以及针对骨科内置物感染相关的各种常见病原体的效果。此外，当应用于钛合金关节假体时，水凝胶涂层在动物模型和人类股骨中都表现了对压配置入的耐受性。此外，组织相容性研究显示，

动物模型没有出现炎性或退变性表现以及生理性骨生长[111]。

最后，在应用[112]或不应用全身性预防[113]的动物模型中，最近的体内研究首次证明了万古霉素的 DAC 水凝胶对高度污染的内置物可以提供有效的短期局部预防作用。

这些发现使该涂层在 2013 年底进入市场，迄今为止在欧洲的不同国家已经实现了 800 多次置入（图 28.3）。目前，临床结果确认了采用该涂层器械的安全性，也没有任何副作用的报道[114]。而一项由欧盟委员会根据第七研究技术开发和演示框架方案（编号 277988）给予部分资助的多中心实验，正在对这种涂层的效果进行评估。

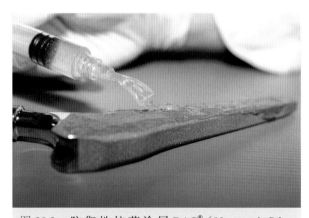

图 28.2 防御性抗菌涂层 DAC®（Novagenit Srl, Mezzolombardo, Italy）：一种新型可快速再吸收的水凝胶涂层，由共价连接的透明质酸和聚 D，L– 丙交酯组成，涂于非骨水泥髋关节假体表面。水凝胶在术中载入一种或多种抗生素，随后 48~72 小时释放，从而为内置物提供抗菌和抗生物膜保护

表 28.3 已检测可用于 2%~10% 浓度 DAC 水凝胶涂层的抗菌剂

抗菌剂	已检测抗生素
氨基糖苷类	庆大霉素
	妥布霉素
	阿米卡星
碳青霉烯类美	美罗培南
洛昔康多肽类	万古霉素
	替考拉宁
喹诺酮类	环丙沙星
糖肽	达托霉素
利福霉素	利福平
四环素类	替加环素
恶唑烷酮	利奈唑胺
抗真菌剂	两性霉素 B
	氟康唑
	酮康唑

113 和 Novagenit Srl 的数据文件

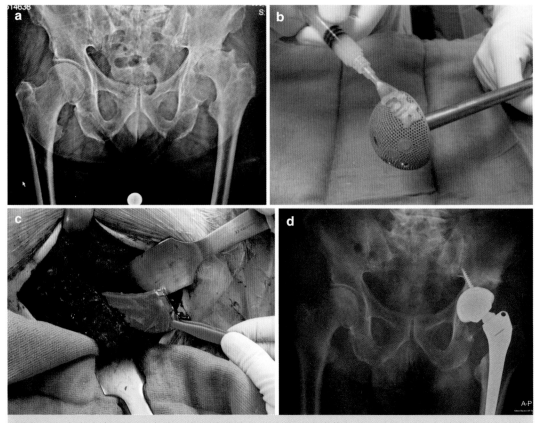

图 28.3　（a）年轻男性患者败血症所致髋关节炎（变形链球菌）的后遗症。（b）将载有 5% 万古霉素的 DAC® 水凝胶应用于标准非骨水泥型髋关节假体的磨砂钛表面［髋臼和（c）股骨部件］，按照正常程序匹配插入骨干。（d）12 个月后显示骨整合，患者无痛

如果被证明有效，该技术可能会改变目前骨科与其他学科对置入生物材料抗菌保护的认识，并最终带来：

1. 针对早期细菌定植的治疗效果，为内置物在赢得"表面赛跑"所需的时间，即在术后一小时内提供充分保护。

2. 安全性。抗菌剂在局部高浓度、快速彻底地释放，可避免抗生素耐药性的产生，同时避免对骨愈合长期效果的可能影响。

3. 多功能性。术中选择不同的抗菌剂混合，并可能应用于几乎所有目前使用的内置物和生物材料。

4. 易操作。

5. 降低大规模应用的成本。

小　结

通过调查已发表的关于抗菌涂层技术的研究，我们发现抗菌表面处理策略在体外和体内实验的最终结果方面存在显著差异。事实上，在将上述模式转化为临床可用的技术方面似乎没有取得多少进展。这一转化医学领域面临的障碍很可能与经济、医学、法律、监管和生物技术等方面的问题有关。

事实上，由于细胞毒性、免疫反应性和基因毒性等问题[115]，研究的大部分涂层实际上不适用于骨科内置物的表面处理[115]；而成功实现了体外和体内测试的材料，进行临床应用可能也会受到许多问题的限制。加强政府、监管机构、行业领军企业和医疗保健支付者之间

的合作努力，可能会让更多的患者从这些技术中获益。

　　设计含抗菌涂层内置物时，需要考虑的另一个重要因素就是成本的合理性。理论上来说，所有接受全关节置换术的患者都有发生 PJI 的风险。另一方面，发生 PJI 的风险在患者中并不是均匀分布的，而是存在特定的"高风险"患者群体。因此，仅存在发生 PJI 的高风险患者中置入"抗生物膜"假体可能较为令人信服。目前尚没有筛选患者发生 PJI 风险的有效手段；在选择抗菌预防方面，也没有明确的数据来确认患者选择的有效性。从整体来看，针对所有接受初次关节置换和翻修的患者的预防性策略，可能比针对高风险患者的局限性手段更合理，但这需要涂层技术的相对成本保持在可承受水平。

　　为了实现这一目的，首先要对相对廉价、易于使用的技术进行设计合理的前瞻性研究，从而证实其可显著减少内置物相关感染的效果，随后可以通过成本 – 效益分析为临床应用带来正确的方案。

参考文献

1. Lentino JR. Prosthetic joint infections: bane of orthopedists, challenge for infectious disease specialists. Clin Infect Dis. 2003;36:1157-61.

2. Dale H, Hallan G, Hallan G, Espehaug B, Havelin LI, Engesaeter LB. Increasing risk of revision due to deep infection after hip arthroplasty. Acta Orthop. 2009;80:639-45.

3. Aggarwal VK, Bakhshi H, Ecker NU, Parvizi J, Gehrke T, Kendoff D. Organism profile in periprosthetic joint infection: pathogens differ at two arthroplasty infection referral centers in Europe and in the United States. J Knee Surg. 2014;10:399-406. doi:l0.1055/s-0033-1364102.

4. Zmistowski B, Karam JA, Durinka JB, Casper DS, Parvizi J. Periprosthetic joint infection increases the risk of one-year mortality. J Bone Joint Surg Am. 2013;95:2177-84.

5. Kurtz SM, Lau E, Watson H, Schmier JK, Parvizi J. Economic burden of periprosthetic joint infection in the United States. J Arthroplasty. 2012;27:61-5.

6. An YH, Friedman RJ. Prevention of sepsis in total joint arthroplasty. J Hosp Infect. 1996;33:93-108.

7. Humphreys H. Surgical site infection, ultraclean ventilated operating theatres and prosthetic joint surgery: where now? J Hosp Infect. 2012;81:71-2.

8. Jamsen E, Furnes O, Engesaeter LB, Konttinen YT, Odgaard A, Stefansdottir A, et al. Prevention of deep infection in joint replacement surgery. Acta Orthop. 2010;81:660e6.

9. Illingworth KD, Mihalko WM, Parvizi J, Sculco T, McArthur B, el Bitar Y, et al. How to minimize infection and thereby maximize patient outcomes in total joint arthroplasty: a multicenter approach: AAOS exhibit selection. J Bone Joint Surg Am. 2013;95:e50.

10. Pruzansky JS, Bronson MJ, Grelsamer RP, Strauss E, Moucha CS. Prevalence of modifiable surgical site infection risk factors in hip and knee joint arthroplasty patients at an urban academic hospital. J Arthroplasty. 2014;29:272-6.

11. Aggarwal VK, Tischler EH, Lautenbach C, Williams Jr GR, Abboud JA, Altena M, et al. Mitigation and education. J Arthroplasty. 2014;29:19-25.

12. Namba RS, Inacio MC, Paxton EW. Risk factors associated with surgical site infection in 30,491 primary total hip replacements. J Bone Joint Surg Br. 2012;94:1330e8.

13. Moriarty TF, Schlegel U, Perren S, Richards RG. Infection in fracture fixation: can we influence infection rates through implant design? J Mater Sci Mater Med. 2010;21:103le5.

14. van de Belt H, Neut D, Schenk W, van Horn JR, van der Mei HC, Busscher HJ. Infection of orthopedic implants and the use of antibiotic-loaded bone cements. A review. Acta Orthop Scand. 2001;72:557e71.

15. Cats-Baril W, Gehrke T, Huff K, Kendoff D, Maltenfort M, Parvizi J. International consensus on periprosthetic joint infection: description of the consensus process. Clin Orthop Relat Res.2013;471:4065-75.

16. Gristina AG, Naylor P, Myrvik Q. Infections from biomaterials and implants: a race for the surface. Med Prog Technol. 1988;14:205-24.

17. Costerton W, Veeh R, Shirtliff M, Pasmore M, Post C, Ehrlich G. The application of biofilm science to the study and control of chronic bacterial infections. J Clin Invest. 2003;112:1466-77.

18. Busscher HJ, van der Mei HC. How do bacteria know they are on a surface and regulate their response to an adhering state? PLoS Pathog. 2012;8:e1002440.

19. Chen Y, Busscher HJ, van der Mei HC, Norde W. Statistical analysis of long- and short-range forces involved in

bacterial, adhesion to substratum surfaces as measured using atomic force microscopy. Appl Environ Microbiol. 2011;77:5065-70.

20. Wagner C, Aytac S, Hansch GM. Biofilm growth on implants: bacteria prefer plasma coats. Int J Artif Organs. 2011;34:811-7.

21. Wang Y, Subbiahdoss G, de Vries J, Libera M, van der Mei HC, Busscher HJ. Effect of adsorbed fibronectin on the differential adhesion of osteoblast-like cells and staphylococcus aureus with and without fibronectin-binding proteins. Biofouling. 2012;28:1011-21.

22. Ribeiro M, Monteiro FJ, Ferraz MP. Infection of orthopedic implants with emphasis on bacterial adhesion process and techniques used in studying bacterial-material interactions. Biomatter. 2012;2:176-94.

23. Jenney CR, Anderson JM. Adsorbed serum proteins responsible for surface dependent human macrophage behavior. J Biomed Mater Res. 2000;49:435-47.

24. Thevenot P, Hu W, Tang L. Surface chemistry influences implant biocompatibility. Curt Top Med Chem. 2008;8:270-80.

25. Roach P, Eglin D, Rohde K, Perry CC. Modern biomaterials: a review-bulk properties and implications of surface modifications. J Mater Sci Mater Med. 2007;18:263-1277.

26. Costerton JW, Stewart PS, Greenberg EP. Bacterial biofilms: a common cause of persistent infections. Science. 1999;284:1318-22.

27. Stoodley P, Ehrlich GD, Sedghizadeh PP, Hall-Stoodley L, Baratz ME, Altman DT, Sotereanos NG. Orthopaedic biofilm infections. Curr Orthop Pract. 2011;22:558-63.

28. Laverty G, Gorman SP, Gilmore BF. B iomolecular mechanisms of staphylococcal biofilm formation. Future Microbiol. 2013;8:509-24.

29. Foster TJ, Geoghegan JA, Ganesh VK, Hook M. Adhesion, invasion and evasion: the many functions of the surface proteins of staphylococcus aureus. Nat Rev Microbiol. 2014;12:49-62.

30. Anderson JM, Rodriguez A, Chang DT. Foreign body reaction to biomaterials. Semin Immunol. 2008;20:86-100.

31. Gardner AB, Lee SK, Woods EC, Acharya AP. Biomaterials-based modulation of the immune system. Biomed Res Int. 2013;2013:732182. doi: 10.1155/2013/732182.

32. Busscher HJ, van der Mei HC, Subbiahdoss G, Jutte PC, van den Dungen JJ, Zaat SA, Schultz MJ, Grainger DW. Biomaterial-associated infection: locating the finish line in the race for the surface. Sci Transl Med. 2012;4:153rv10.

33. Zimmerli W, Lew PD, Waldvogel FA. Pathogenesis of foreign body infection. Evidence for a local granulocyte defect. J Clin Invest. 1984;73:1191-200.

34. Higgins DM, Basaraba RJ, Hohnbaum AC, Lee EJ, Grainger DW, Gonzalez-Juarrero M. Localized immunosuppressive environment in the foreign body response to implanted biomaterials. Am J Pathol. 2009;175:161-70.

35. Zimmerli W, Sendi P. Pathogenesis of implant-associated infection: the role of the host. Semin Immunopathol. 2011;33:295-306.

36. Berbari EF, Osmon DR, Lahr B, Eckel-Passow JE, Tsaras G, Hanssen AD, Mabry T, Steckelberg J, Thompson R. The Mayo prosthetic joint infection risk score: implication for surgical site infection reporting and risk stratification. Infect Control Hosp Epidemiol. 2012;33:774-81.

37. Engelsman AF, Saldarriaga-Fernandez IC, Nejadnik MR, van Dam GM, Francis KP, Ploeg RJ, et al. The risk of biomaterial-associated infection after revision surgery due to an experimental primary implant infection. Biofouling. 2010;26:761-7.

38. Holfá V, Růžička F, Votava M. The dynamics of staphylococcus epidermis biofilm formation in relation to nutrition, temperature, and time. Scr Med. 2006;79:169-74.

39. Gallardo-Moreno AM, Pacha-Olivenza MA, Saldana L, Perez-Giraldo C, Bruque JM, Vilaboa N, et al. In vitro biocompatibility and bacterial adhesion of physico-chemically modified Ti6A14V surface by means of UV irradiation. Acta Biomater. 2009;5:181e92.

40. Yu JC, Ho W, Lin J, Yip H, Wong PK. Photocatalytic activity, antibacterial effect, and photoinduced hydrophilicity of TiO2 films coated on a stainless steel substrate. Environ Sci Technol. 2003;37:2296e301.

41. Del Curto B, Brunella MF, Giordano C, Pedeferri MP, Valtulina V, Visai L, et al. Decreased bacterial adhesion to surface-treated titanium. Int J Artif Organs. 2005;28:718e30.

42. Zhang F, Zhang Z, Zhu X, Kang ET, Neoh KG. Silk-functionalized titanium surfaces for enhancing osteoblast functions and reducing bacterial adhesion. Biomaterials. 2008;29:4751-9.

43. Harris LG, Tosatti S, Wieland M, Textor M, Richards RG. Staphylococcus aureus adhesion to titanium oxide surfaces coated with non-functionalized and peptide-functionalized poly(L-lysine)-grafted-poly(ethylene glycol) copolymers. Biomaterials. 2004;25:4135-48.

44. Kaper HJ, Busscher HJ, Norde W. Characterization of

poly(ethylene oxide) brushes on glass surfaces and adhesion of Staphylococcus epidermidis. J Biomater Sci Polym Ed. 2003;14:313-24.

45. Zhu H, Guo Z, Liu W. Adhesion behaviors on super-hydrophobic surfaces. Chem Commun (Camb). 2014;18:3900-13.

46. Braem A, van Mellaert L, Mattheys T, Hofmans D, de Waelheyns E, Geris L, et al. Staphylococcal biofilm growth on smooth and porous titanium coatings for biomedical applications. J Biomed Mater Res A. 2013;102:215-24. doi: 10.1002/jbm.a.34688.

47. Bacakova L, Filova E, Parizek M, Ruml T, Svorcik V. Modulation of cell adhesion, proliferation and differentiation on materials designed for body implants. Biotechnol Adv. 2011;29:739-67.

48. Lu T, Qiao Y, Liu X. Surface modification of biomaterials using plasma immersion ion implantation and deposition. Interface Focus. 2012;2:325-36.

49. Singh AV, Vyas V, Patil R, Sharma V, Scopelliti PE, Bongiorno G, et al. Quantitative characterization of the influence of the nanoscale morphology of nano-structured surfaces on bacterial adhesion and biofilm formation. PLoS One. 2011;6:e25029.

50. Campoccia D, Montanaro L, Arciola CR. A review of the biomaterials technologies for infection-resistant surfaces. Biomaterials. 2013;34:8533-54.

51. Yeo IS, Kim HY, Lim KS, Han JS. Implant surface factors and bacterial adhesion: a review of the literature. Int J Artif Organs. 2012;35:762-72.

52. An YH, Bradley J, Powers DL, Friedman RJ. The prevention of prosthetic infection using a cross-linked albumin coating in a rabbit model. J Bone Joint Surg Br. 1997;79:816-9.

53. Rivardo F, Turner RJ, Allegrone G, Ceri H, Martinotti MG. Anti-adhesion activity of two biosurfactants produced by Bacillus spp. Prevents biofilm formation of human bacterial pathogens. Appl Microbiol Biotechnol. 2009;83:541-53.

54. Rodrigues L, Banat IM, Teixeira J, Oliveira R. Biosurfactants: potential applications in medicine. J Antimicrob Chemother. 2006;57:609-18.

55. Hetrick EM, Schoenfisch MH. Reducing implantrelated infections: active release strategies. Chem Soc Rev. 2006;35:780-9.

56. Stoodley P, Hall-Stoodley L, Costerton B, DeMeo P, Shirtliff M, Gawalt E, et al. B iofilms, biomaterials, and device-related infections. In: Ratner BD, Hoffman AS, Schoen FJ, Lemons JE, editors. Biomaterials science: an introduction to materials in medicine. Waltham: Academic Press (Elsevier); 2013. p. 565-83.

57. Lemire JA, Harrison JJ, Turner RJ. Antimicrobial activity of metals: mechanisms, molecular targets and applications. Nat Rev Microbiol. 2013;11:371-84.

58. Chernousova S, Epple M. Silver as antibacterial agent: ion, nanoparticle, and metal. Angew Chem Int Ed Engl. 2013;52:1636-53.

59. Mijnendonckx K, Leys N, Mahillon J, Silver S, van Houdt R. Antimicrobial silver: uses, toxicity and potential for resistance. Biometals. 2013;26:609-21.

60. Noda I, Miyaji F, Ando Y, Miyamoto H, Shimazaki T, Yonekura Y, et al. Development of novel thermal sprayed antibacterial coating and evaluation of release properties of silver ions. J Biomed Mater Res B Appl Biomater. 2009;89:456-65.

61. Panacek A, Kolar M, Vecerova R, Prucek R, Soukupova J, Krystof V, et al. Antifungal activity of silver nanoparticles against Candida spp. Biomaterials. 2009;30:6333-40.

62. Wafa H, Grimer RJ, Reddy K, Jeys L, Abudu A, Carter SR, et al. Retrospective evaluation of the incidence of early periprosthetic infection with silvertreated endoprostheses in high-risk patients: case-control study. Bone Joint J. 2015;97-B(2):252-7.

63. Hardes J, von Eiff C, Streitbuerger A, Balke M, Budny T, Henrichs MP, et al. Reduction of periprosthetic infection with silver-coated megaprostheses in patients with bone sarcoma. J Surg Oncol. 2010;101 (5):389-95.

64. Grass G, Rensing C, Solioz M. Metallic copper as an antimicrobial surface. Appl Environ Microbiol. 2011;77:1541-7.

65. Petrini P, Arciola CR, Pezzali I, Bozzini S, Montanaro L, Tanzi MC, et al. Antibacterial activity of zinc modified titanium oxide surface. Int J Artif Organs. 2006;29:434-42.

66. Hodgkinson V, Petris MJ. Copper homeostasis at the host-pathogen interface. J Biol Chem. 2012;287:13549-55.

67. Pelgrift RY, Friedman AJ. Nanotechnology as a therapeutic tool to combat microbial resistance. Adv Drug Deliv Rev. 2013;65:1803-15.

68. Moseke C, Gbureck U, Elter P, Drechsler P, Zoll A, Thull R, et al. Hard implant coatings with antimicrobial properties. J Mater Sci Mater Med. 2011;22:2711-20.

69. Shtansky DV, Gloushankova NA, Bashkova IA, Kharitonova MA, Moizhess TG, Sheveiko AN, Kiryukhantsev-Korneev FV, et al. Multifunctional Ti-(Ca, Zr)-(C, N, O, P) films for load-bearing implants. Biomaterials. 2006;27:3519-31.

70. Arenas MA, Perez-Jorge C, Conde A, Matykina E, Hernandez-Lopez JM, Perez-Tanoira R, et al. Doped TiO2 anodic layers of enhanced antibacterial properties. Colloids Surf B Biointerfaces. 2013;105:106-12.

71. Hu H, Zhang W, Qiao Y, Jiang X, Liu X, Ding C. Antibacterial activity and increased bone marrow stem cell functions of Zn-incorporated TiO2coatings on titanium. Acta Biomater. 2012;8:904-15.

72. Holinka J, Pilz M, Kubista B, Presterl E, Windhager R. Effects of selenium coating of orthopaedic implant surfaces on bacterial adherence and osteoblastic cell growth. Bone Joint J. 2013;95:678-82.

73. Tran PA, Webster TJ. Selenium nanoparticles inhibit Staphylococcus aureus growth. Int J Nanomedicine. 2011;6:1553-8.

74. Martynkova GS, Valaskova M. Antimicrobial nano-composites based on natural modified materials: a review of carbons and clays. J Nanosci Nanotechnol. 2014;14:673-93.

75. Tsuchiya H, Shirai T, Nishida H, Murakami H, Kabata T, Yamamoto N, et al. Innovative antimicrobial coating of titanium implants with iodine. J Orthop Sci. 2012;17(5):595-604.

76. Antoci Jr V, King SB, Jose B, Parvizi J, Zeiger AR, Wickstrom E, et al. Vancomycin covalently bonded to titanium alloy prevents bacterial colonization. J Orthop Res. 2007;25:858-66.

77. Alt V, Bitschnau A, Osterling J, Sewing A, Meyer C, Kraus R, et al. The effects of combined gentamicin-hydroxyapatite coating for cementless joint prostheses on the reduction of infection rates in a rabbit infection prophylaxis, model. Biomaterials. 2006;27:4627-34.

78. Schmidmaier G, Lucke M, Wildemann B, Haas NP, Raschke M. Prophylaxis and treatment of implantrelated infections by antibiotic-coated implants: a review. Injury. 2006;37:S105-12.

79. Fei J, Liu GD, Pan CJ, Chen JY, Zhou YG, Xiao SH, et al. Preparation, release profiles and antibacterial properties of vancomycin-loaded Ca-P coating titanium alloy plate. J Mater Sci Mater Med. 2011;22:989-95.

80. Neut D, Dijkstra RJ, Thompson JI, van der Mei HC, Busscher HJ. A gentamicin-releasing coating for cementless hip prostheses-longitudinal evaluation of efficacy using in vitro bio-optical imaging and its wide-spectrum antibacterial efficacy. J Biomed Mater Res A. 2012;100:3220-6.

81. Shchukin D, Mohwald H. Materials science. A coat of many functions. Science. 2013;341:1458-9.

82. Shi X, Wu H, Li Y, Wei X, Du Y. Electrical signals guided entrapment and controlled release of antibiotics on titanium surface. J Biomed Mater Res A. 2013;101:1373-8.

83. Guillaume O, Garric X, Lavigne JP, Van Den Berghe H, Coudane J. Multilayer, degradable coating as a carrier for the sustained release of antibiotics: preparation and antimicrobial efficacy in vitro. J Control Release. 2012;162:492-501.

84. Tang Y, Zhao Y, Wang H, Gao Y, Liu X, Wang X, et al. Layer-by-layer assembly of antibacterial coating on interbonded 3D fibrous scaffolds and its cyto-compatibility assessment. J Biomed Mater Res A. 2012; 100:2071-8.

85. Fuchs T, Stange R, Shmidmaier S, Raschke MJ. The use of gentamicin-coated nails in the tibia: preliminary results of a prospective study. Arch Orthop Trauma Surg. 2011;131(10):1419-25.

86. Campbell AA, Song L, Li XS, Nelson BJ, Bottoni C, Brooks DE, et al. Development, characterization, and anti-microbial efficacy of hydroxyapatite- chlorhexidine coatings produced by surface-induced mineralization. J Biomed Mater Res. 2000;53:400e7.

87. Kozlovsky A, Artzi Z, Moses O, Kamin-Belsky N, Greenstein RB. Interaction of chlorhexidine with smooth and rough types of titanium surfaces. J Periodontol. 2006;77:1194e200.

88. Yount NY, Yeaman MR. Emerging themes and therapeutic prospects for anti-infective peptides. Annu Rev Pharmacol Toxicol. 2012;52:337-60.

89. Haney EF, Hancock RE. Peptide design for antimicrobial and immunomodulatory applications. B iopolymers. 2013;100:572-83.

90. Dobson AJ, Purves J, Kamysz W, Rolff J. Comparing selection on S. aureus between antimicrobial peptides and common antibiotics. PLoS One. 2013;8:e76521.

91. Holmberg KV, Abdolhosseini M, Li Y, Chen X, Gorr SU, Aparicio C. Bio-inspired stable antimicrobial peptide coatings for dental applications. Acta Biomater. 2013;9:8224-31.

92. Costa F. Maia S, Gomes P, Martins MC. Characterization of hLFI-11 immobilization onto chitosan ultrathin films, and its effects on antimicrobial activity. Acta Biomater. 2014; 10:3513-21. doi: 10.1016/j. actbio. 2014.02.028.

93. Yang CC, Lin CC, Liao JW, Yen SK. Vancomycin-chitosan composite deposited on post porous hydroxyapatite coated Ti6A14V implant for drug controlled release. Mater Sci Eng C. 2013;33:2203-12.

94. Jennison T, McNally M, Pandit H. Prevention of infection in external fixator pin sites. Acta Biomater. 2014;10:595-603.

95. Muszanska AK, Rochford ET, Gruszka A, Bastian AA, Busscher HJ, Norde W, et al. Antiadhesive polymer brush coating functionalized with antimi-crobial and rgd peptides to reduce biofilm formation and enhance tissue integration. Biomacromolecules. 2014;15:2019-26.

96. Yu Q, Cho J, Shivapooja P, Ista LK, Lopez GP. Nanopatterned smart polymer surfaces for controlled attachment, killing, and release of bacteria. ACS Appl Mater Interfaces. 2013;5:9295-304.

97. Buchholz HW, Engelbrecht H. Depot effects of various antibiotics mixed with Palacos resins. Chirurg.1970;41:51 1e5.

98. Engesaeter LB, Lie SA, Espehaug B, Furnes O, Vollset SE, Havelin LI. Antibiotic prophylaxis in total hip arthroplasty: effects of antibiotic prophylaxis systemically and in bone cement on the revision rate of 22,170 primary hip replacementsfollowed 0-14 years in the Norwegian Arthroplasty Register. Acta Orthop Scand. 2003;74:644e51.

99. Gutowski CJ, Zmistowski BM, Clyde CT, Parvizi J. The economics of using prophylactic antibioticloaded bone cement in total knee replacement. Bone Joint J. 2014;96-B(1):65-9.

100. Dunbar MJ. Antibiotic bone cements: their use in routine primary total joint arthroplasty is justified. Orthopedics. 2009;32(9):660-3.

101. van de Belt H, Neut D, Schenk W, van Horn JR, van Der Mei HC, Busscher HJ. Staphylococcus aureus biofilm formation on different gentamicin-loaded polymethylmethacrylate bone cements. Biomaterials. 2001;22(12): 1607-11.

102. Neut D, Hendriks JG, van Horn JR, van der Mei HC, Busscher HJ. Pseudomonas aeruginosa biofilm formation and slime excretion on antibiotic-loaded bone cement. Acta Orthop. 2005;76(1): 109-14.

103. De Grood MP. Pathology, diagnosis and treatment of subdural empyema. Arch Chir Neerl. 1951;3:128e38.

104. Buttaro MA, Pusso R, Piccaluga F. Vancomycin-supplemented impacted bone allografts in infected hip arthroplasty. Two-stage revision results. J Bone Joint Surg Br. 2005;87:314e9.

105. Gautier H, Merle C, Auget JL, Daculsi G. Isostatic compression, a new process for incorporating vancomycin into biphasic calcium phosphate: comparison with a classical method. Biomaterials. 2000;21:243e9.

106. Yamamura K, Iwata H, Yotsuyanagi T. Synthesis of antibiotic-loaded hydroxyapatite beads and in vitro drug release testing. J Biomed Mater Res. 1992;26:1053e64.

107. Overstreet D, McLaren A, Calara F, Vernon B, McLemore R. Local gentamicin delivery from resorbable viscous hydrogels is therapeutically effective. Clin Orthop Relat Res. 2015;473(1):337-47.

108. Pitarresi G, Palumbo FS, Calascibetta F, Fiorica C, Di Stefano M, Giammona G. Medicated hydrogels of hyaluronic acid derivatives for use in orthopedic field. Int J Pharm. 2013;449(1-2):84-94.

109. Heydemann JS, Nelson CL. Short-term preventive antibiotics. Clin Orthop Relat Res. 1986;205:184-7.

110. Antoci Jr V, Adams CS, Hickok NJ, Shapiro IM, Parvizi J. Antibiotics for local delivery systems cause skeletal cell toxicity in vitro. Clin Orthop Relat Res. 2007;462:200-6.

111. Drago L, Boot W, Dimas K, Malizos K, Häinsch GM, Stuyck J, et al. Does implant coating with antibacterial-loaded hydrogel reduce bacterial colonization and biofilm formation in vitro? Clin Orthop Relat Res. 2014;472(11):3311-23.

112. Giavaresi G, Meani E, Sartori M, Ferrari A, Bellini D, Sacchetta AC, et al. Efficacy of antibacterialloaded coating in an in vivo model of acutely highly contaminated implant. Int Orthop. 2014;38(7):1505-12.

113. Logoluso N, Malizos K, Blauth M, Danita A, Simon K, Romanò C. Anti-bacterial hydrogel coating of osteosynthesis implants: early clinical results from a multi-center prospective trial. Proceeding of eCM XVI Congress on Bone and Implant Infection. 2015.

114. Boot W, Vogely HCh, Nikkels PGJ, Pouran B, van Rijen M, Dhert WJA, et al. Local prophylaxis of implant-related infections using a hydrogel as cartier. Proceeding of eCM XVI Congress on Bone and Implant Infection. 2015

115. Daghighi S, Sjollema J, van der Mei HC, Busscher HJ, Rochford ET. Infection resistance of degradable versus non-degradable biomaterials: an assessment of the potential mechanisms. Biomaterials. 2013;34:8013-7.

第九部分
未来之路

IX

29　假体周围感染的未来

著者：David A. George, Fares S. Haddad

翻译：李学州　卢群山

摘要： 在前面的章节中，我们强调了关节假体周围感染的复杂性，特别是并发症难以预防、诊断和处理，使得关节假体周围感染的未来看起来很黯淡。随着人口明显老龄化、人工关节置换/翻修手术数量的增加，即使感染的发生率保持不变，患者数量也会明显增加。

我们已经或正在采取多项举措和策略，来对抗这些感染。我们可能马上就可以减轻这些灾难性感染对患者和社会经济的影响。本章回顾了许多令人鼓舞的策略，这些策略给了我们希望；结局也许不像我们最初想得那么糟糕。

关键词： 假体周围感染，未来，纳米技术，下一代，测序，紫外线，银，抗生素，涂层，光动力疗法，磁场，生物活性玻璃。

引　言

前面的章节强调了关节假体周围感染（PJIs）在预防和风险分层方面的复杂性，通过多种方式确认感染是否存在，以及通过药物和手术联合治疗急性感染。不幸的是，作为一名医生，我们未能完全消除感染的威胁，也许永远不会。

重要的是继续发展新的策略，以减少感染的后果，并控制其对患者和社会经济的影响。PJI治疗的未来充满希望。在本章中，我们将回顾一些新的、可能具有突破性的独特策略，这些策略可能彻底改变我们对抗感染的方法。最终目标是使我们战胜PJI，并改善我们为患者提供的整体诊疗方案。

预　防

为了预防PJI的发生，联合应用不同的方法是减轻负担的关键。正在开发的几种方法以系统性、内置物表面释放或外在给药方式直接作用于内置物表面，在初次关节置换期间发挥防止污染和生物膜形成的作用。

D.A. George, MBChB, BMedSc, MRCS (Eng)
Department of Trauma and Orthopaedics,
University College Hospital, London, London, UK

F.S. Haddad, BSc, MD (res) , MCh, FRCS (Orth) (✉)
Department of Trauma and Orthopaedics, University
College London Hospitals NHS Trust, London, UK
e-mail: fsh@fareshaddad.co.uk

© Springer International Publishing Switzerland 2016
D. Kendoff et al. (eds.), *Periprosthetic Joint Infections: Changing Paradigms*,
DOI 10.1007/978–3–319–30091–7_29

正在进行研究的重点之一是与患者接触最多的内置物表面，以及生物膜形成的风险因素。对假体材料和涂层改良也已经进行了探索研究。

已经开发出抗菌和抗生物膜涂层以抑制细菌黏附和生物膜形成。直接应用于内置物表面时，这些试剂能够在局部发挥作用并达到更高的浓度，这样的浓度是不可能通过全身应用抗生素达到的，可以防止初始细菌黏附和随后的生物膜形成。未黏附细菌会更多地暴露于全身和局部抗生素以及宿主免疫防御机制，从而有利于细菌的根除[1]。

这些涂层或者基于已有的抗生素，如万古霉素[2]、庆大霉素[3]和左氧氟沙星[4]，或者是生物活性化合物。

抗生素可通过生物降解和不可生物降解的聚合物涂层（或袖套）添加到内置物表面，或共价连接到其表面[1, 5-7]。可生物降解的聚合物在手术时和术后早期是有利的，因为它们最初可释放高浓度的抗生素，如置入后最初3天内释放的庆大霉素超过了三分之二[3]。然而，当抗生素水平较低时，它们可能存在引发细菌耐药和细菌黏附的风险[8]。

不可生物降解的聚合物可以持续存在更长时间，通常在数月内以较慢的速度释放抗生素[8]；而共价连接的抗生素，如万古霉素，在动物模型中被证实可以释放达数年之久[1, 9]。

Metsemakers等已经证明，可生物降解聚合物的应用和开发取得了成功[10]。他们研究了负载多西环素的可生物降解的聚合物—脂质体包载基质（PLEX）的功效，并用于内置物相关的骨髓炎病例。他们通过体外研究证明，25%的多西环素在第一天内释放，随后每天释放3%直至第28天，对氨苄西林敏感的金黄色葡萄球菌（MSSA）至少在14天内非常有效。用抗感染的钛制PLEX-doxycycline涂层髓内钉进行的体内兔模型研究表明，对多西环素敏感的MSSA没有生长，对多西环素耐药的MSSA培养阳性样本数量也明显减少[10]。

生物活性剂如脱氧核糖核酸酶（DNase）Ⅰ和分散素B已显示了抗生物膜形成的有效性[11]。作为生物膜分解酶，它们通过多种机制破坏生物膜的物理完整性并增加生物膜保护性基质的渗透性。体外研究表明，这可以使细菌对抗生素的敏感性增加，因其可使抗生素能穿透这层生物膜直接接触细菌[11, 12]。将分散素B和三氯生结合在一起的体内研究也证实了这一点，结果表明对金黄色葡萄球菌和表皮葡萄球菌具有抗菌和抗生物膜形成作用，这两者是PJI的主要致病微生物[13]。

从海洋微生物中提取的化合物[14, 15]和来自爬行动物的肽[16]，具有天然的抗生物膜和抑菌活性（表29.1）[18, 19]。已进行了基因组测序来鉴定这些化合物的基础结构，以实现再合成和抗微生物测试[16]。进一步的研究可以使人们更好地了解这些化合物，可能会有一天这些化合物会被用于生物涂层。

细菌对抗生素的耐药性越来越普遍，许多人担心局部应用抗生素或应用抗生素载体可能会导致微生物耐药性进一步增强。因此，其他抗感染涂层技术如掺入纳米颗粒金属离子引起了广泛关注。

目前唯一可商用的结合于假体表面并用于翻修手术的金属离子是银[20]。已知银离子具有抗菌谱较广的特性，能够对抗多重耐药微生物[21]。其发挥作用的方式仍然相对不清楚，在有氧和无氧条件下均具有抗菌作用[12, 22]。金黄色葡萄球菌和表皮葡萄球菌对银敏感，在体外研究中证明银对其具有明显的杀菌活性[23, 24]，根除率与高剂量四环素和万古霉素相似[25]。同样，其他离子（多数为金属离子），包括碳、锌、铁和钛，在体外试验中也显示了潜在的抗菌和

表 29.1　海洋微生物中的天然化合物显示抑菌和抗生物膜特性[17]

海洋微生物	提取的化合物	对提取化合物敏感的细菌
赤潮藻	呋喃酮	大肠杆菌
放线菌	代谢物	弧菌
珊瑚顶孢菌	杆菌 需钠弧菌 短小芽孢杆菌	化脓性链球菌
假互生单胞菌	胞外产物	铜绿假单胞菌 肠道沙门菌 大肠杆菌 表皮葡萄球菌
地衣芽孢杆菌	多糖	大肠杆菌

抗生物膜作用[26~28]。

银在实验室中已成功应用于假体表面的聚合物涂层[23, 29]、陶瓷[30]，或与铜等其他金属离子结合应用[31]。对商业可获得的含银内置物的中期研究结果显示，二期翻修关节置换术后感染复发率显著降低（P=0.03）[32]。

作为在制造过程中将银添加于内置物表面方案的替代，凝胶可在手术过程中假体置入前将抗菌涂层快速施加于内置物表面。这方面的例子包括 Bactisure Ag. ™，一种处于早期发展阶段的银基凝胶[33]和置入式一次性抗菌涂层（iDAC）[34]。

在欧洲的早期研究中，iDAC 显示了在初次和翻修过程中的有效性[34]，体外实验验证了其化学和物理稳定性以及安全性[35, 36]。iDAC 是一种短效可生物降解水凝胶，在置入内置物时可与广谱抗生素联合使用，使内置物表面持续释放抗生素长达 96 小时[36]。

预防感染的其他方法包括手术室布局的改进。最近的数据未能显示在英国广泛使用的层流手术室对预防 PJI 有明显的益处[37~39]。紫外线与不断改进的超净通风联合应用，可能是具有潜力的可选择方案。尽管对未受保护的皮肤存在潜在风险，但如果使用得当，它能破坏细菌 DNA，阻止随后的细菌复制和污染[40]。在初次关节置换术中，与层流技术相比，紫外线可以使 PJI 的发生率显著降低[41]，因为它可根除空气传播和物体表面的病原体[42, 43]。

诊　断

人工关节感染的诊断非常困难。在前面的章节中已经讨论了各种各样的研究，并且经常结合各种不同的诊断技术，如血清学标志物 C-反应蛋白（CRP）和红细胞沉降率（ESR），X线片、CT 或放射性核成像，以及各种标本的微生物培养[44]等，没有一项检测对 PJI 的敏感性能达到 100%。在存在关节感染的情况下，通常进行关节穿刺或关节清创术来获得样本，但可能会被污染，无法充分识别真正的病原体。

因此，需要改进诊断方法。几种新的辅助诊断方法，如微生物实验室内样品的超声处理，以及手术室内使用 Synovasure®，已在前面的章节中讨论过，并可能在不久的将来继续发挥重要作用。

超声处理过程的一个缺点是需要专门的实验室仪器，而这些仪器只能在专业中心找到，并且由于不适当的样品处理有损坏容器和因仪器内水中的细菌繁殖而导致污染的风险[45]。一种新兴的技术是使用 DL- 二硫苏糖醇（DTT；$C_4H_{10}O_2S_2$）来帮助提高术中样本或内置物的细菌量，并防止污染。

DTT 是一种巯基化合物，能够破坏多糖和蛋白质，改变生物膜的细胞外基质，从中释放出细菌。DTT 常用于液化呼吸道标本。Drago 等[46]将其应用于内置物，以确定从生物膜释放的细菌是否能够用传统方法回收和培养。分析了大约 450 份假体周围组织样本和 160 个内置物，并将 DTT 与超声处理和标准组织培养方法进行了比较。结果显示，DTT 在细菌产量和特异性（94.1%）方面与超声处理相似，但灵敏度更高（85.7%）[46]。DTT 的其他优点包括低毒性、易于使用和成本相对较低。

已经开发出 DTT 与闭环收集系统组合，使得内置物或组织能够置于无菌袋中待添加 DTT，并且以无菌方式回收所得液体用于分析[47]。这在未来可能具有更大的重要性，可以优化样品运输并提高细菌产量。

目前，鉴定感染是否存在的方法包括通过病原微生物的酶、产物或其基因鉴定病原体的存在。病原体分子诊断主要采用聚合酶链反应（PCR）技术，这是现有的快速检测临床标本中对微生物病原体的最敏感方法[48]。与标准培养相比，在培养阴性的脓毒性关节炎的儿科患者中，使用 PCR 改善了对关节液中细菌的检测。在这项回顾性分析中，68 份样本采用 PCR 进行分析，32 份（47.1%）为阳性。结合标准血液和关节液培养的结果，PCR 将检出率提高了 15.4%[49]。然而，在已形成生物膜的全关节置换术中，与常规培养相比，PCR 在鉴定分离的病原体方面

效果较差[50]，结果的获得延迟了 15 天[49]。

与标准 PCR 相比，病原体特异性实时 PCR[51]结合高分辨率溶解曲线分析[52]、使用肽核酸探针进行荧光原位杂交[53]、飞行质谱分析的直接基质辅助激光解吸电离时间[54, 55]，以及 BioFire Diagnostic 的 FilmArray 系统[56]等，可有效缩短诊断延迟时间。这些技术的主要缺点是需要将样品与包含各种最常见的细菌和酵母菌的已知靶标进行比较[56]。

这些方法的替代方案是采用下一代测序（NGS）技术来确定病原体 DNA 的存在。NGS 是指基于非 Sanger 的高通量 DNA 测序技术[57]，可以对数十亿条 DNA 链进行并行测序，最大限度地减少了对 Sanger 测序中常用的片段克隆的需求[57]。与基于 PCR 的方法不同，NGS 可以采用"开放"模式，不依赖设定参数或一组目标，不需要对可能的相关病原体的先入为主的想法，并且 NGS 搜索所有已知数据库以进行匹配。这种适用于感染的技术处于发展的早期阶段，由 C. Chiu 领导[58]。他根据临床 NGS 宏基因组学数据，利用超快速处理技术开发了一种病原体测序和鉴定的技术。该技术能够在 10 小时到 2 天内产生结果，比其他常规方法所需时间大大缩短。这种开放式方法的替代方案是使用重点关注的 NGS，其中可以寻找与已知或可能的病原体相关的特定基因序列。

尽管尚未用于临床骨科感染的测试，但这种技术已被用于其他情况，如发热和无发热儿童的血液分析。Wylie 等[59]鉴定了与发热儿童血浆中的多种病毒，使用 PCR 则结果不明显。应用 NGS 的其他临床研究包括对腹泻患者的粪便样本[60]和疑似尿路感染患者的尿液样本的分析[61]。

我们相信，NGS 可能彻底改变 PJI 的诊断，在帮助识别抗生素耐药的关节翻修病例中的病原体，确定假定无菌性松动病例中病原体是否

存在，以及在已证实的感染病例中鉴定多种病原体等方面发挥越来越大的作用。

此外，该技术可用于分析患者对 PJI 的基因易感性，这可能决定了其对感染、内置物的炎症反应，以及对抗生素治疗的实际反应。先前的尝试已经确定了可能使患者易感的特定基因型，但是由于研究数据量较大，这些结果目前仅是初步的。这些研究表明，MBL-550 SNP 的 C 等位基因和基因型 C/C、MBL-54 SNP 的基因型 A／A 和 MBL-221 SNP 的 G 等位基因增加了 PJI 的风险，而 MBL 的 G 等位基因和基因型 G/G-550 SNP 可降低高加索人群发生 PJI 的风险[62]。需要进一步的研究来确定表观遗传操作的可行性，作为预防遗传易感患者发生 PJI 的潜在途径。

治 疗

前面章节已经深入讨论了急性和慢性关节假体周围感染的治疗，显而易见的是各种药物和手术治疗的不确定性。对每例患者都应该进行多学科团队讨论，根据患者和病原体因素做出个性化决策，并应用最新的高水平研究成果。术中探查和清除受感染的关节有多种选择，无论在翻修术中是否保留假体部件[63]，都需要联合应用抗生素治疗。

与核心手术和医学治疗一起应用的辅助治疗，可能是未来提高感染根除率的关键。可能包括噬菌体或光动力疗法，以及使用磁流或电流、冲击波治疗，生物活性玻璃，或简单地将蜂蜜和醋用于内置物。

噬菌体疗法涉及使用针对特定致病菌的程序化噬菌体来根除它们[64]。噬菌体能够自我复制和繁殖，以维持所需的治疗水平，从而达到针对其靶标的长期抗菌作用[65]。在动物模型中，则利用了利奈唑胺和针对 MRSA 的广谱裂解噬

菌体[66]。用于克氏针时，细菌黏附减少，没有任何明显的不良反应[67]。如果掺入内置物的聚合物中，可以防止细菌黏附、定植和随后的再感染[68, 69]。

光动力疗法涉及光敏分子和低强度可见光活化，以形成氧和羟基自由基[70]。这可导致靶细胞死亡，并且可以潜在地用于与内置物相邻的特定位点、特定细菌途径或特定致病性 DNA[71~73]。已经在牙周感染中发现其可有效对抗感染[74]，并且动物研究已证明其对金黄色葡萄球菌、表皮葡萄球菌[75, 76]和 MRSA[77~79]的生物膜具有杀菌作用。在生物膜基质中摄取光敏剂后，中性粒细胞功能增强，形成保护作用[80, 81]。

光动力疗法可用于术前和术后。在术前，聚焦光照在原始或感染的关节上，可能有助于上调中性粒细胞数量并改善宿主防御。术后，如果插入光敏剂涂层假体，通过光的活化作用可以直接在移植骨或内置物—骨水泥表面释放氧和羟基自由基[17]。

另外，可在插入前对内置物表面进行磁化或充电。金属离子，如氧化铁离子，具有磁性，能够直接破坏细菌细胞壁[82, 83]。动物实验显示，使用外磁场可以使这些离子聚集于与内置物相邻的特定区域，从而破坏生物膜[84]。

带电的内置物可能有助于减少细菌在假体表面的黏附，因为细菌具有固有的负电荷，这对于细菌黏附于内置物表面很重要[85]。体外研究表明，当用于导尿管时，通过铂电极上的交替微电流可显著减少细菌的黏附和存活[86]。电子极化钛[87]和生物陶瓷羟基磷灰石[88]，已被证明在相对低的电压（15~30 V）下可使金黄色葡萄球菌和大肠杆菌的生物膜形成和生长显著减少。在置入前或置入时对内置物充电的实际意义尚未得到阐明，并且其对骨整合的影响也尚不清楚。

已经证明外聚焦超声或激光产生的冲击波，可对生物膜和细菌黏附产生物理性破坏[29]。研究表明，可通过超声成功将大肠杆菌从置于兔背部皮下的聚乙烯盘上移除；当与庆大霉素结合使用时，细菌数量显著减少[89]。在聚焦激光产生冲击波的几秒钟内，不锈钢螺钉的螺纹处与铜绿假单胞菌相关的生物膜被完全摧毁[90]。然而，还未对这种方法治疗深部感染的效果进行评估，如髋关节置换术后PJI。

另一方面，生物活性玻璃（BAG）已通过临床试验被证实具有抗微生物和骨传导性质。与标准的聚甲基丙烯酸甲酯骨水泥不同，它更适合作为抗生素的载体，因其是可生物降解的。体外和体内研究已将BAG与替考拉宁和庆大霉素联合用于兔胫骨骨髓炎模型[91]。结果显示，BAG转化为羟基磷灰石，并在置入后12周内促进新骨向胫骨缺损的长入；而替考拉宁在前9天内持续释放[91]。载有抗大肠杆菌的庆大霉素的BAG颗粒对家兔胫骨骨髓炎感染的根除率为81.8%，并且没有全身应用抗生素的副作用[92]。这种方法不仅可以在局部持续释放抗生素，而且还有助于骨缺损的修复。

Drago等进行了体外和临床研究，在不添加抗生素的情况下，观察生物玻璃BAG-S53P4对多重耐药微生物的抗菌活性[93]。由$SiO_2-Na_2O-CaO-P_2O_5$组成的BAG-S53P4，显示可通过改变局部pH和渗透压来增强抗菌活性，防止细菌黏附和增殖[94, 95]。标本培养72小时后，所有病原体（MRSA，铜绿假单胞菌，耐甲氧西林的表皮葡萄球菌和鲍曼不动杆菌）完全没有生长。临床实验部分为包括27例临床和放射学诊断为长骨骨髓炎患者的前瞻性队列研究。在手术清创期间，用BAG-S53P4颗粒填充骨缺损，局部未添加抗生素。根据他们的方案，患者在术后4~6周内接受微生物特异性抗生素的全身治疗。平均随访17.8个月（标准差6.1个月），

24例患者（88.9%）未表现出任何感染复发。X线片显示生物玻璃与宿主骨的整合，术后2年内没有发生骨溶解或骨膜反应[93]。他们已经证明BAG是治疗长骨慢性骨髓炎的一种有效选择，可能也适用于PJI的治疗。

生物玻璃是一种相对现代化的感染治疗方法。另一方面，几个世纪以来，醋（乙）酸一直被用于治疗溃疡和褥疮，并可追溯到希波克拉底时代（公元前460~前377）[96]，并且最近在PJI治疗中也对其进行了研究。目前，乙酸主要用于头颈外科治疗耳部感染，伤口清创术后涂在表面作为闭合真空系统[97]的一部分，以及治疗假性单胞菌感染[98]。与常规抗生素相比，对大肠杆菌、变形杆菌和凝固酶阴性葡萄球菌污染导致的伤口感染，0.5%的醋酸的效果优于氨苄青霉素、青霉素、头孢噻吩和四环素，对这些细菌均有杀菌作用[99]。

Morgan-Jones等目前正在对复杂关节翻修患者进行前瞻性队列研究，以确定其在全膝关节置换术中的作用[100]。对关节进行清创后，在重新置入最终内置物或更换部件前，用3%醋酸浸泡手术区域20分钟。他们注意到这对术后伤口愈合没有不良影响。平均随访6.6个月，接受清创和保留内植物的患者中有2例感染复发（11.78%）。他们得出结论，乙酸在手术开始后的6小时内应用效果最好，可以防止细菌生长，他们观察到很小但确切的效果[100]。

同一研究团队也在复杂翻修手术中研究了蜂蜜的作用。蜂蜜自古以来就被用于伤口护理。一项确定蜂蜜在局部治疗作用的循证医学研究发现，与部分深度烧伤采用传统敷料进行治疗相比，蜂蜜可以缩短急性伤口的愈合时间[101]。Surgihoney®是一种工业化生产的蜂蜜，可以自由获得，通过产生和释放氧自由基显示了抗菌特性，对革兰阳性菌和革兰阴性菌均有抗菌活性，包括多重耐药菌[102]。Morgan-Jones等在

缝合前将这种蜂蜜应用于内置物，获得了令人满意的早期结果[103]。

上述策略都是利用外源性方法的新疗法。另外，人们对开发疫苗和治疗性抗体的兴趣也越来越高，主要是针对金黄色葡萄球菌的关键抗原，以提高患者的主动和被动免疫。抗葡萄球菌免疫疗法已经发展了几十年，以各种不同的抗原为靶点。然而，许多尝试都失败了[104]。

MerckV710 就是这样一种疫苗。它可抑制表面蛋白 IsdB，这种蛋白在铁摄取中起作用[105]，并且抗 IsdB 疫苗在针对大部分金黄色葡萄球菌菌株的动物感染研究中显示了保护作用[106]。这种疫苗的临床试验目前正在心胸外科和血液透析的患者中进行[104]。α 毒素是一种针对特定金黄色葡萄球菌荚膜多糖的多克隆抗体，已用于感染 MRSA 和对甲氧西林敏感菌株的小鼠肺部感染模型并获得成功[107]，但尚未尝试进行临床试验。其他各种疫苗和抗体正在开发中。虽然尚未对其在 PJI 时的潜在作用进行全面评估，但我们认为这些药物可以改变感染微环境以及桥接先天性和适应性免疫应答，在 PJI 的治疗和预防中是很有希望的潜在治疗方式。

讨 论

关节置换数量在全世界范围内都正在增加，复杂翻修手术的数量也在增加。相对较低的感染率说明多年来多种策略在预防和治疗 PJI 方面取得了一定的成功。感染不仅对患者，也对卫生机构和社会造成了严重的负担。PJI 的成功治疗可能具有挑战性，同时鉴于感染病原体的抵抗性增加，需要了解手术和微生物的复杂性。

我们讨论了若干种有希望的新策略，但是多数仍处于临床前的理论研究以及体外或动物实验阶段。其他的治疗策略有的基于既往的方法并进行改良，有的尚未在这一领域进行过探索，如 NGS，但在未来的治疗中可能起着非常重要的作用。

然而，这些策略应用于治疗 PJI 的临床实践还存在许多障碍。学者和科学家所追求的治疗目标可能与管理者或应用这些方法的人有所不同。治疗策略必须是临床安全的，符合学会要求，并且被行业认为是有经济效益的。

关于感染的治疗，考虑到 PJI 的可变性、罕见性和不可预测的性质，意味着某一种特定的治疗策略很难表现出显著的效果。多种因素在感染形成中发挥作用，单一干预措施相对于组合策略很少可以成功根除感染。

未来的一个重要考虑是必须强调教育。患者的教育尤为重要，因为他们必须了解自己的感染风险。应建议具有已知可改变风险因素的患者改变其生活方式，以降低相关风险，如减轻体重、改善营养或戒烟等。手术团队必须了解自己的作用，以帮助预防感染，对病房和手术室持续保持警惕以防止污染。如果 PJI 的重要性能够引起政府和媒体的兴趣，并且成为人们关注的焦点，那么可能会有更多的资金用于帮助这些策略和其他治疗方法成为现实。

参考文献

1. Hickok NJ, Shapiro IM. Immobilized antibiotics to prevent orthopedic implant infections. Adv Drug Deliv Rev. 2012;64(12):1165-76.

2. Lawson MC, Hoth KC, Deforest CA, Bowman CN, Anseth KS. Inhibition of Staphylococcus epidermidis biofilms using polymerizable vancomycin derivatives. Clin Orthop Relat Res. 2010;468:2081-91.

3. Moskowitza JS, Blaissea MR, Samuela RE. The effectiveness of the controlled release of gentamicin from polyelectrolyte multilayers in the treatment of Staphylococcus aureus infection in a rabbit bone model. Biomaterials. 2010;31 (23):6019-30.

4. Hart E, Azzopardi K, Taing H, Graichen F, Jeffery J. Efficacy of antimicrobial polymer coatings in an animal model of bacterial infection associated with foreign body implants. J

Antimicrob Chemother. 2010;65:974-80.

5. Sinclair KD, Pham TX, Farnsworth RW, Williams DL, Loc-Carrillo C, Home LA, et al. Development of a broad spectrum polymer-released antimicrobial coating for the prevention of resistant strain bacterial infections. J Biomed Mater Res A. 2012; 100(10):2732-8.

6. Lee CT, Lee CW, Hu CW, Lai KA, Yeh ML. PLGA encapsulating antibiotic loaded titanium prosthesis in osteomyelitis prevention in rats. Presented at the 2012 annual meeting of the Orthopaedic Research Society, San Francisco, 2012.

7. Stewart S, Barr S, Engiles J, Hickok NJ, Shapiro IM, Richardson DW, et al. Vancomycin-modified implant surface inhibits biofilm formation and supports bone-healing in an infected osteotomy model in sheep. A proof-of-concept study. J Bone Joint Surg Am. 2012;94(15):1406-15.

8. Panyam J, Labhasetwar V. Biodegradable nanoparticles for drug and gene delivery to cells and tissue. Adv Drug Deliv Rev. 2012;64:61-71.

9. Antoci Jr V, King SB, Jose B, Parvizi J, Zeiger AR, Wickstrom E, et al. Vancomycin covalently bonded to titanium alloy prevents bacterial colonization. J Orthop Res. 2007;25(7):858-66.

10. Metsemakers WJ, Emanuel N, Cohen O, Reichart M, Potapova I, Schmid T, et al. A doxycycline-loaded polymer-lipid encapsulation matrix coating for the prevention of implant-related osteomyelitis due to doxycycline-resistant methicillin-resistant Staphylococcus aureus. J Control Release. 2015;209:47-56.

11. Kaplan JB. Therapeutic potential of biofilm-dispersing enzymes. Int J Artif Organs. 2009;32:545-54.

12. Arciola CR, Montanaro L, Costerton JW. Editorial. New trends in diagnosis and control strategies for implant infections. Int J Artff Organs. 2011;34(9):727-36.

13. Darouiche RO, Mansouri MD, Gawande PV, Madhyastha S. Antimicrobial and antibiofilm efficacy of triclosan and DispersinB combination. J Antmicrob Chemother. 2009;64:88-93.

14. Selvin J, Ninawe AS, Kiran GS, Lipton AP. Sponge-microbial interactions: ecological implications and bioprospecting avenues. Crit Rev Microbiol. 2010;36:82-90.

15. Sayem SM, Manzo E, Ciavatta L, Tramice A, Cordone A, Zanfardino A, et al. Anti-biofilm activity of an exopolysaccharide from a sponge-associated strain of Bacillus licheniformis. Microb Cell Fact. 2011;10:74.

16. van Hock ML. Antmicrobial peptides in reptiles. Pharmaceuticals (Basel). 2014;7(6):723-53.

17. George DA, Gant V, Haddad FS. The management of periprosthetic infections in the future. Bone Joint J. 2015;97-B(9):1162-9.

18. Reed M. Marine nuclease and biofilm: a new approach to periprosthetic infection? Presented at the London knee meeting, London, 2013.

19. Shaldr A, Elbadawey MR, Shields RC, Jakubovics NS, Burgess JG. Removal of biofilms from tracheoesophageal speech valves using a novel marine microbial deoxyribonuclease. Otolaryngol Head Neck Surg. 2012;147(3):509-14.

20. Agluna. Accentus Medical Ltd. Oxford, UK. 2014. Available from: www. accentus-medical.com. Accessed 20 May 2014.

21. Ellis JR. The many roles of silver in infection prevention. Am J Infect Control. 2007;35(5):E26.

22. Park HJ, Kim JY, Kim J, Lee JH, Hahn JS, Gu MB, et al. Silver-ion-mediated reactive oxygen species generation affecting bactericidal activity. Water Res. 2009;43:1027-32.

23. Gordon O, Vig Slenters T, Brunetto PS, Villaruz AE, Sturdevant DE, Otto M, et al. Silver coordination polymers for prevention of implant infection: thiol interaction, impact on respiratory chain enzymes, and hydroxyl radical induction. Antimicrob Agents Chemother. 2010;54(10):4208-18.

24. Randall CP, Oyama LB, Bostock JM, Chopra I, O'Neill AJ. The silver cation (Ag+): antistaphylococcal activity, mode of action and resistance studies. J Antimicrob Chemother. 2013;68(1):131-8.

25. Taylor E, Webster TJ. Reducing infections through nanotechnology and nanoparticles. Int J Nanomedicine. 2011;6:1463-73.

26. Colon G, Ward BC, Webster TJ. Increased osteoblast and decreased Staphylococcus epidermidis functions on nanophase ZnO and TiO2. J Biomed Mater Res A. 2006;78A(3):595-604.

27. Puckett SD, Taylor E, Raimondo T, Webster TJ. The relationship between the nanostructure of titanium surfaces and bacterial attachment. Biomaterials. 2010;31 (4):706-13.

28. Tobin EJ, Karimy H, Barry JE, et al. Infection-resistant external fixation pins. Trans Soc Biomater. 1997;20:390.

29. Hansen EN, Zmistowski B, Parvizi J. Periprosthetic joint infection: what is on the horizon? Int J Artif Organs. 2012;35(10):935-50.

30. Lee JS, Murphy WL. Functionalizing orthopedic implants with silver nanoparticles to treat infection. Presented at the 2012 annual meeting of the Orthopaedic Research Society, San Francisco, 4-7 Feb 2012.

31. Fiedler J, Kolitsch A, Kleffner B, Henke D, Stenger S, Brenner RE. Copper and silver ion implantation of aluminium oxide- blasted titanium surfaces: proliferative

response of osteoblasts and antibacterial effects. Int J Artif Organs. 2011;34(9):882-8.

32. Wafa H, Grimer F, Carter S, Tillman R, Abudu S, Jeys L. Retrospective evaluation of the incidence of early periprosthetic infection with silver-treated custom endoprostheses in high risk patients: case control study. Presented ISOLS Conference, Bologna. 2013.

33. Ferrando M. Zimmer infection management: what's next? Presented at the Milano Biofilm meeting 2015. Implantables and Infection Control: a Promising Future? 19 June 2015, Milan.

34. Romanò CL, Giammona G, Giardino R, Meani E. Antibiotic-loaded resorbable hydrogel coating for infection prophylaxis of orthopaedics implants: preliminary studies. J Bone Joint Surg Br. 2011;93-B:337-8.

35. Romano C. Resorbable hydrogel provides effective antibacterial coating in vitro and in vivo. Presented at the Musculoskeletal Infection Society annual meeting, Philadelphia. 2013.

36. Drago L, Boot W, Dimas K, et al. Does implant coating with antibacterial- loaded hydrogel reduce bacterial colonization and biofilm formation in vitro? Clin Orthop Relat Res. 2014;472:3311-23.

37. Miner AL, Losina E, Katz JN, Fossel AH, Platt R. Deep infection after total knee replacement: impact of laminar airflow systems and body exhaust suits in the modern operating room. Infect Control Hosp Epidemiol. 2007;28(2):222-6.

38. Hooper GJ, Rothwell AG, Frampton C, Wyatt MC. Does the use of laminar flow and space suits reduce early deep infection after total hip and knee replacement?: the ten-year results of the New Zealand Joint Registry. J Bone Joint Surg Br. 2011;93(1):85-90.

39. Breier AC, Brandt C, Sohr D, Geffers C, Gastmeier P. Laminar airflow ceiling size: no impact on infection rates following hip and knee prosthesis. Infect Control Hosp Epidemiol. 2011;32(11): 1097-102.

40. Thai TP, Keast DH, Campbell KE, Woodbury MG, Houghton PE. Effect of ultraviolet light C on bacterial colonization in chronic wounds. Ostomy Wound Manage. 2005;51 (10):32-45.

41. Ritter MA, Olberding EM, Malinzak RA. Ultraviolet lighting during orthopaedic surgery and the rate of infection. J Bone Joint Surg Am. 2007;89(9): 1935-40.

42. Mangram AJ, Horan TC, Pearson ML, Silver LC, Jarvis WR. Guideline for prevention of surgical site infection. Centers for disease control and prevention (CDC) hospital infection control practices advisory committee. Am J Infect Control. 1999;27(2):97-132.

43. Pittet D, Simon A, Hugonnet S, Pessoa-Silva CL, Sauvan V, Perneger TV. Hand hygiene among physicians: performance, beliefs, and perceptions. Ann Intern Med. 2004;141(1):1-8.

44. George DA, Khan M, Haddad FS. Periprosthetic joint infection in total hip arthroplasty: prevention and management. Br J Hosp Med (Lond). 2015;76(1):12-7.

45. Trampuz A, Piper KE, Hanssen AD, Osmon DR, Cockerill FR, Steckelberg JM, et al. Sonication of explanted prosthetic components in bags for diagnosis of prosthetic joint infection is associated with risk of contamination. J Clin Microbiol. 2006;44:628-31.

46. Drago L, Signori V, De Vecchi E, Vassena C, Palazzi E, Cappelletti L, et al. Use of dithiothreitol to improve the diagnosis of prosthetic joint infections. J Orthop Res. 2013;31:1694-9.

47. Drago L, Signori V, De Vecchi E, et al. Use of dithiothreitol to improve the diagnosis of prosthetic joint infections. J Orthop Res. 2013;31(11):1694-9.

48. Yamamoto Y. PCR in diagnosis of infection: detection of bacteria in cerebrospinal fluids. Clin Diagn Lab Immunol. 2002;9(3):508-14.

49. Carter K, Doern C, Jo CH, Copley LA. The clinical usefulness of polymerase chain reaction as a supplemental diagnostic tool in the evaluation and the treatment of children with septic arthritis. J Pediatr Orthop. 2015;36:167-72.

50. Zegaer BH, Ioannidis A, Babis GC, Ioannidou V, Kossyvakis A, Bersimis S, et al. Detection of bacteria bearing resistant biofilm forms, by using the universal and specific PCR is still unhelpful in the diagnosis of periprosthetic joint infections. Front Med (Lausanne). 2014;1:30.

51. Selva L, Esteva C, Gene A, de Sevilla MF, Hernandez-Bou S, Munoz-Almagro C. Direct detection of Streptococcus pneumoniae in positive blood cultures by real-time polymerase chain reaction. Diagn Microbiol Infect Dis. 2010;66:204-6.

52. Jeng K, Gaydos CA, Blyn LB, Yang S, Won H, Matthews H, et al. Comparative analysis of two broad-range PCR assays for pathogen detection in positive-blood-culture bottles: PCR-high-resolution melting analysis versus PCR-mass spectrometry. J Clin Microbiol. 2012;50:3287-92.

53. Hartmann H, Stender H, Schafer A, Autenrieth IB, Kempf VA. Rapid identification of Staphylococcus aureus in blood cultures by a combination of fluorescence in situ hybridization using peptide nucleic acid probes and flow cytometry. J Clin Microbiol. 2005;43:4855-7.

54. Prod'hom G, Bizzini A, Durussel C, Bille J, Greub G. Matrix-assisted laser desorption ionization-time of flight

mass spectrometry for direct bacterial identification from positive blood culture pellets. J Clin Microbiol. 2010;48:1481-3.

55. Patel R. Matrix-assisted laser desorption ionization-time of flight mass spectrometry in clinical microbiology. Clin Infect Dis. 2013;57:564-72.

56. Altun O, Almuhayawi M, Ullberg M, Ozenci V. Clinical evaluation of the FilmArray blood culture identification panel in identification of bacteria and yeasts from positive blood culture bottles. J Clin Microbiol. 2013;51(12):4130-6.

57. Definition. Next-generation sequencing. Subject Areas. Nature publishing group, 2015. Available from: www.nature.com/subjects/next-generation-sequencing. Accessed online 2 July 2015.

58. Chiu CY. Viral pathogen discovery. Curr Opin Microbiol. 2013;16:1-11.

59. Wylie KM, Mihindukulasuriya KA, Sodergren E, Weinstock GM, Storch GA. Sequence analysis of the human virome in febrile and afebrile children. PLoS One. 2012;7, e27735.

60. Loman NJ, Constantinidou C, Christner M, Rohde H, Chan JZ, Quick J, et al. A culture-independent sequence-based metagenomics approach to the investigation of an outbreak of shiga-toxigenic escherichia coli O104:H4. JAMA. 2013;309:1502-10.

61. Hasman H, Saputra D, Sicheritz-Ponten T, Lund O, Svendsen CA, Frimodt-Møller N, et al. Rapid whole-genome sequencing for detection and characterization of microorganisms directly from clinical samples. J Clin Microbiol. 2014;52:139-46.

62. Zhou X, Yishake M, Li J, Jiang L, Wu L, Liu R, et al. Genetic susceptibility to prosthetic joint infection following total joint arthroplasty: a systematic review. Gene. 2015;563(1):76-82.

63. George DA, Konan S, Haddad FS. Single-stage hip and knee exchange for periprosthetic joint infection. J Arthroplasty. 2015;30:2264-70.

64. Smith HW, Huggins MB, Shaw KM. The control of experimental Escherichia coli diarrhoea in calves by means of bacteriophages. J Gen Microbiol. 1987;133:1111-26.

65. Abedon ST, Kuhl SJ, Blasdel BG, Kutter EM. Phage treatment of human infections. Bacteriophage. 2011;1(2):66-85.

66. Kaur S, Harjai K. Chhibber S. Bacteriophage mediated killing of Staphylococcus aureus In Vitro on Orthopaedic K wires in presence of Linezolid prevents implant colonization. Becker K, ed. PLoS One. 2014;9(3):e90411.

67. Sulakvelidze A, Alavidze Z, Morris J. Bacteriophage therapy. Antimicrob Agents Chemother. 2001;45: 649-59.

68. Chhibber S, Kaur T, Kaur S. Co-therapy using lytic bacteriophage and linezolid: effective treatment in eliminating methicillin resistant Staphylococcus aureus (MRSA) from diabetic foot infections. PLoS One. 2013;8(2), e56022.

69. Yilmaz C, Colak M, Yilmaz BC, Ersoz G, Kutateladze M, Gozlugol M. Bacteriophage therapy in implant-related infections: an experimental study. J Bone Joint Surg Am. 2013;95(2):117-25.

70. Jori G. Photodynamic therapy of microbial infections: state of the art and perspectives. J Environ Pathol Toxicol Oncol. 2006;25:505-19.

71. Hopper C. Photodynamic therapy: a clinical reality in the treatment of cancer. Lancet Oncol. 2000; 1:212-9.

72. Salmon-Divon M, Nitzan Y, Malik Z. Mechanistic aspects of photodynamic inactivation by cationic tetra-meso (N-methylpyridyl) porphine. Photochem Photobiol Sci. 2004;3(5):423-9.

73. Schäfer M, Schmitz C, Facius R, Horneck G, Milow B, Funken KH. Systematic study of parameters influencing the action of Rose Bengal with visible light on bacterial cells: comparison between the biological effect and singlet-oxygen production. Photochem Photobiol. 2000;71(5):514-23.

74. Usacheva MN, Teichert MC, Biel MA. Comparison of the methylene blue and toluidine blue photo bactericidal efficacy against Gram-positive and Gram- negative microorganisms. Lasers Surg Med. 2001;29(2): 165-73.

75. Sharma M, Visai L, Bragheri F, Cristiani I, Gupta PK, Speziale P. Toluidine blue- mediated photodynamic effects on staphylococcal biofilms. Antimicrob Agents Chemother. 2008;52:299-305.

76. Maisch T. A new strategy to destroy antibiotic resistant microorganisms: antimicrobial photodynamic treatment. Mini Rev Med Chem. 2009;9:947-83.

77. Wilson M, Yianni C. Killing of methicillin-resistant by low-power laser light. J Med Microbiol. 1995;42(1):62-6.

78. Embleton ML, Nair SP, Cookson BD, Wilson M. Antibody-directed photodynamic therapy of methicillin resistant. Microb Drug Resist. 2004;10(2):92-7.

79. Ashkenazi H, Malik Z, HarthY, NitzanY. Eradication of by its endogenic porphyrins after illumination with high intensity blue light. FEMS Immunol Med Microbiol. 2003;35(1): 17-24.

80. Hamblin MR, Hasan T. Photodynamic therapy: a new antimicrobial approach to infectious disease? Photochem Photobiol Sci. 2004;3:436-50.

81. Saino E, Sbarra MS, Arciola CR, Scavone M, Bloise N, Nikolov P, et al. Photodynamic action of Trimeso (N-

methyl-pyridyl), meso (N-tetradecyl-pyridyl) porphine on Staphylococcus epidermidis biofilms grown on Ti6A14V alloy. Int J Artif Organs. 2010;33(9):636-45.

82. Zhang L, Jiang Y, Ding Y, Povey M, York D. Investigation into the antibacterial behaviour of suspensions of ZnO nanoparticles (ZnO nanofluids). J Nanopartcle Res. 2007;9(3):479-89.

83. Trana N, Webster TJ. Magnetic nanoparticles: biomedical applications and challenges. J Mater Chem. 2010;20:8760-7.

84. Chertok B, Moffat BA, David AE, Yu F, Bergemann C, Ross BD, et al. Iron oxide nanoparticles as a drug delivery vehicle for MRI monitored magnetic targeting of brain tumors. Biomaterials. 2008;29(4):487-96.

85. Garrett TR, Bhakoo M, Zhang Z. Bacterial adhesion and biofilms on surfaces. Proc Natl Acad Sci U S A. 2008;18(9): 1049-56.

86. Gabi M, Hefermehl L, Lukic D, Zahn R, Vörös J, Eberli D. Electrical microcurrent to prevent conditioning film and bacterial adhesion to urological stents. Urol Res. 2011;39(2):81-8.

87. Ercan B, Kummer KM, Tarquinio KM, Webster TJ. Decreased Staphylococcus aureus biofilm growth on anodized nanotubular titanium and the effect of electrical stimulation. Acta Biomter. 2011;7(7):3003-12.

88. Ueshima M, Tanaka S, Nakamura S, Yamashita K. Manipulation of bacterial adhesion and proliferation by surface charges of electrically polarized hydroxyapatite. J Biomed Mater Res. 2002;60(4): 578-84.

89. Rediske AM, Roeder BL, Brown MK, Nelson JL, Robison RL, Draper DO, et al. Ultrasonic enhancement of antibiotic action on Escherichia coli biofilms: an in vivo model. Anrimicrob Agents Chemother. 1999;43(5):1211-4.

90. Krespi YP, Stoodley P, Hall-Stoodley L. Laser dis-ruption of biofilm. Laryngoscope. 2008; 118(7): 1168-73.

91. Zhang X, Jia W, Gu Y, Xiao W, Liu X, Wang D, et al. Teicoplanin-loaded borate bioactive glass implants for treating chronic bone infection in a rabbit tibia osteo-myelitis model. Biomaterials. 2010;31(22):5865-74.

92. Xie Z, Cui X, Zhao C, Huang W, Wang J, Zhang C. Gentamicin-loaded borate bioactive glass eradicates osteomyelitis due to escherichia coli in a rabbit model. Antimicrob Agents Chemother. 2013;57(7): 3293-8.

93. Drago L, Romanò D, De Vecchi E, Vassena C, Logoluso N, Mattina R, et al. Bioactive glass BAG-S53P4 for the adjunctive treatment of chronic osteo-myelitis of the long bones: an in vitro and prospective clinical study. BMC Infect Dis. 2013;13:584.

94. Munukka E, Leppäranta O, Korkeamäki M, Vaahtio M,

Peltola T, Zhang D, et al. Bactericidal effects of bioactive glasses on clinically important aerobic bacteria. J Mater Sci Mater Med. 2008;19:27-32.

95. Stoor P, Söderling E, Salonen JI. Antibacterial effects of a bioactive glass paste on oral microorganisms. Acta Odontol Scand. 1998;56:161-5.

96. Garrison, Fielding H. History of medicine. Philadelphia: WB Saunders; 1966.

97. Kirkterp-Moeller. A new approach to chronic wounds and biofilm. EBJIS Prague, Denmark, Sept 2013.

98. Nagoba BS, Selkar SP, Wadher BJ, Gandhi RC. Acetic acid treatment of pseudomonal wound infections-a review. J Infect Public Health. 2013; 6(6):410-5.

99. Mama M, Abdissa A, Sewunet T. Antimicrobial susceptibility pattern of bacterial isolates from wound infection and their sensitivity to alternative topical agents at Jimma University Specialized Hospital, South-West Ethiopia. Ann Clin Microbiol Antimicrob. 2014;13:14.

100. Morgan-Jones R. Acetic acid lavage in revision total knee replacement. Presented at the EBJIS 2014, Utretch, Sept 2014.

101. Jull AB, Rodgers A, Walker N. Honey as a topical treatment for wounds. Cochrane Database System Rev. 2008;(4):CD005083.

102. Cooke J, Dryden M, Patton T, Brennan J, Barrett J. The antimicrobial activity of prototype modified honeys that generate reactive oxygen species (ROS) hydrogen peroxide. BMC Res Notes. 2015;8:20.

103. Morgan-Jones R. SurgiHoney and alternative novel therapies Condiment surgery, another use for vinegar. Presented at the 6th National Orthopaedic Infection Forum, London, June 2015.

104. Otto M. Novel targeted immunotherapy approaches for staphylococcal infection. Expert Opin Biol Ther. 2010;10(7): 1049-59.

105. Torres VJ, Pishchany G, Humayun M, Schneewind O, Skaar EP. Staphylococcus aureus IsdB is a hemoglobin receptor required for heme iron utilization. J Bacteriol. 2006;188(24):8421-9.

106. Kuklin NA, Clark DJ, Secore S, Cook J, Cope LD, McNeely T, et al. A novel Staphylococcus aureus vaccine: iron surface determinant B induces rapid antibody responses in rhesus macaques and specific increased survival in a murine S. aureus sepsis model. Infect Immun. 2006;74(4):2215-23.

107. Bubeck Wardenburg J, Schneewind O. Vaccine protection against Staphylococcus aureus pneumonia. J Exp Med. 2008;205(2):287-94.